供预防医学类专业用

流行病学
Epidemiology

第 9 版

主　审　詹思延

主　编　吕　筠　胡志斌

副主编　潘　安　李杏莉　王伟炳

数字主编　胡志斌　潘　安

数字副主编　李杏莉　寇长贵　余灿清

人民卫生出版社
·北 京·

图书在版编目（CIP）数据

流行病学 / 吕筠，胡志斌主编. -- 9 版. -- 北京：人民卫生出版社，2025. 3. --（全国高等学校预防医学专业第九轮规划教材）. -- ISBN 978-7-117-37732-4

I. R18

中国国家版本馆 CIP 数据核字第 2025GA1242 号

人卫智网	www.ipmph.com	医学教育、学术、考试、健康，购书智慧智能综合服务平台
人卫官网	www.pmph.com	人卫官方资讯发布平台

流 行 病 学
Liuxingbingxue
第 9 版

主　　编：吕　筠　　胡志斌
出版发行：人民卫生出版社（中继线 010-59780011）
地　　址：北京市朝阳区潘家园南里 19 号
邮　　编：100021
E - mail：pmph @ pmph.com
购书热线：010-59787592　010-59787584　010-65264830
印　　刷：人卫印务（北京）有限公司
经　　销：新华书店
开　　本：850×1168　1/16　　印张：23
字　　数：603 千字
版　　次：1981 年 8 月第 1 版　　2025 年 3 月第 9 版
印　　次：2025 年 6 月第 1 次印刷
标准书号：ISBN 978-7-117-37732-4
定　　价：78.00 元

打击盗版举报电话：010-59787491　E-mail：WQ @ pmph.com
质量问题联系电话：010-59787234　E-mail：zhiliang @ pmph.com
数字融合服务电话：4001118166　　E-mail：zengzhi @ pmph.com

编委名单

编　委（以姓氏笔画为序）

王　帆　哈尔滨医科大学

王　蓓　东南大学

王伟炳　复旦大学

毛　琛　南方医科大学

冯永亮　山西医科大学

吕　筠　北京大学

朱　红　天津医科大学

闫宇翔　首都医科大学

关　鹏　中国医科大学

孙继民　浙江省疾病预防控制中心

苏　虹　安徽医科大学

李杏莉　中南大学

李佳圆　四川大学

杨海燕　郑州大学

沈　瑾　中国疾病预防控制中心环境与
　　　　健康相关产品安全所

张　军　厦门大学

林华亮　中山大学

杭　栋　南京医科大学

胡志斌　南京医科大学

钟秋安　广西医科大学

高文静　北京大学

席　波　山东大学

寇长贵　吉林大学

詹思延　北京大学

潘　安　华中科技大学

戴江红　新疆医科大学

编写秘书

高文静（兼）　　　　　　　　杭　栋（兼）

数字编委

新形态教材使用说明

新形态教材是充分利用多种形式的数字资源及现代信息技术,通过二维码将纸书内容与数字资源进行深度融合的教材。本套教材全部以新形态教材形式出版,每本教材均配有特色的数字资源和电子教材,读者阅读纸书时可以扫描二维码,获取数字资源和电子教材。

电子教材是纸质教材的电子阅读版本,支持手机、平板及电脑等多终端浏览,具有目录导航、全文检索等功能,方便与纸质教材配合使用,随时随地进行阅读。

获取数字资源与电子教材的步骤

❶ 扫描封底红标二维码,获取图书"使用说明"。

❷ 揭开红标,扫描绿标激活码,注册/登录人卫账号获取数字资源与电子教材。

❸ 扫描书内二维码或封底绿标激活码随时查看数字资源和电子教材。

电子教材操作演示

数字资源　电子教材

13/27

❹ 登录 zengzhi.ipmph.com 或下载应用体验更多功能和服务。

扫描下载应用

客户服务热线 400-111-8166

读者信息反馈方式

欢迎登录"人卫 e 教"平台官网"medu.pmph.com",在首页注册登录后,即可通过输入书名、书号或主编姓名等关键字,查询我社已出版教材,并可对该教材进行读者反馈、图书纠错、撰写书评以及分享资源等。

修订说明

公共卫生与预防医学教育是现代医学教育的重要组成部分，在应对全球健康挑战、建设健康中国、提高国民健康素养、促进人群健康过程中，始终发挥着重要作用、承担着重大使命。在人类应对各种突发、新发传染病威胁过程中，公共卫生更是作用重大，不可或缺，都说明公共卫生学科专业的重要性与必要性。公共卫生不仅关系着公众的健康水平、公共安全和社会稳定，还影响着社会经济的发展和国际关系与世界格局的改变，是事关大国计、大民生的大学科、大专业。在我国公共卫生 40 余年的教学实践中也逐步形成了我国公共卫生与预防医学教育的一些特点。比如，我国的公共卫生教育是以强医学背景为主的公共卫生与预防医学教育，既体现了国家战略需求，也结合了本土化实践。现代公共卫生与预防医学教育强调"干中学"（learning by doing）这一主动学习、在实践中学习和终身学习的教育理念，因此公共卫生与预防医学教材建设和发展也必须始终坚持和围绕这一理念。

1978 年，在卫生部的指导下，人民卫生出版社启动了我国本科预防医学专业第一轮规划教材，组织了全国高等院校的知名专家和教师共同编写，于 1981 年全部出版。首轮教材共有 7 个品种，包括《卫生统计学》《流行病学》《分析化学》《劳动卫生与职业病学》《环境卫生学》《营养与食品卫生学》《儿童少年卫生学》，奠定了我国本科预防医学专业教育的规范化模式。此后，随着预防医学专业的发展和人才培养需求的变化，进行了多轮教材的修订、完善与出版工作，并于 1990 年成立了全国高等学校预防医学专业第一届教材评审委员会，至今已经是第五届。为了满足各院校教学的实际需求，规划教材的品种也在不断丰富。第二轮增加《卫生毒理学基础》《卫生微生物学》，第四轮增加《社会医学》，第五轮增加《卫生事业管理学》《卫生经济学》《卫生法规与监督学》《健康教育学》《卫生信息管理学》《社会医疗保险学》，第八轮增加《公共卫生与预防医学导论》。由此，经过40 余年的不断完善和补充，逐渐形成了一套具有中国本土特色的、完整的、科学的预防医学教材体系。

党的二十大报告提出"创新医防协同、医防融合机制，健全公共卫生体系"，我国新时代卫生健康工作方针明确坚持"预防为主""将健康融入所有政策"，把公共卫生在国家建设发展中的基础性、全局性、战略性地位提到了空前高度。为贯彻落实党的二十大及二十届二中、三中全会精神，促进教育、科技、人才一体化发展，适应我国公共卫生体系重塑和高水平公共卫生学院建设的需要，经研究决定，于 2023 年启动了全国高等学校预防医学专业第九轮规划教材的修订工作。

预防医学专业第九轮规划教材的修订和编写特点如下：

1. 强化国家战略导向，坚持教材立德树人　教材修订编写工作认真贯彻落实教育部《高等学校课程思政建设指导纲要》，落实立德树人根本任务，以为党育人、为国育才为根本目标。在专业内容中融入思政元素，固本铸魂，阐释"人民至上、生命至上"的理念，引导学生热爱、专注、执着、奉献于公共卫生事业，打造政治过硬、心怀人民、专业能力强，既对国情有深刻理解，又对国际形势有充分认知，关键时刻能够靠得住、顶得上的公共卫生与预防医学专业人才队伍。

2. 培养公卫紧缺人才，坚持教材顶层设计　教材修订编写工作是在教育部、国家卫生健康委员会、国家疾病预防控制局的领导和支持下，由全国高等学校预防医学专业教材评审委员会审定，专家、教授把关，全国各医学院校知名专家教授和疾控专家共同编写，人民卫生出版社高质量出版。坚持顶层设计，按照教育部培养目标、国家公共卫生与疾控事业高质量发展的要求和社会用人需求，在全国进行科学调研的基础上，借鉴国内外公共卫生人才培养模式和教材建设经验，充分研究论证专业人才素质要求、学科体系构成、课程体系设置和教材体系规划。

3. 细化自强卓越目标，坚持教材编写原则　教材修订编写遵循教育模式的改革、教学方式的优化和教材体系的建设，立足中国本土，突出中国特色，夯实人才根基。在全国高等院校教材使用效果的调研、评价基础上，总结和汲取前八轮教材的编写经验和成果，对院校反馈意见比较集中的教材内容进行修改和完善。教材编写立足预防医学专业五年制本科教育，始终坚持教材"三基"（基础理论、基本知识、基本技能）、"五性"（思想性、科学性、先进性、启发性、适用性）和"三特定"（特定对象、特定要求、特定限制）的编写原则。

4. 深化数字科技赋能，坚持教材创新发展　为进一步满足预防医学专业教育数字化需求，更好地实现理论与实践结合，本轮教材采用纸质教材和数字资源融合的新形态教材出版形式。数字资源包括教学课件、拓展阅读、案例分析、实践操作、微课、视频、动画等，根据教学实际需求，突出公共卫生与预防医学学科特色资源建设，支持教学深度应用，有效服务线上教学、混合式教学等教学模式。

5. 全面服务教学育人，坚持教材立体建设　从第五轮教材修订开始，尝试编写和出版服务于教学与考核的配套教材，之后每轮教材修订时根据需要不断扩充和完善。本轮教材仍有 10 种理论教材配有学习指导与习题集、实习指导、实验指导类配套教材，供教师授课、学生学习和复习参考。

全国高等学校预防医学专业第九轮规划教材共 17 种，均为国家卫生健康委员会"十四五"规划教材。全套教材将于 2025 年出版发行，数字内容和电子教材也将同步上线。其他配套教材将于 2026 年陆续出版完成。另外，教育部公共卫生与预防医学"101 计划"核心教材首轮共 10 种，也将同步出版，供全国广大院校师生选用参考。

希望全国广大院校在使用过程中能够多提宝贵意见，反馈使用信息，以便进一步修改和完善教材内容，提高教材质量，为第十轮教材的修订工作建言献策。

主审简介

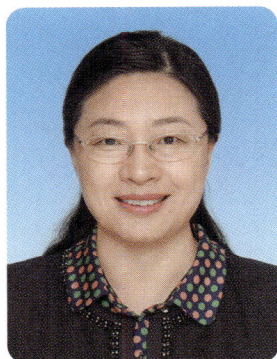

詹思延

二级教授，博士研究生导师，北京大学公共卫生学院院长、重大疾病流行病学教育部重点实验室（北京大学）主任，北京大学第三医院临床流行病学研究中心主任，北京大学人工智能研究院智慧公众健康研究中心主任。担任中华预防医学会流行病学分会主任委员，中国药学会常务理事、药物流行病学专业委员会名誉主任委员，国务院学位委员会第八届学科评议组专家，国家药品监督管理局药品注册审评专家咨询委员会委员，国家免疫规划专家咨询委员会委员，《药物流行病学杂志》主编、《中华流行病学杂志》副主编、*Pharmacoepidemiology & Drug Safety* 和 *Clinical Epidemiology* 编委等。

从事流行病学教学工作 30 余年。先后担任预防医学专业规划教材《流行病学》第 7～8 版主编、长学制《临床流行病学》第 2、3 版主编，《药物流行病学》第 2 版联合主编；主译《循证医学实践和教学》《药物流行病学教程》《观察性疗效比较研究的方案制定：使用者指南》。主要研究方向为药物流行病学、临床流行病学与循证医学。近年来承担科技部、国家自然科学基金重点项目等多项课题，以第一或责任作者在 *BMJ*、*Lancet ID* 等发表论文百余篇。作为第一完成人获多项省部级奖项，获第 17 届吴阶平 - 保罗·杨森医学药学奖、北京市高等学校教学名师奖，享受国务院政府特殊津贴。

主编简介

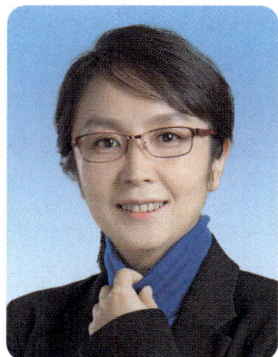

吕　筠

二级教授,博士研究生导师,北京大学公共卫生学院流行病与卫生统计学系主任,血管稳态与重构全国重点实验室副主任。担任中国健康促进与教育协会主动健康分会主任委员,中华预防医学会流行病学分会副主任委员、肾脏病预防与控制专业委员会常委,《中华流行病学杂志》《中国慢性病预防与控制》和《中华疾病控制杂志》副主编,*China CDC Weekly*、*Science in One Health* 编委,国家医师资格考试公共卫生类别试题开发专家委员会委员。

从事流行病学教学工作 20 余年。先后担任预防医学专业规划教材《流行病学》第 5～8 版编写秘书和第 7～8 版编委,参编《流行病学实习教程》《流行病学学习指导与习题集》以及《流行病学》(第一卷,第 3 版)、《现代流行病学》《流行病学进展》《流行病学研究实例》等多部教材和专著。主要研究领域为慢性病流行病学。2021 年入选科技部"创新人才推进计划"中青年科技创新领军人才、国家"万人计划"科技创新领军人才。主持国家科技重大专项项目,国家自然科学基金重大项目和集成项目课题、专项项目、面上项目,以及国际合作项目等。作为主要完成人获中华预防医学会科学技术奖一等奖、钱学森城市学(卫生健康)金奖等。作为第一或通信作者累计发表 SCI 论文 100 余篇,中文核心期刊论文 100 余篇。

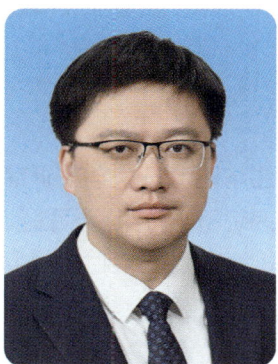

胡志斌

二级教授,博士研究生导师,南京医科大学校长,生殖医学与子代健康全国重点实验室主任。国家杰出青年科学基金获得者,担任中国医师协会公共卫生医师分会副会长等。研究方向为复杂性疾病分子与遗传流行病学,在 *Nature Genetics*、*Nature Medicine*、*Cancer Cell*、*The Lancet Oncology* 等国际知名杂志发表研究论文 200 余篇,研究成果获国家自然科学奖二等奖、国家科学技术进步奖二等奖及多项部省级科学技术奖一等奖。

从事流行病学教学工作近 20 年。入选"全国高校黄大年式教师团队"、教育部首批课程思政教学名师和团队等。主持构建复合型公共卫生人才培养模式并获国家级教学成果奖一等奖(排名第一)。主编全国高等学校五年制本科规划教材《预防医学》(第 8 版)。

副主编简介

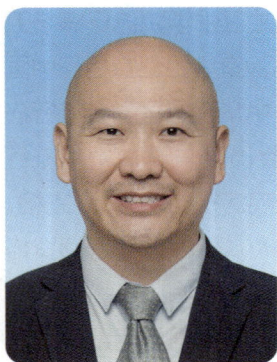

潘 安

二级教授,博士研究生导师,华中科技大学同济医学院公共卫生学院院长。担任全国医学专业学位研究生教育指导委员会委员、中国营养学会营养流行病分会副主任委员、中华预防医学会流行病学分会常务委员,*American Journal of Clinical Nutrition* 等期刊副主编及编委。

长期从事流行病学教学工作,担任湖北省一流本科线下课程负责人。主持国家自然科学基金杰出青年科学基金项目、重点项目和面上项目,以及科技部重点研发计划项目等。以第一或通信作者发表论文200余篇,累计被引3万余次,连续多年入选全球高被引科学家。荣获湖北省青年科技创新奖、钟南山青年科技创新奖、树兰医学青年奖、霍英东教育基金会高等院校青年科学奖、"创青春"首届全国卫生健康行业青年创新大赛金奖。

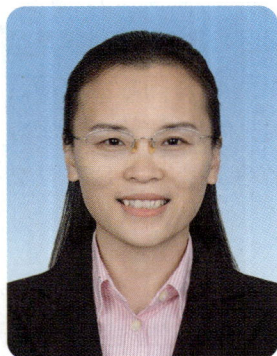

李杏莉

教授,硕士研究生导师,中南大学湘雅公共卫生学院副院长。担任中华预防医学会流行病学分会委员,湖南省预防医学会流行病学专业委员会副主任委员,湖南省预防医学会性病艾滋病专业委员会副主任委员,《中华流行病学杂志》编委等。

长期从事流行病学教学工作。担任国家级精品课程"流行病学"和医学专业学位研究生在线示范课程"临床流行病学"主讲教师,参编教材15部。主要研究方向为传染病流行病学、环境流行病学。先后主持国家级、省部级课题13项;发表论文70余篇;获省部级科研成果4项;参编团体标准1部。

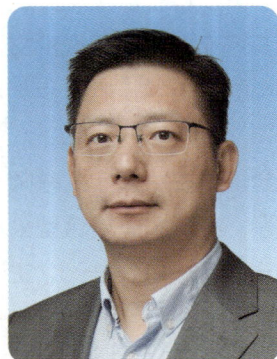

王伟炳

教授,博士研究生导师,复旦大学公共卫生学院流行病学教研室主任。担任上海市重大传染病和生物安全研究院新发传染病预警预测中心主任,公共卫生安全教育部重点实验室(复旦大学)副主任,中华医学会公共卫生分会现场流行病学学组副组长,上海市预防医学会流行病学专业委员会主任委员。

长期从事流行病学教学工作。主要研究方向为传染病疾病负担估计、传染病分子流行病学、临床预后研究及疫苗效果评价。承担一系列国际合作和国家级项目,包括比尔及梅琳达·盖茨基金会捐赠项目、世界卫生组织项目、瑞典皇家科学院项目、科技部重大专项子项、国家自然科学基金项目、上海市市级科技重大专项等。以第一或通信作者发表论文200余篇,含SCI收录论文百余篇。以课题第一完成人获上海市科技进步奖二等奖。

前　言

流行病学已从公共卫生的骨干学科发展成为现代医学的重要方法学科。新型冠状病毒感染（COVID-19）疫情防控实践又进一步凸显了流行病学在疾病防控中的作用和地位。自 1981 年第 1 版预防医学专业规划教材《流行病学》问世以来，历经近四十年更新至第 8 版。目前，全国超百所院校开设了公共卫生与预防医学专业，且拥有广泛的公共卫生、临床等一线工作者的专业读者群体及非医学及相关专业的普通读者群体。如今，我们迎来第 9 版教材的编写。

认真分析过去几版教材，结合目标读者定位、学科发展趋势和人群疾病谱的转变，以及读者对第 8 版教材的反馈，我们针对本版教材达成以下共识。作为本科生教材，需坚持"三基"原则，匹配教学时数安排，避免教材越编越厚、内容越来越多。在第 8 版基础上，进一步精炼内容和文字，字数较上版缩减约 10 万字。在内容方面，补充重要的基本概念，如传染病流行病学中的基本再生数等；融入学科新进展，更新实例和图表数据，并强调引用国内优秀研究案例。考虑到流行病学已形成较为完善的立体化教材体系，包括数字资源、《流行病学实习教程》《流行病学学习指导与习题集》，以及可供教学参考的《流行病学词典》《流行病学》（第一卷，第 3 版）、《现代流行病学》《流行病学进展》《流行病学研究实例》等，根据各出版物与数字资源可承载的内容和形式、目标读者差异，我们统筹考虑，进一步精简纸质教材内容。

根据上述原则，本书在第 8 版基础上进行了适当调整，共设 24 章。前 10 章为总论，作为教材的核心内容，系统介绍流行病学的基本概念、原理和方法。第 11～18 章为分支小总论，介绍流行病学在传染病、慢性病和伤害三组疾病防控及突发公共卫生事件应对中的应用，以及与其他学科的交叉融合。为加强传染病防控教学，特增加医院感染及消毒与病媒生物防制两章。鉴于多种慢性病在危险因素、预防策略与措施上的共性，本版将第 8 版中的精神卫生流行病学、恶性肿瘤和糖尿病三章内容整合至"慢性病流行病学"一章中，先概述共性，再分述五类主要慢性病的特性内容。本版同时删除药物流行病学一章。第 19～24 章为各论，重点介绍威胁我国人群健康的五类代表性传染病及地方病，并按危害和流行情况调整了介绍顺序。

本教材在历届主编、副主编及编委团队的共同努力下，赢得广泛好评并荣获多项优秀教材奖。接任主编之职，我们深感守正创新、传承精品的责任重大。首先，向历届编委的辛勤付出致以崇高敬意，本教材凝聚了他们的智慧与心血。特别感谢第4～6版主编李立明教授、第7～8版主编及本版主审詹思延教授对年轻一代编委的悉心指导与扶持；同时，感谢副主编潘安教授、李杏莉教授、王伟炳教授在教材编写、审稿和定稿过程中的无私奉献。全体编委的信任与支持更是不可或缺，大家齐心协力，确保了编写任务的顺利完成。此外，我们诚邀来自北京大学、哈尔滨医科大学、郑州大学、中国医学科学院、中国疾病预防控制中心、北京市疾病预防控制中心、北京大学第一医院、北京大学第三医院、北京大学第六医院、北京安贞医院、中日友好医院的二十余位专家审阅部分章节，他们凭借深厚的专业知识和严谨的科学态度，为教材质量提供了坚实保障。同时，感谢北京大学、南京医科大学、深圳市疾病预防控制中心在编写会与定稿会期间提供的鼎力支持。本版教材编写秘书高文静副教授、杭栋教授在教材编写的组织协调、会议筹备及统稿等工作中付出了大量心血，对此表示衷心感谢。

鉴于主编能力所限，本书难免存在不尽如人意的地方与错误，恩请各院校师生及广大读者提出宝贵意见。

吕　筠　胡志斌
2025 年 4 月

目 录

第一章
绪　论

Chapter 1　Introduction

The chapter starts with a brief history of epidemiology, with a special mention of recent epidemiological achievements in China. Section 2 defines modern epidemiology and explains how the notion evolved. Sections 3 and 4 go into detail about the scope, rationale, methodologies, and applications of modern epidemiology. The two last sections further discuss the features that characterize epidemiology, how epidemiology relates to other scientific disciplines, and potential future developments and challenges in the field.

流行病学（epidemiology）是人类与疾病斗争过程中逐渐发展起来的一门学科，其思想萌芽可追溯至 2 000 多年前，但作为一门学科的基本形成则不过百余年。20 世纪以来，流行病学在疾病防控和健康促进方面发挥了重要作用。据美国疾病预防控制中心报告，20 世纪对改善人群健康贡献最大的十项公共卫生成就包括：预防接种、机动车安全性提升、工作场所安全改善、传染病控制、心脏病和脑卒中死亡率下降、食品安全与营养健康提升、母婴健康改善、计划生育、饮水加氟以及控烟。这些成就的取得均直接或间接地与流行病学相关。流行病学不仅是预防医学的骨干学科，随着其研究方法的不断完善和应用领域的拓展，也逐渐成为现代医学的基础学科。

第一节　流行病学简史

一、流行病学发展史

任何一门学科的出现都是历史的需要与必然，流行病学也不例外。它在与传染病的斗争中应运而生，在防控疾病与促进健康的实践过程中不断发展与完善。作为一门科学，流行病学始于观察，经过实践，上升为理论，进而揭示规律并采取措施予以改变，这是其发展的必然轨迹。在这条历史长河中，许多先驱功不可没，正是他们的创造性贡献推动了流行病学的形成与发展。梳理流行病学发展史，可以帮助我们了解该学科的特点及在历史上的重要地位和独特作用。

（一）学科形成前期

学科形成前期指的是自有人类文明史以来至 18 世纪这一漫长的历史阶段。在这一时期，完整、清晰的学科体系尚未形成，但与其密切相关的一些概念、对人群现象的观察以及所采取的措施，已经构成流行病学学科的雏形。

1. 古希腊著名医师希波克拉底（Hippocrates）的著作《空气、水及地点》是全世界最早系统表述自然环境与疾病关系的文献。他还传授了观察疾病在人群中传播和探讨疾病流行影响因素的方法，并且"流行"（epidemic）一词也首次出现在他的著作中。在我国，汉朝已有了"疫""时疫""疫疠"等描述疾病流行的词汇，如《说文解字》中的"疫，民皆疾也"，以及《素问·刺法论》中的"五疫之至，皆相染易，无问大小，病状相似"。

2. 14—15 世纪,意大利威尼斯制定了原始的海港检疫法规,要求外来船只必须先在港外停留40 天,成为最早的检疫(quarantine)措施。同时,威尼斯还建立了首家传染病隔离医院。在我国,隋朝时期就开设了"疠人坊"以隔离麻风病病人,是传染病隔离的早期实践。

3. 1662 年,英国的 John Graunt 首次利用伦敦的死亡数据进行了死亡分布及规律研究,创制了第一张寿命表,用生存概率和死亡概率描述人群的死亡经历,计算期望寿命。他还提出了设立比较组的思想,并将统计学引入流行病学领域。

(二)学科形成期

学科形成期指的是 18 世纪下半叶至 20 世纪上半叶,历时约两百年。此期间,正值西方工业革命与资本主义社会的兴起与迅速发展,城市人口急剧增加,为传染病的流行创造了条件,也使流行病学学科的诞生成为必然。

1. 1747 年,英国海军外科医师 James Lind 将 12 名患坏血病的海员分为 6 组,给予不同的干预。其研究不仅证实了柑橘类水果的疗效,更开创了设有对照组的临床试验的先河。

2. 1796 年,英国医师 Edward Jenner 发明了牛痘接种法,有效预防了烈性传染病天花,开创了主动免疫的先河。

3. 19 世纪,法国医师 Pierre-Charles-Alexandre Louis 被誉为"现代临床流行病学之父"。他的研究展现出流行病学的特征,即群体比较和群体思维。他发展的数值法(numerical method)确保了临床数据采集的标准化,使得群体数据的分析成为可能。此后,他的学生——英国流行病学家、医学统计学奠基人之一 William Farr,对死亡数据的登记方式进行了标准化处理,制定了疾病的命名和分类方法(即现代国际疾病分类的前身),并提出了许多重要的流行病学概念,如标化死亡率、人年等。

4. 1848—1854 年,英国医师 John Snow 针对伦敦霍乱流行进行了一系列调查研究,首次提出"霍乱是经水传播"的观点。在伦敦宽街的霍乱调查中,他首次使用标点地图法描述病例分布,并果断移除了宽街水泵的泵柄,控制了霍乱流行,这一案例成为流行病学现场调查、分析与控制的经典。当时,关于流行性疾病的病因存在两大学说,即瘴气说和细菌说。Snow 的调查结果否定了瘴气说,而直至 1884 年,Robert Koch 才宣布在纯培养中分离出霍乱弧菌。这表明,流行病学调查分析完全可以在病原不明的情况下进行,并实施有效干预。

5. 1850 年,伦敦流行病学学会(Epidemiological Society of London)成立,旨在研究流行性或地方性疾病发生和传播的因素及防控措施,标志着流行病学学科的形成。

6. 19 世纪末,显微镜设计的改善为微生物学带来了突破性发现,细菌说盛行。美国于 1887 年成立了卫生实验室(Hygienic Laboratory),即国立卫生研究院(National Institutes of Health)的前身,将新的细菌学方法应用于流行性疾病的诊断与研究。

7. 20 世纪上半叶,队列研究和病例对照研究等基本设计开始应用,同时引入了一些新方法以增强组间可比性,如随机分配治疗方案等。此时期,流行病学教科书也相继问世。

(三)学科发展期

学科发展期指的是第二次世界大战后至今,也被称为现代流行病学时期。这一时期的主要特点包括:①流行病学研究内容从传染病扩展到所有疾病和健康问题;②研究方法由传统的调查分析发展为定量与定性相结合、宏观与微观相结合,分析方法不断完善,分析手段更加先进;③研究内容从"流行"发展为"分布",动静态结合,由三环节两因素扩展到社会行为因素;④流行病学的分支学科不断涌现,使其应用范围越来越广。按目前国际流行病学界比较公认的分类,现代流行病学又可进一步划分为三个阶段。

1. 第一阶段为 20 世纪 40 年代末期至 50 年代，此时期慢性非传染性疾病研究迅速发展。1950 年，英国学者 Richard Doll 和 Austin Bradford Hill 发表了吸烟与肺癌关系的病例对照研究。1951 年，两人又发起了一项前瞻性队列研究——英国医师研究（British Doctors Study）。他们不仅开创了生活方式研究领域，证实了吸烟对健康的危害，还通过队列研究开启了慢性病病因学研究的一片新天地。同期，1948 年启动的美国弗明汉心脏研究（Framingham Heart Study）作为一项经典的队列研究，确定了心脏病、脑卒中和其他循环系统疾病的主要危险因素，带来了预防医学的革命，改变了医学界和公众对疾病起源的认识。

在传染病方面，1946 年启动了首项关于链霉素治疗肺结核的随机对照试验。1954 年，美国医师 Jonas Edward Salk 在美国、加拿大和芬兰对 180 余万儿童开展了脊髓灰质炎疫苗现场试验，不仅证实了疫苗的保护效果，也为人类最终消灭脊髓灰质炎奠定了科学基础。

此时期，流行病学方法也得到了显著发展。1951 年，Jerome Cornfield 提出了比值比及其与相对危险度的关系。1959 年，Nathan Mantel 和 William Haenszel 提出了著名的分层分析法。

2. 第二阶段为 20 世纪 60 年代至 80 年代，此时期流行病学方法得到了长足发展，对疾病发生的测量、研究设计以及混杂、交互作用、偏倚的认识不断加深。例如，此时期提出了病因推断标准（Austin B. Hill，1965）；总结了 35 种可能的偏倚（David L. Sackett，1979），随后进一步归纳为比较（comparison）、选择（selection）、信息（information）三大类偏倚（Olli S. Miettinen，1985）。同期，一批具有代表性的流行病学教科书和专著相继问世（如 Brian MacMahon 等，1970；Abraham M. Lilienfeld 等，1980；Kenneth J. Rothman，1986）。1983 年，John M. Last 出版了第一部流行病学词典。

3. 第三阶段为 20 世纪 90 年代至今，此时期流行病学不仅扩大了应用领域，还与其他学科交叉融合，不断形成新的分支学科和交叉学科。在微观层面，流行病学与分子生物学的交叉融合催生了分子流行病学，1993 年第一部相关专著出版。在宏观层面，1996 年提出了生态流行病学（eco-epidemiology）模式，强调从分子、个体和社会多个水平，并结合个体的生命历程及人群的发展历史，全面研究疾病与健康的相关问题。2007 年，系统流行病学（systems epidemiology）作为新的交叉学科被提出。

二、我国流行病学的成就

新中国成立前，我国的流行病学工作不具规模且不够系统，但个别工作仍很卓越。伍连德博士作为我国流行病学的先驱和奠基人，领导了 1910—1911 年和 1920—1921 年两次东北鼠疫较大流行的调查防控工作。他首次提出东北鼠疫流行是通过空气飞沫传播的肺鼠疫，且旱獭为主要宿主；他也因此项研究工作于 1935 年获得诺贝尔生理学或医学奖提名。此外，他也是 20 世纪初我国霍乱防制的卓越领导者，尤其在海港检疫方面贡献显著。

新中国成立后，国家制定了预防为主的卫生工作方针，并相继成立了各级卫生防疫、寄生虫病及地方病防制等机构；整顿并发展生物制品研究机构，积极研制并推广多种有效疫苗；颁布了《传染病管理办法》；还在医学院校设立卫生系，在全国范围内建立流行病学研究机构，大力培养流行病学专业人才。经过短短数年努力，全国基本上消灭和控制了血吸虫病等五大寄生虫病，随后又消灭了天花和古典型霍乱，控制了人间鼠疫，并一度在全国范围内基本消灭了性病。国家还大力提倡新法接生，显著降低了新生儿破伤风的发病率。在接下来的二三十年间，防疫战线在防制麻疹、脊髓灰质炎、白喉、百日咳、流行性脑脊髓膜炎（简称流脑）、乙型脑炎、病毒性肝炎、肾综合征出血热等方面也取得了显著成绩。这些都是流行病学专家和广大防疫人员辛勤努力和艰苦奋斗的结果。

另外值得提及的我国流行病学先驱和奠基人是苏德隆教授、何观清教授和钱宇平教授。苏德隆教授积极参与国家对血吸虫病和霍乱的防制研究,尤其在血吸虫病方面贡献突出。1972年春,他率队查明了上海一起不明原因的皮炎大流行是由桑毛虫引起的。20世纪70年代初,他又通过对江苏启东等地的深入调查,提出了饮水可能是肝癌病因的假设。何观清教授在20世纪40年代通过调查发现中华白蛉是我国黑热病的传播媒介。20世纪50年代,他首次采用随机对照的现场试验,证实痢疾噬菌体对预防痢疾无效。20世纪70年代末至80年代初,在卫生部领导下,他又率先发起并协助建立了以急性传染病为主的全国疾病监测网。而钱宇平教授则以敏锐的观察力和科学的预见性,在我国率先开展了遗传流行病学研究和艾滋病防治的教学工作。他组织全国同道出版了《流行病学研究实例》《流行病学进展》等系列专著,有力地推动了我国流行病学教育事业和学术的发展。

20世纪70年代末,我国改革开放促进了国际合作与交流,吸收了先进的流行病学知识和方法,推动我国流行病学研究实现了前所未有的发展。40余年来,我国针对多种慢性病及其危险因素进行了大规模人群调查,积累了丰富的基础数据,并开展了一系列慢性病病因和防治研究,为全球贡献了来自中国人群的重要证据。尤为值得一提的是,中国慢性病前瞻性研究(China Kadoorie Biobank)作为达到世界领先水平的大型队列研究,对51万名成人进行了长达20年的随访,获得了一系列慢性病病因和危险因素的中国证据,且该研究仍在进行中。

自1978年起,我国开始实施计划免疫。进入20世纪80年代,我国又积极响应世界卫生组织(World Health Organization, WHO)倡导的扩大免疫规划。至20世纪80年代末和90年代初,我国先后实现了以省和县为单位的普及儿童免疫目标,计划免疫中疫苗可预防传染病的发病率也降至历史最低水平。此外,《中华人民共和国传染病防治法》(1989年颁布,并于2004年、2013年和2025年进行了两次修订和一次修正,后文简称《传染病防治法》)与《突发公共卫生事件应急条例》(2003年颁布,2011年修订)等法律法规的颁布与实施,将我国传染病防控与突发公共卫生事件应急处理等工作纳入了法制化轨道。

第二节　流行病学的定义

一、流行病学定义的演变

"流行病学"一词的英文源自希腊语,由epi(在……之中、之上)、demos(人群)和logos(研究)组成,直译为"研究人群中发生之事的学问"。在医学范畴中,它首要关注的是人群的疾病问题。由于不同时期的主要疾病和健康问题各异,流行病学的定义也随时代特点而不断发展。

在传染病肆虐的20世纪上半叶,1931年,英国学者Clare Oswald Stallybrass在其编写的已知最早的流行病学教科书中作了如下定义:流行病学是研究传染病的主要原因、传播蔓延以及预防的学科。1936年,苏联出版的《流行病学总论教程》中定义:流行病学是关于流行的科学,研究流行发生的原因、规律及扑灭的条件,并研究与流行作斗争的措施。由此可见,此时期的流行病学以防制传染病为主要任务。

20世纪中后叶,慢性非传染性疾病逐渐成为主要的卫生问题,流行病学的定义也随之拓展,从专注传染病扩展到涵盖非传染性疾病。此时期,一些较知名的定义相继涌现:流行病学是医学中的一门学科,研究疾病的分布、生态学及防制对策(苏德隆,1964);流行病学是研究人类疾病的分布及疾病频率决定因子的科学(MacMahon,1970);流行病学是研究人群中疾病发生的方式及其影响因素的学科(Lilienfeld,1980)。这些定义均强调了流行病学的方法学性质。

20世纪80年代,随着社会经济发展和医学模式的转变,人们在防控疾病的同时,也开始关注如何促进健康。1983 年，Last 主编的《流行病学词典》中定义："流行病学研究人群中与健康有关的状态或事件的分布及其决定因素，并应用这些研究来维持和促进健康。"

自预防医学专业规划教材《流行病学》第 3 版起，我国采用如下定义：流行病学是研究人群中疾病与健康状况的分布及其影响因素，并研究防制疾病及促进健康的策略和措施的科学（连志浩，1992）。此定义与 Last 的定义相吻合，既符合我国近年来的卫生实践，又充分反映了学科本质，因此后续几版教材均沿用此定义。

二、现代流行病学定义的诠释

流行病学定义虽简洁，但其内涵丰富。

（一）流行病学研究内容的三个层次

流行病学起初以传染病为主要研究内容，现已扩展至全面涵盖疾病、伤害和健康状况三个层次。其中，疾病包括传染病、非传染性疾病等；健康状况包括身体和心理的各种状态、残疾以及长寿等。这一扩展与 WHO 于 1948 年提出的健康定义相契合，即健康是身体、心理和社会适应的完好状态，而不只是没有疾病或虚弱。

（二）流行病学任务的三个阶段

第一阶段的任务是"揭示现象"，即揭示流行（主要是传染病）或分布（其他疾病、伤害与健康）的现象，可通过描述流行病学方法来实现。此阶段虽不能直接找出原因，但为后续深入探讨原因提供了基础。第二阶段为"找出原因"，即分析流行与分布的规律和原因，可借助分析流行病学方法来检验或验证病因假说。第三阶段为"提供措施"，即利用前两阶段的结果，制定和评价预防或控制策略与措施，可通过实验流行病学方法来实现。这三个阶段通常由浅入深、循序渐进，尤其在科研工作中，这样才能确保认识和解决问题的说服力。但在具体实践中，常根据具体条件和情况，着重或集中进行某一部分工作。

（三）流行病学研究的三种基本方法

科学研究的基本方法主要包括历史法、观察法、实验法和数理法。流行病学则主要基于后三者，即观察法、实验法和数理法，其中观察法尤为重要。逻辑推理是任何学科及日常生活中不可或缺的思维方式，流行病学同样离不开逻辑推理。

（四）流行病学学科的三大要素

一门独立的学科需具备独特的研究内容和任务，并拥有自己的原理和方法。应用学科还必须在特定领域发挥推动生产力的作用。流行病学学科的要素可概括为原理、方法和应用三部分，它主要是一门应用科学，同时也是一门方法学。

第三节　流行病学的原理和应用

一、基本原理

疾病在人群中的分布并非随机的，而是呈现出特定的时间、地区和社会人口学特征。这种分布差异与危险因素的暴露或个体易感性相关。通过测量这些差异并采取相应控制措施，可实现疾病的预防。基于此，现代流行病学的基本原理涵盖：①疾病与健康状况在人群中的分布，包括疾病的流行现象；②疾病的发生过程，其中涵盖了机体的感染过程和传染病的流行过程；③人与环境的关系，即疾病生态学；④病因论，特别是多因论；⑤病因推断原则；⑥疾病防制的原则和策略，包括疾病的三级预防；⑦疾病发展的数学模型等。后续各章将对这些原理进行详细阐述。

现代流行病学原理已超越传统范畴，不仅关注传染病流行，还会广泛考虑各种疾病和健康状况的分布；在探讨病因时，会综合考虑自然和社会环境，以及人体生理、心理和精神方面的内环境因素，遵循多因论。

二、实际应用

随着流行病学原理的拓展和方法的发展，其应用范围日益广泛。无论是日常的流行病学实践，还是深入的科学研究，包括探索病因、疾病自然史以及对干预措施进行科学评价，归根结底都是为了预防疾病和促进健康。以下从五个方面予以概括。

（一）预防疾病和促进健康

流行病学的根本任务是预防疾病和促进健康。此处的"预防"是一个广义的概念，不仅包括预防疾病的发生，还包括在疾病早期的早发现、早诊断、早治疗，以增加治愈的机会或延缓疾病的恶化，并进一步预防合并症和残疾，从而提高生活质量，延长寿命。这正是疾病三级预防的核心思想。此外，在人群层面针对传染病的预防工作，其目标也可以分为控制（control）、消除（elimination）、消灭（eradication）和灭绝（extinction）等不同层次。

为了有效预防疾病，需重视策略与措施的结合。策略作为总体方针，具有战略性和全局性；而措施则是具体实施的手段和方法，具有战术性和局部性。以往，人们往往过于注重具体措施的提出与实施，认为这样才能体现流行病学的实践性与应用性，却忽视了学科在制定策略层面的重要性和必要性。以全球消灭天花行动为例，早期策略的重点是提高人群疫苗接种率，但十年努力后成效不显著。随后调整策略，同时加强疾病监测，并采取更具针对性的围堵措施，最终实现了消灭天花的目标。

（二）了解疾病和健康状况的分布

公共卫生监测是了解人群中疾病与健康状况分布的重要手段，是流行病学的重要应用。其监测内容广泛，可涵盖传染病、慢性非传染性疾病、伤害、死因，以及行为危险因素、环境暴露危害、预防接种状况和健康素养水平等众多方面。监测获得的信息可以反映特定地区乃至整个国家中威胁人群健康的疾病或公共卫生问题，评估当前的疾病负担，并预测未来的发展趋势。此外，这些信息还为探究疾病或公共卫生问题的原因和影响因素提供重要线索，为评价公共卫生干预策略和措施的效果提供有力支撑，是公共卫生政策制定的重要依据。

（三）探索疾病病因和危险因素

明确疾病发生或流行的原因是有效预防和控制疾病危害、促进人群健康的前提。探索疾病病因和危险因素是流行病学的重要应用。疾病与其病因间的因果关系复杂多样，单因单果的病因关系几乎不存在，而单因多果和多因单果的现象更为普遍。例如，吸烟是多种疾病的危险因素；而吸烟、缺乏身体活动、高血压、高血脂、糖尿病等均可增加冠心病风险。这些复杂的关系也意味着，阻断或控制某一病因可预防多种疾病，而预防某一疾病可以多管齐下。即使真正的病因尚未完全明确，针对已知危险因素的干预也能取得显著效果。例如，已知吸烟、过量饮酒、缺乏身体活动、不健康饮食习惯、大气污染暴露等是心血管疾病、慢性呼吸系统疾病、恶性肿瘤、糖尿病等慢性病的共同危险因素，如能有效控制，可显著降低人群疾病负担。但流行病学研究并不拘泥于寻找病因，若发现一些关联因素，如人口学、社会经济特征等，虽非直接因果关系，但有助于确定公共卫生干预的优先人群，对解决疾病防控问题同样具有重要意义。

此外,流行病学在突发或短期多发的群体性"不明原因"疾病或中毒事件的调查中也发挥着重要作用。运用流行病学的思维与方法,结合临床检查和检验,以及食品、饮水和环境卫生危害因素评估等手段,多数此类公共卫生事件最终都能找到原因。这类实例很多,如1972年桑毛虫导致的皮炎流行事件等。

（四）观察疾病自然史

疾病自然史是指在没有治疗或干预的情况下,疾病在个体中发生、发展的全过程,通常包括易感期、临床前期、临床期和康复期。尽管个体间存在差异,且可能受到预防和治疗措施的影响,但许多疾病仍具有独特的自然史特征。此外,长期随访观察某些生理指标（如血压）从儿童期到成年期的变化轨迹及其影响因素,也属于自然史研究的范畴。此类研究对于全面认识疾病自然史中的预防机会至关重要。疾病的三级预防正是基于疾病自然史的特征而进行的划分。

（五）评价疾病防治措施的效果

防治疾病及促进健康的措施是否安全有效,需经过流行病学研究的评价。无论是疫苗还是预防或治疗性药物,上市前均需通过临床试验评估其效果和安全性,并在上市后继续在大规模社区人群中进行长期观察。对于计划在社区实施的干预措施,如饮水加氟预防龋齿,用富钾低钠盐替代普通盐以预防高血压和心血管事件,同样需采用流行病学实验方法进行评价。

第四节　流行病学研究方法

流行病学既是一门应用学科,也是逻辑性很强的科学研究方法。它以医学为主的多学科知识为依据,通过观察、询问、检测等手段,调查人群中的疾病与健康状况,描述其频率与分布特征,通过归纳、综合与分析提出假说,进而采用分析性研究对假说进行检验,最终通过实验研究加以证实。在深入理解疾病发生规律的基础上,流行病学可进一步运用数学模型预测疾病趋势。

如前所述,流行病学研究主要采用观察法、实验法和数理法。其中,观察法根据是否预设对照组,可进一步区分为描述性研究和分析性研究。据此,流行病学研究按设计类型可分为四大类:描述流行病学、分析流行病学、实验流行病学和理论流行病学。每种类型中又包含多种具体的研究设计。描述流行病学旨在描述疾病或健康状况的分布特征,揭示现象并为病因研究提供线索,即提出假设;分析流行病学主要负责检验科研假设;实验流行病学则着重于验证或确证假设。每种方法各有其适用性和优缺点。图1-1展示了本书重点介绍的研究设计,相关内容将在第三至六章中详细阐述。

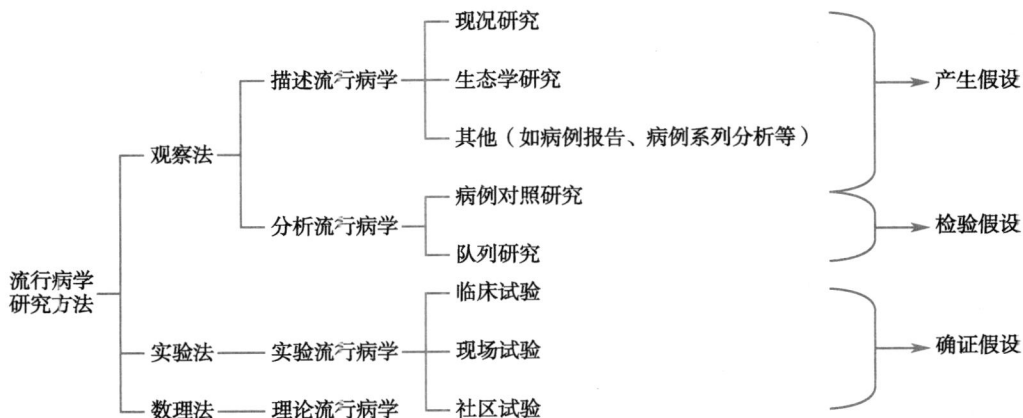

图1-1　流行病学研究方法（按设计类型分类）

第五节 流行病学特征

流行病学作为医学科学的基础学科和方法学,其学术体系体现出以下特征。

（一）群体的特征

流行病学专注于研究人群中的疾病现象与健康状况,从人群的各种分布现象入手,将分布作为研究所有问题的起点。流行病学不是局限于个人的患病与治疗问题,更非聚焦于疾病在器官和分子水平的表现,而是始终聚焦于人群中的问题。

人群构成了社会,这是人与其他高等动物的根本区别。人群的疾病与健康现象不可避免地受到社会因素的影响,因此在研究其分布时,必须考虑职业、居住地点等社会特征的分布。在资料分析时,同样需关注生活习惯、社会经历、经济条件等因素的影响。流行病学借鉴了社会学的研究方法,如非概率性抽样、问卷设计及其技巧、定性分析方法等。在决策和采取措施时,更常运用社会手段,如加强宣传教育、改善生活与经济条件、改进卫生设施及医疗保健服务等。因此,流行病学是医学领域中融合了诸多社会因素的一门学科。

（二）对比的特征

在流行病学研究中,对比的思想是研究方法的核心,贯穿始终。只有通过对比调查和对比分析,才能揭示疾病发生的原因或线索。例如,对比吸烟组与非吸烟组的冠心病发病率,对比乙肝疫苗接种组与非接种组的肝癌发病率,以及对比素食者与非素食者的寿命等。流行病学研究的独特之处就在于,它常涉及不同特征人群间某种概率的对比。

在关注差异的同时,流行病学还注重观察两个或更多结果之间是否存在相关现象,即关注它们的一致性。这也是一种重要的比较方法。例如,进行结果的一致性检验,探究剂量-反应关系,计算相关系数以及测定与某种曲线的拟合程度等分析,在流行病学中也应用广泛。

（三）概率论和数理统计学的特征

在流行病学中,为表示各种分布情况,极少使用绝对数,而多采用频率指标,因为绝对数无法准确反映人群中的发病强度或死亡危险度。频率本质上是一种概率,而流行病学正是一门强调概率的学科。计算概率需要准确的分母数据,因此,有人称流行病学是"分母的学科",这一说法并不为过。此外,流行病学研究要求有足够的样本量,但并非样本量越大越好,而是需要合理的样本量。样本量过大会增加投入和工作难度,而过少则难以准确说明问题。合理的样本量依据统计学原则确定,并结合具体情况进行适当调整。

（四）社会心理的特征

人群健康与环境密切相关。疾病的发生不仅受人体内环境影响,还必然受到自然环境和社会环境的影响和制约。因此,在研究疾病病因和流行因素时,应全面考察研究对象的生物、心理和社会生活状况。

（五）预防为主的特征

流行病学作为公共卫生与预防医学的核心分支,始终坚持预防为主的方针,并将此作为核心研究内容之一。与临床医学面向个体、着重治疗不同,流行病学面向整个人群,着眼于疾病的预防,尤其是一级预防,旨在维护和促进人群健康。

（六）发展的特征

纵观流行病学的发展历程,其定义与任务随不同时期的主要公共卫生问题而不断演变,研究方法也在逐年完善。尤其近年来，流行病学不断从其他学科汲取养分，衍生出许多新分支，彰显了学科发展的特征。

第六节　流行病学与其他学科的关系及流行病学的展望

一、流行病学与其他学科的关系

健康是一个多维度概念，涵盖身体、心理和社会三个层面。其影响因素同样复杂多样，包括个体遗传与生物学特征、生活方式、社会经济状况、环境因素及卫生服务等。因此，流行病学作为解决疾病与健康问题的学科，与自然科学和社会科学中的众多学科紧密相连。这些学科为流行病学研究提供了丰富的知识（如医学基础与临床知识）、方法（如卫生统计学、遗传学、分子生物学方法）、工具（如环境污染物暴露、膳食和营养、心理等的评估工具）、技术和指标（如反映健康社会决定因素或健康不公平的指标）等。其中，流行病学与卫生统计学的关系尤为紧密。

在当代，流行病学与相关学科相互渗透，衍生出众多新的学科名称，如传染病流行病学、慢性病流行病学、伤害流行病学、精神卫生流行病学、肿瘤流行病学、心血管病流行病学，生殖和围产期流行病学、老年流行病学，以及现场流行病学、临床流行病学、分子流行病学、遗传流行病学、社会流行病学、环境流行病学、生态流行病学、职业流行病学、营养流行病学、药物流行病学、管理流行病学等。这一现象不仅展示了流行病学与诸多学科的广泛联系，也体现了当今学科间交互影响与相依共存的趋势。对于这些学科名称，有人称之为流行病学的"分支学科"，但我们认为其中部分应归类为交叉学科，而另一些则仅是流行病学在特定研究内容（如肿瘤、心血管病）或特定人群（如老年人）中的应用，尚不足以构成独立的分支学科。

二、流行病学面临的挑战和展望

在过去的一个世纪里，流行病学在防控疾病和促进健康方面作出了重大贡献，其研究方法也取得了长足发展。当前时代呈现出全球化、工业化、城市化、老龄化、数字化等特征，这些变化深刻影响了生态环境与人类的行为模式。面对这些挑战，流行病学需不断创新研究方法，提高应对能力，以适应疾病防控和公众健康需求的新变化。

（一）兼顾双重疾病负担

新冠大流行使人们认识到，全球都面临传染病与慢性非传染性疾病的双重挑战，其中发展中国家受到的影响尤为显著。同时，人们意识到这两组疾病并非截然不同，它们具有共同特征，并存在某些直接的相互联系，如共同的高危人群和危险因素，长期照护需求，慢性非传染性疾病可能由感染引起，以及慢性病患者感染风险增加等。因此，兼顾并重、协同防控这两组疾病，考虑其共性与联系，整合研究与防控活动，可能带来更大收益。

（二）发展系统流行病学

20世纪后半叶，慢性病流行病学研究兴起，揭示了众多疾病的危险因素，但难以解析关联背后的病因机制，因此常被称为"黑箱流行病学"。然而，要真正理解并有效控制疾病的流行，无论是传染病还是慢性非传染性疾病，都需要深入理解从分子到个体、社会乃至全球各层面上的影响因素及其复杂的相互作用。21世纪最初十年的后半期至今，系统流行病学作为一门新兴的交叉学科应运而生，其核心在于整合多组学、多水平数据，以深入研究疾病与健康问题。这一发展为流行病学带来了新的契机,同时也对其研究设计和分析方法提出了挑战。此外,这也凸显了流行病学工作者前期基础课程广度的重要性,包括基础和临床医学、环境科学、社会科学等,以便在解决实际问题时能够提出潜在机制的假设并恰当解释数据和结果,同时也有助于与其他学科的学者进行有效沟通。

(三)加强现场流行病学

流行病学在研究和应对突发公共卫生事件中发挥着不可替代的作用。尽管紧急情况下调查设计和方法受到制约,但流行病学工作者仍需依据不确定和不完善的数据,探索事件的发生原因、发展规律和危害特征,以支持快速决策并实施有效控制,同时制定预防策略和应急预案,以上属于现场流行病学的范畴。近年来,突发公共卫生事件频发,对人群健康、社会稳定和经济发展构成严重威胁,因此加强现场流行病学势在必行。

(四)坚持流行病学的使命和本质

随着数字时代的发展,健康医疗大数据呈现指数级增长。新的统计方法,包括机器学习算法等不断涌现并在流行病学研究中得到广泛应用,这无疑推动了流行病学的发展,使其能够解答一些以往难以解决的问题。然而,我们必须明确,数据是基础,统计方法是工具和手段,而解决疾病威胁、促进人群健康才是流行病学的根本使命,不可本末倒置。对于非基于科学目的积累的健康医疗大数据,应运用流行病学的思想方法来谨慎解读结果,并对结论的真实性进行科学评价。同时,我们仍鼓励基于明确的研究目的和科学设计,专门组织开展调查研究,募集研究对象并采集原始数据。总之,在新时代,我们应坚持流行病学的使命和思想方法,同时充分利用新数据资源、新方法和新技术,以助力流行病学的发展。

(五)关注流行病学中的伦理学问题

流行病学研究以人为对象,无论是实验性还是观察性研究,均涉及伦理学问题。即使观察性研究可将研究对象可能面临的风险最小化,也必须严格执行知情同意原则,保护其隐私权和个人信息。近年来,越来越多的流行病学研究采集并检测生物样本、利用健康医疗大数据,其中涉及的基因等生物识别信息及健康医疗信息等均属于敏感个人信息,一旦泄露,容易对个人、家庭和社会造成不良影响。此外,在疾病防控的疾病监测、筛检、实施干预等过程中也会面临复杂的伦理挑战。因此,流行病学工作者必须重视研究与实践中的伦理学问题。

(六)强化流行病学在循证实践中的作用

产生证据并进行科学评价是流行病学的两大重要作用。在当前循证浪潮中,流行病学应把握机遇,巩固和加强其在循证实践中的作用和地位,确保所有卫生决策均基于当前最佳证据,以实现有限卫生资源的最优配置和利用。

(吕 筠 李立明)

思考题

1. 学习流行病学历史后,你对流行病学这一学科有何认识?
2. 流行病学定义的发展体现了什么?其应用有哪些方面的发展?
3. 流行病学的主要特征包括哪些?

第二章
疾病的分布

Chapter 2 Distribution of Disease

Distribution of disease refers to how a disease occurs in a population and addresses questions such as who develops the disease and where and when the disease occurs. To answer these questions, it involves a comparison of groups of populations defined according to geographic area, time, and characteristics of people. A disease may exhibit a particular pattern of distribution. This distribution is determined jointly by factors such as the characteristics of the population and the natural and socio-economic environments where people live. Thus, it may change over time. Knowledge of the distribution of disease by person, place, and time is usually the starting point of epidemiological investigation. Analysis of the distribution is particularly important for generating hypotheses about possible causal or preventive factors and for planning healthcare services and making public health decisions. This chapter mainly introduces the frequency of disease, the intensity of epidemics, and the distribution of disease by person, place, and time.

疾病的分布是疾病在不同人群、地区和时间发生、发展和存在状态的群体现象。通过测量疾病在不同人群、不同时间、不同地区的发病、患病或死亡的频率，并进行比较和归纳，综合描述疾病的分布特征，是流行病学工作的基础和起点。了解疾病的分布特征有助于认识疾病的流行规律及其影响因素，为探讨病因提供线索，并为进一步研究防制疾病及促进健康的策略和措施提供科学依据。

第一节　疾病频率测量指标

疾病的分布需要使用频率测量指标，定量地按不同人群、时间和地区的特征描述疾病出现的频率，有助于认识疾病对人群健康的危害影响程度。常用疾病频率测量指标如下。

一、发病频率指标

（一）发病率

1. 定义　发病率（incidence rate）是指一定期间内，一定范围人群中某病新发生病例出现的频率。计算公式为：

$$发病率 = \frac{一定时期内某人群中某病新发病例数}{同期该人群暴露人口数} \times K \qquad 式（2-1）$$

式中，K 的取值可以为 100%，1 000‰，10 000/万，100 000/10 万……

2. 计算发病率需考虑的因素

（1）新发病例数：新发病例指观察期间内新发生或新确诊的病例。若在观察期间内一个人多次发病,如在一年中多次罹患感冒或腹泻,则应计为多个新发病例数。对发病时间不易确定的疾病,如高血压、糖尿病、恶性肿瘤、精神疾病等,可将初次诊断的时间作为发病时间。

(2)暴露人口数:暴露人口是指在观察期内一定范围人群中可能发生某种疾病的人。已患病而在观察期内不可能再成为新发病例者、曾罹患疾病或预防接种获得持久免疫力者不应计入暴露人口。如在计算麻疹的发病率时,已患麻疹者不能计入分母,理论上接种麻疹疫苗且获得免疫力者不应计入分母。但实际工作中不易划分,当计算某地区人群某种疾病发病率时,分母多用该地区观察期间内的平均人口数。如观察时间以年为单位时,分母为年初人口与年末人口之和除以2,或以当年年中的人口数表示。

(3)观察时间:常以一年为观察时间单位,也可根据观察的病种特点或研究问题的需要来选择较短或更长的时间。

发病率可按不同的人群属性(如年龄、性别、职业、民族)分别计算,即发病专率。因发病率可受很多因素的影响,所以在对比不同资料如不同地区人群的发病率时,应考虑到年龄、性别等构成的影响,进行发病率的标准化处理。

3. 应用　发病率是反映疾病流行强度的指标,衡量疾病对人群健康影响的程度,发病率高的疾病对人群健康的危害大。通过发病率的比较,可了解疾病流行特征,探讨病因因素,提出病因假说,评价防制措施的效果。

(二)罹患率

罹患率(attack rate)通常是指在某一局限范围短时间内的发病率,也是测量某人群某病新病例发生频率的指标。其计算公式与发病率相同,但它的观察时间较短,常以日、周、旬、月为单位,使用比较灵活。它的优点是能根据暴露程度较精确地测量发病频率,在食物中毒、职业中毒或传染病的暴发及流行中,经常使用该指标。

$$罹患率 = \frac{观察期间某病新发病例数}{同期暴露人口数} \times K \qquad 式(2\text{-}2)$$

式中,K 的取值常为 100%、1 000‰。

(三)续发率

续发率(secondary attack rate,SAR)也称二代发病率,指在传染病最短潜伏期到最长潜伏期之间,易感接触者中发病人数占所有易感接触者总数的百分比。

$$续发率 = \frac{潜伏期内易感接触者中发病人数}{易感接触者总人数} \times 100\% \qquad 式(2\text{-}3)$$

续发率常用于传染病的流行病学调查。第一个病例发生后,在该病最短与最长潜伏期之间出现的病例称续发病例,又称二代病例。续发率可用于比较传染病传染力的强弱、分析传染病流行因素及评价卫生防疫措施的效果。

二、患病频率指标

(一)患病率

1. 定义　患病率(prevalence)也称现患率,是指某特定时间内总人口中某病新旧病例所占的比例。患病率可按观察时间的不同分为时点患病率和期间患病率。时点患病率的观察时间一般不超过一个月,而期间患病率所对应的是特定的一段时间,通常为几个月到几年,疾病监测也常以一年为基本的观察时间。不同地区间的患病率比较,也需要进行率的标准化处理。

$$时点患病率=\frac{某一时点某人群中某病新旧病例数}{该时点人口数}\times K \qquad 式(2-4)$$

$$期间患病率=\frac{某观察期间某人群中某病的新旧病例数}{同期的平均人口数}\times K \qquad 式(2-5)$$

式中,K 的取值为 100%,1 000‰,10 000/万,100 000/10 万……

2. 影响患病率的因素 影响人群中新发病例和现患病例数量增减的因素均可影响患病率。引起患病率升高的主要因素有:①新病例增加(即发病率增高);②医疗水平提高,病人免于死亡,但未痊愈,病程延长;③未治愈者的寿命延长;④病例迁入;⑤健康者迁出;⑥诊断水平提高;⑦报告率提高。引起患病率降低的主要因素有:①新病例减少(即发病率下降);②病死率增高;③病程缩短;④病例迁出;⑤健康者迁入;⑥治愈率提高。

3. 患病率与发病率、病程的关系 当某病的发病率和该病的病程在相当长时间内保持稳定时,患病率取决于两个因素,即发病率和病程。患病率、发病率和病程三者的关系是:

$$患病率=发病率\times病程 \qquad 式(2-6)$$

式(2-6)在某病的发病率和患病率长期保持稳定时,也可用于推算某病的病程。例如,一项长期的流行病学调查结果显示,美国 1980—1990 年间糖尿病的发病率和患病率较为稳定,患病率为 350/万,发病率为 40/万,则可估算糖尿病的病程约为 8.8 年。

4. 应用 患病率通常用来反映疾病的现患状况,对于病程较长的慢性病,可反映其流行情况。患病率用于估计某病对居民健康的现存危害程度,可为医疗设施规划、估计医院床位周转、卫生设施及人力的需要量、医疗质量的评估和医疗费用的投入等提供科学依据。

5. 患病率与发病率的比较 见表 2-1。

表 2-1 患病率与发病率的比较

比较内容	患病率	发病率
资料来源	现况调查、筛检等	疾病报告、疾病监测、队列研究
计算分子	观察期间新发病例数和现患病例数之和	观察期间新发病例数
计算分母	调查人数(时点患病率) 平均人口数(期间患病率)	暴露人口数或平均人口数
观察时间	一般为一个月(时点患病率)或更长时间(期间患病率)	一般为一年
适用疾病种类	慢性病,或病程较长的疾病	各种疾病
用途	反映疾病现患状况或慢性病流行情况	反映疾病流行强度
影响因素	较多,影响发病率变动的因素、病后结局及病人病程等	相对少,致病因素暴露程度、疾病诊断水平、疾病报告质量等

(二)感染率

感染率(prevalence of infection)是指在某时间内受检人群中某病原体现有的感染人数所占的比例,通常用百分率表示。感染率的性质与患病率相似。

$$感染率 = \frac{受检者中感染人数}{受检人数} \times 100\%$$ 式（2-7）

感染率在流行病学工作中应用较广泛，特别是对那些隐性感染、病原携带者及轻型和不典型病例的调查较为常用。可通过检出某病的病原体发现感染者，也可用血清学、分子生物学等方法检出感染者。感染率常用于研究某些传染病或寄生虫病的感染情况和评价防制工作的效果，为估计某病的流行态势和制定防制措施提供依据，也是评价人群健康状况的常用指标。

三、死亡与生存频率指标

（一）死亡率

1. 定义　死亡率（mortality rate）指在一定期间内，某人群中总死亡人数在该人群中所占的比例，是测量人群死亡危险最常用的指标。其分子为死亡人数，分母为该人群同期平均人口数。观察时间常以年为单位。

$$死亡率 = \frac{某人群某年总死亡人数}{该人群同年平均人口数} \times K$$ 式（2-8）

式中，K 的取值一般为 1 000‰。

根据式（2-8）计算所得的死亡率也称粗死亡率（crude death rate），是反映一个人群总死亡水平的指标。不同地区死亡率进行比较时需将死亡率标准化处理，标化后的死亡率称为标化死亡率或调整死亡率。

死亡率可按不同的人群属性（如年龄、性别、职业、民族）、疾病种类等特征分别计算，此即死亡专率。

2. 应用　死亡率用于衡量某一时期、某一地区人群死亡危险性的大小。它既可反映一个地区不同时期人群的健康状况和卫生保健工作的水平，也可为该地区卫生保健工作的需求和规划提供科学依据。死亡专率可提供某病死亡在人群、时间、地区上变化的信息，用于探讨病因和评价防制措施。

死亡率还可作为疾病发生风险的指标，对于病死率高和生存时间短的疾病，死亡率可以反映人群的发病率，如胰腺癌，从确诊至死亡可在几个月内发生，长期存活很罕见，因此胰腺癌死亡率可以基本代替其发病率，反映该病的发病水平。

（二）病死率

1. 定义　病死率（case fatality rate）表示一定时期内因某病死亡者占患该病人数的比例，表示某病病人因该病死亡的危险性。

$$病死率 = \frac{某时期内因某病死亡人数}{同期患某病的人数} \times 100\%$$ 式（2-9）

2. 应用　病死率表示确诊某病者的死亡概率，它可反映疾病的严重程度，也可反映医疗水平和诊治能力，常用于急性传染病，或存在急性发作且病情危重的疾病。一种疾病的病死率受疾病严重程度、诊断及治疗水平和病原体毒力的影响，随医疗水平、病因、环境和宿主等因素的变化而变化。用病死率作为评价不同医院医疗水平的指标时，要注意不同医院间的病人病情严重程度的可比性。

3. 病死率与死亡率的比较　见表2-2。

表2-2　病死率与死亡率的比较

比较内容	病死率	死亡率
资料来源	医疗记录	疾病监测
计算分子	因特定疾病的死亡人数	所有死亡人数，或因特定疾病的死亡人数
计算分母	特定疾病的确诊病例数	平均人口数
观察时间	病例从确诊至死亡的病程	通常是某一时间段（如一年）
适用疾病种类	急性传染病，或急性发作且病情危重的疾病	各种疾病
用途	通常用于衡量病程短的急性疾病的危险程度	评估整体人群的健康状况和死亡风险
影响因素	疾病严重程度、病原体毒力、诊断和治疗水平等	整体人口构成、健康状况、卫生保健水平和社会经济环境等

（三）生存率

1. 定义　生存率（survival rate）指接受某种治疗的病人或某病病人中，经 n 年随访后，尚存活的病例数所占的比例。

$$生存率=\frac{随访满\,n\,年尚存活的病例数}{随访满\,n\,年的病例数}\times100\% \qquad 式（2-10）$$

式（2-10）适用于无失访和没有删失数据时；如有失访或存在删失数据时，生存率可通过寿命表法或 Kaplan-Meier 法计算各时段的生存概率累积乘积而得。

2. 应用　生存率反映疾病对生命的危害程度，可用于评价某些病程较长疾病的远期疗效，常用于癌症、心血管疾病、结核病等慢性疾病的预后研究。

四、疾病负担指标

（一）潜在减寿年数

1. 定义　潜在减寿年数（potential years of life lost，PYLL）是某病某年龄组人群死亡者的期望寿命与实际死亡年龄之差的总和，即死亡所造成的寿命损失。计算公式为：

$$PYLL=\sum_{i=1}^{e} a_i d_i \qquad 式（2-11）$$

式中，e 为预期寿命（岁）；i 为年龄组（通常计算其年龄组中值）；a_i 为剩余年龄，$a_i=e-(i+0.5)$，其意义为：当死亡发生于某年龄（组）i 时，至活到 e 岁还剩余的年龄。由于死亡年龄通常以上一个生日计算，所以尚应加上一个平均值 0.5 岁；d_i 为某年龄组的死亡人数。

该指标不仅考虑到死亡率水平的高低，而且考虑到死亡发生时的年龄对预期寿命的影响。该项指标可用来计算不同疾病、不同年龄组死亡者总的减寿年数。

2. 应用　PYLL 是疾病负担测量的一个直接指标，也是评价人群健康水平的一个重要指标，是在考虑死亡数量的基础上，以期望寿命为基准，进一步衡量死亡造成的寿命损失，强调了早死对人群健康的损害。

PYLL 可用于比较不同疾病或每类疾病所致的寿命减少年数，衡量不同死因对人群的危害程度，确定重点疾病，明确重点卫生问题；用于综合估计导致不同年龄组人群早死的各种死因的相对重要性，为确定不同年龄组重点疾病提供依据；用于防制措施效果的评价和卫生政策的分析。

（二）伤残调整寿命年

1. 定义　伤残调整寿命年（disability-adjusted life year, DALY）是指从发病到死亡所损失的全部健康寿命年，包括因早死所致的寿命损失年（years of life lost, YLL）和疾病所致伤残引起的健康寿命损失年（years lived with disability, YLD）两部分。DALY 是一个定量的指标，它将各种疾病引起的早死（实际死亡年龄与一般人群中该年龄的预期寿命之差）造成的寿命损失与伤残（暂时失能与永久残疾）造成的健康损失二者结合起来加以测算，是反映疾病对人群健康和寿命损失影响的综合指标。

2. 应用　比较与评价地区间的卫生健康状况，通过应用 DALY 指标跟踪全球或国家及地区疾病负担的动态变化情况，了解干预措施的有效性；按 DALY 大小排序可对不同病种、不同人群特征（如性别、年龄）、不同地区进行分析，以确定危害人群健康的主要病种，以及重点人群和地区，为确定防制重点提供重要信息；研究不同病种，进行卫生经济学评价，如成本-效用分析，比较不同干预策略和措施降低 DALY 的投入成本和所得效果，以求采用最佳干预措施来防制重点疾病，使有限的资源发挥更大作用。

如图 2-1 所示，2019 年我国 DALYs 排名前四的依次为心血管疾病、恶性肿瘤、慢性呼吸系统疾病和伤害。由图可见，慢性病尤其是心血管疾病，是造成我国居民健康寿命损失的主要原因；相较于慢性病，伤害造成的健康寿命损失在婴儿期就已经出现，并横跨各个年龄段。

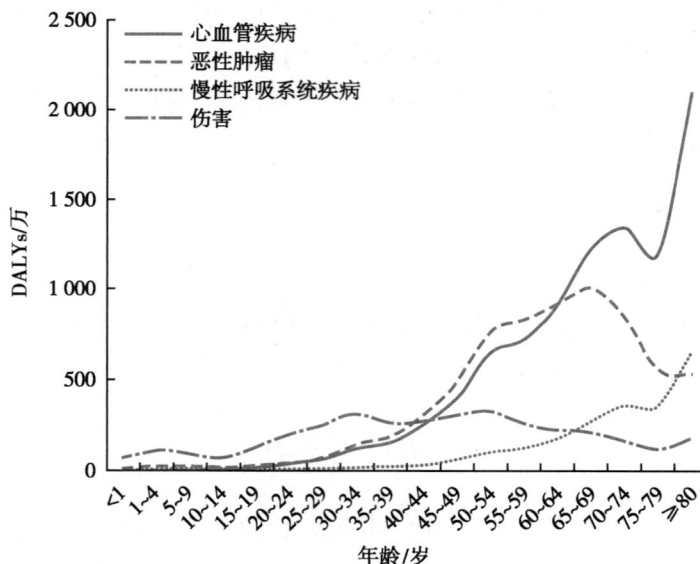

图 2-1　中国 2019 年心血管疾病、恶性肿瘤、慢性呼吸系统疾病和伤害的 DALYs
（改编自 Global Burden of Disease, 2019）

第二节　疾病流行强度

疾病流行强度是指在特定时期内，在某地区人群中疾病发病率的变化及病例间的关联程度。常用散发、暴发、流行及大流行来描述疾病的流行强度。准确描述流行强度有助于确定是应该采取常规预防控制措施，还是应启动应急响应对策。

一、散发

散发（sporadic）指发病率呈历年的一般水平，各病例间在发病时间和地点上无明显联系，表现为散在发生的现象。散发一般是针对较大范围的地区而言。确定散发时，常通过与当地近三年该病的发病率进行比较，如果当年发病率未明显超过既往平均水平，则可称为散发。

当预防控制策略与措施有效时，疾病通常会呈现散发，常见于以下情况：

1. 病后可获持久免疫力的疾病，或疫苗接种可使人群维持一定免疫水平的疾病。例如，麻疹、水痘等。

2. 以隐性感染为主的疾病。这种疾病的显性感染形式较少，常以散发形式存在。例如，脊髓灰质炎、乙型脑炎等。

3. 与特殊情境相关的疾病，有些传播机制不容易实现的疾病，如特定外伤或暴露后出现的感染性疾病，可能散在发生。例如，破伤风、狂犬病等。

4. 某些潜伏期长的传染病，常以散发形式存在。例如，麻风、结核病等。

二、暴发

暴发（outbreak）是指局部地区或集体单位，短时间内突然出现很多症状相似病人的现象。大多数病人在疾病的最短潜伏期到最长潜伏期之间发病，通常具有相同的传染源或传播途径，如托幼机构的麻疹、手足口病、腮腺炎、甲型病毒性肝炎等的暴发。每种疾病的暴发标准可能不同，通常取决于其传染性、潜伏期、传播途径和历史发病数据等因素。例如，根据《手足口病聚集性和暴发疫情处置工作规范（2012版）》规定，手足口病暴发疫情是指一周内，同一托幼机构或学校等集体单位发生10例及以上手足口病病例，或同一个自然村/居委会发生5例及以上手足口病病例。

三、流行

流行（epidemic）是指在某地区某病的发病率显著超过该病历年发病率水平的现象，各病例之间呈现明显的时间和空间联系。当某地出现某疾病流行时，提示当地可能存在共同的传播因素。例如，2023年东南亚和南美洲多国报告的登革热流行，发病地区的病例数远超往年同期水平，病例间通过蚊媒传播，并显示出明显的地区聚集性特点。

四、大流行

大流行（pandemic）是指某病发病率显著超过该病历年发病率水平，疾病蔓延迅速，涉及地区广，在短期内可跨越省界、国界甚至洲界的现象。以2014年的埃博拉病毒病疫情为例，最初在西非的几个国家发生，但在短短几个月内，迅速传播至其他非洲国家，随着疫情的加重，一些病例甚至扩散到了欧洲和北美地区，最终被WHO宣布为国际关注的突发公共卫生事件。随着全球化的发展，交通日益便捷，人群与物资流动的频度和速度大幅增加，这为病原体的迅速传播创造了条件，使某种疾病有可能在短时间内蔓延至全球，增加大流行的发生风险。

第三节 疾病的分布特征

在致病因素、人群特征、自然和社会环境等多种因素综合作用下，疾病在不同人群、不同地区及不同时间的流行强度不一,存在状态也不完全相同。对于病因明确的疾病,流行特征是辨识和解释病因的依据;对于病因未明的疾病,流行特征是病因的外在表现,是形成病因假设的重要线索,是探索流行因素和制定防制对策的前提。了解疾病的流行特征一般通过综合描述疾病在人群、地区、时间上的分布(三间分布)特征得以实现。目前疾病分布研究已广泛采用新兴的大数据、地理信息和空间分析等技术,通过这些技术方法可以更精确了解疾病的分布特征。

一、人群分布

疾病在不同人群中的分布特征,即人群分布。一般按人群的不同年龄、性别、职业、种族等来分组描述疾病的发生、死亡等强度(频率),可以帮助确定危险人群和探索致病因素。

（一）年龄

1. **疾病年龄分布特征**　年龄是人群最主要的人口学特征之一,几乎所有疾病的发生发展均与年龄密切相关。随着年龄的增长,大部分疾病的发生频率都有变化。

（1）急性传染病一般有发病率随年龄的增长而下降的趋势。出生 6 个月内的婴儿因具有从母体获得的抗体,一般不易患传染病,但是随着从母体获得的抗体逐渐减少或消失,儿童、青少年期易患某些急性呼吸道传染病如麻疹、百日咳、流行性腮腺炎等,至成年期免疫力增强,易感性逐渐降低。

（2）慢性病发病率常随年龄增长而上升。这是由于慢性病致病因素需要较长时间积累,才可致疾病发生,如大多数的恶性肿瘤和心血管疾病多发生于 45 岁以后。但是,一些恶性肿瘤的年龄分布差异很大。如急性淋巴细胞白血病多见于儿童,霍奇金淋巴瘤存在青年和老年两个高峰,子宫内膜癌和胃癌则在中老年群体中发病率较高。

（3）接种疫苗可改变一些急性传染病感染的年龄模式。如麻疹既往主要发生于幼儿及学龄前儿童,在推行免疫规划后,发病高峰后延,出现在大龄儿童、新入学的大学生、新入伍的士兵中,且症状往往比年幼者重或不典型。

（4）随着致病因素的变化,疾病的年龄分布也在动态变化。某些恶性肿瘤有年轻化趋势,如肺癌、乳腺癌等;一些慢性病呈现发病年龄前移现象,如糖尿病和高血压等。

2. **疾病年龄分布的分析方法**

（1）横断面分析(cross-sectional analysis):主要分析同一时期不同年龄组或不同时期同一年龄组的发病率、患病率或死亡率的变化,多用于某时期传染病或潜伏期较短疾病的年龄分布分析。对于慢性病,由于暴露时间距发病时间可能很长,致病因素在不同时间的强度也可能发生变化,横断面分析难以正确显示疾病与年龄的关系。图 2-2 展示了基于我国 1997—2012 年鼻咽癌的年龄别发病率,进行年龄与鼻咽癌发病关系的横断面分析。从同一年龄组人群纵向分析来看,1997—2012 年的发病率整体有不同程度的上升。就同一时期横向分析而言,如 2012 年,人群鼻咽癌的发病率出现随年龄增大而增高,至 60 岁组以上呈下降的态势,显然这未能反映鼻咽癌发病与年龄关系的客观趋势。

同一年代出生的群体对致病因素暴露的时间和强度具有一定的相似性。可用下述出生队列分析了解不同年代出生人群各年龄组的发病趋势,正确揭示和合理解释人群年龄与疾病发生的关系。

（2）出生队列分析(birth cohort analysis):同一时期出生的一组人群称为出生队列(birth cohort),对其随访若干年,以观察发病情况,这种利用出生队列资料将疾病年龄分布和时间分布结合描述的方法称出生队列分析。该方法在评价疾病年龄分布的长期趋势及提供病因线索等方面发挥重要作

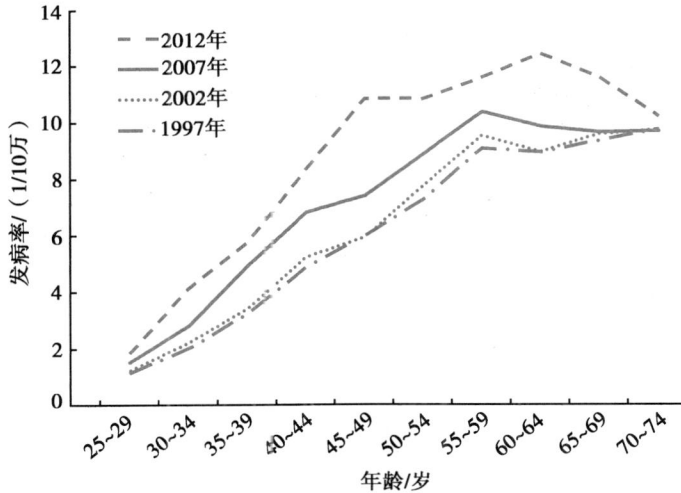

图 2-2　中国 1997—2012 年鼻咽癌年龄别发病率
（改编自 Global Burden of Disease，2019）

用。它可以直观地呈现致病因素与年龄的关系，有助于探索年龄、所处时代暴露特点及经历在疾病频率变化中的作用。

图 2-3 展示了年龄与鼻咽癌发病关系的出生队列分析，分别以 1938 年、1943 年、1948 年、1953 年及 1958 年出生的人群作为出生队列，观察其鼻咽癌的年龄别发病率，结果显示鼻咽癌的发病率均随年龄的增长而呈显著升高的趋势，未出现图 2-2 所示高年龄组 60～64 岁及以上人群发病率下降的现象。此外，尚可见出生年代越晚的队列同一年龄组的发病率越高，发病年龄明显提前。提示这些出生者暴露于致病因素的时间可能更早，暴露量可能更大。相比横断面分析，出生队列分析更合理地展示了年龄与鼻咽癌发病的关系，有助于正确分辨出年龄、时间、暴露经历对疾病的作用。

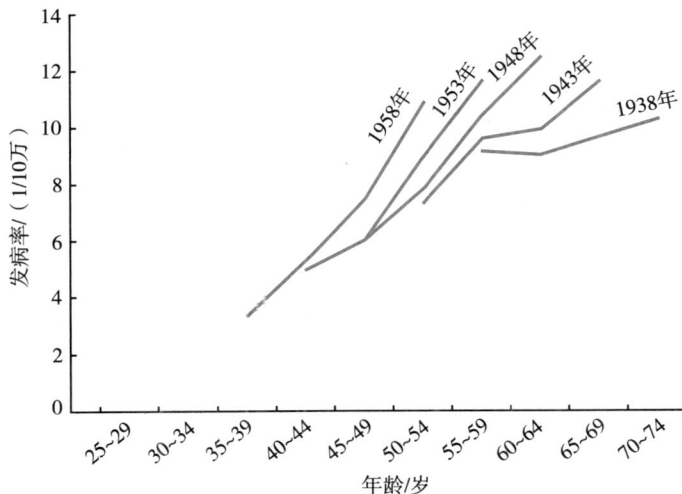

图 2-3　中国 1938—1958 年出生队列鼻咽癌年龄别发病率
（改编自 Global Burden of Disease，2019）

（二）性别

某些疾病的死亡率与发病率存在着明显的性别差异，这种差异与男性、女性的遗传特征、内分泌代谢、生理解剖特点和内在素质的不同以及致病因素暴露的特点有关。这些因素影响了人体对疾病的易感性,如在同年龄组中,绝经前女性患心脏病的概率低于男性,这与绝经前女性具有较高的雌激素水平有关。大多数疾病发生率的性别差异与暴露机会和暴露水平有关,如肺癌在男性群体更高发,这可能与男性群体较女性群体具有更高的吸烟累积暴露风险有关。

表 2-3 展示的是我国 1990 年与 2016 年几种主要心血管疾病的死亡及变化情况,由表可见,除风湿性心脏病外,1990 年及 2016 年我国人群缺血性心脏病、缺血性脑卒中、出血性脑卒中的标化死亡率均是男性高于女性。与 1990 年相比,2016 年我国人群缺血性心脏病的标化死亡率有所升高,男性增加了 33.0%,女性增加了 15.7%,男性更为明显;而风湿性心脏病、缺血性脑卒中、出血性脑卒中的标化死亡率均有所下降,女性则更为明显。数据结果反映了我国缺血性心脏病的防制工作尤其在男性人群中仍需加强。

表 2-3 1990 年与 2016 年我国不同性别人群心血管疾病标化死亡率及其变化率

疾病	性别	死亡人数/(×10³)		标化死亡率/(1/10 万)		变化率/%
		1990 年	2016 年	1990 年	2016 年	
风湿性心脏病	男性	52	31	16.8	4.8	−71.4
	女性	85	40	24.0	5.6	−76.7
	合计	137	71	20.6	5.2	−74.8
缺血性心脏病	男性	325	981	125.3	166.7	33.0
	女性	281	742	97.0	112.2	15.7
	合计	606	1 723	110.0	137.7	25.2
缺血性脑卒中	男性	210	444	83.3	74.0	−11.2
	女性	186	285	62.6	42.1	−32.7
	合计	396	729	71.7	56.9	−20.6
出血性脑卒中	男性	536	668	182.6	99.7	−45.4
	女性	455	393	140.1	54.6	−61.0
	合计	991	1 061	159.6	76.0	−52.4

(改编自 Zhou Maigeng, 2019)

（三）职业

某些疾病的发生与职业密切相关,机体所处职业环境中的致病因素,如职业性的精神紧张程度、物理因素、化学因素及生物因素的不同可导致疾病分布的差异。对不同职业人群的观察表明:石棉工人间皮瘤、肺癌及胃肠癌的发生率高于其他职业人群;生产联苯胺染料的工人易患膀胱癌;矿工及建筑工人易发生意外伤害和死于外伤;医务人员罹患经血传播和经呼吸道传播等疾病的危险性高于一般人群。2005—2009 年甘肃省天祝藏族自治县布鲁氏菌病监测结果显示:屠宰工发病率最高,为 5.77%;其次是牧民,为 2.82%;其余依次为农民 2.19%,皮、肉、乳制品加工人员 0.80%;学生和其他职业人群均无发病。可见该病发病与从事牲畜及畜产品接触的职业密切相关。

在研究职业与疾病的关系时应主要考虑的因素如下:

1. 职业是劳动者所处的作业环境、社会经济地位、卫生文化水平、体力劳动强度和精神紧张程度等因素的综合指标。

2. 疾病的职业分布与作业环境致病因素暴露有关。

3. 职业相关致病因素的暴露及其作用与劳动条件、防护设施有关。

4. 不同职业人群疾病种类不同,防制重点各异。

5. 职业暴露时间及既往职业史对疾病发生的影响。

（四）种族和民族

种族和民族是长期共同生活并具有共同生物学和社会学特征的相对稳定群体。不同种族和民族由于长期受一定自然环境、社会环境、遗传背景的影响,如社会经济状况、风俗和生活习惯、遗传易感性以及医疗卫生水平的影响等,疾病分布可显示出差异性。黑种人中镰状细胞贫血的发病率高于其他人群,美国白种人的睾丸癌发病率明显高于美国黑种人,提示遗传因素的作用不容忽视。日本人的胃癌发病率高于美国人,但移居美国后发病率降低,提示环境因素在胃癌发生中发挥重要作用。

（五）婚姻与家庭

婚姻状况可影响人群健康状况。国内外的许多研究证实,离婚者全死因死亡率最高,丧偶及独身者次之,已婚者最低,可见离婚、丧偶对精神、心理和生活的影响明显,可能是导致高发病率或高死亡率的主要原因。婚姻生活状况如婚后的性生活、妊娠、分娩、哺乳等对女性健康有明显影响:已婚妇女宫颈癌发病率显著高于单身妇女;未婚女性和高龄分娩者易患乳腺癌,而初次足月妊娠的年龄越小,乳腺癌的发病率越低。近亲婚配使先天性畸形及遗传性疾病增加,并可造成流产、早产和子女的夭折早亡,严重影响人口素质。

家庭因素对疾病的影响,与家庭成员间有共同的居住环境、生活习惯、生活密切接触及遗传属性有关。如结核病、甲型肝炎、流行性感冒和禽流感等传染性疾病容易在家庭成员间传播,表现出家庭聚集性。而对于具有一定遗传度的疾病,如哮喘、糖尿病、原发性高血压、代谢综合征等非传染性疾病,也可存在不同程度的家庭聚集性。

（六）行为生活方式

疾病的发生与行为生活方式密切相关,健康行为有益于提升人群健康水平,吸烟、酗酒、吸毒、不安全性行为等不良行为可增加某些疾病的发生风险。

国内外研究显示吸烟与多种疾病的发生有密切关系,吸烟群体的肺癌、喉癌、咽癌、食管癌、膀胱癌等疾病的死亡率均高于不吸烟群体,而且存在剂量-反应关系。饮酒是肝硬化、高血压、脑出血等疾病的危险因素,有研究报道,每日饮酒量在 50g 以上的群体,发生脑出血的风险是不饮酒群体的 6.8 倍。静脉注射吸毒、男男同性性行为是艾滋病的重要传播途径,可显著增加艾滋病的发生风险。

二、地区分布

地区分布是指按不同地域空间分组描述疾病,反映致病因素在这些地区作用的差别。疾病的分布特征与一定地域空间的自然环境、社会环境等多种因素密切相关,如地理、地形、地貌、气温、风力、日照、雨量、植被、物产、微量元素等自然条件,以及社会环境中的政治、经济、文化、人口密度、生活习惯、遗传特征等。各种疾病包括传染病、非传染病及原因不明疾病均具有地区分布特征,在不同国家间、国家内不同地区间和城乡间存在分布差别,某些疾病存在地区聚集性。

（一）国家间及国家内的分布

1. 疾病在不同国家间的分布 某些疾病呈世界范围流行,但不同国家间流行强度差异较大。传染病和慢性非传染性疾病均可呈现国家间分布的差异性。例如,艾滋病已在全球广泛流行,但撒哈拉以南非洲的人类免疫缺陷病毒（human immunodeficiency virus，HIV）感染者占全球感染人数的2/3；霍乱多见于印度；病毒性肝炎在我国和亚裔人群高发；黄热病主要在非洲、中美洲及南美洲流行；日本的胃癌及脑血管病的调整死亡率或年龄死亡专率居世界首位，而其乳腺癌、大肠癌及冠心病的调整死亡率或年龄死亡专率则最低；肝癌多见于亚洲、非洲，乳腺癌、肠癌多见于欧洲、北美洲。

　　图 2-4 展示了甲状腺癌在不同国家间的标化发病率，以乳头状类型的发病率最高，并且表现出明显的国家间差异。乳头状甲状腺癌标化发病率排在前三位的国家是意大利、加拿大和土耳其，而欧洲国家如丹麦、英国和荷兰的标化发病率则较低。

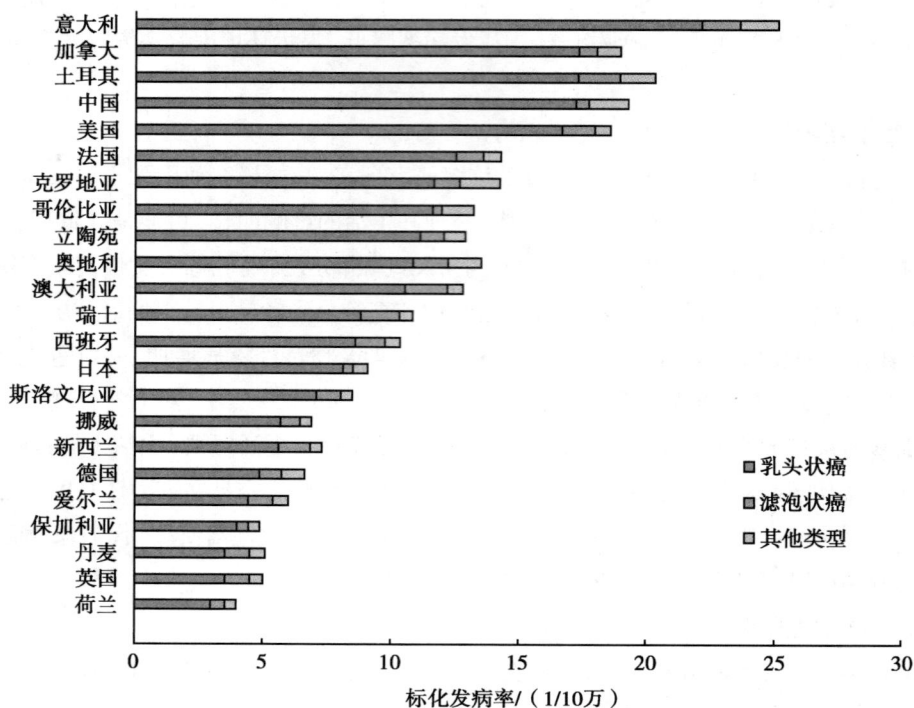

图 2-4　2008—2012 年世界不同国家甲状腺癌标化发病率

（改编自 Salvatore Vaccarella，2021）

　　2. 疾病在同一国家内不同地区的分布　疾病在同一国家不同地区的分布存在明显差别。如我国血吸虫病多见于长江以南地区，鼻咽癌多见于广东，胃癌好发于西北地区，原发性高血压的患病率北方高于南方，肝癌一般呈现东南沿海高于西部内陆、农村高于城市的地区分布特点。

　　我国人布鲁氏菌病的发病率北方地区（尤其是内蒙古、青海与新疆）显著高于南方地区。人布鲁氏菌病是一种自然疫源性传染病，与受感染的动物接触、食用被污染的生奶和奶制品是感染布鲁氏菌的主要危险因素。内蒙古、青海与新疆是传统的畜牧业大省，其高发病率水平与牛、羊等养殖密切相关，与牲畜密切接触的传统养殖、生产和销售方式是导致该病流行的主要危险因素。

　　（二）城乡分布

　　由于生活条件、卫生状况、人口密度、交通条件、工业水平、动植物的分布等情况不同，疾病的病种、死因顺位、发病率或死亡率等均表现出明显的城乡差异，了解城乡人群疾病频率变动趋势是制定预防和控制措施的依据。图 2-5 显示 2005—2016 年我国城乡人群肝癌发病率的流行趋势，城市和农村的变化趋势有所不同，农村尤其在男性人群中呈明显的下降趋势。总体而言，农村人群肝癌发病率高于城市人群，城乡人群之间的发病率差异无论男性还是女性均呈逐渐减小的趋势。

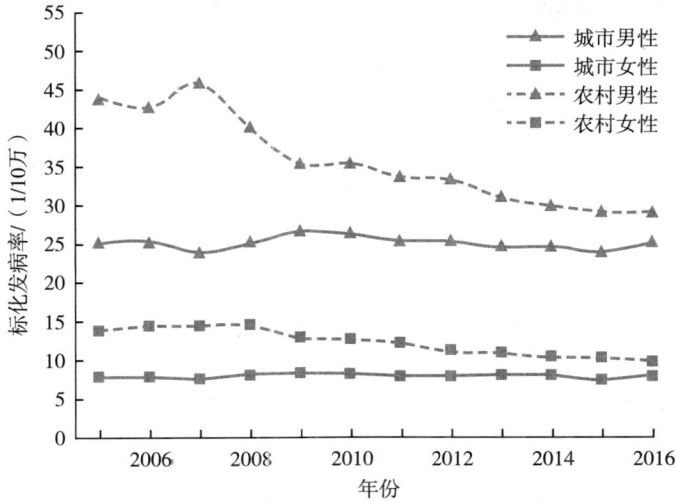

图 2-5 2005—2016 年我国城乡人群肝癌发病率的流行趋势
（改编自张铁军，2022）

1. **城市** 城市人口的密度大、居住面积狭窄、人口流动性大和交通拥挤等，呼吸道传染病容易传播，如水痘、流行性脑脊髓膜炎和流行性感冒等常在大城市发生流行。城市的出生率相对稳定，青壮年所占比例较大，特别是大量农村人口涌入城市，使城市始终保持一定数量的某些传染病的易感人群，导致某些传染病可常年发生，并可形成暴发或流行，也常常呈现周期性流行的特点。

城市工业较集中，车辆多，空气、水、环境受污染较重，慢性病患病率明显升高，如高血压、肺癌及部分恶性肿瘤的患病率城市高于农村。与空气污染或噪声有联系的职业性因素所致的疾病也多见于城市。

城市的供水、排水设施完善，管理健全，饮用水的卫生水平较高，因此肠道传染病的发病率相对较低。城市的医疗卫生水平高，设施集中，医疗保健制度较健全，肠道传染病疫情容易得到及时控制。

2. **农村** 由于农村人口密度低，交通不便，与外界交往相对较少，呼吸道传染病不易流行，但一旦有传染病传入，便可迅速蔓延，引起暴发和流行。农村卫生条件相对较差，人群更接近自然环境，所以肠道传染病、虫媒传染病及自然疫源性疾病，如痢疾、疟疾、肾综合征出血热、钩端螺旋体病等较易流行。一些地方病如地方性甲状腺肿、氟骨症等在农村的发病率高于城市。

近些年农村经济和人群生活水平、生活方式发生了很大的改变，乡镇企业得以迅速发展的同时，也伴随农村的环境污染加剧，这些因素使高血压、糖尿病和肿瘤发病率出现上升趋势。此外，农村人口不断在城乡间流动，一些传染病发病率在城乡间的差异正在减小或消失。

（三）地区聚集性

某地区发病及患病等疾病频率超过了随机概率，高于周围地区的现象，称为疾病的地区聚集性（endemic clustering）。若某疾病表现为地区聚集性，提示该地区特定的致病因素对人群健康产生了影响。研究疾病的地区聚集性对探讨病因、采取相应的防制措施并评价其效果具有十分重要的意义。

1. **地方性**（endemic） 由于自然因素或社会因素的影响，某种疾病不需自外地输入，而经常存在于某一地区或者只在一定范围人群中发生的现象。

（1）统计地方性：生活环境、卫生条件和宗教信仰等社会因素使某一地区某些疾病的发病率长期显著高于其他地区，而与该地自然环境关联甚微的现象，称统计地方性。如痢疾等肠道传染病流行，常发生于卫生条件和经济条件差、人群卫生习惯不良的地区。

（2）自然地方性：某些疾病受自然环境的影响只在某一特定地区存在的现象称为自然地方性。包括两种情况：一类是该地区有适合某种病原体生长繁殖和传播媒介生存的自然环境，使该病只在这一地区存在，如血吸虫病和丝虫病等；另一类是疾病与自然环境中的微量元素分布有关，如地方性甲状腺肿和氟中毒等。

（3）自然疫源性：病原体不需要人类参与也可以在动物间存在并传播的特性，即为自然疫源性。人与带有病原体的动物直接或间接接触可被感染，这类疾病称为自然疫源性疾病，如鼠疫、肾综合征出血热和森林脑炎等。

2. **地方性疾病**（endemic disease） 也称地方病，是由于自然因素或社会因素的影响，在某一地区的人群中发生，不需自外地输入，并呈地方性流行的疾病。一般而言的地方病，是指自然地理环境中人体正常代谢所需的某些微量元素过多或者缺乏所致的一类疾病，如碘缺乏病、地方性氟中毒、地方性砷中毒等。我国幅员辽阔，环境致病因素复杂，环境因素与人群行为生活方式、经济发展等因素交织存在，地方病类型各异，防制任务仍十分艰巨。

判断一种疾病是否属于地方病的依据是：①该地区的居民发病率高；②其他地区居住的人群发病率低，甚至不发病；③迁入该地区一段时间后，其发病率和当地居民一致；④迁出该地区后，发病率下降，患病症状减轻或自愈；⑤当地的易感动物也可发生同样的疾病。

三、时间分布

时间分布是指疾病随着时间的变化所呈现的特征，反映疾病在时间上的流行规律。通过疾病的时间分布可验证可疑的致病因素与疾病发生的关系，通过防制措施实施前后疾病频率的变化评价其效果。疾病的时间分布特征与变化规律可以从短期波动、季节性、周期性、长期趋势等几个方面进行归纳与描述。

（一）短期波动

短期波动（rapid fluctuation）一般是指持续几天、几周或几个月的疾病流行或疫情暴发的现象，是疾病的特殊存在方式。其含义与暴发相近，区别在于暴发常用于少量人群，而短期波动常用于较大数量的人群。

短期波动一般具有比较确定的原因，多数情况下是由于大量人群同时或持续暴露于某共同致病因素，致使人群中疾病的病例数在短时间内迅速增多。如伤寒、痢疾和麻疹的暴发或流行，以及化学毒物中毒等。自然灾害、环境污染以及社会政治、经济、文化因素等也可导致疾病的短期波动。

（二）季节性

疾病只在一定季节发生，或在一定季节内呈现发病率增高的现象，称为季节性（seasonality，seasonal variation）。季节性是疾病非常重要的流行病学特征，许多疾病发病率呈现季节性升高和降低相交替的特点，有以下两种季节性表现形式。

1. **严格的季节性** 在某些地区经虫媒传播的传染病发生有严格的季节性，发病多集中在少数几个月内，其余月份没有或者很少有病例的发生。如我国北方地区流行性乙型脑炎（简称乙脑）的发病季节为夏秋季，其他季节无病例出现，表现出乙脑严格的季节性特点。

2. **季节性升高**　一年四季均发病，但仅在一定的月份发病率升高，如肠道传染病和呼吸道传染病，全年均有病例发生，但肠道传染病多见于夏秋季，而呼吸道传染病在冬春季高发。图2-6展示了2015—2019年我国法定报告的细菌性和阿米巴性痢疾按月的新发病例数分布，可以看出病例数呈现出明显的季节性升高，多发生在夏秋季5—10月。

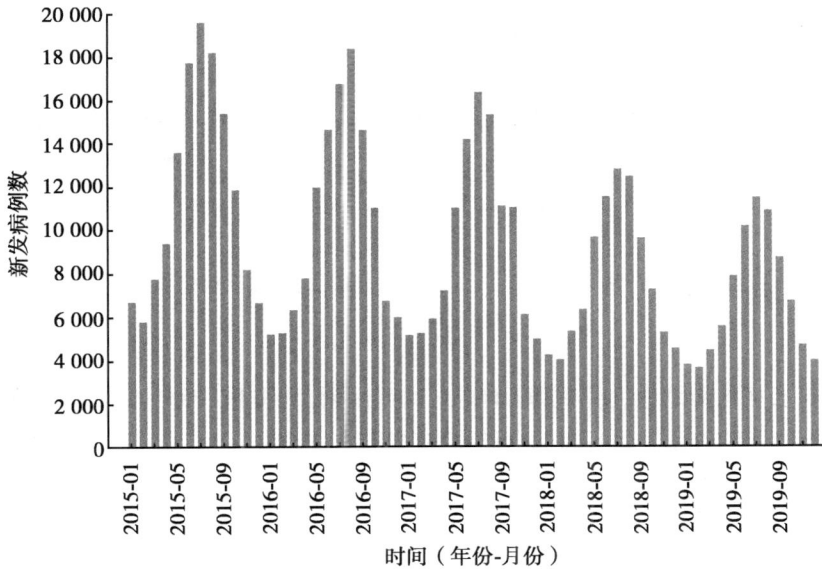

图 2-6　2015—2019 年我国细菌性和阿米巴性痢疾新发病例的时间分布
（改编自中国CDC，2020）

非传染病的发病率也有季节性升高的现象。如克山病在东北、西北发病区，各型克山病病人多集中出现在11月至次年2月，占全年总发病人数的80%～90%，而西南发病区却以6—8月为高峰，表现出明显的季节性。冠心病的发病和死亡均有季节性升高倾向，北京地区的急性心肌梗死死亡多发生于冬春季。出生缺陷也表现出季节性波动：国外有报道，英国、美国、德国、以色列的无脑畸形发生在冬季多见；而在国内，北京、天津地区有研究报告显示，中枢神经系统出生缺陷在9—10月出现明显的高峰。

疾病发病率季节性升高的原因较为复杂，不仅受自然环境、气候条件、媒介昆虫、野生动物的生活习性和家畜的生长繁殖等因素的影响，也受人们的生活方式、生产、劳动条件、营养、风俗习惯、医疗卫生水平、暴露于致病因素的机会和人群易感性的影响。

（三）周期性

疾病的周期性（periodicity, cyclic variation）是指疾病频率按照一定的时间间隔，有规律地起伏波动，每隔若干年出现一个流行高峰的现象。周期性的形成主要与易感者积累及病原体的变异有关，普遍的预防接种实施可改变一些传染病的周期性规律。

图2-7描述了2008—2018年我国乙脑新发病例数的周期性变化特点，每年5—10月为乙脑的发病高峰，长江以南地区每年出现一次发病高峰，但高峰呈现由大转小的明显趋势；长江以北地区的发病高峰较长江以南地区滞后1～2个月，在较大的发病高峰阶段过后，每隔2年会再次出现较大的发病高峰。上述表现与2008年我国实施纳入乙脑疫苗的扩大国家免疫规划，以及既往长江以北人群乙脑流行强度、积累保护性抗体普遍较长江以南低有关，长江以北地区人群的乙脑易感性尚普遍高于长江以南地区。

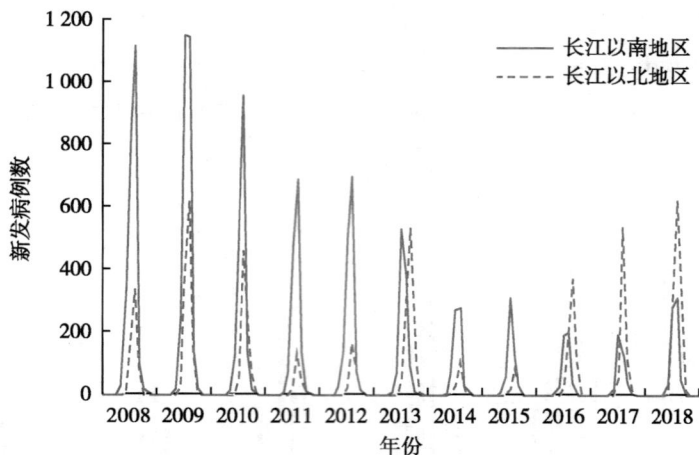

图 2-7　2008—2018 年我国乙脑新发病例数
（改编自中国 CDC，2020）

了解并分析疾病的周期性变化规律，对探讨致病因素、预测流行趋势、制定防制对策具有重要的意义。影响疾病周期性及间隔时间的常见原因包括：

1. 人口密集、交通拥挤和卫生条件差等因素利于疾病的传播。当有传染源和足够数量的易感者存在，又无有效的预防措施时，其流行特征呈现一定的周期性。

2. 传播机制容易实现的疾病，当易感者积累到足够数量时便可迅速传播。而疾病流行后，新的易感者积累的速度，特别是新生儿的增加，会影响疾病周期间隔的时间，累积速度越快，间隔越短。

3. 病后可形成稳固免疫的疾病，一度流行后发病率可迅速下降，流行后人群免疫水平持续时间越久，周期间隔越长。

4. 周期性的发生还取决于病原体变异及其变异的速度，这是影响疾病周期间隔时间的重要因素。

（四）长期趋势

长期趋势（secular trend）也称长期变动（secular change），是指在一个比较长的时间内，通常为几年或几十年，疾病的临床表现、分布特征和流行强度等方面发生变化的现象。有些疾病可表现出经过几年或几十年发病率或死亡率持续上升或下降的趋势。长期趋势的主要原因有病因或致病因素的变化、病原体的变异、机体免疫状况的改变、医疗和防制水平的提高、报告及登记制度完善程度等。

近百年来，猩红热的发病率与死亡率均有明显下降，重症病人减少，近 20 多年来几乎未见死亡病例。这种变化既与病原体的菌种、毒力、致病力的变异、机体免疫状况有关，也与防制工作采取的有效预防措施及新治疗方法的应用有关。半个世纪以来，我国疾病的死因顺位发生了巨大变化，传染病的死因顺位下降，慢性非传染性疾病占据了前三位。疾病死亡谱的长期变化趋势反映了疾病致病因素和防制对策综合作用的结果。

感染乙型肝炎病毒（hepatitis B virus，HBV）或丙型肝炎病毒（hepatitis C virus，HCV）是我国肝癌发病的主要原因，图 2-8 显示 1990—2019 年我国 HBV 和 HCV 相关肝癌的标化发病率呈整体下降的趋势。得益于 1992 年我国将乙肝疫苗纳入计划免疫管理，2002 年正式纳入国家免疫规划，2005年开始新生儿免费接种，1998 年《中华人民共和国献血法》开始实施，普及使用一次性注射器材等防制对策的综合作用，近 30 多年来肝癌的疾病负担显著降低。

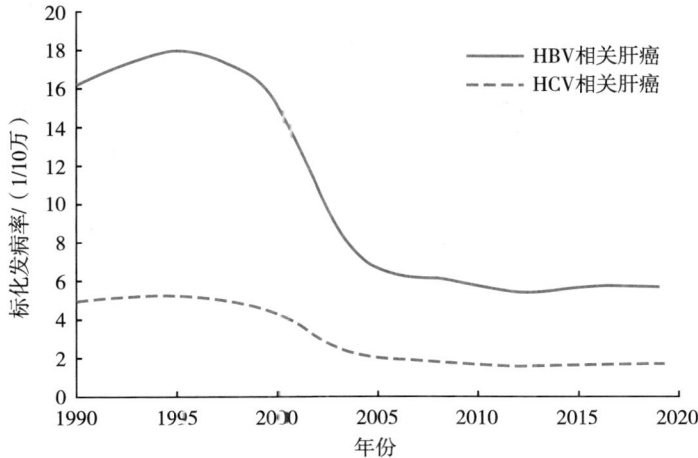

图 2-8　1990—2019 年我国 HBV 和 HCV 相关肝癌的标化发病率
（改编自 Li Guangdi，2022）

四、疾病分布的综合描述

（一）疾病的人群、地区、时间分布的综合描述

在流行病学研究和疾病防制实践中，仅就疾病人群、地区及时间分布的某一个方面进行分析，尽管所述问题明确具体，但难以得出疾病流行状况的全貌，从而影响防制对策的制定。应对疾病的人群、地区和时间分布特征进行综合描述，为全面获取有关病因线索、确定流行因素及制定防制对策提供依据。譬如在疫情的暴发调查过程中，为了判断暴露时间和危险因素，需将人群、地区和时间的分布资料综合起来进行分析，从而掌握疫情流行特征全貌，为确定感染时间、危险因素、传播途径、播散范围等提供依据。

表 2-4 展示了 1990 年与 2019 年我国部分省（自治区）不同性别恶性肿瘤死亡率及性别比。无论是 1990 还是 2019 年，表中所列省份（自治区）的恶性肿瘤死亡率均是男性高于女性。从时间分布来看，与 1990 年相比，2019 年除广东和西藏外，其他省（自治区）男性和女性的恶性肿瘤死亡率均上升。从地区分布来看，2019 年多个省份死亡率呈现出比 1990 年更大的性别差异，安徽、广东、四川、湖南、福建和浙江 6 个省份的性别比均超过 2，差异明显增大，而吉林、黑龙江、宁夏、新疆和西藏的性别差异有所减小。以上综合分析可见，我国恶性肿瘤死亡水平整体仍呈上升，男性高于女性的性别差异在经济发展水平较高的地区有扩大的趋势。这需要探讨该现象的影响因素，根据性别差异特征，针对不同地区和人群制定综合防制策略与措施，降低恶性肿瘤带来的疾病负担。

（二）移民流行病学

移民流行病学（migrant epidemiology）是通过观察疾病在移民、移居地当地居民及原居地人群间的发病率或死亡率的差异，探讨疾病的发生与遗传因素或环境因素关系的一种观察性研究方法。移民流行病学是进行疾病人群、地区和时间分布综合描述的一个典型。移民是指居民由原来居住地区迁移到其他地区，包括国外或国内不同省、自治区、直辖市的现象。由于居住地变迁，气候条件、地理环境等自然因素的变化，生活方式、风俗习惯等社会因素的差异，移民人群疾病频率会发生不同程度的变化。

移民流行病学常用于慢性非传染性疾病及某些遗传病的病因和流行因素的探讨。移民流行病学研究应遵循的原则如下：

表 2-4　1990 年和 2019 年我国部分省（自治区）不同性别恶性肿瘤死亡率及性别比

省（自治区）	1990 年			2019 年		
	男性 （1/10 万）	女性 （1/10 万）	性别比	男性 （1/10 万）	女性 （1/10 万）	性别比
安徽	159.83	116.49	1.37	283.88	135.79	2.09
广东	146.76	84.72	1.73	143.44	71.14	2.02
四川	144.52	97.10	1.49	342.00	161.69	2.12
湖南	96.02	88.57	1.08	228.11	110.30	2.07
福建	155.74	86.73	1.80	229.95	104.01	2.21
浙江	149.65	82.32	1.82	221.98	106.79	2.08
吉林	158.36	87.04	1.82	214.04	181.63	1.18
黑龙江	134.44	75.68	1.78	299.33	168.69	1.77
宁夏	107.83	59.22	1.82	178.63	101.17	1.77
新疆	100.12	59.68	1.68	153.07	99.27	1.54
西藏	120.24	70.97	1.69	92.23	56.17	1.64

（改编自齐金蕾，2024）

1. 若某病发病率或死亡率的差别主要是环境因素作用的结果，则该病在移民人群中的发病率或死亡率与原居国（地区）人群不同，而接近移居国（地区）当地人群的发病率或死亡率。

2. 若该病发病率或死亡率的差别主要与遗传因素有关，则移民人群与原居国（地区）人群的发病率或死亡率近似，而不同于移居国（地区）当地人群。

例如，研究者通过收集 1990—2003 年居住在以色列的 589 388 例苏联移民的胃癌死亡数据，在图 2-9 中展示了不同性别的苏联本地居民、苏联移民和以色列居民胃癌死亡率变化情况。分析发现，男女移民群体的胃癌死亡率均显著低于苏联本地居民，且呈长期下降趋势，而更接近于移居国以色列居民的死亡率水平。由此推测，环境因素在胃癌发病与死亡的过程中发挥着重要作用。

在进行移民流行病学分析与结果解释时应考虑移民生活条件和生活环境的改变程度、原居地及移居地的医疗卫生水平及移民移居的原因，还应考虑移民的人口学特征如年龄、职业、文化水平、

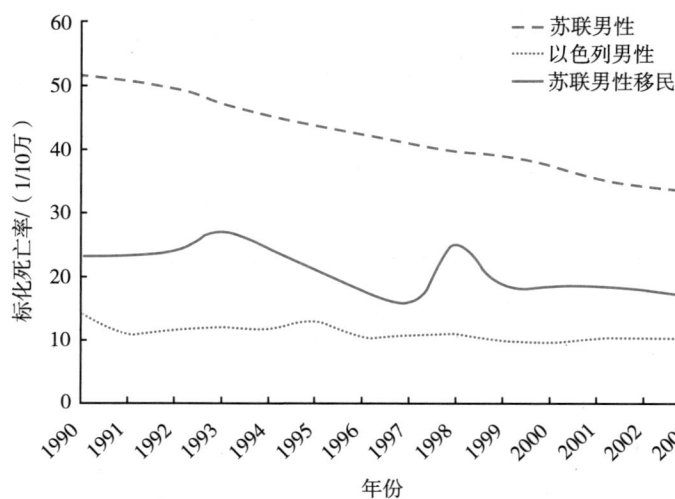

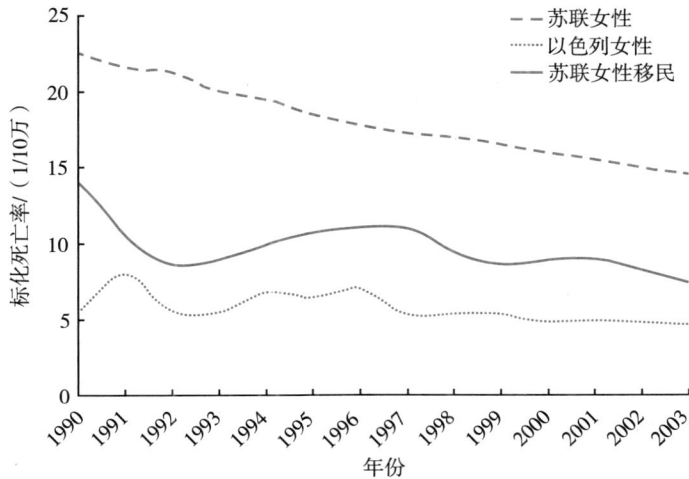

图 2-9　居住在以色列的苏联移民胃癌标化死亡率变化情况
（改编自 Ulrich Ronellenfitsch，2009）

社会经济状况、种族和其他人口学因素。若环境因素与某病发生的关系较大，幼年迁移到新移居地后，一般更容易受新移居地环境的影响。移民的世代数与疾病的发病率也有关，移民在新环境居住的世代数越多，越接近移居地居民的发病水平。

（钟秋安）

思考题

1. 发病率与患病率、死亡率与病死率有哪些异同点？
2. 简述 PYLL、YLD 和 DALY 之间的关系。
3. 举例说明疾病流行强度的常用指标有哪些。
4. 疾病时间分布的特征与变化规律一般从哪几个方面进行归纳与描述？
5. 举例说明什么是疾病分布的综合描述，并解释其在流行病学研究中的重要性。

第三章
描述性研究

Chapter 3　Descriptive Study

Descriptive epidemiologic studies describe the distribution of disease, health status and exposure in different groups defined by factors such as age, gender and race, and examine the pattern and trend of disease occurrence over time or by geographic area. These studies are mainly used to generate hypotheses for further investigations but cannot test causal relations between disease and exposure. They are thus commonly known as hypothesis-generating studies. Descriptive studies mainly include case reports, disease surveillance, cross-sectional studies, and ecological studies. The cross-sectional study measures disease and exposure status simultaneously in a population, in which the frequency and characteristics of a disease in the population at a particular point in time can be described. This type of data may be useful for assessing the prevalence of acute or chronic conditions but cannot tell whether the exposure proceeds or follows the disease. Ecologic studies, also known as correlation studies, relate the frequency of a disease to an exposure at the population or group level. Thus, the observational unit in ecological studies is groups or populations rather than individuals. Descriptive studies are mainly used for estimating the prevalence of disease or health status, probing into the natural history of disease, ascertaining high-risk individuals and generating hypotheses for further studies.

描述性研究(descriptive study),又称为描述流行病学(descriptive epidemiology),是流行病学研究方法中最基本的类型,主要用来描述人群中疾病或健康状况及暴露因素的分布情况,目的是提出病因假设,为进一步调查研究提供线索。该类研究还可用来确定高危人群,评价公共卫生措施的效果等,是分析性研究的基础。描述性研究常见的类型主要有:现况研究、病例报告、病例系列分析、个案研究、历史资料分析、随访研究、生态学研究等。本章主要介绍现况研究与生态学研究。

第一节　概　述

一、概念

描述性研究是指利用常规监测记录或通过专门调查获得的数据资料(包括实验室检查结果),按照不同地区、不同时间及不同人群特征进行分组,描述人群中疾病或健康状况和暴露因素的分布情况及其相关关系,获得疾病三间(人群、地区和时间)分布的特征,通过比较分析导致疾病或健康状况分布差异的可能原因,找出病因线索,进而提出病因假设。

二、种类

1. 现况研究　现况研究是在一个特定时点或时期内,在特定范围内的人群中,对某种(些)疾病或健康状况以及相关因素进行调查的一种方法。它通过描述疾病或健康状况在不同特征人群中的分布，以及观察某些因素与疾病之间的关联，为建立病因假设提供证据。有关现况研究的系统阐述详见本章第二节。

2. 病例报告（case report）　病例报告是对临床上某种罕见病的单个病例或少数病例（10个以下）的详细介绍，包括临床表现、治疗情况与结局，以及对病因、发病和治疗及其效果评价的经验性分析，属于定性研究的范畴。病例报告是发现和研究新发病例、罕见病例及药物不良反应等的一种重要方式。由于此类研究仅针对特殊病例或个别现象进行探讨，特别容易产生偏倚，因此只能为临床研究提供线索。

3. 病例系列分析（case series analysis）　病例系列分析与病例报告相似。它是对一组（十几例、几十例、几百例或几千例等）相同疾病的病人临床资料进行整理、分析、总结，对疾病的诊断和治疗有重要的参考价值。病例报告和病例系列分析都是从新发现的"异常"（即具有不同的特征）病例中提出某种可疑假设。虽然病例系列分析的样本增加了，但由于没有严密的设计、缺乏对照，研究结果比较粗糙，所获得的结论仍具有局限性，仅能代表所报道的病例，对病因研究而言，依然只能提供线索。

4. 个案研究（case study）　又称个案调查，是指到发病现场对新发病例的接触史、家属及周围人群的发病或健康状况以及可能与发病有关的环境因素进行调查，以达到查明所研究病例的发病原因和条件、预防续发病例发生及控制疫情蔓延的目的。个案研究的对象一般为传染病病人，但也可以是非传染病病人或病因未明的病例等。个案研究是医疗卫生及疾病预防部门日常疾病报告登记工作的组成部分，调查内容通常包括个人资料、临床资料、流行病学资料和实验室资料等。通过个案调查，可以获得有关疾病发病的第一手资料，既为地区疾病控制提供了分析基础，也为探索病因提供线索。

5. 历史资料分析　历史资料即既有资料，是研究疾病的三间分布特征、疾病危险因素和评价疾病防制措施效果的重要资料和信息来源。它在研究者开展研究前便已客观存在，属于流行病学研究中的基础资料范畴。研究者需通过回顾性调查，提取和利用相关机构的日常工作的记录、登记、各类日常报告、统计表格、疾病记录档案等历史资料，进一步开展统计分析，最终获得研究结果，属于描述流行病学研究的常规方法。

6. 随访研究（follow-up study）　也称纵向研究（longitudinal study），是通过定期随访，观察疾病、健康状况或卫生事件在一个固定人群中随着时间推移的动态变化情况。与现况研究只在一个特定时点或特定时期内完成不同，随访研究可以对研究对象在不同时点进行连续观察。研究在时间上是前瞻性的，在性质上属于描述性研究。随访研究的随访间隔和方式根据具体研究内容的不同而有所不同，可以是预定时间段内执行的纵向调查，也可以是若干次现况研究结果的分析。在调查对象的文化程度允许的条件下，还可要求随访对象以日记的形式，记录急性疾病的发生与慢性非传染性疾病的变化情况，以提供更全面而准确的资料，避免可能存在的回忆偏倚。随访研究也可用于疾病自然史的研究，为该疾病的病因研究提供线索，或用于提出或检验某些病因假设。

7. 生态学研究　统计学上常称为相关性研究。生态学研究在群体的水平上研究暴露与疾病之间的关系，观察和分析的单位是群体，因此是一种粗线条的研究，仅能提供一定的病因线索。有关生态学研究的介绍详见本章第三节。

三、特点

描述性研究在揭示暴露和疾病因果关系的探索过程中是最基础的步骤。相对于其他类型的流

行病学研究,它的主要特点包括:

1. 描述性研究以观察为主要研究手段,不对研究对象采取任何干预措施,仅通过观察和收集相关资料,分析和总结研究对象或事件的特点。

2. 描述性研究中,其暴露因素的分配不是随机的,且在研究开始时一般不设立对照组。

3. 暴露与结局的时序关系无法确定,对于暴露与结局间关系的因果推断存在一定的局限性,仅可做一些初步的比较性分析,但可为后续的分析性或实验研究提供线索。

四、用途

通过开展描述性研究,一方面可以确定高危人群的特征,另一方面可以获得病因线索、提出病因假设。在此基础上,还可提出初步的防制对策及后续研究的方向。

1. 描述疾病或者健康状况的分布及发生发展的规律　描述流行病学从时间、空间(地区)和人间(人群)分布三个方面,对正在调查的或已有的资料进行描述,有助于揭示疾病或健康状况的分布特征及发生发展的规律,为发现疾病的危险因素、确定高危人群提供依据,同时为提出疾病防制策略措施、制订卫生政策和医疗卫生计划提供基础资料。

2. 获得病因线索,提出病因假设　疾病或健康状况在不同人群、时间和地区的分布差异可能是由某些原因造成的。因此,比较疾病或健康状况在三间分布的差异,可以为后续研究提供线索,提出病因假设。

第二节　现况研究

一、概述

(一)概念

现况研究是通过收集特定时点(或期间)和特定范围内人群中疾病或健康状况和相关因素的资料,描述疾病或健康状况在不同特征人群中的分布,以及观察某些因素与疾病之间的关联。由于暴露(特征)和疾病状态的资料都是调查当时获得的,故称为现况研究。从时间上来说,这类研究工作是在某一时点或在短时间内完成的,故又称为横断面研究(cross-sectional study)。从观察分析指标来说,由于这类研究所得到的频率指标一般为患病率,故也称之为患病率研究(prevalence study)。

(二)特点

一项设计良好的现况研究不仅可以准确描述疾病或健康状况在某一人群中的分布,还可以同时探讨多个暴露因素与多种疾病之间的关系。

1. 现况研究一般在设计阶段不设对照组　现况研究在开始时,根据研究目的确定研究对象,然后调查研究对象中每个个体在某一特定时点上的暴露(特征)和疾病的状态,而没有特别的对照组。但是在资料处理与分析时,可以根据暴露(特征)的状态或是否患病的状态进行组间比较。在考虑病因线索时,往往将其中某一组视为对照组。

2. 现况研究一般在短时间内完成　现况研究关注的是某一特定时点上或某一特定时期内某一群体中暴露与疾病的状况或联系。所谓特定时点,并不强调必须是某年某月的某一特定时间,对于该群体中的每一个个体,时点所指的具体时间可能不同。例如,在某地区人群中调查高血压的患病情况,对每个个体来说,特定时点是指测量血压、诊断是否为高血压的时间。如果这些不同的具体时间持续得太久,就会对调查结果产生影响;或者所调查的疾病是急性的,随着时间的变化其发病率会有不同,此时结果就很难解释。理论上,调查时间应该越集中越好,如人口普查的时间点定在11月1日零点。

3. 所调查的疾病状态和暴露(特征)是同时存在的 进行现况研究时,由于疾病状态与发现的某些因素是在调查中同时得到的,因果并存,一般不能确定二者之间的时间顺序关系,所揭示的暴露与疾病之间的统计学关联仅为建立因果联系提供线索,而不能据此作出因果推断。例如,一项现况研究发现,炎症性肠病病人比非病人的血清 25-羟基维生素 D 水平要低,且有统计学意义,提示低血清维生素 D 水平与炎症性肠病存在关联,但是很难确定是低血清维生素 D 水平增加了患炎症性肠病的风险,还是炎症性肠病降低了血清维生素 D 水平。此外,在现况研究中,研究对象一般都是存活期较长的病人。而某些病程较短的疾病病人(如迅速痊愈或很快死亡的病人),则很难包括在一个时点或一个短时期的研究中。由于存活期长与存活期短的病人在一些特征上会存在差异,因而很可能将影响存活的因素当作影响发病的因素。

4. 对研究对象固有的暴露因素可以作因果推断 诸如性别、种族、血型、基因型等因素,在疾病发生之前就存在,且不会因是否患病而发生改变,因而易于明确因素和疾病的时间先后顺序,在排除和控制了可能存在的偏倚的情况下,现况研究可以揭示相对真实的暴露(特征)与疾病的因果关系。

5. 现况研究用现在的暴露(特征)来替代或估计过去的状况 在现况研究的结果解释时,常常会以研究对象目前的暴露状况或特征来替代或估计其过去的暴露状况,以便对研究结果作出专业上更有意义的推论。对此,需符合如下前提条件:①当前的暴露或暴露水平与有关的既往暴露密切一致,或已被证明变化不大。例如,在某职业病研究中,如果工厂的设备、原料、工艺流程及车间环境等都没有变化,则可认为现在的暴露水平与既往相同。②已知研究因素的暴露水平的变化趋势或规律,以此趋势或规律来估计过去的暴露水平。③回忆过去的暴露或暴露水平极不可靠,而现在的暴露资料可以用来估计过去的暴露情况。

(三)类型

现况研究根据涉及研究对象的范围可分为普查和抽样调查。

1. 普查(census) 即全面调查,是指将特定时点或时期内、特定范围内的全部人群(总体)作为研究对象的调查。这个特定时点应该较短。特定范围是指某个地区或具有某种特征的人群,如对某地全部儿童(≤14 岁)进行体格检查。

普查的目的主要包括:①早期发现、早期诊断和早期治疗病人,如女性职工的宫颈癌普查;②了解慢性病的患病情况及急性传染性疾病的疫情分布,如高血压普查和针对疫区开展的普查;③了解人群健康水平,如居民营养状况调查、儿童发育状况普查等;④建立某些生理生化指标的正常值范围,如血脂、血铅、青少年身高等。

普查的优点有:①调查对象为全体目标人群,不存在抽样误差;②可以同时调查目标人群中多种疾病或健康状况的分布情况;③能发现目标人群中的全部病例,在实现"三早"(早期发现、早期诊断、早期治疗)预防的同时,全面地描述疾病的分布与特征,为病因分析研究提供线索。普查的局限性包括:①不适用于患病率低且诊断技术复杂的疾病;②工作量大,因此不易细致,难免存在漏查;③调查工作人员涉及面广,掌握调查技术和检查方法的熟练程度不等,调查质量不易控制;④耗费的人力、物力资源一般较大,费用往往较高。

2. 抽样调查(sampling survey) 是相对于普查的一种比较常用的现况研究方法,指通过随机抽样的方法,对特定时点、特定范围内人群的一个代表性样本进行调查,以样本的统计量来估计总体参数所在范围,即通过对样本中研究对象的调查结果来推论其所在总体的情况。

与普查相比,抽样调查具有节省时间、人力和物力资源等优点,同时由于调查范围小,调查工作易于做得细致。但是抽样调查的设计、实施与资料分析均比普查要复杂;同时资料的重复或遗漏不易被发现;对于变异过大的研究对象或因素以及需要普查普治的疾病则不适合用抽样调查;患病率太低的疾病同样不适合用抽样调查,因为需要很大的样本量,如果抽样比大于75%,则不如进行普查。抽样调查的基本要求是能将从样本获得的结果推论到整个群体(总体),为此,抽样必须随机化,样本量要足够。

(四)用途

现况研究的用途与描述性研究的用途相似,除可用于掌握当前人群中疾病或健康状况的分布,提供疾病病因研究的线索外,现况研究的主要用途还包括:

1. 确定高危人群　确定高危人群是疾病预防控制中一项极其重要的措施,特别是慢性病的预防与控制,确定高危人群是早发现、早诊断、早治疗的首要步骤。例如,为了预防与控制脑卒中的发生,需要将目标人群中该病的高危人群鉴别出来。由于高血压是脑卒中一个重要危险因素,因此可以通过现况研究找出目标人群中的全部高血压病人,将其确定为高危人群。

2. 评价疾病监测、预防接种等防制措施的效果　在疾病监测、预防接种的实施过程中,通过在不同阶段重复开展现况调查,既可以获得开展其他类型流行病学研究(如队列研究)的基线资料,也可以通过对不同阶段患病率差异的比较,对防制策略、措施的效果等进行评价。

二、研究设计与实施

由于现况研究的规模一般都较大,涉及的工作人员和调查对象也很多,因此,科学的设计方案是获得准确可靠研究结果的前提和保障。在现况研究设计中需要特别引起重视的是抽样调查中研究对象的代表性,这是将研究结果向总体推论时的必要前提,应随机抽取足够的样本并避免选择偏倚。

(一)确定研究目的与类型

研究目的是设计的核心依据,应根据研究所期望解决的问题,明确该次调查的目的,例如:是为了了解某疾病或健康状况的人群分布情况,还是为了发现某疾病的全部病例;是考核防制措施的效果,还是探索病因或危险因素;是为社区诊断提供基线资料,还是为卫生决策提供科学参考。

根据具体的研究目的来确定是采用普查还是抽样调查,此时需要充分考虑两种研究类型的优缺点,以便在有限的资源下取得预期的研究结果。

(二)确定研究对象

根据研究目的和研究类型选择合适的研究对象。在设计时,应对调查对象的人群特征、地域范围以及调查时间点有一个明确的规定,并结合实际情况明确在目标人群中开展调查的可行性。研究对象可以是某个区域内的全部居民或其中的一部分,如调查老年人,则选择区域内≥60岁者;也可以由某一时点上的流动人员所组成,如某年、月、日某医院的就诊个体;还可以采用某些特殊群体作为研究对象,如选择某种职业工作者来研究相应的职业病等。

(三)确定样本量和抽样方法

1. 样本量　一般来说,由于抽样调查较普查有很多优越性,所以现况研究通常采用抽样调查。当然,也可以采用抽样调查与普查相结合的方法。例如,1989年我国进行了以县(区)为抽样单位的 1/10 人口的居民全死因调查。此项研究中,采用整群抽样技术,被抽到的县(区)则进行居民全死因的普查,而所有被抽取的县(区)则构成了一个全国居民的代表性样本。该抽样调查的抽样比为 1/10 常住人口数。

决定现况研究的样本量大小的因素主要包括:①预期现患率(p);②对调查结果精确性的要求:即容许误差(d)越大,所需样本量就越小;③要求的显著性水平(α):α 值越小,即显著性水平要求越高,样本量要求越大。一般地,对某病的现患率进行调查时,样本量(n)可用下式估计。

$$n = \frac{pq}{s_p^2}$$
式(3-1)

式中,s_p 为 p 的标准误。令:$s_p = \dfrac{d}{Z_{1-\alpha/2}}$,则有

$$n = \frac{pq}{\left(\dfrac{d}{Z_{1-\alpha/2}}\right)^2} = \frac{Z_{1-\alpha/2}^2 \times pq}{d^2}$$
式(3-2)

式中,p 为预期的现患率,$q=1-p$,d 为容许误差,$Z_{1-\alpha/2}$ 为显著性检验的统计量,n 为样本量。$\alpha=0.05$ 时,$Z_{1-\alpha/2}=1.96$;$\alpha=0.01$ 时,$Z_{1-\alpha/2}=2.58$。

设:d 为 p 的一个分数。当 $d=0.1 \times p$,并且 $\alpha=0.05$ 时,$Z_{1-\alpha/2}=1.96 \approx 2$

则式(3-2)写成:

$$n = 400 \times \frac{q}{p}$$
式(3-3)

若允许误差 $d=0.15p$,则 $n=178 \times q/p$;同理,$d=0.2p$ 时,$n=100 \times q/p$。以上计算,显著性水平 α 均取 0.05。

以上样本量估计公式仅适用于 $n \times p > 5$ 的情况,如果 $n \times p \leqslant 5$ 则宜用 Poisson 分布的办法来估算样本量。表 3-1 为 Poisson 分布期望值的 0.90 和 0.95 可信限简表(部分),可用此表来估计调查的样本量。例:某地区估计肝癌现患率为 20/10 万,应抽样调查多少人?

表 3-1　Poisson 分布期望值的可信限简表(部分)

期望病例数	0.95		0.90	
	下限	上限	下限	上限
0	0.00	3.69	0.00	3.00
1	0.025 3	5.57	0.051 3	4.74
2	0.242	7.22	0.355	6.30
3	0.619	8.77	0.818	7.75
4	1.09	10.24	1.37	9.15
5	1.62	11.67	1.97	10.51
6	2.20	13.06	2.61	11.84
7	2.81	14.42	3.29	13.15
8	3.45	15.76	3.93	14.43
9	4.12	17.08	4.70	15.71

续表

期望病例数	0.95		0.90	
	下限	上限	下限	上限
10	4.30	18.29	5.43	16.96
11	5.49	19.68	6.17	18.21
12	6.20	20.96	6.92	19.44
13	6.92	22.23	7.69	20.67
14	7.65	23.49	8.46	21.89
15	8.40	24.74	9.25	23.10
16	9.15	25.98	10.04	24.30
17	9.90	27.22	10.83	25.50
18	10.67	28.45	11.63	26.69
19	11.44	29.67	12.44	27.88
20	12.22	30.89	13.25	29.06
25	16.18	36.90	17.38	34.92
30	20.24	42.83	21.59	40.69
35	24.38	48.68	25.87	46.40
40	28.58	54.47	30.20	54.07
45	32.82	60.21	34.56	57.69
50	37.11	65.92	38.96	63.29

　　该例中，如果随机抽取 1 万人作为调查对象，按照 20/10 万的现患率估算，则调查期望得到的病例数为 2 例。查表 3-1 可知，当期望病例数为 2 时，其 95% 可信限下限为 0.242，上限为 7.22；也就是说，若样本数为 1 万人，调查结果中可能一个病例也没有。若调查结果中至少有 1 例或 1 例以上的病例，根据表 3-1，95% 可信限下限为 1.09 时，期望病例数为 4。可以按等式 4∶X=20∶100 000 计算出相应样本量，即 X=4/20×100 000=20 000 人。换言之，若按 95% 可信限估算该地区肝癌现患率的样本量，则至少应抽样调查 20 000 人。在实际操作时，可适当扩大一些样本量，以免估计的现患率（本例中为 20/10 万）与目标人群的现患率有误差而造成样本量不足。此外，上述方法一般适用于单纯随机抽样的方法，而实际工作中，诸如恶性肿瘤现患率调查等常采用整群抽样的方法，可在上述方法估算的样本量基础上再增加 1/2。

　　若抽样调查的分析指标为计量资料，则应按计量资料的样本量估计公式来计算，公式如下：

$$n = \frac{4s^2}{d^2}$$

式（3-4）

式中，n 为样本量，d 为容许误差，s 为总体标准差的估计值。从式（3-4）可看出，样本量大小与 s 的平方成正比，与 d 的平方成反比，故在实际应用中，若同时有几个数据可供参考，s 宜取较大的值，这样不至于使估计的样本量（n）偏小。

　　2. 抽样方法　抽样可分为非随机抽样和随机抽样，前者如典型调查。随机抽样须遵循随机化原则，即保证总体中的每一个个体都有已知的、非零的概率被选为研究对象，以保证样本的代表性。

若样本量足够大、调查数据可靠、分析正确,则可以把调查结果推论到总体。下面主要介绍四种基本的随机抽样方法和多阶段抽样。

(1)单纯随机抽样(simple random sampling):又称简单随机抽样,是按等概率原则从含有 N 个观察单位(个体)的总体中抽取 n 个组成样本。具体方法是将调查总体的全部观察单位编号,形成抽样框,然后用抽签法或随机数字表等方法从抽样框中随机抽取部分个体组成样本。其重要原则是总体中每个观察单位被抽到的概率相等(均为 n/N)。

在估算样本量时,该抽样方法既可根据总体率进行估算,也可根据总体均数进行估算。若已知总体率,则无限总体抽样公式见式(3-5),有限总体须在其基础上进行校正,见式(3-6)。

$$n = \frac{Z_{1-\alpha/2}^2 \pi(1-\pi)}{\delta^2} \qquad 式(3-5)$$

$$n_c = \frac{n}{1+n/N} \qquad 式(3-6)$$

式(3-5)中,π 为总体率,δ 为容许误差。式(3-6)中,n_c 为校正后样本量,N 为有限总体包含的单位数。

若总体均数已知,则无限总体的样本量计算公式如下,而有限总体依旧需要用式(3-6)进行校正。

$$n = \left(\frac{Z_{1-\alpha/2}^2 \sigma}{\delta}\right)^2 \qquad 式(3-7)$$

式中,σ 为总体标准差,δ 为容许误差。

单纯随机抽样的标准误按资料性质,根据式(3-8)和式(3-9)计算。

均数的标准误:

$$s_{\bar{x}} = \sqrt{\left(1-\frac{n}{N}\right)\frac{s^2}{n}} \qquad 式(3-8)$$

率的标准误:

$$s_p = \sqrt{\left(1-\frac{n}{N}\right)\frac{p(1-p)}{n-1}} \qquad 式(3-9)$$

式中,s 为样本标准差;p 为样本率;N 为总体含量;n 为样本量;n/N 为抽样比,若小于 5% 可以忽略不计。

单纯随机抽样是最基本的抽样方法,也是其他抽样方法的基础,主要用于总体不太大的情形,其优点是简单直观,均数(或率)及标准误计算简便;缺点是总体较大时,难以对总体中的个体一一编号,且样本分散,不易组织调查。

(2)系统抽样(systematic sampling):又称机械抽样,是按照某种顺序给总体中的个体编号,然后机械地每隔若干单位抽取一个单位的抽样方法。

具体抽样方法如下:设总体单位数为 N,需要调查的样本数为 n,则抽样比为 n/N,抽样间隔为 K,$K=N/n$。每 K 个单位为一组,然后用单纯随机方法在第一组中抽取一个编号,作为第一个调查个体,然后每隔 K 个单位抽取一个个体组成样本。

系统抽样的优点有:①可以在不知道总体单位数的情况下进行抽样。例如,想抽取一年中所有新生儿的一个样本,不必准确了解一年中新生儿数量,可以根据估计来确定抽样间隔(K)。②在现场调查中较易进行。例如,调查员可按户或按门牌号,每间隔K户调查一户,这比单纯随机抽样要容易操作。③样本是从总体内各部分的单元中抽取的,分布比较均匀,代表性较好。

系统抽样的缺点主要是:如果总体各单位的分布有周期性趋势,而抽取的间隔恰好与此周期性分布一致,则可能使样本产生偏性。例如疾病的时间分布有季节性,调查因素的周期性变化等,如果不能注意到这种规律,就会使结果产生偏倚。

系统抽样标准误的计算可用单纯随机抽样的公式代替。

(3)分层抽样(stratified sampling):是指先将总体按某种特征分为若干次级总体(层),然后再从每一层内进行单纯随机抽样,组成一个样本。分层的因素一般采取地理分区(如华东、华南、华北、华中、西南、西北、东北)、行政区划(如省、地、县、乡各级)、城市和农村、经济状况(好、中、差)、性别(男、女)等。分层可以提高总体指标估计值的精确度,它可以将一个内部变异很大的总体分成一些内部变异较小的层(次级总体)。每一层内个体变异越小越好,层间变异则越大越好。分层抽样比单纯随机抽样所得到的结果精确度更高,组织管理更方便,而且它能保证总体中每一层都有个体被抽到。这样除了能估计总体的参数值,还可以分别估计各个层内的情况,因此分层抽样技术常被采用。

分层抽样又分为两类:一类是按比例分配(proportional allocation)分层随机抽样,即各层内抽样比例相同;另一类是最优分配(optimum allocation)分层随机抽样,即各层抽样比例不同,内部变异小的层抽样比例小,内部变异大的层抽样比例大,此时获得的样本均数或样本率的方差最小。

若要估算总体率所需样本量,则计算公式如下:

$$n = \frac{\left(\sum W_i \sqrt{p_i q_i} \right)^2}{v + \sum W_i p_i q_i / N}$$ 式(3-10)

式中,$W_i = N_i/N$;N_i、p_i 及 q_i 分别为第 i 层的例数、阳性率及阴性率;N 为总例数;v 为估计总体率的方差,一般 $v = \left(\dfrac{\delta}{Z^2_{1-\alpha/2}} \right)^2$,其中 δ 为容许误差。

第 i 层的样本量为

$$n_i = \frac{n N_i \sqrt{p_i q_i}}{\sum N_i \sqrt{p_i q_i}}$$ 式(3-11)

若要估算总体均数所需样本量,则计算公式如下:

$$n = \frac{\sum W_i^2 S_i^2 / w_i}{v + \sum W_i S_i^2 / N}$$ 式(3-12)

式中,$W_i = N_i/N$;$w_i = N_i S_i / \sum N_i S_i$,其中 N_i、S_i 分别为第 i 层的例数、标准差;N 为总例数;v 为估计总体均数的方差,一般 $v = \left(\dfrac{\delta}{Z^2_{1-\alpha/2}} \right)^2$,其中 δ 为容许误差。

第 i 层的样本量为

$$n_i = \frac{n N_i S_i}{\sum N_i S_i}$$ 式(3-13)

（4）整群抽样（cluster sampling）：是将总体分成若干群组，然后以群组为抽样单位抽取样本，对抽中群组的全部个体进行调查，这种抽样方法称为整群抽样。"群"的大小有一定的相对性，可以是社区、村、乡（镇）、区（县）等自然区划，也可以是人为划分的一定人群，如某一工厂、学校、连队等的人群。划分群时每群的单位数可以相等，也可以不等，但不要相差太大。

整群抽样的特点有：①易于组织、实施方便，可以节省人力、物力；②群间差异越小，抽取的群越多，则精度越高；③抽样误差较大，故通常在单纯随机抽样样本量估算的基础上再增加 1/2。

（5）多阶段抽样（multistage sampling）：是指将抽样过程分为几个阶段，每个阶段使用的抽样方法往往不同，即将以上抽样方法结合使用，是大型流行病学调查常用的抽样方法。其实施过程为：先从总体中抽取范围较大的单元，称为一级抽样单位（primary sampling unit, PSU）（如省、自治区、直辖市），再从每个抽中的一级单元中抽取范围较小的二级单元（如地级市、区、县）。以此类推，最后抽取其中范围更小的单元（如社区、村）作为调查单位。

每个阶段的抽样可以采用单纯随机抽样、系统抽样或其他抽样方法。多阶段抽样可以充分利用各种抽样方法的优势，克服各自的不足，并能节省人力、物力。但由于每阶段抽样都会产生误差，多阶段抽样产生的样本误差也相应增大，在抽样之前应掌握各级调查单位的人口资料及特点。我国慢性病大规模调查就是采用此方法。

例如，在一项我国成人哮喘患病情况调查的现况研究中，采用多阶段分层整群抽样方法抽取样本，具体抽样过程如下。第一阶段，根据地理区域在全国范围内选取 10 个省（自治区、直辖市）。第二阶段，从其中每个省（自治区）中随机抽取一个大城市、一个中等城市、一个经济发达县和一个欠发达县。第三阶段，从每个城市（县）随机抽取 2 个区（乡镇）。对于直辖市，第二、三阶段合并，每个直辖市各抽取 4 个区和 4 个乡镇。第四阶段，从每个区（乡镇）随机抽取 2 个社区（村）。最后，从选定的社区（村）中每户随机抽取 20 岁及以上居民一人进行调查，社区（村）内性别和年龄构成根据 2010 年全国人口普查数据确定。本次调查共抽取 57 779 名成人。

（四）资料收集

在现况研究中，收集资料的方法一经确定，就不能变更，在整个研究过程中必须保持一致，以保证调查资料的同质性。资料收集过程中要注意，暴露（特征）的定义和疾病的标准均要明确和统一。所有参与检验或检测人员以及调查员都须经过培训，以统一调查和检测标准，避免产生测量偏倚。

1. **确定拟收集资料的内容**　现况研究最基本的内容是调查对象有无某种疾病或特征，并尽可能以分级或定量方法进行调查。此外，为了说明分布状况和相关因素的作用，需收集社会、环境因素等其他资料，一般包括以下几方面：

（1）个人的基本情况：年龄、出生日期、性别、民族、文化程度、婚姻状况、家庭人口数及结构组成、家庭经济状况等。

（2）职业情况：具体工作性质、种类、职务、从事该工作年限、与职业有关的特殊情况等。

（3）生活习惯及保健情况：饮食情况、吸烟史及量、饮酒史及量、个人对自我保健的重视程度及开展情况、医疗保健条件、体育锻炼情况等。

（4）妇女生育情况：月经史、生育史、使用避孕药物及其他激素类药物的情况等。

（5）病史及家族史：是否患有与调查疾病相关的其他疾病、一级亲属中相关疾病的患病情况等。

（6）环境资料：生活环境和工作环境中的某些暴露信息，最好用客观的、数量化的指标表示。

（7）人口学资料：抽样总体的人口数、按不同人口学特征分组的人口数，以便计算各种率，如患病率、感染率等。

2. 调查员培训 在调查之前应对参加调查的人员按照标准的方法进行统一培训,使其掌握调查的方法,保证收集资料方法和标准的一致性。这是保证收集的研究资料准确性的重要环节。

3. 资料的收集方法 在现况研究中,资料的收集一般有三种方法:第一种是通过实验室检测或检查的方法来获得,如生化指标检测、HBV 表面抗原(HBsAg)检查等。第二种是编制调查表后对研究对象进行调查,进而获得暴露或疾病的资料。第三种是利用常规资料。具体可以采用:①常规登记和报告:利用疾病报告登记、体检记录、医疗记录或其他现有有关记录的资料。②专题询问调查与信函调查:根据调查目的和疾病种类制订调查表。调查中应注意调查对象的"无应答"率,因为它是影响数据收集的重要因素。一般认为调查的"无应答"率不得超过 30%,否则样本的代表性差,可能会影响结果的真实性。③临床检查及其他特殊检查的有关资料:收集各种医学检查数据和为特殊目的进行的检查数据,例如就业、入学、入伍前体格检查等的数据。

三、资料的整理与分析

对现况研究所获得的资料,分析的核心是疾病或健康状况的分布特征以及疾病或健康状况与因素的关联。首先应对调查资料进行核对、整理,然后进行统计学描述和统计推断。

(一)资料的整理

在统计分析前,对原始资料的整理主要包括:

1. 原始资料的核查 应先仔细检查原始资料的完整性和准确性,填补缺、漏项,对重复的记录予以删除,对错误信息予以纠正;并进行逻辑检错,以提高原始资料的正确性。

2. 原始资料的归类 按照流行病学和卫生统计学的专业需要对原始资料进行整理,将疾病或健康状况以及有关因素按已明确规定好的标准进行归类或划分组别,如将全部调查对象分为患病组和非患病组,或分为暴露组和非暴露组或不同暴露水平组。

3. 原始资料的转化 对于连续型变量资料,了解数据的分布类型。非正态分布的数据,进行适当的数据转换以求转换后的数据呈正态或近似正态分布。如果数据仍呈非正态分布,可以考虑将数据转换成分类变量进行统计分析,或者用非参数统计分析方法。

(二)资料的分析

1. 统计描述

(1)描述人口学基本特征:包括年龄、性别、民族、职业等构成,以介绍该资料所代表的总体。

(2)计算相关统计指标:常用现患率、阳性率、检出率等频率指标;定量资料还可计算平均数等。并按不同的人口学特征和时间、地区、暴露水平等描述疾病的分布特征。

(3)计算标化率:为了便于不同地区的比较,常采用标准人口构成对率进行标准化。

2. 统计推断 应用流行病学的原理与方法,采用分类、比较和各种归纳推理方法,通过单因素分析和多因素分析的技术来研究分析疾病或健康状况的规律性。分析时可采用两种不同的思路:

(1)按暴露分组进行比较:将研究对象分为暴露和非暴露人群或不同暴露水平的人群,比较分析各组间疾病率或健康状况的差异是否有统计学意义。如表 3-2 所示,全国 40 岁及以上成人慢性阻塞性肺疾病(简称慢阻肺)的调查资料分析结果显示,男性、农村地区、文化程度低、既往吸烟或现在吸烟、接触职业粉尘或化学物质以及体重指数较低的人群,慢阻肺的患病率较高;随着年龄增长,慢阻肺患病率呈上升趋势。

表 3-2　中国 40 岁及以上成人慢性阻塞性肺疾病的标准化患病率

因素	调查人数	患病率 （95%CI*）/%	P 值
性别			
男	33 137	19.0（16.9～21.2）	＜0.001[c]
女	33 615	8.1（6.1～9.3）	
年龄/岁			
40～49	21 620	6.5（5.3～7.7）	＜0.001[b]
50～59	22 134	12.7（11.1～14.3）	
60～69	17 321	21.2（18.7～23.8）	
≥70	5 677	29.9（25.8～34.1）	
居住地			
城市	32 009	12.2（11.0～13.4）	＜0.001[a]
农村	34 743	14.9（12.7～17.2）	
文化程度			
小学及以下	33 693	16.0（14.1～18.0）	＜0.001[b]
中学	30 213	11.7（10.1～13.3）	
大学及以上	2 827	8.7（6.6～10.9）	
吸烟情况			
不吸烟	40 070	8.7（7.3～10.1）	＜0.001[a]
既往吸烟	6 438	22.6（19.6～25.5）	
现在吸烟	20 059	20.4（18.1～22.6）	
采用燃煤烹饪或取暖			
是	22 881	12.8（10.9～14.7）	0.27[a]
否	43 795	14.0（12.1～15.9）	
接触职业粉尘或化学物质			
是	29 808	15.4（13.5～17.4）	＜0.001[a]
否	36 914	12.1（10.6～13.6）	
体重指数/（kg/m^2）			
＜18.5	1 515	22.3（18.9～25.8）	＜0.001[b]
18.5～23.9	28 588	16.0（14.1～17.8）	
24.0～27.9	25 830	11.7（10.3～13.0）	
≥28	10 819	10.9（8.2～13.5）	
合计	66 752	13.6（12.0～15.2）	

注：部分调查因素的信息存在缺失或被剔除。

*95%CI：95% 可信区间。

[a] χ^2 检验。

[b] Cochran Armitage 趋势检验。

（改编自 Fang Liwen 等，2018）

（2）按是否患病分组进行比较分析：将调查对象分为患病组和非患病组，评价单个或多个暴露（因素）与疾病之间的统计学关联。例如，以是否患有慢阻肺为因变量，采用多因素 Logistic 回归模型分析哪些特征人群更有可能患有慢阻肺。结果显示，有统计学意义的特征为男性、更高的年龄、既往吸烟或现在吸烟、接触职业粉尘或化学物质、有肺部疾病家族史、有肺结核病史等。

四、常见偏倚及其控制

（一）常见的偏倚

偏倚（bias）是指从研究设计与实施到数据处理和分析的各个环节中产生的系统误差，以及结果解释、推论中的片面性导致的研究结果与真实情况之间出现的倾向性差异，进而导致对暴露与疾病之间联系的错误描述。现况研究中，偏倚产生的原因主要有：①主观选择研究对象，即选择研究对象具有随意性，将随意抽样当作随机抽样。②调查对象因不愿合作或其他种种原因没有对调查信息予以应答，无应答者的患病状况与暴露情况与应答者可能不尽相同，从而导致系统误差（称为无应答偏倚）。若应答率低于 70% 就难以用调查结果来估计整个研究总体的状况。③所调查到的对象均为幸存者，使得调查结果有一定的局限性和片面性，不能全面反映实际情况（称为幸存者偏倚）。④询问调查对象有关问题时，由于种种原因回答不准确（称为报告偏倚）或调查对象对过去的暴露史或疾病史等回忆不清，特别是健康的调查对象由于没有疾病的经历，而容易将过去的暴露情况等遗忘（称为回忆偏倚）。⑤调查员有意识地深入调查某些人的某些特征，而不重视或马虎对待其他人的这些特征（称为调查偏倚）。⑥在资料收集过程中测量工具、检验方法不正确，化验操作不规范等（称为测量偏倚）。前三种情况最终导致研究样本缺乏代表性而使研究结果不能外推，均属于选择偏倚；后三种情况会导致收集到的信息不准确，属于信息偏倚；此外，在分析暴露和疾病关联时，混杂因素的存在也可以导致偏倚的发生，即混杂偏倚。有关三种偏倚的更多解释详见第四章"队列研究"。

（二）偏倚的控制

偏倚是可以避免或减小的，因而在现况研究或其他类型的研究中需要对调查资料进行质量控制，以便尽量减少偏倚的产生，从而能描述事物或事件的真实情况。有效的质量控制的前提是研究设计时要反复论证，尽量设计严密，并应考虑到调查中或调查结束时对资料进行质量评价的方法和指标。例如调查结束时，随机抽取一定数量的调查表进行重复调查，比较两次调查资料的一致性，或在调查过程中，对调查表中若干问题进行电话回访复查，均是非常有效的评价调查资料质量好坏的方法。在现况研究中，针对各种偏倚可能的来源，做好预防与控制，也是一个调查成功与否的重要环节。

具体而言，现况研究中应着重强调以下几个方面：①严格遵照抽样方法的要求，确保抽样过程中随机化原则的实施；②提高研究对象的依从性和应答率；③正确选择测量工具和检测方法，包括调查表的编制等；④组织好研究工作，调查员一定要经过培训，统一标准和认识；⑤做好资料的复查、复核等工作；⑥选择正确的统计分析方法，注意辨析混杂因素及其影响。

五、优点和局限性

（一）优点

1. 现况研究中常开展的是抽样调查，即从一个目标群体中随机地选择一个代表性样本来进行暴露与患病状况的描述性研究，故其研究结果有较强的推广意义，以样本估计总体的可信度较高。

2. 现况研究是在资料收集完成之后,将样本按是否患病或是否暴露来分组比较的,即有来自同一群体自然形成的同期对照组,使结果具有可比性。

3. 现况研究往往采用问卷调查或实验室检测等手段收集研究资料,故一次调查可同时观察多种因素与疾病的关系,在疾病病因探索过程中是不可或缺的基础工作之一。

（二）局限性

1. 现况研究通常只能反映调查当时个体的疾病与暴露状况,难以确定先因后果的时序关系。

2. 现况研究调查得到的是某一时点是否患病的情况,故不能获得发病率资料。

3. 在一次现况研究中,如果研究对象中一些人正处在所研究疾病的潜伏期或者临床前期,则其极有可能会被误判定为正常人,使研究结果发生偏倚,低估该研究群体的患病水平。

第三节　生态学研究

一、概述

（一）概念

生态学研究(ecological study)是描述性研究的一种类型,它是在群体的水平上研究某种暴露因素与疾病之间的关系,以群体为观察和分析的单位,通过描述不同人群中某因素的暴露情况与疾病的频率,分析该暴露因素与疾病之间的关系。疾病测量的指标可以是发病率、患病率、死亡率等;暴露也可以用一定的指标来测量,如各地区的大气污染物浓度可以从环境监测部门获得,不同地区人群的烟草消耗量可以从烟草局等有关部门获得。

图 3-1 显示了某省 17 个地区 2015 年空气中二氧化硫(SO_2)平均浓度与肺癌发病率的关系,从图中散点分布来看,肺癌发病率升高似乎与二氧化硫大气污染有关。对二者进行 Spearman 等级相关分析,结果显示肺癌发病率与二氧化硫平均浓度呈正相关($r_s=0.603$,$P=0.001$)。研究结果为探索肺癌的病因提供了新线索。

（二）特点

生态学研究在收集疾病和健康状况以及某暴露因素的资料时,不是以个体为观察和分析的单

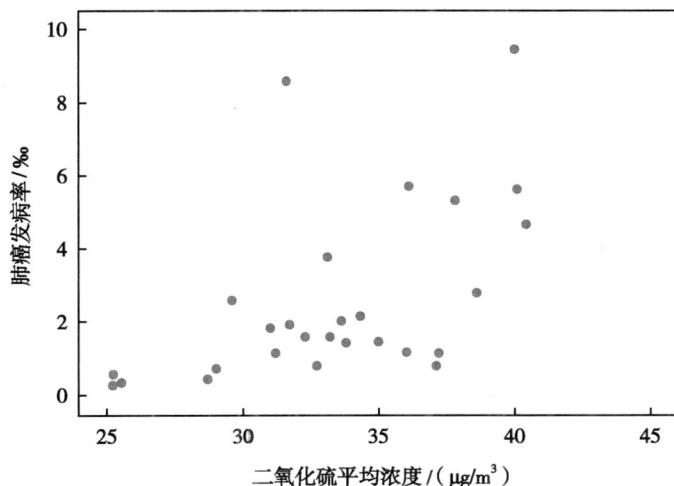

图 3-1　某省 17 个地区空气中二氧化硫平均浓度与肺癌发病率的关系

位,而是以群体为单位(如国家、城市、工厂、学校等),这是生态学研究的最基本特征。该类研究虽然能通过描述不同人群中某因素的暴露情况与疾病频率来分析该因素与疾病的关系,但无法得知个体的暴露与效应(疾病)间的因果关系,如城市机动车数量的增长与居民肺癌发病率之间的相关性分析。生态学研究是从许多因素中探索病因线索的一种常用方法,然而其提供的信息是不完全的,它只是一种粗线条的描述性研究。

（三）用途

1. 提供病因线索,产生病因假设　生态学研究通过收集人群中某疾病的频率与某因素的暴露状态资料,分析该暴露因素与疾病之间分布上的关联,探索与疾病发生有关的线索,从而产生病因假设。故生态学研究常常被广泛应用于慢性病的病因学研究,或环境变量与人群疾病(健康)状态关系的研究,为研究假设的建立提供依据。

2. 评估人群干预措施的效果　通过描述人群中某种(些)干预措施的实施状况及某种(些)疾病的发病率或死亡率的变化,经比较和分析,对干预措施进行评价。例如,2009 年我国启动了"增补叶酸预防神经管缺陷"重大公共卫生项目,为农村孕前和孕早期妇女免费提供叶酸增补剂,对项目实施前后全国围产儿神经管缺陷发生率进行分析,显示从 1996 年的 13.6/ 万下降到 2011 年的 4.5/ 万,提示增补叶酸可以预防神经管缺陷。

3. 预测疾病发展趋势　在疾病监测工作中,可应用生态学研究来估计监测疾病的发展趋势,为制定疾病预防与控制的策略和措施提供依据。例如疟疾的发生和流行是由有关的生态学因素(温度、湿度、雨量、海拔等)决定的,按蚊是疟疾传播的主要媒介,其种群数量和活动情况直接影响到疟疾的传播范围和速度,通过监测按蚊的密度可以预测疟疾的流行动态。

二、类型

（一）生态比较研究

生态比较研究(ecological comparison study)是生态学研究中应用较多的一种方法。生态比较研究中最为简单的方法是观察不同人群或地区某种疾病的分布,然后根据疾病分布的差异,提出病因假设。一般情况下,这种研究不需要暴露情况的资料,也不需要复杂的资料分析方法。如描述胃癌在全国各地区的分布,发现沿海地区的胃癌死亡率较其他地区高,从而提出沿海地区环境或饮食结构等可能是胃癌的危险因素之一。

生态比较研究更常用来比较在不同人群中某因素的平均暴露水平和某疾病频率之间的关系,即比较不同暴露水平的人群中疾病的发病率或死亡率的差别,了解这些人群中暴露因素的频率或水平,并与疾病的发病率或死亡率作对比分析,从而为病因探索提供线索。例如,有研究者根据联合国粮食及农业组织提供的 129 个国家(地区)的食物消耗种类及数量和由 WHO 提供的该 129 个国家(地区)的胃癌和乳腺癌死亡率的资料,以人均食物种类的消耗量为暴露变量,分别与胃癌和乳腺癌的死亡率作了比较分析,发现以淀粉类食物为主的国家胃癌高发,而平均脂肪消耗量高的国家则乳腺癌高发,从而提出了这两种癌症与饮食因素之间病因假设的线索。环境流行病学研究中常采用生态比较研究的方法。此法也可应用于评价社会设施、人群干预以及在政策、法令的实施等方面的效果。

（二）生态趋势研究

生态趋势研究(ecological trend study)是连续观察人群中某因素平均暴露水平的改变与某种疾病的发病率、死亡率变化的关系,了解其变动趋势;通过比较暴露水平变化前后疾病频率的变化情况,判断某因素与某疾病的联系。例如,WHO 的 MONICA 方案(多国心血管疾病危险因素及其趋势监测)实施结果发现,人群的吸烟率、血压平均水平、血清胆固醇水平等的变化与心血管疾病的发病率和死亡率的变化有显著的相关关系。又如,我国某胃癌高发区在实施了清除幽门螺杆菌治疗等综合防治措施后,10 余年的胃癌发病率和死亡率曲线均有明显的下降趋势,提示这一综合措施在降低胃癌发病率和死亡率方面是有效的。

生态学研究在实施中也常常将上述比较研究与趋势研究混合使用。生态学研究资料不需要特别的分析方法,可以将各群体(组)的研究因素的平均暴露水平与疾病频率之间作相关分析;也可以以各群体(组)的暴露作为自变量,以疾病的频率作为因变量,进行回归分析。由于在生态学研究中,一般可获得疾病的发病率,故在生态学研究资料分析中也可引入相对危险度、人群归因危险度等评价指标来进行分析(指标含义和计算方法详见第四章"队列研究")。

三、优点和局限性

（一）优点

1. 生态学研究常可应用常规资料或现成资料(如数据库)进行研究,因而节省时间、人力和物力,可以较快得到结果。

2. 生态学研究对病因未明的疾病可提供病因线索供深入研究,这是生态学研究最显著的特点。

3. 对于个体的暴露剂量无法测量的情况,生态学研究是唯一可供选择的研究方法。例如,关于空气污染与肺癌的关系,由于个体的暴露剂量目前尚无有效的方法测量,故一般只能采用生态学研究方法。

4. 当研究的暴露因素在一个人群中变异范围很小时,很难测量其与疾病的关系。在这种情况下,更适合采用多个人群比较的生态学研究,如饮食结构与若干癌症的关系研究等。

（二）局限性

1. 生态学谬误(ecological fallacy)　生态学谬误是生态学研究中最主要的局限性。它是由于生态学研究以各个不同情况的个体"集合"而成的群体(组)为观察和分析的单位,以及存在的混杂因素等原因而造成研究结果与真实情况不符。例如,前述关于食物消耗种类和数量与胃癌和乳腺癌死亡率的生态学研究中,各个国家的淀粉类、脂肪类食物的消耗量并不等于实际摄入量,如果在群体水平上分析食物种类消耗量与乳腺癌、胃癌的关系,由此推论为"不同种类食物的消耗量不同会影响个体发生这两类恶性肿瘤的发病或死亡的概率",就可能会出现生态学谬误。生态学研究提示的病因线索既可能是疾病(或其他卫生事件)与某因素之间真实的因果联系,也可能两者毫无关系,是一种虚假关联。在群体水平上发现的某因素与某疾病分布上的一致性与该人群中个体的真实情况不符时,就发生了"生态学谬误"。因而 对生态学研究的结果作结论时应慎重。

生态学谬误的产生主要有以下两方面原因:①缺乏暴露与结局联合分布的资料。研究者只知道每个研究人群内的暴露和非暴露人群量,发生研究结局和未发生数,但不知暴露、非暴露人群中各有多少个体发生了研究结局,即无法在个体水平确定暴露与研究结局联合分布的信息,同时无法对个体水平上混杂因素的分布不均进行控制。②相关资料中的暴露水平只是近似值或平均水平,并不是个体的真实暴露情况,无法精确评价暴露与疾病的关系,造成对暴露与研究结局之间联系的一种曲解。

2. 混杂因素往往难以控制　生态学研究主要是利用暴露资料和疾病资料之间的相关分析来解释两者之间的关联性,因此不可能在这样的研究方法中将潜在的混杂因素的影响分离出来。人群中某些变量,特别是有关社会人口学及环境方面的一些变量,易于彼此相关,即存在多重共线性问题,这将影响对暴露因素与疾病之间关系的正确分析。

3. **难以确定两变量之间的因果联系**　生态学研究在进行两变量之间的相关或回归分析时,采用的观察单位为群体(组),暴露水平或疾病的测量准确性相对较低,且暴露或疾病因素是非时间趋势设计的,其时序关系不易确定,故其研究结果不可作为因果关系的有力证据。

鉴于生态学研究的特点及其局限性,应用时应注意尽可能集中研究目的,不要在一个研究中设置过多的研究问题;选择研究人群时,应尽可能使组间可比;观察分析的单位尽可能地多,每单位内人数尽可能少;资料分析时尽可能用生态学回归分析(不只用相关分析);分析模型中尽可能多纳入一些对研究的因素和结局有影响的变量;在对研究结果进行解释时,应尽量与其他非生态学研究结果相比较,并结合与研究问题有关的专业知识进行综合的分析和判断。

（闫宇翔）

思考题

1. 现况研究的实施主要有哪些步骤?
2. 简述普查与抽样调查的优缺点的比较。
3. 简述现况研究与生态学研究的异同点及优缺点比较。

Chapter 4　Cohort Study

Cohort study is one of the most important analytical epidemiologic methods, which identifies and studies a subset of human participants from a defined population. These participants are either unexposed, exposed, or exposed to varying intensities of a factor or factors suspected of influencing the probability of occurrence of a disease or other health outcomes, such as death. The participants are then followed up for a sufficiently long period of time to collect data on the outcomes. The incidence rates can be estimated and compared in groups with different exposure statuses, and the results are used to test the relationship between a risk factor and an outcome. Unlike case-control or cross-sectional studies, cohort studies start with the exposure and observe the occurrence of the outcome prospectively over time. Thus, cohort studies provide stronger evidence than other observational studies for the temporal order of a cause-effect association. Cohort studies are also used to investigate the natural history of disease, the predictive ability of diagnostic techniques, and long-term rare adverse effects of drugs.

队列（cohort）原意是指古罗马军团中的一个分队，流行病学家加以借用，表示具有某共同特征的一群人。这个共同特征可以是暴露于某种特定因素（如某种环境污染物、药物、生活习惯等），或者是某种特定状态（如年龄、性别、疾病状态等）。队列可以是自然形成的，也可以是研究者为了研究目的而特别选定的。

队列研究（cohort study）是分析流行病学（analytical epidemiology）的重要研究方法，通过随访观察某因素不同暴露状况人群的疾病等结局的发生情况来探讨该因素与所观察结局的关系，也称发生率研究（incidence rate study）。因其检验病因假设的能力较强，在流行病学病因研究中被广泛使用。

第一节　概　述

一、概念

队列研究是通过将研究人群按是否暴露于某因素或暴露程度分为不同亚组，追踪观察各组成员结局发生情况，比较不同组间结局发生率的差异，从而判定暴露因素与结局之间有无因果关联及关联强度的一种观察性研究方法。

暴露（exposure）是指研究对象曾接触过某些因素（如重金属）、具有某些特征（如年龄、性别及遗传性状等）或处于某种状态。这些因素、特征或状态即为暴露因素。暴露可以是有害的，也可以是有益的。

固定队列（fixed cohort）是指研究对象都是在某一固定时间或一个短时期之内进入队列的，随访观察期间不再纳入新的研究对象,直至观察期终止,整个观察期内保持队列成员的相对固定。

动态队列(dynamic cohort)是指在研究期内,新的观察对象可以随时加入,队列中原有的研究对象可以随时退出,队列成员是动态变化的。

危险因素(risk factor)泛指能引起某特定不良结局发生概率增加的因素,反之称为保护因素。两者均可作为研究因素,统称为决定因素或影响因素。

二、基本原理

队列研究的基本原理是在某一个特定人群中根据目前或过去某个时期是否暴露于某个待研究因素(危险因素或保护因素),或依据其不同的暴露水平而将研究对象分成不同的组,如暴露组和非暴露组、高剂量组和低剂量组等,随访观察各组人群预期结局的发生情况,比较各组结局的发生率,评价和判断暴露因素与结局的关系。在排除偏倚的情况下,如果暴露组与非暴露组某结局的发生率差异有统计学意义,则可推测暴露与结局之间可能存在因果关系,该暴露可能是该结局发生的决定因素。其结构模式见图4-1。

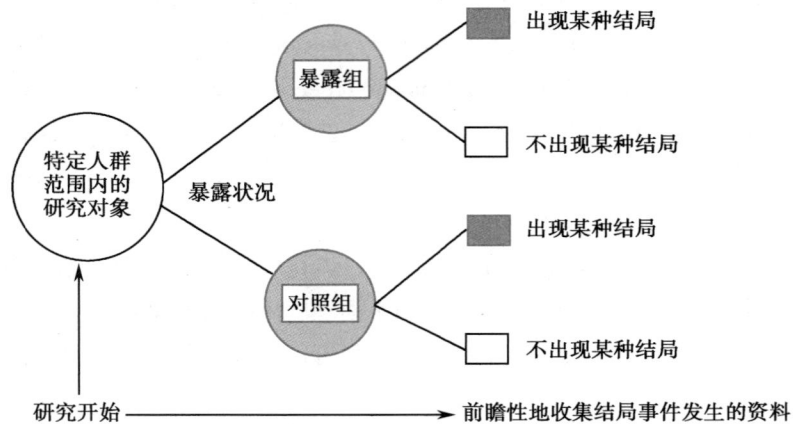

图 4-1　前瞻性队列研究结构模式图

队列研究要求所选研究对象是在随访开始(基线时)没有出现待研究结局,但在随访期内有可能出现该结局的人群。暴露组与非暴露组要有可比性,即非暴露组除了未暴露于某因素之外,其他各方面尽可能地与暴露组相同。根据队列研究的基本原理可以归纳队列研究的基本特点为:

1. 属于观察法　队列研究中的暴露不是人为给予的,不是随机分配的,而是在研究之前就已客观存在的,不受研究者意志决定的,这是队列研究区别于实验研究的一个重要方面。

2. 设立对照组　队列研究通常在研究设计阶段设立对照组,常以非暴露组或低暴露组为对照。对照组可与暴露组来自同一人群,也可以来自不同人群,但要注意两组的可比性。

3. 由"因"及"果",论证因果关系能力较强　队列研究依据研究对象的暴露情况分组,随访观察其结局,能够准确计算结局发生强度,估计暴露发生结局的危险程度,时间顺序上是先有暴露、后有结局,即先有"因"、后有"果",因此因果关系的论证能力较强。

三、研究目的

1. 检验病因假设　队列研究是由因及果的分析性研究,检验病因假设的能力较强。一次队列研究可以检验一种暴露与一种结局之间的因果关联(如吸烟与肺癌),也可以同时检验一种暴露与多种结局之间的因果关联（如同时检验吸烟与肺癌、心脏病、慢性支气管炎等的关联）。

2. 评价预防措施效果　当某些预防措施不是人为给予的，而是研究对象的自发行为时，对这些预防措施的效果评价可采用队列研究。如新鲜蔬菜摄入可预防肠癌的发生，戒烟可减少吸烟者发生肺癌的危险等，即可对蔬菜摄入多者和少者、戒烟者和未戒烟者进行随访观察，评价这些"暴露"的预防效果，这种研究也被称为"人群自然实验"。

3. 研究疾病的自然史　临床上观察疾病的自然史常是观察单个病人从起病到痊愈、复发或死亡的过程；而队列研究可以观察人群从暴露于某因素后，疾病逐渐发生、发展，直至结局的全过程，包括亚临床阶段的变化与表现，从人群的角度研究疾病发生和发展的自然规律。

4. 新药上市后监测　新药上市前虽然经过了三期临床试验，但由于三期临床试验的样本量和观察时间均是有限的，有些药物的不良反应可能在小样本人群及较短的观察期内无法被发现。当药物上市被广泛地应用于临床后，新药上市后监测可认为是较三期临床试验样本量更大和观察时间更长的队列研究，常被用来进行新药上市后不良反应监测。

四、研究类型

队列研究依据研究对象进入队列的时间及终止观察的时间不同，分为前瞻性队列研究（prospective cohort study）、历史性队列研究（historical cohort study）和双向性队列研究（ambispective cohort study）三种。三种队列研究方法示意见图4-2。

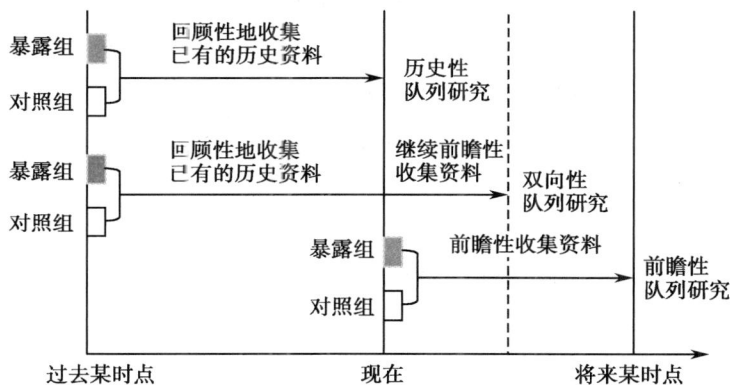

图 4-2　队列研究类型示意图

（一）前瞻性队列研究

前瞻性队列研究是队列研究的基本形式，即在研究开始时，根据每个研究对象的暴露情况分组，此时研究的结局还没有出现，需要前瞻性地观察一段时间，收集每个研究对象研究结局的发生情况。前瞻性队列研究中，研究者可以按设计要求直接获取关于暴露、结局以及可能的混杂因素的资料，偏倚较小，结果可信。但如果出现结局的潜伏期长、结局发生率较低，则需要随访观察的时间长，观察的样本量大，易出现研究对象的脱失，影响可行性。

（二）历史性队列研究

历史性队列研究也称回顾性队列研究（retrospective cohort study），是依据研究开始时研究者已掌握的有关研究对象过去某个时点暴露状况的历史材料进行分组，研究结局在研究开始时已经发生，不需要前瞻性观察。在历史性队列研究中，虽然研究是现在开始的，但研究对象是在过去某个时点进入队列的，暴露与结局的资料是过去累积的，尽管收集暴露与结局资料的方法是回顾性的，但究其本质仍然是先有暴露后有结局,研究方向依然是从因到果。该类研究具有省时、省力、出结果快的特点。历史性队列研究仅在具备详细、准确的历史资料的条件下适用,要求过去暴露和结局的信息完整、可靠,能满足研究需要。

（三）双向性队列研究

双向性队列研究也称混合型队列研究,是将前瞻性队列研究与历史性队列研究结合起来的一种设计模式,即在历史性队列研究的基础上,继续前瞻性观察一段时间。常是因为历史性队列研究追踪时间太短,结局还没有充分显现,需要继续前瞻性观察。

五、不同研究类型的选用原则

依据不同类型队列研究的优缺点,在实施队列研究时,应根据具体情况审慎选择。

1. 前瞻性队列研究　选择前瞻性队列研究时,应重点考虑:①有明确的检验假设,检验的暴露因素必须找准;②研究结局的发生率较高,否则需要很大样本量和较长随访时间;③暴露因素的测量应明确,并且有把握获得观察人群的暴露资料;④结局变量应明确,并且有确定结局的简便而可靠的方法;⑤有足够的观察人群,并能清晰地分成暴露组与非暴露组;⑥大部分观察人群应能被随访到研究结束,并取得完整可靠的资料;⑦应有足够的人力、财力、物力支持该项工作。

2. 历史性队列研究　选择历史性队列研究时,除应考虑前瞻性队列研究中的①到⑤点外,还应考虑在过去某段时间内是否有足够数量、完整可靠的有关研究对象的暴露和结局的历史记录或档案材料,如医院的病历、个人的医疗档案及企业/工厂的各种记录等。只有具备上述条件,历史性队列研究才是可行的。

3. 双向性队列研究　当具备进行历史性队列研究的条件,但从暴露到现在的观察时间还不能满足研究的需要时,如结局事件还没有发生或发生例数还不足够开展分析,还需继续前瞻性观察一段时间,则选用双向性队列研究。

第二节　研究设计与实施

一、确定研究因素

队列研究是一项费时、费力、费钱的研究,研究因素确定至关重要。研究因素(暴露因素)通常是在前期描述性研究提供的病因线索和病例对照研究初步检验病因假设的基础上确定的。研究中要考虑如何选择、定义和测量暴露因素。一般对暴露因素测量时,除应考虑暴露水平外,还应考虑暴露时间、暴露方式,采用敏感、准确、可靠的测量方法。

此外,除要确定研究的暴露因素外,还应同时收集受试对象的社会人口学特征以及各种可疑的混杂因素,以便分析时排除混杂偏倚的影响。

二、确定研究结局

研究结局也称结局变量,是指随访观察中预期出现的结果,也是研究者希望追踪观察的事件。结局是队列研究观察的自然终点。

研究结局的确定应全面、具体、客观,可以不仅限于发病、死亡,也可以是健康状况和生命质量等的变化;既可以是最终的结果(如发病或死亡),也可以是中间结局(如生物指标的变化)。结局变量可以是定性的,也可以是定量的;结局既可以是负面的(如疾病发生),也可以是正面的(如疾病康复)。

结局变量的测定,应给出明确统一的标准,并在研究的全过程中严格遵守。考虑疾病诊断标准时要注意一种疾病往往有多种表现,轻型和重型,不典型和典型,急性和慢性等区别。因此,妥善的解决办法是,充分参照国际或国内统一的标准,并酌情结合自拟标准进行综合判断。

在队列研究中除确定主要研究结局外,还可考虑同时收集多种可能与暴露有关的结局,提高一次研究的效率。

三、确定研究现场与研究人群

（一）研究现场

根据研究目的,在考虑研究现场代表性的基础上,队列研究应选择人口稳定、便于随访、预期结局发生率较高、医疗卫生条件较好、交通较便利、当地领导重视、群众理解和支持的地区作为研究现场。这样后期的随访调查会更加顺利,所获资料将更加可靠。

（二）研究人群

研究人群包括暴露组和对照组,暴露组也可以根据情况分为不同暴露水平亚组。根据研究目的和研究条件的不同,研究人群的选择有不同的方法。

1. 暴露人群的选择 暴露人群即暴露于待研究因素的人群。根据研究的需要,通常有下列四种选择:

（1）职业人群:研究某种可疑的职业暴露因素与疾病或健康的关系时,常选择相关职业人群作为暴露人群,如选择石棉作业工人来研究石棉与肺癌的关系。职业人群有关暴露与疾病的历史记录往往较为全面、真实和可靠,故可考虑采用历史性队列研究或双向性队列研究进行职业暴露因素与相关结局关系的研究,较为省时、省力。

（2）特殊暴露人群:是指由于某种原因对某因素有较高暴露水平的人群。特殊暴露人群有时是研究某些罕见的特殊暴露的唯一选择,如选择原子弹爆炸的受害者、接受过放射治疗的人为研究对象,以研究射线与白血病的关系。由于对某些职业暴露和某些特殊暴露的危险大多不是一开始就认识到的,但一旦认识到了,就会采取防护措施以减少暴露,所以一般不宜或不允许进行前瞻性队列研究,而常采用历史性队列研究或双向性队列研究。

（3）一般人群:即某一区域范围内的全体人群,选择其中暴露于欲研究因素的人作为暴露组。在一般人群中选择暴露组时,通常考虑两点:①着眼于一般人群及今后在一般人群中疾病的防治,使研究结果具有普遍意义;②所研究因素和疾病在一般人群中常见,比如研究一般人群的生活习惯或环境因素时。美国弗明汉心脏研究就是一个很好的例子。

（4）有组织的人群团体:该类人群可看作是一般人群的特殊形式,如医学会会员,工会会员,机关、社会团体、学校或部队成员等。该类人群的职业和经历往往是相同的,他们的组织系统也可以为后期信息收集提供便利。如 Doll 和 Hill 选择英国医师协会会员进行的英国医师研究(British Doctors Study),用以探讨吸烟与肺癌的关系就是一个例证。

2. 对照人群的选择 设立对照是分析流行病学的基本特征之一,目的是进行比较,以便更好地分析暴露的作用。因此,选择对照组的基本要求是尽可能保证其与暴露组的可比性,即对照人群除未暴露于所研究的因素外,其他各种影响研究结局的因素或特征应尽可能地与暴露组相同或相近。对照人群的选择常见下列形式:

（1）内对照（internal control）：首先依据与暴露无关的因素（如居住社区）确定一个研究人群（如自然人群），对该人群进行随访观察，将其中暴露于所研究因素的对象作为暴露组，未暴露者为对照组。也就是说在选定的一群研究对象内部既包含了暴露组，又包含了对照组。这样做的好处是选取对照比较容易，可比性较好。当研究的暴露变量是定量变量或等级变量时，可按暴露剂量分成若干组，如果高剂量暴露可增加疾病危险性，则以最低暴露水平的人群为对照组。

（2）外对照（external control）：当选择职业人群或特殊暴露人群作为暴露组时，常需在该人群之外去寻找对照组，故名外对照。如以放射科医师为研究射线致病作用的暴露对象时，可以选择不接触射线或接触射线极少且与之可比的五官科医师为外对照。选用外对照的优点是随访观察时可免受暴露组的影响，即暴露组的"沾染"，缺点是需要费力去另外组织一项人群工作。

（3）总人口对照（total population control）：这种对照可认为是外对照的一种，常利用整个地区现成的发病或死亡统计资料，即以全人群为对照，而不是与暴露组平行地设立一个外对照组进行调查。它的优点是对比资料容易得到，缺点是资料比较粗糙，可比性较差，总人口对照一般用于总人群中暴露者的比例很小的情形。

当采用总人口作对照时，并不是将暴露组和总人口的发病率直接比较，而是通过计算标化比指标（具体计算方法见本章第三节）。此外，在利用总人口作对照时，尽量选择与暴露人群在时间、地区及人群构成上相近的总人群为对照，以减少偏倚。

四、确定样本量

（一）计算样本量时需考虑的问题

1. 暴露组与对照组的比例　一般说来，对照组的样本量不宜少于暴露组的样本量，通常是等量的。

2. 失访率　队列研究通常要追踪观察相当长一段时间，这期间内研究对象的失访几乎是难以避免的。因此在计算样本量时，需要预先估计一下失访率，适当扩大样本量，防止研究的最后阶段因失访导致样本量不足影响结果分析。假设失访率为10%，则可按计算出来的样本量再增加10%作为实际样本量。

3. 结局指标的类型　这是影响样本量的重要因素，采用不同类型的结局指标（连续性变量或分类变量）时，样本量的估计方法不同。

（二）影响样本量的因素

1. 一般人群（对照人群）中所研究疾病的发病率（p_0）　在暴露组发病率$p_1 > p_0$，且p_1与p_0之差（d）一定的条件下，（$p_0 + d/2$）越接近0.5，则所需样本量就越大。

2. 暴露组与对照组人群发病率之差（d）　d值越大，所需样本量越小。如果暴露组人群发病率p_1不能获得，可设法取得其相对危险度（RR）的估计值，由公式$p_1 = RR \times p_0$可求得p_1。

3. 显著性水平　即检验假设时第Ⅰ类错误（假阳性错误）出现的概率（α）值。假阳性错误出现的概率越小，所需样本量越大。通常取$\alpha = 0.05$或$\alpha = 0.01$，取0.01时所需样本量较取0.05时大。

4. 效力　效力（power）又称把握度（$1-\beta$），β为检验假设时出现第Ⅱ类错误（假阴性错误）的概率，而$1-\beta$为检验假设时能够避免假阴性的能力，即效力。若要求效力（$1-\beta$）越大，即β值越小，则所需样本量越大。通常取β为0.10，有时取0.20。

（三）样本量的计算

1. 结局变量为分类变量　队列研究当以比较暴露组与对照组结局事件发生率的差异来判断暴

露与结局的关系,要求两组样本量相等时,可用下式计算出各组所需的样本量。

$$n = \frac{(Z_{1-\alpha/2}\sqrt{2\overline{pq}} + Z_\beta\sqrt{p_0q_0+p_1q_1})^2}{(p_1-p_0)^2}$$ 式(4-1)

式中,p_1 与 p_0 分别代表暴露组与对照组的预期结局发生率;$\overline{p}$ 为两组结局发生率的平均值;$q=1-p$;$Z_{1-\alpha/2}$ 和 Z_β 为 α 与 β 对应的标准正态分布临界值,可查表获得。

2. 结局变量为连续性变量 当结局指标为连续性变量,要求两组样本量相等时,可按照式(4-2)计算每组所需样本量。

$$n = 2 \times \left[\frac{(Z_{1-\alpha/2}+Z_\beta) \cdot S}{\delta}\right]^2$$ 式(4-2)

式中,S 为暴露组与对照组总体标准差的估计值,一般假设其相等;δ 为预期两组变化均数的差值;$Z_{1-\alpha/2}$ 和 Z_β 意义同前。标准差越大,所需要的样本量越大;暴露组与对照组结局指标随访前后变化值在两组的差异越小,需要的样本量越大。

五、资料的收集与随访

(一) 基线资料的收集

研究对象选定之后,详细收集每个研究对象在研究开始时的基本情况,包括暴露信息及个体其他信息,这些资料一般称为基线资料或基线信息(baseline information)。这些信息一方面可作为判定暴露组与非暴露组的依据,也为今后分析和调整其他影响研究结局的因素提供保证。基线资料一般包括研究对象的年龄、性别、职业、文化、婚姻等社会人口学特征;个人生活习惯、疾病家族史;待研究的暴露因素的暴露状况;疾病与健康状况等。获取基线资料的方式一般有下列四种:①访问研究对象或其他能够提供信息的人;②查阅医院、工厂、单位或个人健康保险等记录或档案;③对研究对象进行体格检查和/或实验室检查;④环境调查与检测等。

(二) 随访

队列研究通过定期的访问或检查获取研究对象预期结局事件发生的情况或观察指标的变化情况,同时也可以收集暴露和混杂因素变化的信息。随访是队列研究中一项十分艰巨而重要的工作,随访内容、方法、时间、随访者等都直接与研究质量相关,应事先计划,严格实施。

1. 随访对象与方法 所有完成基线调查的合格的受试对象均为随访对象。对所有随访对象,不论是暴露组或对照组都应采用相同的方法同等地进行随访,并坚持追踪到观察终止期。对失访者需要进行补访,未能追访到的,应尽量了解其原因,以便进行失访原因分析。

随访方法包括直接面对面访问、电话访问、自填问卷、定期体检、环境与疾病的监测、医院医疗与工作单位出勤记录的收集等。随访方法的确定应根据随访内容、随访对象、投入研究的人力和物力等条件来考虑。

2. 随访内容 一般与基线资料内容一致,随访收集的重点是有关暴露因素的变化及结局变量,具体项目视研究目的与研究设计而不同。将各种随访内容制成调查表在随访中使用,并贯彻始终。

3. 观察终点 是指研究对象出现了预期的研究结局。关于观察终点的判定,如一项研究的预期结局是冠心病发生,当某研究对象患了高血压,该研究对象不视为到达观察终点,而应继续作为研究对象进行追踪随访。又如该研究对象在观察期间猝死于脑卒中，虽然该研究对象已不能继续随访观察，但其仍不能视为到达观察终点，而应当看作是一种失访，在资料分析时作为失访处理。

一般情况下，观察终点依据研究目的而定，可以是疾病发生或死亡，也可以是某些指标的变化，如血清抗体的出现、血脂水平升高等。对观察终点的判断应在设计时明确判定标准和判断方法，并在研究期间保持不变。确定观察终点的方法要求敏感、可靠、简便、易于接受。

4. 观察终止时间　是指整个研究工作截止的时间，也是预期可以得到结局的时间。终止时间直接决定了观察期的长短，而观察期长短是以暴露因素作用于人体至产生结局的时间。观察时间过短，可能得不出预期的结果；但随访时间越长，失访率越高，消耗越大，结果可能也会受影响。

5. 随访间隔　如果随访观察时间较短，则在观察终止时一次搜集资料即可。但如果观察时间较长，则需多次随访，其随访间隔和次数将视研究结局的变化速度、研究的人力和物力等条件而定。

6. 随访者　根据随访内容的不同，调查员可以是普通的调查员，也可以是实验室的技术人员、临床医师等，但随访调查员必须认真培训，统一调查口径，减少调查者偏倚。

六、质量控制

队列研究费时、费力、费钱，实施过程特别是资料收集过程中的质量控制显得格外重要，常用的质量控制措施包括下列几点：

1. 调查员的选择　调查员应有严谨的工作作风和科学态度，诚实可靠是调查员应具备的基本品质。

2. 调查员培训　调查员的工作作风、科学态度、调查方法和技巧、临床和实验室工作的经验等都将直接影响调查结果的真实性和可靠性。因此，在资料收集前，应对所有调查员进行严格培训，统一调查口径，并在调查员考核合格后方能参与调查。

3. 制定调查员手册　由于队列研究所涉及的调查员较多、时间跨度长，详细编写调查员手册，列出包括操作程序、注意事项及调查问卷的完整说明等是十分必要的。

4. 监督与检查　常规的监督与检查措施包括：①由另一名调查员做抽样重复调查；②采用人工或计算机及时进行数值检查或逻辑检错；③定期督导评估每个调查员的工作；④对不同调查员所收集的变量分布进行比较；⑤对变量的时间趋势进行分析。需注意的是监督结果应及时反馈给调查员。

第三节　资料的整理与分析

资料分析前，首先对资料进行清理，了解资料的准确性与完整性；对有明显错误的资料重新调查、修正或剔除；对不完整的资料设法补齐。在此基础上，对资料做统计描述，如描述研究对象的社会人口学特征、随访时间、失访情况、两组的可比性等；然后进行统计推断，分析组间率的差异，分析暴露的效应。

一、资料整理模式

根据统计分析的要求和资料性质，队列研究的资料一般整理成表 4-1 的模式（累积发病率资料）或表 4-2 的模式（发病密度资料）。

表4-1　队列研究资料归纳整理表（一）

	病例	非病例	合计	累积发病率
暴露组	a	b	$a+b=n_1$	a/n_1
对照组	c	d	$c+d=n_0$	c/n_0
合计	$a+c=m_1$	$b+d=m_0$	$a+b+c+d=t$	

表4-2　队列研究资料归纳整理表（二）

	病例数	人时数	发病密度
暴露组	A_1	T_1	A_1/T_1
对照组	A_0	T_0	A_0/T_0
合计	M	T	M/T

二、人时的计算

队列研究由于时间跨度一般较长，队列内研究对象进入队列的时间以及失访的时间可能不一，观察人口不稳定。如果不论随访观察时间长短，均以人数为单位计算率则不太合理，较合理的办法是考虑时间因素，引入人时（person time）的概念来描述观察对象的暴露经历，人时即观察人数与观察时间的乘积。常用的人时计算方法有下列三种。

1. 精确法计算人时　将每个人的精确的观察时间相加。该法结果精确，但资料处理麻烦。

2. 近似法计算人时　当研究样本量很大时，采用精确法计算人时非常烦琐时，可采用近似法计算。例如用近似法计算人年时，可用每年观察的平均人数（一般取相邻两年的年初人口的平均数或年中人口数）作为该年的观察人年数，然后将各年的观察人年数相加即得到观察的总人年数。该法计算简单，精确性较精确法略差。

3. 寿命表法计算人时　利用简易寿命表方法计算人时，常将观察当年内进入队列的个体作1/2人年计算；失访或出现终点结局的个体也作1/2人年计算，具体计算方法可参阅相关统计学教材。

三、率的计算

结局事件发生率的计算是队列研究资料分析的关键，根据观察资料的特点，可选择计算不同的指标。

（一）常用指标

1. 累积发病率（cumulative incidence，CI）　如果研究人群的数量较大且比较稳定（固定队列），则无论发病强度大小和观察时间长短，均可用观察开始时的人口数作分母，以整个观察期内的发病人数为分子，计算该病的累积发病率。累积发病率反映的是特定时间内的发病风险，报告累积发病率时必须说明累积时间的长短，否则其流行病学意义不明。

$$累积发病率（CI）=观察期内的发病人数/观察开始时的人数 \qquad 式（4-3）$$

2. 发病密度（incidence density，ID）　队列研究观察的时间比较长，很难做到研究人口的稳定。如研究对象进入队列的时间可能先后不一；在观察截止前可能由于迁移、竞争性死亡或其他原因退出,造成各种失访;研究对象出现终点结局的时间不同等。这些原因均可造成每个对象被观察的时间不一样,此时以总人数为单位计算发病(死亡)率是不合理的。因此,对于动态的队列,多以观察人时为分母计算发病率,称为发病密度。该指标带有瞬时频率性质,表示一定时间内发病的速率。

$$发病密度(ID)=观察期内的发病人数/观察总人时数 \qquad 式(4-4)$$

3. **标化比**　当采用总人口作对照或研究对象数量较少,结局事件发生率较低时,不论观察时间长短,都不宜直接计算率。此时,常以全人口发病(死亡)率为标准,计算该观察人群的预期发病(死亡)人数,以观察人群实际发病(死亡)人数除以预期发病(死亡)人数来计算标化发病(死亡)比(standardized morbidity/mortality ratio, SMR)。该指标在职业流行病学研究中常用。标化比虽然是在特殊情况下用来替代率的指标,但实际上不是率,而是以全人口的发病(死亡)率作为对照计算出来的比,其流行病学意义与效应指标RR类似。

例如,某厂30～40岁组工人有500名,某年内有2人死于肺癌,已知该年全人口30～40岁组肺癌的死亡率为2‰,求其SMR。

$$SMR = \frac{研究人群观察死亡数(O)}{以标准人口死亡率计算的预期死亡数(E)} \qquad 式(4-5)$$

已知$O=2$, $E=500×2‰=1$

$$SMR = \frac{2}{1} = 2$$

即某厂30～40岁年龄组工人死于肺癌的危险是一般人群的2倍。

如果某单位历年人口资料不能获得,而仅有死亡人数、原因、日期和年龄,则可改为计算标化比例死亡比(standardized proportional mortality ratio, SPMR)。其计算方法是以全人口中某病因死亡占全部死亡的比例乘以该单位实际全部死亡数而得出该病因的预期死亡数,再计算实际死亡数与预期死亡数之比。

例如,某厂某年50～60岁年龄组工人死亡总数为100人,其中因肺癌死亡5人,全人口中该年50～60岁组肺癌死亡占全死因死亡的比例为2.2%,则

$$SPMR = \frac{5}{100×2.2\%} = \frac{5}{2.2} = 2.27$$

即某厂50～60岁年龄组肺癌死亡的危险为一般人群的2.27倍。

(二)显著性检验

队列研究中推断暴露组与对照组间率有无差别时,需要进行统计学显著性检验。当研究样本量较大,p和$1-p$都不太小,如np和$n(1-p)$均大于5时,样本率的频数分布近似正态分布,此时可应用正态分布的原理来检验率的差异是否有统计学意义,可以采用u检验或者四格表资料的χ^2检验。

如果率比较低,样本量较小,则可采用确切概率法、二项分布检验或Poisson分布检验;对SMR或SPMR的检验,实际是对所得结果值偏离1的检验,可采用χ^2检验或计分检验。

对暴露组和对照组均值进行比较时,可采用两组均数比较的t检验或多组均数比较的F检验,具体可参阅有关统计学书籍。

四、效应估计

队列研究的主要效应测量指标是相对危险度（relative risk，RR）与归因危险度（attributable risk，AR），即暴露组与对照组之间的危险度比和危险度差。队列研究可以直接计算出研究对象结局的发生率、RR 和 AR，从而直接评价暴露的效应。

1. 相对危险度（RR） 这里的相对危险度通常包括了危险度比（risk ratio，RR）和率比（rate ratio，RR）。危险度比是暴露组的危险度（累积发病率）与对照组的危险度之比。率比是暴露组与对照组的发病密度之比。危险度比和率比都是反映暴露与结局关联强度的指标，有相同的表达方式和流行病学意义，但同一研究的危险度比和率比的数值是不同的，因为累积发病率和发病密度是不相等的。

$$RR = \frac{I_e}{I_0} \qquad 式（4-6）$$

式中，I_e 和 I_0 分别代表暴露组和对照组的率。

相对危险度（RR）表明暴露组发病或死亡的风险是对照组的多少倍。RR=1 表示两组发病率（或死亡率）没有差别，暴露因素与疾病无关；RR>1 表示暴露组发病率或死亡率高于对照组，暴露是疾病的危险因素；RR<1 表示暴露组的发病率或死亡率低于对照组，暴露可减少疾病发生或死亡的风险，暴露是疾病的保护因素。RR 值越远离 1，表明暴露的效应越大，暴露与结局关联的强度越大。表 4-3 列出了一个常用的判断关联强度的标准。

表 4-3 相对危险度与关联的强度

RR		关联的强度
0.9~1.0	1.0~	无
0.7~	1.2~	弱
0.4~	1.5~	中
0.1~	3.0~	强
<0.1	10.0~	很强

（Monson，1980）

式（4-6）算出的相对危险度是 RR 的一个点估计值，若要估计其总体范围，需计算可信区间，通常计算 95% 可信区间。计算 RR 95% 可信区间的方法很多，常用的有 Woolf 法和 Miettinen 法，此处以 Woolf 法为例展示累积发病率资料（表 4-1）的 RR 95% 可信区间的计算。

$$Var(\ln RR) = \frac{1}{a} - \frac{1}{n_1} + \frac{1}{c} - \frac{1}{n_0} \qquad 式（4-7）$$

RR 的 95% 可信区间为 $RR_{L,C} = \exp(\ln RR \pm 1.96\sqrt{Var(\ln RR)})$

2. 归因危险度（AR） 又称特异危险度、危险度差（risk difference，RD）和超额危险度（excess risk），是暴露组发病率与对照组发病率之差的绝对值，表示危险特异地归因于暴露因素的程度。

$$AR = I_e - I_0 = \frac{a}{n_1} - \frac{c}{n_0} \qquad 式（4-8）$$

$$由于 RR = \frac{I_e}{I_0}, I_e = RR \times I_0$$

$$所以 AR = RR \times I_0 - I_0 = I_0 (RR - 1) \qquad 式（4-9）$$

RR 与 AR 都是表示关联强度的重要指标，彼此密切相关，但其流行病学意义却不同。RR 说明暴露者发生疾病的危险是非暴露者的多少倍；AR 则是指暴露人群与非暴露人群比较，所增加的疾病发生数量，如果暴露因素消除，可减少这个数量的疾病发生。前者侧重于病因学意义，后者侧重于公共卫生学意义。以表 4-4 为例说明两者的区别，从 RR 看，吸烟对肺癌的作用较大，病因联系较强；但从 AR 看，吸烟对心血管疾病的作用较大，采取控烟行动的话，对预防和控制心血管疾病的社会收益可能更大。

表 4-4　吸烟与肺癌和心血管疾病的 RR 与 AR 比较

疾病	吸烟者发病密度/（1/10 万人年）	非吸烟者发病密度/（1/10 万人年）	RR	AR/（1/10 万人年）
肺癌	50.12	4.69	10.69	45.43
心血管疾病	296.75	170.32	1.74	126.43

3. 归因危险度百分比（AR%） 又称为病因分值（etiologic fraction，EF），是指暴露人群中的发病或死亡归因于暴露的部分占全部发病或死亡的百分比。

$$AR\% = \frac{I_e - I_0}{I_e} \times 100\% \qquad 式（4-10）$$

$$或 AR\% = \frac{RR - 1}{RR} \times 100\% \qquad 式（4-11）$$

例如，在关于乙肝病毒（HBV）感染与原发性肝癌关系的研究中，HBV 感染者原发性肝癌的发病率为 75.25‰，对照组原发性肝癌的发病率为 5.10‰，原发性肝癌的归因危险度百分比 $AR\% = \frac{75.25 - 5.10}{75.25} \times 100\% = 93.22\%$，提示 HBV 感染者中发生的原发性肝癌有 93.22% 可归因于 HBV 感染。

4. 人群归因危险度（population attributable risk，PAR）与人群归因危险度百分比（PAR%） PAR 是指总人群发病（或死亡）率中归因于暴露的部分，而 PAR% 是指总人群发病（或死亡）率中归因于暴露的部分占总人群全部发病（或死亡）率的百分比。

PAR 和 PAR% 是通过比较全人群与对照组的率，说明暴露对全人群的危害程度，以及消除这个因素后该人群中的发病率或死亡率可能降低的程度。它们既与 RR 和 AR 有关，又与人群中暴露者的比例有关。PAR 和 PAR% 的计算公式如下：

$$PAR = I_t - I_0 \qquad 式（4-12）$$

式中，I_t 为全人群的率，I_0 为非暴露组的率。

$$PAR\% = \frac{I_t - I_0}{I_t} \times 100\% \qquad 式（4-13）$$

另外，PAR% 亦可由下式计算：

$$PAR\% = \frac{P_e(RR-1)}{P_e(RR-1)+1} \times 100\%$$ 式（4-14）

式中，P_e 表示人群中有某种暴露者的比例。从该式可看出 PAR% 与相对危险度及人群中暴露者的比例有关。例如，关于 HBV 感染与原发性肝癌关系的研究中，已知对照组原发性肝癌的发生率为 5.10‰（I_0），全人群原发性肝癌的发生率为 16.25‰（I_t），则：

$$PAR = I_t - I_0 = 16.25‰ - 5.10‰ = 11.15‰$$

$$PAR\% = \frac{I_t - I_0}{I_t} \times 100\% = \frac{11.15}{16.25} \times 100\% = 68.62\%$$

结果提示，在全人群原发性肝癌的发生中，有 68.62% 归因于 HBV 感染。虽然 HBV 导致原发性肝癌的 AR% 达 93.20%，但因全人群中只有部分人感染了 HBV，故其 PAR% 仅为 68.62%。

5. 剂量-反应关系分析 如果队列研究的暴露因素是计量变量（如每日吸烟量），研究者可以依据实际暴露情况将研究对象分为不同暴露水平亚组，分别计算不同暴露水平亚组的发病率或死亡率，以非暴露或最低暴露水平组为对照，计算其他各暴露水平组的相对危险度和归因危险度。如果暴露的剂量越大，其效应越大，暴露与效应之间存在剂量-反应关系，则该暴露因素作为病因的可能性就越大。例如表 4-5 的结果显示，冠心病的年发病率、RR、AR 均随血清胆固醇水平的升高而增高，经趋势性卡方检验发现两者存在剂量-反应关系，说明高血清胆固醇水平很可能是冠心病的病因。

表 4-5　40～59 岁男性依基线血清胆固醇水平分组随访 6 年冠心病发病情况

血清胆固醇/(mg/dl)	人数	病例数	累积发病率	RR	AR
<210	454	16	0.04	1.00	0.00
210～245	455	29	0.06	1.50	0.02
>245	424	51	0.12	3.00	0.08
合计	1 333	96	0.07		

（Feinleib 和 Detels，1985）

第四节　常见偏倚及其控制

偏倚（bias）是一种系统误差。队列研究在设计、实施和资料分析等各个阶段都可能产生偏倚。常见的偏倚包括选择偏倚、信息偏倚和混杂偏倚。

一、选择偏倚

选择偏倚（selection bias）是由于研究对象的选择不当，即入选的研究对象与未入选的研究对象在某些特征上存在差异而引起的系统误差，常发生在研究的设计阶段。

队列研究中选择偏倚常发生于：最初选定的研究对象有人拒绝参加、研究对象由志愿者组成或者历史性队列研究中有些研究对象的档案丢失或记录不全等情况。此外，由于队列研究随访时间一般较长，随访过程中研究对象迁移、拒答或其他原因退出研究而造成失访。当暴露组和对照组失访率相近，失访者和未失访者的基本特征和结局的发生率相似时，可以认为该失访对研究结果的影响不大；否则暴露与结局之间的关系可能因失访而被歪曲，这种歪曲被称为失访偏倚（lost to follow-up bias），失访偏倚本质上是一种选择偏倚。

研究中选择偏倚一旦产生很难被精确估计和有效处理，因此，重在预防，尽量减少其产生。研究过程中需严格按照标准选择研究对象，随访时尽量提高研究对象的应答率和依从性等。

二、信息偏倚

信息偏倚（information bias）又称观察偏倚（observation bias）或测量偏倚（measurement bias），是在收集信息过程中由于测量暴露与结局的方法有缺陷造成的系统误差，主要发生在研究的实施阶段。队列研究中信息偏倚常是由于使用的仪器不精确、测量工具或方法不稳定、调查员询问技巧不佳、检验技术不熟练、医师诊断水平不高或标准不明确等产生。另外，信息偏倚也可来源于记录错误，甚至造假等。

信息偏倚一旦产生，常常难于发现、估计和处理，因此，重在预防。常用的减少信息偏倚的方法如：选择精确稳定的测量方法，并在研究期内保持不变；校准仪器，严格遵守实验流程；同等地对待每个研究对象，认真做好调查员培训，提高调查技巧，统一调查口径等。

三、混杂偏倚

混杂偏倚（confounding bias）是指当研究某个因素与某种疾病的关联时，某个既与疾病有关、又与所研究的暴露因素有关的外来因素的影响，掩盖或夸大了所研究的暴露因素与疾病的联系所造成的偏倚。该外来因素称为混杂因素（confounding factor）。混杂因素不是研究因素与研究结局病因通路上的中间环节，而且只有在暴露组与对照组中的分布不均衡时混杂才会产生。

研究设计阶段可采取限制、匹配等方式控制混杂；资料分析阶段可采用分层分析、标准化或多因素分析等方法控制混杂。

第五节　优缺点及其他实践类型

一、优点

1. 由于研究对象的暴露资料是在结局发生之前收集的，在前瞻性队列研究中又是按照设计由研究者亲自观察得到的，所以资料完整可靠，回忆偏倚相对较小。

2. 可以直接获得暴露组和对照组人群的发病率或死亡率，计算 RR 和 AR 等反映暴露与疾病关联强度的指标，从而直接反映暴露的病因作用。

3. 由于暴露发生在前，结局发生在后，因果关系的时间顺序合理，故其检验病因假设的能力较强。

4. 有助于了解疾病的自然史。

5. 能对一种暴露因素所致的多种结局同时进行观察，分析一种暴露因素与多种结局之间的关系。

二、局限性

1. 不适于发病率很低的疾病的病因研究。

2. 由于随访时间较长,容易产生失访偏倚。

3. 前瞻性队列研究耗费的人力、物力、财力和时间较多,不易实施。

三、其他实践类型

由于传统的队列研究显而易见的优点和局限性,在长期的流行病学研究实践中,为了提高研究效率,逐渐发展出了一些创新且具有实用价值的设计模式。

1. 综合队列研究　传统队列研究设计之初需要确定一个特定的暴露因素,并根据暴露有无将研究对象分为暴露组和对照组。这种设计每次只能研究一个因素,限制了同时研究多个因素的能力。而综合队列(如自然人群队列)在建立时不预设特定的暴露因素,而是选取满足特定条件(如长期居住在同一社区)的人群,收集包括遗传、环境、行为和生活方式等在内的多种暴露因素,并监测受试对象的结局。研究结束时,根据研究者关注的某个或某些因素的受试对象初始的暴露状况,将他们分为不同的组别(如暴露组和非暴露组),分析暴露与结局的关系,这样可以降低成本,提高研究效率,克服了传统队列研究的一些局限。美国弗明汉心脏研究和中国慢性病前瞻性研究(CKB)便是此类研究的典范。

2. 大数据驱动的队列研究　随着大数据时代的到来,各国都在积极推进大数据建设。在一些国家或地区,已经实现了居民健康信息的全程覆盖和全区域共享,这些数据与环境、气象、医保、药品销售等数据互联互通,极大地方便了队列研究的开展。可以预见,一个覆盖全国的全民健康信息平台的建立,将使得开展任何感兴趣的队列研究变得更加便捷和迅速,有望彻底突破人力、物力、财力和时间的限制。

(李杏莉)

思考题

1. 队列研究的基本原理是什么?

2. 队列研究的主要用途是什么?

第五章
病例对照研究

Chapter 5　Case-Control Study

A case-control study begins with the identification of a case group consisting of individuals with the disease of interest and a control group of persons without this disease. It then assesses the past exposure to certain risk factors among both cases and controls and compares them to assess the relationship between the exposure and disease. If the proportion of cases with the exposure is statistically significantly higher than that of controls with the exposure, and all other factors are comparable, there may be a positive association between the exposure and the disease. A well-designed case-control study selects cases from a clearly defined population, known as the source population, and controls from the same population that yields the cases. Case-control study is commonly used to explore the possible causes or risk factors of disease, including environmental and genetic factors, to test the causal hypotheses, to investigate the causes of adverse effects due to drugs, and to study the impact of a diagnosis on disease prognosis. Because the assessment of exposure is retrospective, case-control study may provide less strong evidence for the temporal order of a causal relationship than cohort study.

病例对照研究（case-control study）是最常用的分析流行病学研究方法之一，主要用于探索疾病的病因或危险因素和检验病因假设。与队列研究相比，病例对照研究具有省时、省力、出结果快的优点，特别适用于罕见病的病因或危险因素研究，在实际工作中应用更为广泛。

第一节　概　述

一、基本原理

病例对照研究是以当前已确诊患有某特定疾病的一组病人作为病例组，以不患有该病但具有可比性的一组个体作为对照组，通过询问、实验室检查或复查病史，搜集研究对象既往各种可能危险因素的暴露史，采用统计学检验比较两组各因素暴露比例的差异是否具有统计学意义。如果病例组的暴露比例高于对照组，说明该暴露可能会增加疾病发生的危险；反之，该暴露可能会降低疾病发生的危险。然后评估各种偏倚对研究结果的影响，并借助病因推断技术，判断某个或某些暴露因素是否为疾病的危险因素，从而达到探索和检验病因假说的目的。该方法是一种由果及因的分析性研究，是在疾病发生之后追溯假定的病因因素的方法，可在一定程度上检验病因假设。其基本原理见图 5-1。

二、基本特点

病例对照研究的基本特点可概括如下：

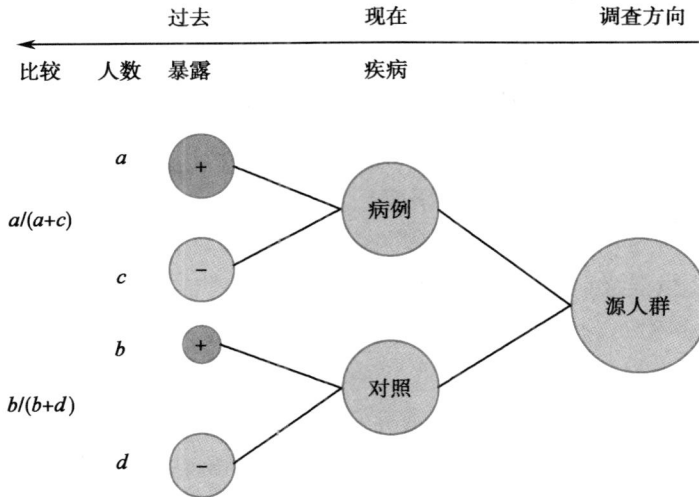

图 5-1　病例对照研究基本原理示意图

1. 观察性研究　研究对象的暴露情况是自然存在而非人为控制的,故病例对照研究属于观察性研究。

2. 分析性研究　在研究设计阶段按是否患所研究的疾病将研究对象分成病例组与对照组。

3. 由"果"溯"因"　病例对照研究是在结局(疾病或事件)发生之后追溯可能原因的方法。

4. 因果联系的论证强度相对较弱　病例对照研究不能观察到由因到果的发展过程,故因果联系的论证强度不及队列研究。

三、研究类型

病例对照研究有多种分类方法。实际工作中通常根据选择对照是否有某些限制可将病例对照研究分为非匹配病例对照研究和匹配病例对照研究两种基本类型。随着流行病学研究理论和方法的发展,又产生了多种改进的衍生类型。

（一）非匹配病例对照研究

非匹配病例对照研究是在设计所规定的病例和对照人群中,分别抽取一定数量的研究对象进行组间比较,对照的选择没有其他任何限制与规定。一般对照的人数应等于或多于病例人数,但病例与对照的数量不需呈严格的比例关系。这种方法较匹配法更容易实施,但控制混杂因素的能力较弱,应在统计分析中予以弥补。

（二）匹配病例对照研究

匹配病例对照研究要求选择的对照在某些因素或特征上与病例保持一致,目的是使匹配因素在病例组与对照组之间保持均衡,从而控制这些因素对结果的干扰。这种方法可增加分析时的统计学检验能力,提高研究效率,但也增加了选择对照的难度,并且在资料整理与统计分析时较麻烦。

四、用途

病例对照研究是一种应用颇为广泛的研究方法。"病例"可以是患有所研究疾病的病人,也可以是发生某事件(如车祸、自杀等)或具有某特征(如肥胖)的个体。病例对照研究现已广泛应用于探索病因、公共卫生和医学实践中的暴发调查、干预措施的评价以及项目评价等。

（一）用于疾病病因或危险因素的研究

病例对照研究最常被用于疾病病因或危险因素的研究，特别适合于研究某些潜伏期长以及罕见的疾病。可以广泛探索病因或危险因素，也可在描述性研究或探索性病例对照研究初步形成病因假说的基础上检验某个或某几个病因假说。

（二）用于健康相关事件影响因素的研究

可采用病例对照研究方法对与健康相关的医学事件或公共卫生问题的影响因素进行研究，为制定相应卫生决策提供依据。如进行意外伤害、老年人生活质量、长寿、肥胖与超重等事件相关因素研究。

（三）用于疾病预后因素的研究

以同一疾病的不同结局，如死亡与痊愈或并发症的有无，分为"病例组"和"对照组"，追溯产生某种结局的有关因素，如曾经接受的各种治疗方法以及其他诸如病期、病情及年龄、社会经济水平等因素，通过对比分析发现影响疾病预后的主要因素，指导临床实践。

（四）用于临床疗效影响因素的研究

将产生和未产生某种临床疗效者分别作为病例组和对照组进行病例对照研究，可以分析不同疗效的影响因素。

第二节 研究设计与实施

在病例对照研究的设计与实施中，要特别关注以下内容。

一、确定研究目的

确定研究目的是制订整个研究计划的核心。在开展研究之前必须查阅相关文献资料，了解本课题的研究现状，结合既往的研究结果和临床或卫生工作中需要解决的问题，提出病因假设，确定研究目的。

二、明确研究类型

根据研究目的确定适宜的研究类型。如果研究目的是广泛地探索疾病的危险因素，一般采用非匹配或频数匹配的病例对照研究；如果目的是检验病因假设，尤其对于小样本研究或因为病例的年龄、性别等构成特殊，随机抽取的对照组很难与病例组均衡可比时，可采用个体匹配的病例对照研究。

三、确定研究对象

病例与对照的选择，尤其是对照的选择是病例对照研究成败的关键之一。

（一）病例的选择

1. 病例的定义　首先，病例应符合统一、明确的疾病诊断标准。尽量使用国际通用或国内统一的诊断标准，尽可能使用"金标准"。对于尚无明确诊断标准的疾病，可根据研究的需要自定标准，但要注意均衡诊断标准的假阳性率及假阴性率，使诊断标准宽严适度。其次，研究者出于某个特殊的研究目的，可以对研究对象的某些特征作出规定或限制，如老年病例、女性病例、重症病例、某城市的病例等。

2. 病例的类型　　通常有三种类型（即新发病例、现患病例和死亡病例）可供选择，各有优缺点。在病例对照研究中，首选新发病例，其优点在于：新发病例包括不同病情和预后的病人，代表性好；另外，病人确诊不久即被调查，对有关暴露的回忆较为准确可靠，不受各种预后因素的影响，且病历资料容易获得。其缺点是在一定范围或一定时间内较难得到预期的病例数，对于罕见疾病更是如此。应用现患病例则可能弥补上述缺陷，在较小范围或较短时间内得到足够的病例数。但现患病例患病时间较长，对暴露史回忆的可靠程度要比新发病例差，难以区分暴露与疾病发生的时间顺序。因此，在应用现患病例时，要尽量选择诊断时间距离进行调查的时间间隔较短的病例。死亡病例的暴露信息主要由其家属提供，准确性较差，但对那些主要靠亲友提供资料的疾病如儿童白血病的研究，也不排除应用死亡病例，只是在资料整理和分析时要充分考虑可能的偏倚。

3. 病例的来源　　病例的来源主要有两种：一类是从医院选择病例，即从一所或几所医院选择符合要求的病例。医院来源的病例可节省费用，合作性好，资料容易得到，而且信息较完整、准确。但不同医院接收的病人具有不同的特征，如果仅从一所医院选择病例，代表性较差。为减少偏倚，病例应尽量选自不同水平、不同种类的医院。另一类是从社区人群中选择病例。可以利用疾病监测资料或居民健康档案选择合格的病例或从现况调查资料中获得，也可以选自人群队列中发生某种疾病的病人。优点是病例的代表性好，结果推及该人群的可信程度较高。但调查工作比较困难，且耗费人力、物力较多。

（二）对照的选择

在病例对照研究中，对照的选择往往比病例的选择更复杂、更困难。

1. 选择对照的原则　　对照必须是以与病例相同的诊断标准确认为不患所研究疾病的人。另外，对照应该能够代表产生病例的源人群。

2. 对照的来源　　从病例的源人群中抽取对照，或者获取对照的人群的暴露分布与病例源人群的暴露分布一致。主要的对照来源及其优缺点如下：

（1）同一个或多个医疗机构中诊断为其他疾病的病人：其优点为易于选取，合作性好，且可利用档案资料。但是这种来源的对照的暴露分布常常不同于病例的源人群。例如，具有研究暴露的个体更有可能生病而来医院就诊，进而成为对照组，这就导致医院对照的暴露水平高于病例源人群的暴露水平。为避免这种选择偏倚，选择医院对照时应遵循以下原则：①因已知的与所研究的暴露因素有关的病种入院的病人不能作为对照。例如，研究吸烟与白血病之间的关联，当使用医院对照时，因心血管病、呼吸系统疾病等与吸烟有关的病种入院的病人不能作为对照。②对照应由尽可能多的病种的病人组成，以避免因过多地代表某一类病人，而该病种恰与所研究疾病具有共同的危险因素，从而影响研究结果的真实性。

（2）社区人群或团体人群中非该病病例或健康人：不易出现上述医院对照可能面临的选择偏倚问题，但实施难度大，费用高，所选对照不易配合。

（3）病例的邻居或同一住宅区内的健康人或非该病病例：有助于控制社会经济地位的混杂作用，用于匹配设计。

（4）病例的配偶、同胞、亲戚、同学或同事等：有助于排除某些环境或遗传因素对结果的影响，用于匹配设计。

在实际工作中，可以选择多个对照，以弥补各自的不足。也应注意各种不同来源的对照可解决的问题不同，在下结论时一定要综合考虑。

3. 选择对照的方法　　可采取匹配（matching）与非匹配两种方法。非匹配设计时，选择对照时除尽可能代表产生病例的源人群之外,对于对照的特征没有严格的限制和要求。匹配或称配比,是要求对照在某些特征或因素上与病例保持一致,保证对照与病例具有可比性(comparability),以便对两组进行比较时排除匹配因素的干扰。匹配的目的主要是提高研究效率,其次是控制混杂因素的干扰。

匹配变量必须是确定或有充分的理由怀疑为混杂因素,否则不应匹配。首先,疾病因果链上的中间变量不应匹配。其次,只与可疑病因有关而与疾病无关的因素不应匹配。例如,炎热天气暴露与溺水的关系研究中,冰淇淋的食用与炎热天气有关,但与溺水并无关联,因此不能将冰淇淋的食用作为匹配因素。这两种情况下用来匹配的因素都不符合混杂因素的特征,所以不应用来匹配。在一个研究中,不应该选择过多的匹配因素,因为匹配变量越多,选择合格的对照就越困难;而且把不起混杂作用的因素作为匹配变量进行匹配,试图使对照组与病例组在多方面都一致,结果导致所研究的因素也趋于一致,反而降低了研究效率,这种情况称为匹配过度(overmatching)。一般除性别、年龄之外,对其他因素是否进行匹配,须持慎重态度,以防止匹配过度。

匹配的变量应当一致到什么程度,取决于变量的性质、必要性与可操作性。离散变量可以完全匹配;连续变量可以首先划分为若干组,再按组匹配,如按5岁一个年龄组进行年龄匹配。

根据匹配的方式不同,可分为频数匹配(frequency matching)和个体匹配(individual matching)。频数匹配是指对照组具有某种或某些因素或特征者所占的比例与病例组一致或相近。个体匹配是以对照与病例个体为单位进行匹配。1个病例可以匹配1个对照,这种情况叫配对(pair matching);也可以1个病例匹配多个对照,如1:2、1:3……1:r匹配。病例与对照的比例要根据研究的具体情况而定。一般情况下,总样本量一定时,如果病例和对照的来源都较充足,病例与对照之比为1:1时的统计学效率最高。但如果所研究的是罕见病或所能获得的合格病例数很少,可增加匹配的对照数,即采用1:r匹配。随着r值的增加,效率逐渐增加,但增加的幅度越来越小,而工作量却显著增大,尤其超过1:4时。因此,实际应用时要权衡利弊选择匹配的比例。

四、确定样本量

(一)影响样本量的因素

病例对照研究的样本含量与下列四个因素有关:①研究因素在对照组或人群中的暴露率(P_0);②研究因素与疾病关联强度,即比值比(odds ratio,OR);③希望达到的统计学检验假设的显著性水平,即第Ⅰ类错误(假阳性)概率(α),一般取$\alpha=0.05$;④希望达到的统计学检验效能或称把握度($1-\beta$),β为第Ⅱ类错误(即假阴性)概率,一般取$\beta=0.1$。

非匹配和不同匹配方式的样本量计算方法不同,如果采取匹配设计,估计样本量时还要考虑病例和对照的比例。样本量可利用公式估计,也可通过专业软件(如PASS)估计。

(二)非匹配病例对照研究样本量估计

非匹配病例对照研究的病例组样本含量(n)可按下式计算。

$$n = \frac{\left[Z_{1-\alpha/2}\sqrt{2\overline{P}(1-\overline{P})} + Z_\beta\sqrt{P_1(1-P_1)+P_0(1-P_0)} \right]^2}{(P_1-P_0)^2} \qquad 式(5\text{-}1)$$

式中,$Z_{1-\alpha/2}$、Z_β分别为α与$1-\beta$对应的标准正态分布临界值,可查标准正态分布表得出;P_1和P_0分别为病例组和对照组的暴露率;$\overline{P}=(P_1+P_0)/2$。P_1可根据P_0与OR推算,即

$$P_1=(OR \times P_0)/(1-P_0+OR \times P_0) \qquad 式（5-2）$$

【例5-1】 拟进行一项吸烟与肺癌关系的病例对照研究,查阅文献得到人群吸烟率为20%,即 P_0=0.20,预期比值比(OR)为2,要求 α=0.05(双侧检验), β=0.10,按病例和对照等数量设计,求样本含量 n。利用上述公式计算结果如下:

$$P_1=(2 \times 0.20)/(1-0.20+2 \times 0.20)=0.333$$
$$1-P_1=1-0.333=0.667$$
$$1-P_0=1-0.20=0.80$$
$$\overline{P}=(0.20+0.333)/2=0.267$$
$$1-\overline{P}=1-0.267=0.733$$

查标准正态分布表得 $Z_{0.975}$=1.96; $Z_{0.10}$=1.28。

将上述各项数值代入公式(5-1),求得:

$$n=\frac{(1.96\sqrt{2 \times 0.267 \times 0.733}+1.28\sqrt{0.20 \times 0.80+0.333 \times 0.667})^2}{(0.333-0.20)^2}=230.1 \approx 230$$

即病例组与对照组至少各需调查230人。

（三）1:1配对病例对照研究样本量估计

个体匹配时,病例与对照暴露状态不一致的对子对于所研究的问题才有意义,故样本含量也建立在这个基础之上。Schlesselman曾提出1:1配对设计的病例对照研究样本估计公式,具体做法是先求病例与对照暴露状态不一致的对子数(m):

$$m=\frac{\left[Z_{1-\alpha/2}/2+Z_{\beta}\sqrt{P(1-P)}\right]^2}{(P-0.5)^2} \qquad 式（5-3）$$

式中

$$P=OR/(1+OR) \approx RR/(1+RR) \qquad 式（5-4）$$

再按式(5-5)求需要调查的总对子数(M):

$$M=\frac{m}{F_0(1-P_1)+P_1(1-P_0)} \qquad 式（5-5）$$

式中, P_0、P_1 分别代表源人群中对照组和病例组的估计暴露率,见式(5-2)。

【例5-2】 欲研究口服避孕药与先天性心脏病的关系。已知人群中口服避孕药的暴露率为30%,暴露对应的OR值为2。若进行1:1配对病例对照研究, α=0.05, β=0.10,双侧检验,试问病例和对照各需观察多少例?

本例为双侧检验,查表得 $Z_{0.975}$=1.96; $Z_{0.10}$=1.28。又OR=2, P_0=0.3,利用公式(5-4)及公式(5-3)分别求得:

$$P=2/(1+2)=0.667$$

$$m=\frac{(1.96/2+1.28\sqrt{0.667 \times 0.333})^2}{(0.667-0.5)^2}=89.88 \approx 90$$

利用公式(5-2),求得:

$$P_1=(2\times0.3)/(1-0.3+2\times0.3)=0.46$$

再按公式(5-5)求得:

$$M=\frac{90}{0.3\times(1-0.46)+0.46\times(1-0.3)}=185.95\approx186$$

即需要调查的对子数至少为186对,即病例和对照至少各需调查186例。

（四）1：r 匹配病例对照研究样本量估计

可用以下公式计算病例数与对照数不等时病例对照研究所需的病例数(n),对照数为 $r\times n$。

$$n=\left[Z_{1-\frac{\alpha}{2}}\sqrt{\left(1+\frac{1}{r}\right)\overline{P}(1-\overline{P})}+Z_{\beta}\sqrt{\frac{P_1(1-P_1)}{r}+P_0(1-P_0)}\right]^2/(P_1-P_0)^2 \qquad 式(5-6)$$

$$P_1=(OR\times P_0)/(1-P_0+OR\times P_0)$$

$$\overline{P}=(P_1+rP_0)/(1+r) \qquad 式(5-7)$$

【例5-3】　某学者欲研究再生障碍性贫血的危险因素,以1：4匹配进行病例对照研究,假设对照组某种危险因素暴露率为20.1%,OR=5,α=0.05,β=0.10,单侧检验,试问病例与对照各需多少例?

本例:查表得单侧检验时 $Z_{0.95}$=1.64,$Z_{0.10}$=1.28,r=4,OR=5,P_0=0.201,则:

$$P_1=(5\times0.201)/(1-0.201+5\times0.201)=0.557\ 1$$

$$\overline{P}=(0.557\ 1+4\times0.201)/(1+4)=0.272\ 2$$

代入公式(5-6)得:

$$n=\left[1.64\sqrt{(1+1/4)\times0.272\ 2(1-0.272\ 2)}+1.28\sqrt{0.557\ 1(1-0.557\ 1)/4+0.201(1-0.201)}\right]^2/(0.557\ 1-0.201)^2=15.89\approx16$$

即病例需16例,对照例数为64例。

以上样本含量估计只有相对意义,并非绝对精确的数值。因为样本含量估计是有条件的,而这种条件在重复研究中不是一成不变的。实际研究中往往需要同时探索几个因素与所研究疾病的关系,而每个因素都有其各自的 OR 值和 P_0,因此,需要根据每个因素的参数估算所需样本量,然后选择最大的样本量,以便使所有的因素都能获得较高的检验效率。样本量越大,结果的精确度越好。但是样本量过大会影响调查工作的质量,增加负担和费用,实际工作中应当权衡利弊。

五、确定研究因素

应根据研究目的,确定研究因素(或暴露)。暴露因素可以是宏观因素,如社会经济地位、生活方式等,也可以是微观的,如易感基因。可通过描述性研究、不同地区和人群中进行的病例对照研究、临床观察或其他学科领域提出的研究线索帮助确定研究因素,并尽可能采取国际或国内统一的标准对每项研究因素的暴露与否或暴露水平作出明确而具体的规定,以便交流和比较。

可以从暴露的数量和持续时间评价暴露水平。暴露持续时间长和/或暴露的剂量大,发生某疾病的危险会增高,因此累积的总暴露很重要,最好由适宜的变量加以评价。对于隐匿期长的发病过程,暴露的时间非常重要,因此,要明确规定测量在疾病发生之前哪个时间窗的暴露情况。另外,除了包括与病因假设有关的暴露外,还需包括可能的混杂因素,以便在资料分析时排除其对结果的干扰。

测量指标尽量选用定量或半定量指标,也可按明确的标准进行定性测定,如规定吸烟者为每天吸烟至少一支而且持续一年以上者,否则即视为不吸烟;在此基础上最好结合每日吸烟量和吸烟年限进一步将吸烟者的吸烟程度半定量或定量。

研究因素并不是越多越好,应以满足研究目的的需要为原则,即与研究目的有关的变量不可缺少,而且应当尽量细致和深入;反之,与研究目的无关的内容则不要列入。

六、资料收集方法

对于病例对照研究来说,信息的收集主要靠询问调查对象并填写问卷,包括面访、信访、电话访问、网络调查、自填问卷等方式;有时需辅以查阅档案;有时需要现场观察和实际测量某些指标,如体格检查或环境因素的测量、血液或其他生物标本的实验室检查等。应根据研究目的和实际情况,恰当选择资料收集方法。无论什么方法,都应实行质量控制,对调查员要进行培训,对调查工作要做好监督和检查,尽量减少调查和测量偏倚。特别要注意应采用可比的方法对病例和对照进行信息收集。

第三节　资料的整理与分析

病例对照研究资料分析的中心内容是比较病例与对照中暴露的比例,并由此估计暴露与疾病之间是否有关联及关联强度;也可进一步分析暴露与疾病的剂量-反应关系等;可通过分层分析、多因素分析控制混杂偏倚对研究结果的影响。

一、资料的整理

首先要对所收集的原始资料进行全面检查与核实,确保资料尽可能完整和准确;然后,对原始资料进行分组、归纳或编码后建立数据库。目前大多采用双录入的方法和录入后进行逻辑查错,并进一步分析暴露与疾病的关联及其关联强度。

二、资料的分析

（一）描述性统计

1. 一般特征描述　即对研究对象的一般特征,如年龄、性别、职业、居住地等及病例的临床分型等的分布频率进行描述。如果为某人群的随机抽样病例,则需要与相应时间和地区的全部病例特征进行比较。

2. 均衡性检验　即比较病例组与对照组某些基本特征是否相似或齐同,目的是检验两组的可比性。如果两组在某些基本特征方面的差异有统计学意义,则在推断性分析时应考虑到其对研究结果的可能影响并加以控制。

（二）推断性分析

即通过比较病例组与对照组对某些研究因素暴露率的差异,分析暴露与疾病有无关联,如果暴露与疾病有关联,则进一步分析关联的强度。

1. 非匹配设计资料的分析　病例对照研究中,对每一个暴露因素的资料均可整理成如下四格表(即2×2表)形式(表5-1)。

表5-1　非匹配病例对照研究资料归纳表

暴露史	病例	对照	合计
有	a	b	$a+b=m_1$
无	c	d	$c+d=m_0$
合计	$a+c=n_1$	$b+d=n_0$	$N=a+b+c+d$

【例5-4】　一项关于口服避孕药与心肌梗死关系的病例对照研究资料见表5-2。以此为例,介绍具体分析步骤。

表5-2　心肌梗死病例与对照口服避孕药服用史的比较

口服避孕药服用史	病例	对照	合计
有	39	24	63
无	114	154	268
合计	153	178	331

（1）暴露与疾病关联性分析:检验病例组某因素的暴露率或暴露比例$a/(a+c)$与对照组$b/(b+d)$之间的差异是否具有统计学意义。如果两组某因素暴露率差异有统计学意义,说明该暴露与疾病存在统计学关联。两组暴露率差异的统计学检验可用四格表的χ^2检验:

$$\chi^2 = \frac{(ad-bc)^2 N}{(a+b)(c+d)(a+c)(b+d)}$$ 式(5-8)

当四格表中一个格子的理论数≥1但<5,总例数>40时,则使用χ^2检验的连续性校正公式:

$$\chi^2_{校正} = \frac{(|ad-bc|-N/2)^2 N}{(a+b)(c+d)(a+c)(b+d)}$$ 式(5-9)

例5-4:病例组口服避孕药的暴露率为$\frac{39}{39+114}\times100\% = 25.5\%$

对照组口服避孕药的暴露率为$\frac{24}{24+154}\times100\% = 13.5\%$

$$\chi^2 = \frac{(39\times154-24\times114)^2 \times 331}{63\times268\times153\times178} = 7.70$$

根据计算出的χ^2值,查χ^2界值表,可获知P值,$\nu=(2-1)(2-1)=1$。因为$\nu=1$时,$\chi^2_{0.01}=6.63$。本例,χ^2值为7.70>6.63,则$P<0.01$,说明病例组与对照组口服避孕药暴露率的差异有统计学意义,提示口服避孕药与心肌梗死有关联。

（2）关联强度分析:描述暴露与疾病联系强度的指标是相对危险度(RR),在队列研究中可求得。但是，一般情况下，病例对照研究中没有暴露组和非暴露组的观察人数，不能计算发病率，因此不能直接计算 RR 值，但可用 OR 来近似估计 RR 值。比值比又称比数比、优势比，为病例组与对照组两组暴露比值之比。所谓比值或比数（odds）是指某事物发生的可能性与不发生的可能性之比。病例组和对照组的暴露比值分别为：

$$\frac{a}{a+c}\bigg/\frac{c}{a+c}\,和\,\frac{b}{b+d}\bigg/\frac{d}{b+d}$$

因此，比值比

$$OR=\left(\frac{a}{a+c}\bigg/\frac{c}{a+c}\right)\bigg/\left(\frac{b}{b+d}\bigg/\frac{d}{b+d}\right)=\frac{ad}{bc}$$

即

$$OR=\frac{ad}{bc}$$ 式（5-10）

OR 值恰好是四格表中两条对角线上的四个数字的交叉乘积 ad 与 bc 之比，故 OR 又称为交叉乘积比。OR 值的含义与 RR 值相同，均指暴露者疾病的危险性是非暴露者的多少倍。OR>1 说明暴露与疾病呈"正"关联，即暴露可增加疾病的危险性，暴露因素是疾病的危险因素；OR<1 说明暴露与疾病呈"负"关联，即暴露可降低疾病的危险性，暴露因素是保护因素；OR=1，则表明暴露因素与疾病之间无统计学联系。

例 5-4：

$$OR=\frac{39\times154}{24\times114}=2.20$$

结果表明服用口服避孕药者发生心肌梗死的危险性为不服用口服避孕药者的 2.20 倍，提示服用口服避孕药是心肌梗死的一个危险因素。

（3）计算 OR 的 95% 可信区间：上述 OR 值是用一次病例对照研究资料（样本人群）计算而来的。由于存在抽样误差，应按一定概率（称为可信度）估计总体人群或源人群的 OR 值范围，即 OR 的可信区间（confidence interval, CI）。OR 值可信区间的估计方法有 2 种：

1）Miettinen 法：主要利用计算的 χ^2 值来估计 OR 的 95% 可信区间，其估算采用以下公式：

$$OR 的 95\% CI=OR^{(1\pm1.96/\sqrt{\chi^2})}$$ 式（5-11）

式中一般用不校正的 χ^2 值。

例 5-4：OR 的 95% CI=$2.20^{(1\pm1.96/\sqrt{7.70})}$=(1.26, 3.84)，表明服用口服避孕药者发生心肌梗死 OR 的 95% 可信范围是在 1.26～3.84 之间。

2）Woolf 法：即自然对数转换法，是建立在方差基础上的。

lnOR 的方差为：

$$Var(\ln OR)=\frac{1}{a}+\frac{1}{b}+\frac{1}{c}+\frac{1}{d}$$ 式（5-12）

当四格表中某一格的数值为 0 时，可在每格的数值上各加 0.5，再求出它的倒数之和。

lnOR 的 95% 可信区间为：

$$\ln OR\ 95\% CI=\ln OR\pm1.96\times\sqrt{Var(\ln OR)}$$ 式（5-13）

OR 值的 95% 可信区间是其反自然对数，即

$$\exp[\ln OR\pm1.96\sqrt{Var(\ln OR)}]$$ 式（5-14）

例 5-4：
$$Var(\ln OR) = \frac{1}{39} + \frac{1}{24} + \frac{1}{114} + \frac{1}{154} = 0.082\ 6$$

$$\ln OR\ 95\%\ CI = \ln 2.20 \pm 1.96 \times \sqrt{0.082\ 6} = (0.225\ 1, 1.351\ 8)$$

$$\exp(0.225\ 1, 1.351\ 8) = (1.25, 3.86)$$

即 OR 的 95% 可信区间为 1.25～3.86。

可见上述两种方法计算结果基本一致，Miettinen 法计算方法简单，较常用。

OR 值可信区间除了用于估计总体 OR 值的范围外，也可根据 OR 值的可信区间是否包括 1 来推断暴露因素与疾病间有无统计学关联。如果 95%CI 不包括 1，说明如果进行多次病例对照研究，有 95% 的可能 OR 值不等于 1，该项研究 OR 值不等于 1 并非抽样误差所致，可认为研究因素与研究疾病有关联；如果 OR 值 95%CI 包括 1，说明如果进行多次病例对照研究，可能有 95% 的研究其 OR 值等于 1 或接近 1，即研究因素与研究疾病无关联。

（4）估计归因危险度百分比（AR%）和人群归因危险度百分比（PAR%）：在一定条件下，病例对照研究也可计算出这两个指标。

在病例对照研究中一般不能获得发病率和 RR 值，只能获得 OR 值，当所研究疾病的发病率很低（如小于 5%）时，OR≈RR，故可用 OR 来代替 RR 来估计 AR%，其计算公式可写成：

$$AR\% = \frac{OR-1}{OR} \times 100\% \qquad \qquad 式（5\text{-}15）$$

如果对照组的暴露率可以代表病例源人群的状况，则可用对照组的暴露率代表人群暴露率 P_e，则：

$$PAR\% = \frac{P_e(OR-1)}{P_e(OR-1)+1} \times 100\% \qquad \qquad 式（5\text{-}16）$$

例 5-4：$AR\% = \frac{2.20-1}{2.20} \times 100\% = 54.5\%$，表示在服用口服避孕药人群中由服用口服避孕药引起的心肌梗死发病占全部心肌梗死发病的 54.5%。对照组口服避孕药的暴露率为 $\left(\frac{24}{178} \times 100\%\right) = 13.5\%$，

因此，$PAR\% = \frac{0.135 \times (2.20-1)}{0.135 \times (2.20-1)+1} \times 100\% = 13.9\%$，表示在一般人群中由服用口服避孕药引起的心肌梗死发病占全部心肌梗死发病的 13.9%。

2. 1:1 配对资料的分析　病例对照研究中，1:1 配对资料可整理成表 5-3 的形式。注意表内的数字 a、b、c、d 是病例与对照的对子数。

表 5-3　1:1 配对病例对照研究资料归纳表

对照	病例		合计
	有暴露史	无暴露史	
有暴露史	a	b	$a+b$
无暴露史	c	d	$c+d$
合计	$a+c$	$b+d$	$N=a+b+c+d$

【例 5-5】 1976 年 Mack 等报告的外源性雌激素与子宫内膜癌关系的病例对照研究资料见表 5-4。以此为例,介绍配对病例对照研究资料分析步骤。

表 5-4 外源性雌激素与子宫内膜癌关系的配对病例对照研究资料

对照	病例		合计
	有暴露史	无暴露史	
有暴露史	27	3	30
无暴露史	29	4	33
合计	56	7	63

(1)暴露与疾病关联分析:可用 McNemar χ^2 检验,公式如下:

$$\chi^2 = \frac{(b-c)^2}{(b+c)} \qquad \text{式(5-17)}$$

此公式适用于较大样本。当 $(b+c)<40$ 时,用以下连续性校正公式计算校正的 χ^2 值。

$$\text{校正} \chi^2 = \frac{(|b-c|-1)^2}{(b+c)} \qquad \text{式(5-18)}$$

例 5-5 按式(5-18)计算,得:校正 $\chi^2 = \frac{(|3-29|-1)^2}{(3+29)} = 19.53$

$\nu=1$,$P<0.005$,说明使用外源性雌激素与子宫内膜癌的风险增加有关。

(2)计算 OR 值:用以下公式计算。

$$OR = \frac{c}{b}(b \neq 0) \qquad \text{式(5-19)}$$

例 5-5:
$$OR = \frac{29}{3} = 9.67$$

(3)计算 OR 95%CI:仍用 Miettinen 法,即

OR 的 95% CI = $OR^{(1\pm1.96/\sqrt{\chi^2})}$,式中一般用不校正的 χ^2 值。

例 5-5:OR 的 95% CI = $9.67^{(1\pm1.96/\sqrt{21.13})}$ = (3.67, 25.44),即 OR 的 95%CI 为 3.67~25.44。结果表明:外源性雌激素的使用是子宫内膜癌发生的危险因素。

(三)非匹配资料的分层分析

病例对照研究中的混杂因素可以用分层分析(stratification analysis)的方法去识别,并估计和控制其作用。分层分析是根据潜在混杂因素的有无或程度将研究对象分为不同的层,然后在各层中比较病例组和对照组暴露因素的分布。如可按某一混杂因素分成若干亚层(如 i 层,见表 5-5)后,分别计算各层的 OR_i,并进行齐性检验(homogeneity test),如果齐性检验结果显示各层的 OR 值的差别没有统计学意义,说明各层资料是同质的,可按照 1959 年由 Mantel 和 Haenszel 提出的方法,计算总的 OR 值即 Mantel-Haenszel OR(简称 OR_{MH}),这是对混杂因素校正(或调整)后的合并 OR 值。如果齐性检验结果显示各层的 OR 值的差异有统计学意义,提示各层资料不属于同质资料,不宜再计算合并 OR 值,而应进一步分析分层因素与暴露因素之间的交互作用(interaction)。

表5-5 病例对照研究分层资料(第 i 层)的四格表

暴露	病例组	对照组	合计
有	a_i	b_i	m_{1i}
无	c_i	d_i	m_{0i}
合计	n_{1i}	n_{0i}	N_i

【例5-6】 对例5-4的资料做进一步分析,如表5-6所示。

表5-6 在无口服避孕药服用史者中年龄与心肌梗死的关联

年龄/岁	发生心肌梗死者/例	对照组/例	合计
≥40	88	95	183
<40	26	59	85
合计	114	154	268

在无口服避孕药服用史者中年龄与心肌梗死 OR=2.10, χ^2=7.27,说明年龄与心肌梗死的发生有联系,即年龄越大,发生心肌梗死的危险越高。

再分析对照组中年龄与口服避孕药的关联(表5-7)。

表5-7 对照组中年龄与服用口服避孕药史的关联

口服避孕药服用史	<40 岁	≥40 岁	合计
有	17	7	24
无	59	95	154
合计	76	102	178

OR=3.91, χ^2=8.98,说明年龄与服用口服避孕药也有联系。

另外,年龄不是服用口服避孕药与心肌梗死联系的中间环节,故可以认为年龄是研究口服避孕药与心肌梗死关系时的混杂因素,可以用分层分析方法控制年龄的混杂作用。

仍以表5-2的数据为例,说明分层分析的一般步骤及方法。考虑到年龄与服用口服避孕药的行为有关,也与心肌梗死的发生有关,可能是个混杂因素,故按年龄将研究对象分为<40 岁和≥40 岁两层(表5-8)。

表5-8 口服避孕药与心肌梗死关系的病例对照研究资料

口服避孕药服用史	<40 岁			≥40 岁			合计		
	病例	对照	小计	病例	对照	小计	病例	对照	总计
有	21	17	38	18	7	25	39	24	63
无	26	59	85	88	95	183	114	154	268
总计	47	76	123	106	102	208	153	178	331

分层分析的步骤:

(1)计算各层资料的 OR 值:利用式(5-8)计算各层的比值比 OR_i:

不考虑年龄的影响时, $OR = \dfrac{39 \times 154}{114 \times 24} = 2.20$。

按年龄分层后,

$$<40\ 岁: OR_1 = \frac{21 \times 59}{26 \times 17} = 2.80$$

$$\geq 40\ 岁: OR_2 = \frac{18 \times 95}{88 \times 7} = 2.78$$

可见,两层的 OR_i 均比不分层时的 OR 大,说明年龄起了一定的混杂作用。按年龄分层后,两层 OR_i 的齐性检验常用 Woolf 齐性检验法,具体计算方法请参照有关书籍。本例齐性检验结果显示两层 OR 的差异无统计学意义,说明两层资料是同质的,可计算总 χ^2 和总 OR,常用 Mantel-Haenszel 提出的计算公式,分别以 χ^2_{MH} 和 OR_{MH} 表示。

(2)计算 χ^2_{MH}:用以下公式计算 χ^2_{MH}。

$$\chi^2_{MH} = \frac{\left[\sum_{i=1}^{I} a_i - \sum_{i=1}^{I} E(a_i) \right]^2}{\sum_{i=1}^{I} Var(a_i)} \qquad 式(5-20)$$

式中,$E(a_i)$ 为 a_i 的期望值;$Var(a_i)$ 为 a_i 的方差。

$$\sum_{i=1}^{I} E(a_i) = \sum_{i=1}^{I} \frac{m_{1i} n_{1i}}{n_i} \qquad 式(5-21)$$

$$\sum_{i=1}^{I} Var(a_i) = \sum_{i=1}^{I} \frac{m_{1i} m_{0i} n_{1i} n_{0i}}{n_i^2 (n_i - 1)} \qquad 式(5-22)$$

如果四格表中某一格子的理论数小于5,则用下列校正公式:

$$校正 \chi^2_{MH} = \frac{\left[\left| \sum_{i=1}^{I} a_i - \sum_{i=1}^{I} E(a_i) \right| - 0.5 \right]^2}{\sum_{i=1}^{I} Var(a_i)} \qquad 式(5-23)$$

表5-8:

$$\sum_{i=1}^{2} E(a_i) = \frac{47 \times 38}{123} + \frac{106 \times 25}{208} = 27.26$$

$$\sum_{i=1}^{2} Var(a_i) = \frac{47 \times 76 \times 38 \times 85}{123^2 (123-1)} + \frac{106 \times 102 \times 25 \times 183}{208^2 (208-1)} = 11.77$$

$$\chi^2_{MH} = \frac{(39 - 27.26)^2}{11.77} = 11.71$$

$\nu = i - 1 = 2 - 1 = 1$,查 χ^2 界值表得 $P < 0.01$。

(3)计算 OR_{MH} 及其95%CI:应用 Mantel-Haenszel 提出的公式:

$$OR_{MH} = \frac{\sum_{i=1}^{I} (a_i d_i / n_i)}{\sum_{i=1}^{I} (b_i c_i / n_i)} \qquad 式(5-24)$$

表5-8:

$$OR_{MH} = \frac{(21 \times 59/123) + (18 \times 95/208)}{(26 \times 17/123) + (88 \times 7/208)} = 2.79$$

OR_{MH} 的 95%CI 可用 Miettinen 法计算，即

$$OR_{MH}^{(1\pm1.96/\sqrt{\chi^2_{MH}})} = 2.79^{(1\pm1.96/\sqrt{11.71})} = (1.55, 5.02)$$

即 OR_{MH} 的 95%CI 为 1.55～5.02。

综上，调整年龄的可能混杂作用后，$OR_{MH}=2.79$，高于不分层时的 $OR=2.20$，说明年龄这个混杂因素减弱了口服避孕药与心肌梗死的联系强度。

虽然能按照一个以上混杂因素分层进行分层分析，但当混杂因素很多时，分层较多，每层内研究样本可能会很少，不能满足统计分析的需要，故应用上受到一定限制。随着计算机技术及流行病学理论与方法的发展，多因素分析模型如多元线性回归、Logistic 回归等被广泛应用于病例对照研究的资料分析，以探讨多个因素与疾病间的关系以及控制混杂因素，操作简单、结果可靠。

（四）剂量-反应关系的分析

前述分析方法都是建立在 2×2 列联表的基础上的。虽然可以同时调整几个混杂因素，每个混杂因素也可分为若干水平，但暴露因素只分为两个水平。如果能够获得某些暴露因素不同暴露水平的资料（也称分级资料），可将不同暴露水平的资料由小到大或由大到小分成多个有序的暴露等级，不同暴露等级分别与无暴露或最低水平的暴露做比较，以分析这些暴露与疾病之间的剂量-反应关系（dose-response relationship），增加因果关系推断的依据。分级暴露资料的分析方法如下：

（1）将资料整理归纳成 R×C 列联表形式：见表 5-9。

表 5-9　病例对照研究分级资料整理表

组别	暴露分级						合计
	x_0	x_1	x_2	x_3	x_4	...	
病例	$a_0(c)$	a_1	a_2	a_3	a_4	...	n_1
对照	$b_0(d)$	b_1	b_2	b_3	b_4	...	n_0
合计	m_0	m_1	m_2	m_3	m_4	...	N

可见，表 5-9 中的 a_0 和 b_0 分别相当于前面四格表中的 c 和 d。

【例 5-7】　1956 年 Doll 和 Hill 发表的男性吸烟与肺癌关系的病例对照研究资料见表 5-10。

表 5-10　男性每日吸烟的支数与肺癌的关系

组别	每日吸烟支数				合计
	0	1～4	5～14	15～	
病例	2(c)	33(a_1)	250(a_2)	364(a_3)	649(n_1)
对照	27(d)	55(b_1)	293(b_2)	274(b_3)	649(n_0)
合计	29(m_0)	88(m_1)	543(m_2)	638(m_3)	1 298(N)

（2）进行 R×C 列联表资料的 χ^2 检验：用下面的卡方检验公式计算 χ^2 值。

即

$$\chi^2 = N\left(\sum_{i=1}^{I} \frac{A_i^2}{n_i m_i} - 1\right) \qquad 式（5-25）$$

表 5-10 中的 a_i、b_i、c 和 d 即为实际值（A_i），则：

$$\chi^2 = 1\,298 \times \left(\frac{2^2}{649 \times 29} + \frac{33^2}{649 \times 88} + \frac{250^2}{649 \times 543} + \frac{364^2}{649 \times 638} + \frac{27^2}{649 \times 29} + \frac{55^2}{649 \times 88} + \frac{293^2}{649 \times 543} + \frac{274^2}{649 \times 638} - 1 \right)$$
$$= 43.15$$

$\nu = (R-1)(C-1) = (2-1)(4-1) = 3$，$P < 0.001$，说明男性肺癌组和对照组吸烟量分布的差别有统计学意义。

（3）计算各暴露水平的 OR 值：通常以不暴露或最低水平的暴露组为参照组，其余暴露水平各组分别与参照组进行比较，计算各组的 OR 值。本例以不吸烟组为参照组，每日吸烟支数为 1~4、5~14、15~三组的 OR 值分别为 8.10、11.52 和 17.93，即随着吸烟量的增加而递增，呈现明显的剂量-反应关系。但还需经 χ^2 趋势检验来判明该剂量-反应关系是否有统计学意义。

（4）χ^2 趋势检验：用下列公式计算 χ^2 值。

$$\chi^2 = [T_1 - (n_1 T_2/N)]^2 / Var \qquad\qquad 式（5-26）$$

式中，Var 为方差，其计算公式为：

$$Var = n_1 n_0 (N T_3 - T_2^2) / [N^2(N-1)] \qquad\qquad 式（5-27）$$

式中，T_1、T_2、T_3 的计算公式分别为：

$$T_1 = \sum_{i=0}^{i} a_i x_i \qquad\qquad 式（5-28）$$

$$T_2 = \sum_{i=0}^{i} m_i x_i \qquad\qquad 式（5-29）$$

$$T_3 = \sum_{i=0}^{i} m_i x_i^2 \qquad\qquad 式（5-30）$$

式中第 i 暴露水平的 $x_i = i$，参照组为 $x_0 = 0$。

例 5-7：
$$T_1 = \sum_{i=0}^{i} a_i x_i = 33 \times 1 + 250 \times 2 + 364 \times 3 = 1\,625$$

$$T_2 = \sum_{i=0}^{i} m_i x_i = 38 \times 1 + 543 \times 2 + 638 \times 3 = 3\,088$$

$$T_3 = \sum_{i=0}^{i} m_i x_i^2 = 83 \times 1^2 + 543 \times 2^2 + 638 \times 3^2 = 8\,002$$

则：

$$Var = 649 \times 649 \times (1\,298 \times 8\,002 - 3\,088^2) / [1\,298^2 \times (1\,298-1)] = 164.00$$

$$\chi^2 = [1\,625 - (649 \times 3\,088/1\,298)]^2 / 164.00 = 40.01$$

这是线性趋势检验，$\nu = 1$，$P < 0.001$。

上述结果说明吸烟量与肺癌危险性之间存在明显的剂量-反应关系，即随着吸烟量的增加，发生肺癌的危险性（OR）递增，并且该剂量-反应关系有统计学意义。

（五）研究功效

研究功效（power）也叫把握度，可以解释为拒绝无效假设的能力，即当无效假设不成立时，该假设被拒绝的概率。

例如,假定人群中暴露于所研究的危险因素的比例 P_0=0.30,统计学双侧检验的显著性水平 α=0.05,如果采用非匹配病例对照研究,病例和对照各 50 例,则该研究有多大的功效发现 OR=2 的关联?

首先,计算 Z_β 值:

$$Z_\beta = \sqrt{\frac{n(P_1-P_0)^2}{2\bar{P}(1-\bar{P})}} - Z_{1-\alpha/2} \qquad 式(5\text{-}31)$$

功效 $=1-\beta=P(Z\leqslant Z_\beta)$ (P 为概率)。

计算出 Z_β 之后,根据标准正态分布查出小于 Z_β 时的概率, P_1 的计算公式与计算样本量时的式(5-2)相同。

$$P_1 = \frac{OR \times P_0}{1-P_0+OR \times P_0} = \frac{2 \times 0.3}{1-0.3+2 \times 0.3} = 0.461\,5$$

本例中, n=50, P_0=0.30, α=0.05(双侧检验), $Z_{1-\alpha/2}$=1.96, OR=2,则:

$$\bar{P} = \frac{P_0+P_1}{2} = \frac{0.3+0.461\,5}{2} = 0.380\,8$$

$$Z_\beta = \sqrt{\frac{50 \times (0.461\,5-0.3)^2}{2 \times 0.380\,8 \times (1-0.380\,8)}} - 1.96 = -0.297 \approx -0.30$$

查正态分布表,当 Z_β=-0.30 时, β=0.62,功效 $=1-\beta$=38%。

结论:如果该研究选用病例和对照各 50 例,在给定的条件下,该研究能检出 OR=2 的概率为 38%。如果 OR 确实等于 2,则该研究成功的希望不大,因为 38% 的功效太低。一般认为一项研究的功效(power)应在 80% 以上。

以上计算方法没有考虑控制混杂因素和评价交互作用的情况,因此所计算的研究功效只是一个粗略的估计,计算的结果可供设计阶段参考。

对于一项已完成的配对病例对照研究,如果病例和对照对某一因素暴露状况不一致的对子数为 m,则研究功效可用下式计算:

$$Z_\beta = \frac{\left|P-\dfrac{1}{2}\right|\sqrt{m}-\dfrac{Z_{1-\alpha/2}}{2}}{\sqrt{P(1-P)}} \qquad 式(5\text{-}32)$$

式中, P=OR/(1+OR)。公式(5-32)可检验已完成的配对病例对照研究的研究功效,因为这里已经有了不一致对子数 m。

第四节　常见偏倚及其控制

病例对照研究是一种回顾性的观察性研究,比较容易产生偏倚,常见的偏倚有选择偏倚、信息偏倚和混杂偏倚。这些偏倚可以通过严谨的设计和细致的分析加以识别和控制。

一、选择偏倚

一项病例对照研究所选择的研究对象只是源人群的一个样本,由于选入的研究对象与未选入者在某些特征上存在差异而引起的系统误差称为选择偏倚。病例对照研究中常见的选择偏倚包括入院率偏倚、现患病例 - 新发病例偏倚等。

（一）入院率偏倚

入院率偏倚（admission rate bias）也称伯克森偏倚（Berkson's bias），在以医院为基础的病例对照研究中常发生这种偏倚，即当选择医院病人作为病例和对照时，病例只是该医院或某些医院的特定病例而不是全体病人的随机样本，对照是医院的某一部分病人而不是全体目标人群的一个随机样本，由于医院的医疗条件、病人的居住地区及社会经济文化等多方面因素的影响，病人对医院以及医院对病人都有一定的选择性，特别是因为各种疾病的入院率不同可导致病例组与对照组在某些特征上的系统误差。因此，尽可能在社区人群中选择病例和对照，保证较好的代表性。如进行以医院为基础的病例对照研究，最好能在多个不同级别、不同种类的医院选择一定期间内连续观察的某种疾病的全部病例或其随机样本，在与病例相同的多个医院的多个科室、多病种的病人中选择对照，因已知与所研究的暴露因素有关的病种而就诊的病人不宜作为对照，以避免或减少入院率偏倚。

（二）现患病例 - 新发病例偏倚

现患病例 - 新发病例偏倚（prevalence-incidence bias）也称奈曼偏倚（Neyman bias），即如果调查对象选自现患病例，即存活病例，特别是病程较长的现患病例，得到的一些暴露信息可能只与存活有关，而未必与该病的发病有关，从而错误地估计这些因素的病因作用；另一种情况是，某病的幸存者由于疾病而改变了原有的一些暴露特征（如生活习惯），当他们被调查时容易误将这些改变了的暴露特征当作疾病前的状况，从而导致这些因素与疾病的关联误差。因此，选择新发病例作为研究对象可避免或减少此类偏倚。

（三）检出症候偏倚

某因素虽然不是所研究疾病的病因，但有该因素的个体容易出现某些症状或体征，并常因此而就医，从而提高了所研究疾病早期病例的检出率。如果病例对照研究中病例组包括了较多的这种早期病例，致使过高地估计了病例组的暴露程度，由此而产生的系统误差即为检出症候偏倚（detection signal bias）。因此，在医院中收集病例时，最好包括不同来源的早、中、晚期病人，以减少这种偏倚。

二、信息偏倚

信息偏倚又称观察偏倚或测量偏倚，是在收集整理信息过程中测量暴露与结局的方法有缺陷所造成的系统误差。在病例对照研究中常见的信息偏倚包括回忆偏倚、调查偏倚等。

（一）回忆偏倚

回忆偏倚（recall bias）是由研究对象对暴露史或既往史回忆的准确性和完整性存在系统误差而引起的偏倚。由于病例对照研究主要是调查研究对象既往的暴露情况，因此回忆偏倚是病例对照研究中最常见的信息偏倚。回忆偏倚的产生与调查时间和事件发生时间的间隔长短、事件的重要性、被调查者的构成以及询问技术有关。充分利用客观记录资料，问卷调查时重视提问方式，适当采用一些调查技巧，如选择一个与暴露史有联系的、不易被人们所忘记的重要指标进行调查来帮助研究对象联想回忆，有助于减少回忆偏倚。选择新发病例作为调查对象也可减少回忆偏倚的发生。

（二）调查偏倚

调查偏倚（investigation bias）可能来自于调查者或调查对象。病例与对照的调查环境与条件不同,或者调查者对病例与对照采取不同的询问方式,或者对暴露测量方法、采用的仪器设备与试剂不统一或不准确等均可产生调查偏倚。做好调查员的培训,统一对病例和对照的提问方式和调查技术,尽可能使用量化或等级化的客观指标,由同一调查员调查病例和对照,调查环境尽量一致,可减少调查偏倚。调查员向被调查者讲清调查的目的,尽量取得他们的信任与合作,可以减少报告偏倚。此外,使用的检查仪器、试剂应精良、统一,使用前应校准,并在使用过程中要经常进行检查,以减少测量偏倚。

三、混杂偏倚

当研究某个因素与某种疾病的关联时,某个既与疾病有关系、又与所研究的暴露因素有联系的外来因素的影响掩盖或夸大了所研究的暴露因素与疾病的联系,由此造成的偏倚称为混杂偏倚(confounding bias)。该外来因素称为混杂因素(confounding factor)。需注意,暴露因素与疾病因果链上的因素不是混杂因素。在研究设计阶段可以对研究对象采取限制、配比等方法来控制混杂偏倚;在资料分析阶段,可采取分层分析或多因素分析等方法来控制混杂偏倚。

第五节　优点与局限性

表5-11中展示了病例对照研究与队列研究优点和局限性的比较。

表5-11　病例对照研究与队列研究优点和局限性的比较

	病例对照研究	队列研究
优点	1. 特别适用于罕见病、潜伏期长的疾病的病因研究,有时往往是罕见病病因研究的唯一选择 2. 相对更节省人力、物力、财力和时间,并且较易于组织实施 3. 可以同时研究多个暴露与某种疾病的联系,特别适合于探索性病因研究 4. 该方法应用范围广,不仅应用于病因的探讨,而且广泛应用于其他健康事件的原因分析	1. 研究对象暴露资料的收集在结局发生之前,且都是由研究者通过调查得到的,所以资料可靠,受回忆偏倚影响相对小 2. 可以直接获得暴露组和对照组的发病率或死亡率,可直接计算 RR 和 AR 等反映暴露与疾病关联强度的指标,可以充分而直接地分析暴露的病因作用 3. 由于暴露在前、疾病发生在后,因果时间顺序明确,加之偏倚较少,故其检验病因假说的能力较强,一般可证实病因联系 4. 在随访观察过程中,有助于了解人群疾病的自然史 5. 能对一种暴露因素所致的多种疾病同时进行观察,分析一种暴露与多种疾病的关系
局限性	1. 不适于研究人群中暴露比例很低的因素 2. 选择研究对象时,难以避免选择偏倚 3. 获取既往信息时,难以避免回忆偏倚 4. 暴露与疾病的时间先后常难以判断,论证因果关系的能力没有队列研究强 5. 不能测定暴露组和非暴露组疾病的发病率,不能直接分析 RR,只能用 OR 来估计 RR	1. 不适于发病率很低的疾病的病因研究 2. 由于随访时间较长,研究对象不易保持依从性,容易产生失访偏倚 3. 研究耗费的人力、物力、财力和时间较多,其组织与后勤工作也相当艰巨,不易实施 4. 在随访过程中,未知变量引入人群,或人群中已知变量的变化等,都可使结局受到影响,使资料的收集和分析复杂化。未知变量是指在研究设计和数据收集过程中未被明确测量或控制的变量,可能包括未记录的暴露、未识别的混杂因素或测量误差等,它们可能会干扰研究结果的准确性

(林华亮)

思考题

1. 病例对照研究的基本原理是什么？
2. 简述病例对照研究的用途。
3. 病例对照研究中，如何选择病例组和对照组？
4. 影响病例对照研究样本量的因素有哪些？
5. 病例对照研究中匹配的目的是什么？
6. 何谓 OR？估计 OR 95% 可信区间的意义是什么？
7. 病例对照研究中常见的偏倚有哪些？如何控制？
8. 简述病例对照研究的优点和局限性。

Chapter 6 Experimental Epidemiology

Experimental epidemiology is an experiment in which the intervention is applied to individuals (patients or healthy people), and its effects are evaluated. The essential features are prospective, in which the intervention is compared with a control, and the allocation to treatment or control is randomized. Experimental studies include clinical trials, field trials, and community trials. A randomized clinical trial evaluates the potential efficacy of a treatment for a disease in which patients with the disease are the subjects. Field trials are useful for evaluating preventive measures and are usually organized in communities and schools. The subjects in the field trials are often free of interested clinical outcome but at risk for that one. In the community trial, groups of people rather than individuals are allocated to receive an intervention or not. A well-conducted randomized clinical trial is the most robust and reliable experimental methodology for comparing preventive and therapeutic clinical interventions. However, ethical consideration is important.

第一节 概 述

观察与实验是医学科学研究的基本方法。所谓"观察"(observation)是在不干预、自然的情况下认识自然现象的本来面目,描述现状,分析规律;而"实验"(experiment)则是在研究者的控制下,对研究对象人为施加或去除某种因素,进一步观察研究对象发生的改变,由此评价这些人为措施的效果。流行病学研究方法根据研究目的也可以分为观察流行病学和实验流行病学。实验流行病学(experimental epidemiology)有时又被称作流行病学实验(epidemiological experiment)、干预试验(intervention trial)等。

一、历史回顾

1917年英国的Topley首先提出"实验流行病学方法",差不多同时期英国的Wilson和Greenwood、德国的Neufeld以及美国的Webster等都曾先后以实验流行病学为题报告了动物群感染模型,他们发现疾病流行与易感动物所占比例和动物间接触程度有关。但这些"实验流行病学"主要是利用动物在实验室模拟传染病流行规律的研究。由于种属的差异、实验受控程度的不同,不能完全用动物实验的结果外推人群。然而他们强调严格控制条件、人为采取措施、前瞻性观察措施效果的学术思想给人们留下了有益的启迪。

在人群中开展的实验流行病学研究,最早采用平行对照的实例可以追溯到1747年James Lind的抗坏血病研究。1799年Haygarth意识到安慰剂效应问题,1863年Gull首次证实安慰剂治疗在评估疾病自然病程和自发痊愈中的重要性。随机化概念于1923年由Fisher最早引入农业实验研究,随后Amberson于1931年首次在临床研究中采用随机化方法分配治疗措施。第一篇多中心临床试验的报告发表于1944年,是关于展青霉素(patulin)治疗感冒的研究。但第一个严格的随机对照临床试验是由英国 Austin B. Hill 爵士设计的链霉素治疗肺结核的研究,1948 年发表于英国医学杂志(*BMJ*)。通过接种疫苗预防传染病的现场试验,早期的有 1946—1950 年 Taylor 开展的百日咳疫苗预防试验,1954 年 Salk 关于脊髓灰质炎减毒疫苗的预防试验。何观清教授于 1954 年在我国首次采用随机对照的现场试验,证实痢疾噬菌体对预防痢疾无效。而对慢性非传染性疾病的多中心试验最早发起于 20 世纪 60 年代。1962 年 Hill 爵士的《临床和预防医学中的统计方法》一书问世,可以作为临床试验研究发展的一个重要的里程碑。同年,美国立法要求新药必须经临床试验评价后由食品药品监督管理局(FDA)批准才能上市,由此极大促进了临床试验的开展。1979 年国际临床试验协会成立,1980 年 *Controlled Clinical Trial* 杂志首期发行。20 世纪 70 年代末期和 80 年代初期开始出现社区试验,较著名的如美国国立肿瘤研究所资助的戒烟社区干预试验(COMMIT)等。过去的几十年,在人群中开展的实验流行病学进入了蓬勃发展时期,被广泛用于各种干预措施的评价和因果关系的确证。

二、定义

实验流行病学是指研究者根据研究目的,按照预先确定的研究方案将研究对象随机分配到试验组和对照组,人为地施加或减少某种处理因素,然后追踪观察处理因素的作用结果,比较和分析两组人群的结局,从而判断处理因素的效果。为了确保研究结果的真实性和可靠性,研究者必须预先做好实验设计,以保证研究过程和研究结果的科学性。

三、基本特征和用途

在实验流行病学研究中,研究对象被分为两组或多组,分别接受不同的干预(处理或对照)措施,随访观察一段时间,然后比较各组的某(些)结局(outcome)或效应(effect)(图 6-1)。因此,实验流行病学研究具有以下基本特征:

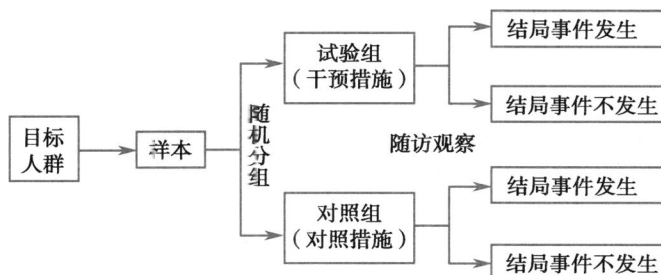

图 6-1　实验流行病学研究原理示意图

1. 属于前瞻性研究,即必须直接跟踪研究对象,这些对象虽不一定从同一天开始,但必须从一个确定的起点开始跟踪。

2. 必须施加一种或多种干预处理,处理因素可以是预防某种疾病的疫苗、治疗某病的药物或干预的方法措施等。

3. 研究对象是来自一个总体的符合纳入排除标准并签署知情同意的人群,并在分组时采取严格的随机分配原则。

4. 必须有平行的试验组和对照组,要求在开始试验时,两组基线特征近似或可比,这样试验结果的组间差别才能归之于干预处理的效应。

由于实验流行病学中的干预措施由研究者所控制,实验现象由实验者亲自观察,研究人群又随机分组,从而对结局作解释时能够很好地排除那些外部因素的干扰作用,因此其检验因果关系假设的能力强于分析性研究,可以作为确证因果关系的最终手段。但在实践过程中,出于伦理学的考虑,不可能迫使人群暴露于某种危险因素,因此很少采用实验流行病学设计来确证危险因素的病因作用,除非去除有害因素的研究,如多危险因素干预试验(MRFIT)就是研究戒烟、降血压、降血脂对降低心血管疾病危险的作用。实验流行病学主要用于评价疾病防治效果。在疾病预防或保健研究中可以评价某种干预措施,如疫苗预防传染病的效果;或综合干预措施,如饮食调节、适当运动、戒烟限酒等生活方式干预预防慢性非传染性疾病的效果;以及评价保健策略和政策实施的效果。在疾病治疗研究中可以评价单一用药、联合用药、手术或治疗方案的效果。

四、主要类型

(一)实验

鉴于在人群中开展实验,对实验条件的控制不可能像实验室和动物研究那么严格,因此把它称为试验(trial),而不是实验(experiment)。根据研究目的和研究对象的不同,通常把实验流行病学研究分为临床试验、现场试验和社区试验三类。

1. 临床试验(clinical trial)　是以病人个体为单位进行分组的实验方法,病人可以是住院和未住院的病人。随机化临床试验(randomized clinical trial)又称随机对照试验(randomized controlled trial,RCT),是其中应用最广的一种。临床试验常用于对某种药物或治疗方法的效果进行检验和评价,其原理模式见图 6-2。

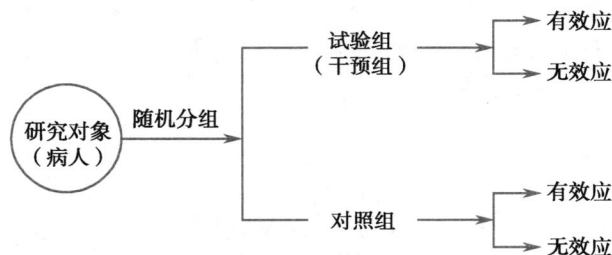

图 6-2　临床试验研究的原理模式示意图

临床试验通常具有如下特点:

(1)以病人作为研究对象。

(2)研究多在医院进行。

(3)多为治疗性试验。

(4)通常有严格的纳入排除标准,保证研究对象的基本特征尽可能一致。

(5)尽可能用盲法随机分配治疗措施,对分配的治疗不依从,应测量其程度与原因。

(6)如果对于所研究的疾病没有可接受的疗法,可以应用安慰剂作对照。

例如,由我国学者主持开展的氯吡格雷联合阿司匹林与阿司匹林单独治疗急性非致残性脑血管事件高危人群研究(简称 CHANCE 研究)就是典型的多中心、随机、双盲、安慰剂对照临床试验。

在新药的研制和开发中,临床试验还可以进一步分为四期:

Ⅰ期:通过耐受性试验与药代动力学研究,确定该药的安全有效剂量范围及药物在人体内的吸收、代谢和排泄的规律。通常在 20~80 个志愿者身上进行。

Ⅱ期：在一小部分特定病例中，在有对照的情况下进行严密的临床观察，以进一步确定此药的安全性与有效性。通常采用随机对照设计，研究对象100～300例。

Ⅲ期：在例数较多的病例中进行，由临床医师主持，是随机化临床试验。目的在于评价药物的安全性、有效性及最佳剂量。一般需要几百或几千人。

Ⅳ期（上市后监测）：目的是进一步观察疗效，监测副作用。

上述Ⅰ～Ⅲ期一般在药物上市前完成，因此又统称为上市前临床试验（pre-marketing clinical trial）。因为上市前临床试验存在许多局限性，如观察对象样本量有限，观察时间短，病种单一，多数情况下排除老人、孕妇和儿童，因此一些罕见的不良反应、迟发反应和发生在某些特殊人群的不良反应难以发现，所以新药上市后仍需开展监测和药物流行病学研究，此即Ⅳ期临床试验，又称上市后临床试验（post-marketing clinical trial）。

2. 现场试验（field trial）　也叫人群预防试验（intervention trial），是以尚未患病的人作为研究对象，接受处理或某种预防措施的基本单位与临床试验一样是个人，而不是亚人群。现场试验的原理模式见图6-3。

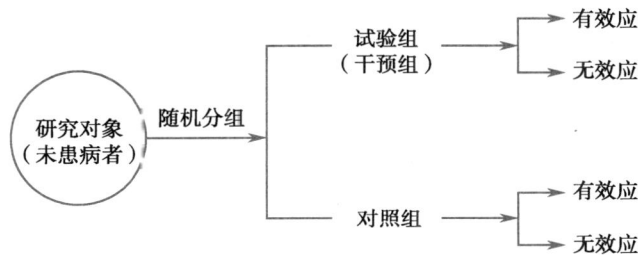

图 6-3　现场试验研究的原理模式示意图

现场试验通常具有如下特点：

（1）研究对象通常为非病人。

（2）研究地点为现场。

（3）多为预防性试验。

（4）通常需要较多的研究对象。

（5）需以个体为单位随机分配措施。

（6）对分配的措施不依从，应当测量其程度与原因。

（7）尽可能应用盲法。

从上述的特点可见，现场试验与临床试验相比，需要较多的研究对象和较高的花费，因此多用于极常见或极严重的疾病的预防研究，如大剂量维生素C预防普通感冒的效果评价，预防脊髓灰质炎的Salk疫苗试验。为了提高现场试验的效率，通常在高危人群中进行研究，如在母亲HBsAg阳性的婴儿中进行乙型肝炎疫苗试验，此类婴儿感染风险显著高于母亲HBsAg阴性者。我国近年来开展的甲型H1N1流感疫苗、肠道病毒71型（EV71）疫苗Ⅱ期和Ⅲ期等现场试验均是优秀范例。

3. 社区试验（community trial）　也叫社区干预项目（community intervention program, CIP），是以人群作为整体进行实验，常用于对某种预防措施或方法进行考核或评价。整体可以是一个居住的社区，也可以是功能社区，如学校的班级、工厂的车间、医院的科室、小区的住户等。如食盐中统一加碘，使整个研究地区的人群食用来预防地方性甲状腺肿就属于此类研究。

社区试验的特点如下:

(1) 研究场所为社区。

(2) 以社区人群或某类人群组/亚组为单位分配干预措施。

(3) 常用于对某种预防措施或方法进行考核或评价。

(4) 一般采用整群随机分配措施的方法保证比较组之间应尽可能具有可比性。

(5) 如果研究只包含两个社区,则要求干预社区与对照社区间基线特征有类似的分布。

近年来,社区干预项目日益受到重视,主要是伴随疾病模式的转变,人们越来越意识到疾病预防的全人群策略更为经济有效,改善社区的自然或人文社会环境更有助于个体行为的改变,更易推广实施。例如,我国学者开展的 DECIDE-Salt 研究,选择 4 个地区的 48 所养老机构进行整群随机分组,评价不同减盐策略的有效性和安全性,就是典型的社区干预项目。

(二)类实验

一个完全的实验流行病学研究必须具备随机、对照、干预、前瞻四个基本特征,缺乏严格的随机分组或平行对照的实验称为类实验(quasi-experiment)或自然实验(natural experiment)。根据是否设立对照组,类实验又可分为两类:

1. 不设平行对照组　其对比可在个体或群体水平上进行。例如,个体水平的自身前后对照,比较高血压病人服用某种降压药物前后的血压水平,以评价该药物的降压效果。或者,对比某项政策实施前后群体水平结局指标的改变,如在某乙肝高流行地区,比较乙肝疫苗扩大免疫规划策略实施前后多个年度的乙肝发病率变化趋势。

2. 设对照组　虽然设立了平行对照组,但研究对象并非随机分组。如在社区试验中,如果只能对整个社区人群实施预防措施,无法随机分组,可选择具有可比性的另一个社区人群作为对照组。例如,我国学者为了降低高温热浪对健康的威胁,开发了以高温热浪健康风险预警为核心的社区综合干预方案。为了评价该方案的效果,选择两个可比的社区,其中一个社区启动该方案,通过随访两个社区高温热浪相关疾病的发病情况来评价预防效果。

类实验常用于研究对象数量大、范围广而实际情况不允许对研究对象作随机分组的情况,或者用于评价某项政策的实施对群体水平结局指标的效果,本质上还是观察性研究。

第二节　研究设计与实施

实验流行病学是以人为研究对象并施与某种干预措施,因此伦理学的考虑十分重要,必须制定一份详细的设计书(protocol),提交医学伦理委员会批准。设计和实施通常要考虑以下要素。

一、明确研究问题

实验流行病学主要用于评估干预措施的效果,在进行研究设计时首先要根据临床或预防的需要,基于系统的文献复习,提出明确具体的研究问题。研究问题应根据 PICO 的框架进行构建,即对实际临床或公共卫生决策中所涉及的病人(patient)或人群(population)、干预(intervention)、对照(control)、结局(outcome)四个方面分别进行明确的定义。例如:前面提到的 CHANCE 研究,研究对象是急性非致残性脑血管事件高危人群(急性小卒中或短暂性脑缺血发作),待评价的干预措施是氯吡格雷与阿司匹林联合使用,对照是阿司匹林单用,结局是卒中复发风险。

在构建问题以后,还要对问题框架的四个方面进行非常详细的定义。病人的定义不仅应包括疾病的诊断标准,还应考虑年龄、性别、病程、既往史、治疗史等方面的信息。干预和对照应考虑治疗的强度、频率、途径等。结局方面要定义测量的方法和时间。详细的定义不仅可以使研究问题变得清晰,而且有助于决策者评价研究结果的外推性。

二、确定试验现场

根据不同试验目的选择具备一定条件的试验现场,通常考虑以下几个方面:

1. 试验现场人口相对稳定,流动性小,并要有足够的数量。

2. 试验研究的疾病在该地区有较高而稳定的发病率,以期在试验结束时,能有足够的发病人数达到有效的统计分析。

3. 评价疫苗的免疫学效果时,应选择近期内未发生该疾病流行的地区。

4. 试验地区有较好的医疗卫生条件,卫生防疫保健机构比较健全,登记报告制度较完善,医疗机构诊治水平较高等。

5. 试验地区(单位)领导重视,群众愿意接受,有较好的协作配合的条件等。

三、选择研究对象

根据研究目的的不同,受试人群(即研究对象)选择的标准也不同,应制定出严格的入选和排除标准,避免某些外来因素的影响。选择研究对象的主要原则有以下几点:

1. 选择干预措施可能起效的人群 如在现场试验中,对某疫苗的预防效果进行评价,应选择某病的易感人群为研究对象,要防止将病人或非易感者选入。在临床试验中,选择病例要有统一的、公认的诊断标准,而且最好利用客观的诊断指标,避免把未患病者选入而影响研究的真实效果。要注意研究对象的代表性,样本应具备总体的某些基本特征,如性别、年龄、疾病类型、病情轻重及有无合并症等,其比例要能代表总体;还要注意轻型病例固然能取得较好的药物治疗效果,但有自然康复的趋向,且即使设立了严格的对照组,并得到阳性结果,也仅说明对轻型病人有效,还不能说明对各类病人都有效。

2. 选择预期发病率较高的人群 如评价疫苗的预防效果,应选择在疾病高发区人群中进行。药物疗效试验亦多选择高危人群。如平喘解痉药物的疗效试验,最好选择近期频繁发作过支气管哮喘的病人作为研究对象。

3. 选择干预对其无害的人群 若干预对其有害,不应选作研究对象。因此,在新药临床试验时,往往将老年人、儿童、孕妇除外,因为这些人易发生药物不良反应。又如,有胃出血史者不应选作抗炎药物试验的研究对象。

4. 选择能将试验坚持到底的人群 预计在试验过程中就有可能被剔除者不应作为研究对象,例如一种新药治疗脑出血后肢体瘫痪的临床试验研究,通常将伴有癌症者、有严重肾病和肝病者除外,因为这些人可能在研究尚未结束前即死亡或因病情严重而被迫停止试验。

5. 选择依从性好的人群 所谓依从性是指研究对象能服从试验设计安排并能密切配合到底。

四、估计样本量

试验组与对照组应有足够的数量,以保证研究结束时两组能呈现统计学上的显著性差异。但不是研究对象越多越好,样本量过大不仅导致人力、物力、财力和时间的浪费,而且给试验的质量控制带来许多困难。

1. 影响样本量大小的主要因素

（1）干预因素实施前、后研究人群中疾病的发生率：干预前人群发生率越高，干预后效果越好，即发病率或死亡率越低，所需样本量越小。反之，就要大些。这些数据可以根据以往的研究结果或预试验（pilot study）的结果估计。

（2）显著性水平：即检验假设时的第Ⅰ类错误的 α 值。

（3）把握度（power）：即 $1-\beta$，为拒绝无效假设的能力或避免假阴性的能力。

（4）单侧检验或双侧检验：单侧检验比双侧检验所需样本量小。当确信试验组的效果优于对照组，或仅检验试验组效果是否优于对照组时，采用单侧检验；若无法确定试验组和对照组哪一组效果更佳，即两者优劣皆有可能时，则用双侧检验。

（5）研究对象分组数量：分组数量越多，则所需样本量越大。

2. 试验样本大小的计算

（1）计数资料：如发病率、感染率、死亡率、病死率、治愈率等，试验组和对照组之间比较时可按下列公式计算样本大小：

$$N=\frac{\left[Z_{1-\alpha/2}\sqrt{2\bar{p}(1-\bar{p})}+Z_{\beta}\sqrt{p_1(1-p_1)+p_2(1-p_2)} \right]^2}{(p_1-p_2)^2} \qquad 式（6-1）$$

式中，p_1 为对照组发生率；p_2 为试验组发生率；$\bar{p}=(p_1+p_2)/2$；$Z_{1-\alpha/2}$ 为 α 水平相应的标准正态差；Z_{β} 为 $1-\beta$ 水平相应的标准正态差；N 为计算所得一个组的样本大小。

先确定 α 和 β 后，可查表6-1确定相应的标准正态差。

表6-1　标准正态差分布的分位数表

α 或 β	检验效力（$1-\beta$）	$Z_{1-\alpha}$（单侧检验） Z_{β}（单双侧检验）	$Z_{1-\alpha/2}$（双侧检验）
0.001	0.999	3.090	3.290
0.002	0.998	2.878	3.090
0.005	0.995	2.576	2.807
0.010	0.990	2.326	2.576
0.020	0.980	2.058	2.326
0.025	0.975	1.960	2.242
0.050	0.950	1.645	1.960
0.100	0.900	1.282	1.645
0.200	0.800	0.842	1.282

举例：假设对照组某病的发病率为40%，通过干预措施使发病率下降到20%才有推广使用价值，规定 α 水平为0.01，β 水平为5%，把握度（$1-\beta$）为95%，本研究为双侧检验，问两组要观察多少人？

本例 $p_1=40\%$，$p_2=20\%$，双侧检验时 $Z_{1-\alpha/2}$ 为2.58，Z_{β} 为1.64，$\bar{p}=(0.4+0.2)/2=0.3$，代入公式：

$$N=\frac{\left[2.58\sqrt{2(0.3)(0.7)}+1.64\sqrt{0.4(0.6)+0.2(0.8)} \right]^2}{(0.4-0.2)^2}$$

$$=\frac{\left[1.67+1.04 \right]^2}{0.04}=\frac{7.34}{0.04}=184$$

即每组需观察 184 例。

（2）计量资料：如身高、体重、血压、血脂和胆固醇等，若按样本均数比较，当两组样本量相等时，可按下列公式计算样本大小：

$$N = \frac{2(Z_{1-\alpha/2} + Z_{\beta})^2 \sigma^2}{d^2}$$

式（6-2）

式中，σ 为估计的标准差；d 为两组均值之差；$Z_{1-\alpha/2}$、Z_{β} 和 N 所示意义同上述计数资料的计算公式。

以上公式适用于 $N \geqslant 30$ 时。

举例：用某种药治疗硅沉着病（矽肺）病人，可使病人尿矽排出量平均增加到 1.8mg/100ml（$\overline{X}_c$），常规治疗平均为 1.2mg/100ml（$\overline{X}_t$），标准差（S）为 1mg/100ml，$\alpha = 0.05$，$\beta = 0.05$，双侧检验欲得出两组差别显著，问两组各需观察多少人？

本例 σ 为 1.0，d 为 0.6，$Z_{1-\alpha/2}$ 为 1.96，Z_{β} 为 1.64，代入公式：

$$N = \frac{2(1.96+1.64)^2 \cdot 1.0^2}{(1.8-1.2)^2} = 72$$

即每组需观察 72 例。

五、随机化分组与分组隐匿

在试验研究中，随机化是一项极为重要的原则，即将研究对象随机分配到试验组和对照组，使每个研究对象都有同等的机会被分配到各组中，以平衡试验组和对照组各种已知和未知的混杂因素，从而提高两组的可比性，避免造成偏倚。

（一）随机化分组的方法

1. 简单随机分组（simple randomization）　研究对象以个体为单位用掷硬币（正、反两面分别指定为试验组和对照组）、抽签、随机数字表等方法进行分组。

假如要把 10 个病人随机分为 A、B 两组，并希望两组人数相等。具体做法是首先将病人按入选顺序编号；然后查阅随机数字表或利用随机数字生成器，取得与需分配的病人数相等的随机数字，例如这些数字依次是 61、28、98、94、61、47、03、10、67、80；将这些数字按照预先制定好的排列顺序，依次分给病人；进一步按奇偶数将这 10 个随机数字分成两组，奇数对应的病人（编号 1、5、6、7、9）分入 A 组，偶数对应的病人（编号 2、3、4、8、10）分入 B 组，由此完成简单随机分组的过程（表 6-2）。

表 6-2　10 例病人的随机分组情况

病人编号	1	2	3	4	5	6	7	8	9	10
随机数字	61	28	98	94	61	47	03	10	67	80
所属组别	A	B	B	B	A	A	A	B	A	B

2. 区组随机（block randomization）　当研究对象人数较少，而影响试验结果的因素又较多，简单随机化不易使两组具有较好的可比性时，可以采用区组随机化法进行分组。其基本方法是将条件相近的一组受试对象（如年龄、性别、病情相近）作为一个区组，每一区组内的研究对象（通常 4~6 例）数量相等，然后应用单纯随机分配方法将每个区组内的研究对象进行分组。近年来，区组随机化已成为使用非常普遍的随机化方法。与简单随机化相比，其突出优势是可以确保整个试验期间

进入各组的受试者数量均衡,避免分配进度存在时间上的快慢差异,并减少多中心研究中入组人数相对较少的中心的受试者分组不均衡,从而有效提升随机分组后两组的均衡性。

3. 分层随机分组(stratified randomization)　按研究对象特征,即可能产生混杂作用的某些因素(如年龄、性别、病程、病情等)先进行分层,然后在每层内随机地把研究对象分配到试验组和对照组。

4. 整群随机分组(cluster randomization)　按社区或团体分配,即以一个家庭、一个学校、一个医院、一个村庄或居民区等为单位随机分组。这种方法比较方便,但必须保证两组资料的可比性。

（二）分组隐匿

虽然制定了完善的随机分组方案,但如果负责入组病人的研究者预先知道下一个(随机数字所对应的)病人的治疗方案,研究者可能会根据下一个病人的特征和自己对不同治疗方案的好恶,人为地决定入选或排除该病人;病人也会因此人为地决定是否参与研究,由此会带来选择偏倚。

为了防止征募病人的研究者和病人在分组前知道随机分组的方案,一种防止随机分组方案提前解密的方法叫随机分组治疗方案的隐匿,或简称分组隐匿(allocation concealment),采用分组隐匿的随机分组叫隐匿随机分组(concealed random allocation)。简单的分组隐匿可以采用信封法,就是将每个分组方案装入一个不透光的信封,信封外写上编码,密封好交给研究者。待有对象进入研究后,将调查对象逐一编号,再打开相应编号的信封,按照信封中的分配方案进行分组,并采取相应的干预措施。当然,也可以采用中央随机化语音交互系统实现分组隐匿。

没有分组隐匿的随机分组是有缺陷的,不能起到预防选择偏倚的作用。研究表明,与采用隐匿分组的随机化临床试验比较,没有采用隐匿分组的随机对照试验会高估疗效达40%。随机分组联合分组隐匿,才是真正意义上的随机分组,否则,随机分组将和随意分组没有任何区别。因此,进行随机分组时,必须特别注意以下4个原则:①随机数字的分配必须在确定纳入一个病人后才能进行;②随机分配方案必须隐匿;③一个病人随机数字的分配必须一次完成,一旦确定绝对不能更换;④一个病人的分组时间应尽可能接近其治疗开始的时间。

六、设立对照

（一）设立对照的必要性

在研究干预措施的效果时,直接观察到的往往是多种因素的效应交织在一起的综合作用,合理的对照能成功地将干预措施的真实效应客观地、充分地暴露或识别出来,使研究者有可能作出正确评价。通常干预试验的效应受以下几方面因素的影响:

1. 不能预知的结局(unpredictable outcome)　若疾病的临床病程非常容易预测,如狂犬病病人几乎百分之百死亡,如果某种疗法可以治愈该病,则不需要对照便可以下结论。但是,大部分治疗决策所面对的临床结局并不容易预测。由于个体生物学差异的客观存在,同一种疾病在不同个体中表现出来的疾病特征往往不一致,也就是疾病的发生、发展和结局的自然史不一致。不同病型或病情的病人对治疗的反应可能也不同,如接受同一种有效药物治疗的一组病人的疗效高,可能与该组病人中轻型病例占的比例大有关。对于一些疾病自然史不清楚的疾病,其"疗效"也许是疾病发展的自然结果,不设立可比的对照组,则很难与治疗措施的真实疗效相区分。如某单位观察应用一种中草药治疗慢性胃炎,经随访12个月,发现60例慢性胃炎病人的控制率高达55%,但由于没有对照组,对其疗效难以下结论。

2. 向均数回归（regression to the mean）　这是临床上经常见到的一种现象，即一些极端的临床症状或体征有向均数回归的现象。例如血压水平处于特别高的 5% 的人，即使不治疗，过一段时间再测量血压时，其血压值可能也会降低一些。

3. 霍桑效应（Hawthorne effect）　在试验研究（干预研究）中，受试者由于知道自己成为特殊被关注的对象后，所出现的改变自己行为或状态的一种倾向，与他们接受的干预措施的特异性作用无关，是由于病人渴望取悦于他们的医师，使医师感到其医疗活动是成功的。这是病人的一种心理、生理效应，会对疗效产生正向影响。当然，有时也可因病人厌恶某医师或不信任某医院而产生负向效应。

4. 安慰剂效应（placebo effect）　是指某些疾病的病人由于依赖医药而表现出的一种正向心理效应，因此，当以主观症状的改善情况作为疗效评价指标时，其"效应"中可能包括有安慰剂效应在内。

安慰剂（placebo）是一种无论在外观、颜色、味觉、嗅觉上均与积极治疗的药品无从辨别的物品，但没有特定已知的治疗成分。常用的安慰剂有甜药片或注射用生理盐水等。目前已知的安慰剂可使三分之一的病人增强信心、减轻病情、减少不适症状（如术后疼痛、呕吐或瘙痒等），这一现象称为安慰剂效应。

安慰剂效应对研究者与医师有不同的意义。研究者更有兴趣确定特异并符合现有病因理论的效果，他们以安慰剂效应为测量特定治疗效果的基值。相反，临床医师会欢迎安慰剂效应，并愿意增强这一效果或任何有助于病人的方法。

5. 潜在的未知因素的影响　人类的知识总是有局限性的，很可能还有一些影响干预效应的因素，但目前尚未被我们所认识。

（二）对照类型

鉴于上述情况，为了避免偏倚，在设置试验组和对照组时，要求除了试验组接受的干预措施外，两组在其他方面都必须是相似的。设立对照的方式主要有以下几种：

1. 标准疗法对照（有效对照）　是临床试验中最常用的一种对照方式，标准疗法对照是以常规或现行的最好疗法（药物或手术）作对照。适用于已知有肯定疗效的治疗方法的疾病。

2. 安慰剂对照　安慰剂通常用乳糖、淀粉、生理盐水等成分制成，不加任何有效成分，但外形、颜色、大小、味道与试验药物或制剂极为相近。在所研究的疾病尚无有效的防治药物或使用安慰剂对研究对象的病情无影响时才使用。

3. 自身对照　即试验前后以同一人群作对比。如评价某预防规划实施效果，在试验前需要规定一个足够的观察期限，然后将预防规划实施前后人群的疾病和健康状况进行对比。

4. 交叉对照　即在试验过程中将研究对象随机分为 A 和 B 两组，在第一阶段，A 组人群给予干预措施，B 组人群为对照组，经一段时间的干预后，两组对换，B 组接受干预措施，而 A 组成为对照。这样一来，每个研究对象均兼作试验组和对照组成员，干预措施的效果可以汇总个体内的差异而得出。由于个体内的变异通常小于个体间的差异，因此，要达到相同的精确度，交叉对照设计所需要的样本量小于平行对照。但这种对照必须有一个前提，即第一阶段的干预一定不能对第二阶段的干预效应有影响，这在许多试验中难以保证；而且由于每个对象要经历两段时期，需要的时间就比较长，反而易造成研究对象的退出；数据的分析也比较复杂，因此，这种对照的应用受到一定限制。

此外，尚有历史对照、空白对照等非均衡对照，由于这类对照缺乏可比性，除某种特殊情况外，一般不宜采用。

七、盲法的应用

实验流行病学往往容易出现偏倚,这种偏倚可以来自研究对象和研究者本人,可产生于设计阶段,也可来自资料收集或分析阶段。为避免偏倚,可采用盲法(blinding 或 masking)。根据盲法程度,过去经常分为单盲(single blind)、双盲(double blind)和三盲(triple blind)。单盲指研究对象不知道自己是试验组还是对照组。双盲指研究对象和研究观察者都不了解试验分组情况,而是由研究设计者来安排和控制全部试验。三盲指不但研究者和研究对象不了解分组情况,而且负责资料收集和分析的人员也不了解分组情况,从而较好地避免了偏倚。

目前在临床试验中盲法至少分为如下四个层次,而不是单纯使用单盲(病人)和双盲(病人及研究者)等字眼来描述。

1. 负责分配病人到治疗组的人不知道病人接受什么治疗,才不会依照自己的意愿而是按顺序将病人选入试验。

2. 病人本身也不应该知道自己接受什么治疗,才不会改变自己的依从性或对症状的报告。

3. 在研究中照顾病人的医师也不知道每个病人接受什么治疗,才不会对他们(可能是潜意识地)作不同的处理。

4. 研究者在评价结果时无法区别谁是治疗组,这样才不会影响测量。

未用盲法的试验,称为开放性试验(open trial),即研究对象和研究者均知道试验组和对照组的分组情况,试验公开进行。这多适用于有客观观察指标的临床试验,例如,关于外科手术、改变生活习惯(包括饮食、锻炼、吸烟等)的干预效果的观察。其优点是易设计和实施,研究者了解分组情况,便于对研究对象及时作出处理;其主要缺点是容易产生偏倚。

八、确定结局变量及其测量方法

实验流行病学研究的效应是以结局变量(outcome variable)来衡量的,在研究设计时就要明确主要结局(primary outcome)和次要结局(secondary outcome)的具体测量指标。主要结局指标最好选择能够预测(疾病)临床结局的主要终点(primary endpoint),比如脑卒中临床试验的主要终点是致残率、死亡率,这样可以更好地评价干预措施的效果。但主要终点的获得通常需要更长的观察时间、更大的样本量和更多的耗费,故临床研究也会考虑一些替代/次要终点(surrogate endpoint, secondary endpoint),如神经功能缺损程度积分等。结局变量的选择要视研究目的而定,主要结局指标为 1~2 个,次要结局指标可以多一些。但样本量的估算要以主要结局指标为准。选择结局变量时还要规定测量的方法和判断的标准,否则将导致测量偏倚,造成结果的误差。

九、确定试验观察期限

根据试验目的、干预时间和效应(结局事件)出现的周期等,规定研究对象开始观察、终止观察的日期。一般而言,临床试验观察期限较短,现场试验和社区试验观察期限较长;传染病观察期限较短,慢性病观察期限较长。如评价疫苗预防某传染病的效果,可将接受干预措施日作为开始观察时间,以该传染病的最长潜伏期为最短观察期限。如果为了观察保护时间的长短,可根据实际情况延长观察期限。对肿瘤、心血管疾病等慢性病的干预效果则需观察较长时间,甚至可长达数十年。原则上观察期限不宜过长,以能出结果的最短时间为限。

十、收集资料

实验流行病学作为前瞻性的研究,通常采用专门设计的病例报告表(case report form)来收集研究对象的基线、随访和结局资料。基线资料一般包括研究对象的基本人口特征、结局指标的基线水平、其他可能影响研究结果的因素等。有了基线数据,结局变量的评价相对比较容易。调查开始和结束时确定基线数据的方法必须相同,以便正确评价干预效果。为了获得基线数据,如果是现场试验和社区试验,还应该获得社区的支持,社区各方面领导的支持不但有利于所需监测系统的建立,还将有利于使用社区已有的相关系统为监测服务。所用的监测系统,可以是当地生命和健康统计系统、医院诊断结果或社区调查。监测系统必须有相对低的成本和较高的灵敏度。

在实验流行病学研究中,对所有研究对象,不论是试验组或对照组,都要同等地进行随访(follow-up),并要求对所有研究对象都坚持随访到终止期,不可中途放弃或遗漏。

如果观察期限较短,在随访终止时一次搜集资料即可。否则,往往需要在整个观察期内分几次随访,随访间隔的长短和次数主要视干预时间、结局变量出现时间和变异情况而定。

随访观察的内容,主要有 3 个方面:①干预措施的执行状况;②有关影响因素(预后影响因素)的信息;③结局变量。

随访调查人员,要求进行统一培训,经过考核合格后方可参加随访工作。随访资料的收集方法主要有:①访问研究对象或知情人;②通过对研究对象体检或采样检测;③到有关单位获取,多为档案、记录,如气象和环境监测资料,医院的病案,户籍信息、死亡登记、工厂企业就业和工种档案、工作日志等;④对环境的调查,如居住及环境卫生情况、饮用水源、水质如何、工作环境如何等。

第三节　资料的整理与分析

实验流行病学研究资料的整理和分析与其他研究资料的处理一样,首先对研究资料进行核对、整理,然后对资料的基本情况进行统计学描述和分析,进一步计算各组结局指标并进行统计学分析。在资料的整理和分析过程中还要注意防止偏倚的发生。

一、资料的整理

资料整理是资料分析的首要步骤,要依据研究目的和设计对研究资料的完整性、规范性和真实性进行核实,并进一步录入、归类,使其系统化、条理化,便于进一步分析。需要注意的是,要整理全部入组对象,尤其是在随机分组后未完成试验者的资料。研究对象在随机分组前或随机分组后离开试验所带来的影响是不同的。

（一）排除

排除(exclusion)是指在随机分组前研究对象因各种原因没有被纳入。排除对研究结果的内部真实性不会产生影响,但可能影响研究结果的外推(extrapolation)。被排除的研究对象愈多,结果推广的面愈小。为了减少征募对象中被排除的人数,研究者可在研究设计中加入试运行期(run-in period)。该方法是指在 RCT 随机分组之前,通过短期的试验了解研究对象的合作、依从、不能耐受的不良反应等情况,从而排除可能无法坚持试验的研究对象,如对干预措施有禁忌者、无法追踪者、可能失访者、拒绝参加试验者,以及不符合标准的研究对象,并在随后的试验中只选取能够参加试验者进行随机分组。医师健康研究(The Physicians' Health Study)是第一个应用试运行期方法的大规模 RCT,用以观察阿司匹林和 β 胡萝卜素在预防冠心病和肿瘤方面的作用。通过 18 个月的试运行期,试验排除了 33% 不能坚持试验者,在随后 5 年的随访观察中,发现阿司匹林预防冠心病的相对危险度是 0.56(95%CI:0.45~0.70)。如果将排除者全部纳入试验,并假设排除者在两组分布均衡且无治疗效果,那么再计算的 RR 值为 0.71,与 0.56 相比增加约 27%。换言之,加入排除者后,很可能低估或掩盖真实的疗效。所以在未应用试运行期方法的 RCT 中,即使是阴性结果也应引起人们高度重视。

（二）退出

退出(withdrawal)指研究对象在随机分配后从试验组或对照组退出。这不仅会造成原定的样本量不足,使研究工作效力降低,且易产生偏倚。退出的原因可能有以下几种:

1. 不合格(ineligibility)的研究对象　在资料整理时,一般要把不合格的研究对象剔除,包括不符合纳入标准者、一次也没有接受干预措施或没有任何数据者。但需注意的是,在试验研究时,研究者对试验组往往观察仔细,因此试验组中的不合格者比较容易发现,结果造成因不合格而被剔除的人数多于对照组。另外,研究者对某些研究对象的反应的观察与判断可能有倾向性,如对效果差者可能特别注意,造成更易于从中发现其不符合标准并将其剔除,而留在组内的往往是效果较好的研究对象,由此而得出的结论往往比实际的效果要好。为了防止因对研究对象的剔除造成偏倚,有的学者主张在随机分配后发现不符合标准者,可根据入选标准将研究对象分为"合格者"和"不合格者"两个亚组分别进行分析,如果两者结果不一致,则在下结论时应慎重。另外,对不合格者也可以保留在原组,采用意向治疗分析(intention-to-treat analysis, ITT analysis)。

2. 不依从(noncompliance)的研究对象　是指在随机分组后,不遵守试验所规定的要求的研究对象。试验组成员不遵守干预规程,相当于退出或脱落(withdrawal; drop-out)试验组;对照组成员不遵守对照规程而私下接受干预规程,相当于加入(drop-in)试验组。研究对象不遵守试验规程的原因一般有以下几种:①试验或对照措施有副作用;②研究对象对试验不感兴趣;③研究对象的情况发生改变,如病情加重等。

为了防止和减少不依从者的出现,对研究对象要进行宣传教育,讲清试验目的、意义和依从性的重要性;要注意设计的合理性,试验期限不宜过长;要简化干预措施等,以便取得研究对象的支持与合作。对不依从者不能剔除,应采用 ITT 分析。此外,还要调查不依从的原因与程度并详细记录。不依从率的高低与不依从的原因应当是资料分析的重要内容之一。

3. 失访(lost to follow-up)　研究对象因迁移或与本病无关的其他疾病死亡等而造成失访。在实验流行病学中应尽量减少失访,一般要求失访率不超过 10%。在试验中出现失访时,尽量通过电话、邮件或专门访视进行调查。调查失访的原因,详细记录失访发生的时间。资料分析时需对失访者的特征进行分析,还可采用生存分析的方法,充分利用资料。

二、资料的分析

（一）意向治疗分析

1. 概念　意向治疗分析(ITT)(也叫实用试验或者项目效应分析)的首次应用是在 1961 年,它是指所有病人被随机分入 RCT 中的任意一组,不管他们是否完成试验,或者是否真正接受了该组治疗,都保留在原组进行结果分析。ITT 的目的在于避免选择偏倚,并使各治疗组之间保持可比性。RCT 的简单分组如图 6-4 所示。在 ITT 中,随机化不仅决定治疗的分配,而且决定病人数据的分析。

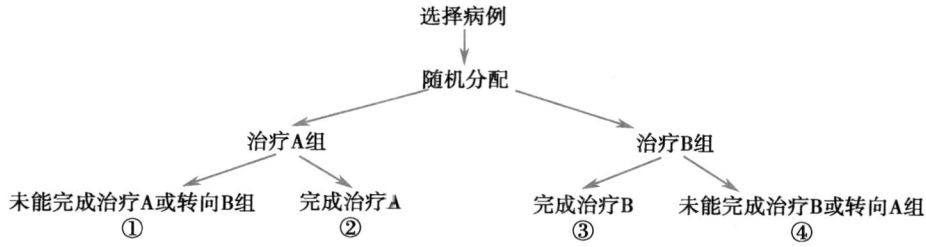

图 6-4　意向性分析的 RCT 分组框架图

由图 6-4 可见,试验结束时将有四组病人。ITT 是比较①组 +②组和③组 +④组。除了 ITT 外,还有其他一些分析方法。效力分析(也就是依从者分析,又叫解释性试验或生物效力试验)是比较②组和③组,而忽略①组和④组。接受治疗分析是比较①中转组者 +③组和②组 +④中转组者。三种分析方法各有用途,但在评价项目的真实性时,ITT 是最有效的方法,详见下述实例。

2. 分析方法实例　在一项冠状动脉旁路手术的两年随访研究中,将手术治疗看作新方法,内科治疗作为对照。表 6-3 显示的是两年临床转归数据,表 6-4 显示的是上述三种方法的分析结果。ITT 分析得到内科治疗组死亡率是 7.8%,手术治疗组病人的死亡率是 5.3%,$P=0.17$,两组治疗效果相当。而在其他分析方法中,如果只对依从者进行分析,则内科治疗组死亡率(8.4%)高于手术治疗组(4.1%),$P=0.018$;接受治疗分析与依从者分析的结果相似,内科治疗组死亡率(9.5%)高于手术治疗组(4.1%),$P=0.003$。

表 6-3　RCT 转归

	分配至内科治疗的人数		分配至手术治疗的人数	
	接受手术治疗人数	接受内科治疗人数	接受手术治疗人数	接受内科治疗人数
随访 2 年人数	48	296	354	20
死亡人数	2	27	15	6
合计	50	323	369	26

表 6-4　三种分析方法比较

分析方法	死亡率		χ^2	P
	内科治疗	手术治疗		
意向治疗分析	29/373(7.8%)	21/395(5.3%)	1.9	0.17
依从者分析	27/323(8.4%)	15/369(4.1%)	5.6	0.018
治疗分析	33/349(9.5%)	17/419(4.1%)	9.1	0.003

可见,三种分析方法所得的结果并不一致。ITT 分析反映了两种治疗实际临床应用后的效果,包括病人在试验过程中的各种转归;但在评价治疗方法的真正疗效方面,如果试验方法确实有效,应用 ITT 分析会低估该试验的治疗效果。依从者分析是只对试验依从的人进行分析,并未完全遵循最初的随机分组。在上述实例中,分配至手术治疗的病人中,转为内科治疗的 26 人中,死亡 6 人,死亡率为 23%,这些人可能是预后不良者,或者在等待手术过程中就已死亡;而分配至内科治疗的病人中,后转向手术治疗者的死亡率仅为 4%。这种不依从在两组间是不均衡的。因此在用依从者分析时,会高估手术治疗的效果。同理,用接受治疗分析时也高估了手术治疗的效果。

3. 应用及局限性　RCT 的两个基本目标是获得试验的效力(efficacy)和效果(effectiveness)。

试验的效力反映的是在一种理想状态下的治疗效果,即参加试验者真正接受并完成了该种治疗。试验的效果是指在一般的临床状态下治疗的实际效果,参加者可能会不依从、改变治疗方式或间断治疗等。ITT 分析评价的就是这种结果,即给予某种治疗方式后病人的实际结局。

对于试验的效力来说,如果试验中失访、不依从的情况很少,或者各组之间的失访和不依从是均衡的,那么 ITT 分析可以得到试验效力的有效信息。但若不均衡,ITT 分析不能够完全评价试验效力。如果试验方法确实有效,ITT 分析可能会低估治疗效果,而依从者分析和接受治疗分析将高估治疗效果。因此,在评价试验的效力时,建议同时使用上述三种分析,以获得更全面的信息,使 RCT 结果的解释更为合理。

（二）统计分析数据集

基于前述的意向治疗分析和依从者分析原则,统计分析数据可以形成如下的数据集。

1. FAS 集　基于意向性原则,全部随机化（对于单组研究则是筛选合格）的受试者都应该纳入分析,称作全分析集（full analysis set, FAS）,有些方案将该集合的人群称为 ITT 人群。根据 ITT 原则,需要完整地随访所有随机化对象的研究结果。FAS 集是从所有随机化的受试者中,以最少的和合理的方法剔除受试者后得出的。

2. PPS 集　基于符合方案原则,全部随机化的受试者中,完全按方案设计进行研究的那一部分才能纳入分析,称作符合方案集（per-protocol set, PPS）。一般研究中把没有重要违背方案的受试者都认为是符合方案。这样的数据集经过统计分析得出结果,被认为可以尽可能接近按药品说明书使用的病人能取得的疗效。

3. SAS 集　对于安全性分析,不使用意向性原则和符合方案原则,而是"暴露"（exposure）原则,即所有至少使用过一剂研究药物的受试者,都必须观察安全性指标,由此形成安全性分析集（safety analysis set, SAS）。

三、评价指标

试验效果评价指标的选择应视试验目的而定,但基本原则是:①不但用定性指标,还尽可能用客观的定量指标;②测定方法有较高的真实性（效度）和可靠性（信度）;③要易于观察和测量,且易为受试者所接受。具体指标如下:

1. 评价治疗措施效果的主要指标

（1）有效率:$有效率 = \dfrac{治疗有效例数}{治疗的总例数} \times 100\%$（治疗有效例数包括治愈人数和好转人数）

（2）治愈率:$治愈率 = \dfrac{治愈人数}{治疗人数} \times 100\%$

（3）N 年生存率:$N 年生存率 = \dfrac{N 年存活的病例数}{随访满 N 年的病例数} \times 100\%$

这是直接法计算生存率的公式。当观察期较长,观察对象加入观察的时间不一致,观察期间因其他原因死亡或失访时,为了充分合理利用研究的资料信息,可用寿命表法进行分析。

2. 评价预防措施效果的主要指标

（1）保护率（protective rate, PR）

$$保护率 = \dfrac{对照组发病（或死亡）率 - 试验组发病（或死亡）率}{对照组发病（或死亡）率} \times 100\%$$

$$PR\ 95\%\ CI = PR \pm 1.95 \sqrt{\frac{1}{P_1^2} \times \frac{P_2 Q_2}{n_2} + \frac{P_2^2}{P_1^4} \times \frac{P_1 Q_1}{n_1}} \times 100\%$$

式中，P_1、P_2 分别为对照组、试验组发病率；Q_1、Q_2 分别为对照组、试验组未发病率；n_1、n_2 分别为对照组、试验组人数。

（2）效果指数（index of effectiveness，IE）：$\text{效果指数} = \dfrac{\text{对照组发病（或死亡）率}}{\text{试验组发病（或死亡）率}}$

此外，治疗措施效果的考核还可用病死率、病程长短、病情轻重及病后携带病原状态、后遗症发生率、复发率等指标评价；预防措施效果的考核可用抗体阳转率、抗体滴度几何平均数、病情轻重变化等指标评价；考核病因预防可用疾病发病率、感染率等指标评价。

3. 需治疗人数（number needed to treat，NNT）　RCT 数据首先应进行统计学检验，如果差异有显著性，仍需结合专业知识，进一步判断措施效果之间是否真的存在差别。但是仅有这种定性的研究结论还不足以指导具体的临床实践。因此，选择恰当的指标定量表述疗效十分必要。1988 年 Laupacis 等人提出的一个新指标：需治疗人数，具有直观易懂、操作方便、可指导个体病人的临床决策等优点而日益受到重视。

NNT 指为预防 1 例不良事件发生，临床医师在一段时间内应用某一疗法需治疗的病人数。从数学关系上讲，NNT 等于绝对危险度减少值的倒数。

假定一个 RCT，病人被随机分为治疗组和安慰剂对照组，追踪观察一段时间，看两组有害事件发生的情况。设治疗组事件发生率（experimental event rate）为 EER，对照组事件发生率（control event rate）为 CER，则危险度指标计算公式如表 6-5 所示。

表 6-5　危险度评价指标

指标	公式
相对危险度（RR）	EER/CER
效果指数（IE）	CER/EER
相对危险度减少值或保护率（RRR）	|CER-EER|/CER
绝对危险度减少值（ARR）	|CER-EER|
需治疗人数（NNT）	1/|CER-EER|

4. NNT 与其他指标的比较　Cook 等人以一篇对轻、中度高血压进行降压治疗的论文为例说明 NNT 相对于其他指标的优点。该研究根据进入试验时的舒张压水平将病人分为轻度高血压（舒张压≤110mmHg）和中度高血压（舒张压＞110～≤115mmHg）两层。每层病人又随机分为降压药和安慰剂治疗两组。以脑卒中发生作为观察的终点。随访 5 年发现，中度高血压病人中对照组与降压治疗组的脑卒中发生率分别为 0.20% 和 0.12%；轻度高血压病人中两组发生率分别为 0.015% 和 0.009%（表 6-6）。

表 6-6　高血压病人降压治疗的疗效分析

高血压分型	脑卒中发生率/%		RR	RRR	ARR	NNT
	对照组（CER）	治疗组（EER）				
中度	0.20	0.12	0.60	0.40	0.080	13
轻度	0.015	0.009	0.60	0.40	0.006	167

该研究中,中度高血压病人未治疗时的脑卒中发病危险[又称为基线危险(baseline risk)]是轻度病人的 13 倍,但两型病人的 RR 均为 0.60,RRR 均为 0.40。可见相对危险度指标不考虑病人既往病史,亦不能反映未治疗的危险,而在临床实践中,作出治疗决定之前考虑这些因素是非常重要的。例如,对于中重度高血压病人,服用某种降压药物可以使脑卒中的发病率降低 40%,即保护率为 40%,具有统计学意义和临床重要性。但对于轻度高血压病人而言,降低 40% 的危险度可能还不足以抵消治疗的副作用和费用消耗。因此当有害事件的基线危险很低或很高时,仅用相对危险度指标会高估或低估治疗的绝对影响。

绝对危险度指标则考虑了病人基线危险的不同,如本例中度和轻度高血压病人的 ARR 分别为 0.080 和 0.006,二者相比也是 13 倍。但该指标以小数或分数的形式表示,不易被医师和病人所理解,难以用于临床实践。而 ARR 的倒数,即 NNT 约为 13,它说明为预防 1 例脑卒中发生,医师需对 13 个中度高血压病人治疗 5 年,这较 ARR=0.080 直观易懂、易被接受。此外,NNT 比相对效应评价指标优越之处还可以从轻、中度高血压病人的比较中看出。降压治疗对两型病人的保护率均为 40%,似乎表明两组病人应该以同样的力度来治疗。然而为预防 1 例脑卒中发生,对中度高血压病人只需治疗 13 人,对轻度高血压病人却需要治疗 167 人,显然这将导致不同的治疗决策。

第四节　优缺点及注意事项

一、优点

1. 研究者根据试验目的,预先制定试验设计,能够对选择的研究对象、干预因素和结果的分析判断进行标准化。

2. 通过随机分组,最大程度平衡了各种已知或未知混杂因素的影响,提高了可比性,减少了偏倚。

3. 试验为前瞻性研究,在整个试验过程中,通过随访将每个研究对象的反应和结局自始至终观察到底,试验组和对照组同步进行比较,最终能得出肯定性的结论。

二、局限性

1. 整个试验设计和实施条件要求高、控制严、难度较大,在实际工作中有时难以做到。

2. 受干预措施适用范围的约束,所选择的研究对象代表性不够,会不同程度地影响试验结果推论到总体。

3. 研究人群数量较大,试验计划实施要求严格,随访时间长,因此依从性不易做得很好,影响试验效应的评价。

三、注意事项

（一）伦理道德问题

实验流行病学以人作为对象开展研究,是一项十分严肃谨慎的工作,为了确保研究对象的人身安全,防止在试验中自觉或不自觉地发生不道德行为,必须在试验中遵循伦理道德,在开始人群试验前,必要时应先做动物实验,初步验证此种实验方法合理、效果良好、无危害性。特别是设置对照时,必须以不损害受试者身心健康为前提。在一般情况下,研究者应将试验目的、方法、预期效果以及危险等告知受试者及其家属,征得他们的同意,此即知情同意(informed consent)。

(二)预试验

在正式试验前,应先在小范围作一次少量人群的预试验(pilot study),其目的是检验试验设计的科学性和可行性,以免由于设计不周,盲目开展试验而造成人力、物力和财力的浪费。以往的经验证明,预试验也必须像正式试验一样地认真进行才具有科学的意义,如果随便选择一个地方和人群作预试验,不具备试验设计方案中的基本条件,是不可行的。反之,若给预试验以多种特殊条件,使之得天独厚,以证明试验设计的正确可行,则更是错误的。只有在避免了各种主观因素干扰,经过认真的预试验后,如果取得成功,才能按设计方案开展正式的大规模试验。

(三)研究注册问题

临床试验注册制度,是指在临床试验实施前就在公共数据库公开试验设计信息,并跟踪和报告试验结果。通过注册不仅可以增加试验信息的透明度、减少发表偏倚,而且有利于保障试验质量、增加试验的规范性和结果的可信度,已经成为规范化临床研究成果发表的必要条件,是临床试验研究者的责任和义务。目前国际上有十余个注册平台,如美国的 ClinicalTrials.gov 系统、中国临床试验注册中心等。各平台临床试验注册后资料均传送到世界卫生组织创立的国际临床试验注册平台(International Clinical Trials Registry Platform, ICTRP)中央数据库,通过该平台的一站式检索入口(Search Portal)可以检索全球临床试验。

(四)结果报告的完整透明问题

近年来,如何有效报告随机对照试验备受重视,现在很多期刊都要求试验报告应遵循试验报告统一标准(Consolidated Standards of Reporting Trials, CONSORT)指南,以提高试验报告质量,使报告能反映研究真实实施过程。目前采用的 2010 版 CONSORT 包括一个由 25 个条目组成的核查清单和一个流程图。清单项目重点报告试验的设计、分析和解释方式,流程图显示所有受试者在整个试验过程中的进展。在 CONSORT 的基础上,近年来针对各种试验设计类型,又有多种扩展版的 CONSORT 报告规范被制定发布。目前国际上绝大部分的医学期刊明确规定,投稿作者须按照CONSORT 或者扩展版本组织临床试验论文的撰写,方可进入审稿程序。

(詹思延)

思考题

1. 流行病学实验的基本特征是什么?
2. 分组隐匿与盲法有何不同?
3. 流行病学实验为什么必须设立对照?

Chapter 7　Screening

The aim of screening is to detect a disease at its asymptomatic stage so that treatment can start early with the hope of a better prognosis. The types of screening include mass screening, selective screening, single-disease screening, multiple-disease screening, and case finding. The validity or accuracy of a screening test can be measured by sensitivity, specificity, and likelihood ratios. The reliability of a screening test is influenced by subject variability, observer variability, and laboratory conditions. Positive and negative predictive values, which are determined both by the test's accuracy and the pre-test probability in the screened population, can be used to interpret the test results. Screening program, as a public health strategy, should be assessed in the terms of yield, and the biological, clinical, and economic benefits throughout the entire period of implementation. In addition, safety issues, ethical problems, and program sustainability should be addressed as well. Biases such as lead time bias, length bias, and volunteer bias in such evaluations can be minimized in a cluster randomized controlled trial.

根据疾病自然史可将疾病的进展分为易感期、临床前期、临床期和结局四个阶段（图 7-1）。人们希望在疾病发生之前就开展针对病因的干预，阻止疾病的发生，但由于许多疾病，尤其是慢性疾病（包括慢性非传染性疾病和传染性疾病）的病因复杂，这一目标往往难以实现。随着医学技术的发展，人们已经可以在某些疾病的临床前期或早期，通过适当的检测技术，将机体出现的一些异常特征，如肿瘤的早期生物标志物水平升高、血压升高、血脂升高、感染的病原体等及早检测出来，并采取适当治疗，最终可以明显提高疾病的治愈率和病人的生存质量，降低人群死亡风险。据此，人们提出在表面健康的人群中开展筛检，这也是保障人群健康的重要公共卫生措施。本章主要围绕慢性病的筛检进行介绍。

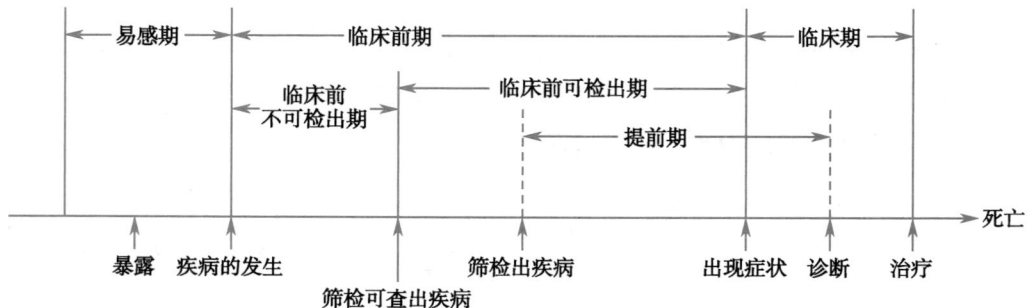

图 7-1　疾病自然史与筛检示意图

疾病筛检起源于 19 世纪，最初应用在结核病的早诊早治上。20 世纪早期，美国医学会（American Medical Association）推广了面向人群的定期体检，扩展了筛检的病种和覆盖面。近年来，筛检的应用范围不断扩大，不仅用于发现人群中的早期病人，还用于识别可能发生疾病的高危个体。

第一节 概 述

一、筛检的概念

筛检或筛查（screening）是针对临床前期（pre-clinical stage）或早期的疾病阶段，运用快速、简便的试验、检查或其他方法，将未察觉或未诊断疾病的人群中那些可能有病或缺陷、但表面健康的个体，同那些可能无病者鉴别开来的一系列医疗卫生服务措施。筛检程序如图 7-2 所示：首先应用筛检试验将受检人群分为阴性者和阳性者；结果阳性者作进一步的诊断，确诊病人接受治疗；非病人与筛检试验阴性者进入随访和下一轮的筛检。

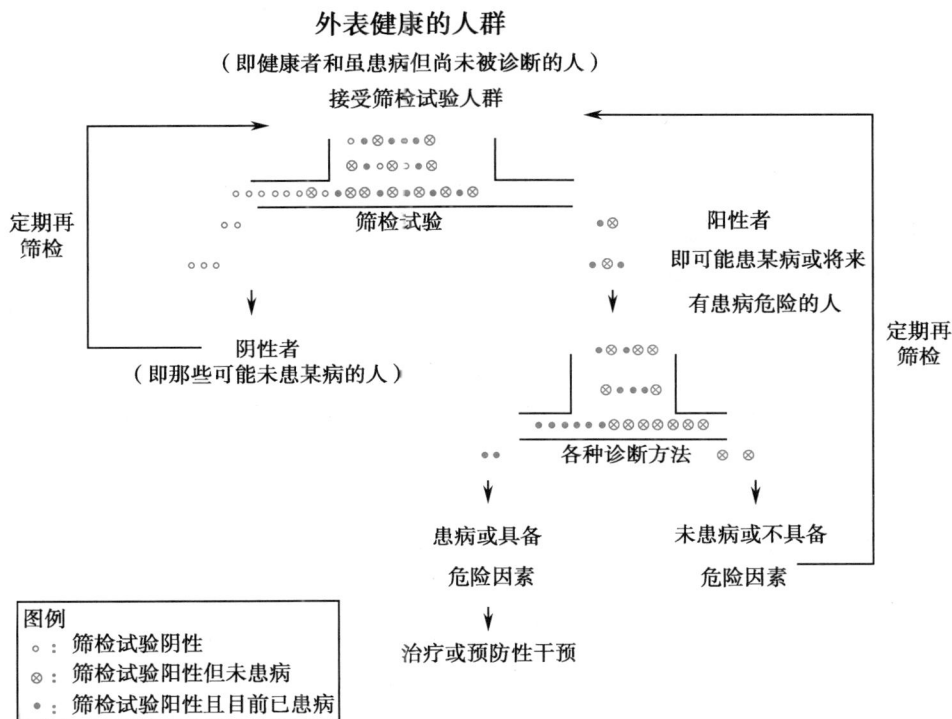

图 7-2　筛检流程图

筛检一般是由国家或地区政府主导，动员全社会参与的系统工程，又称为"三早"预防，包括对目标疾病的早期发现、早期诊断、对各阶段阳性者的处理（早期治疗）及阴性者医学随访的一系列医疗和卫生服务实践活动。

二、筛检的目的及类型

（一）筛检的目的

1. 发现隐匿的病例　在表面健康的人群中筛检出可能患有某病的个体，并进一步进行确诊和早期治疗，实现二级预防。对传染病开展筛检，目的是尽早发现感染者，及时开展传染源"五早"管理（早发现、早诊断、早报告、早隔离和早治疗），如在高危人群中开展 HIV 感染/AIDS 筛查、结核病筛查等。对慢性非传染性疾病开展筛查，目的是发现隐匿的早期病例，对病人开展早期诊断、早期治疗，预防和延缓并发症发生，治愈疾病或延长病人生存期，提高生存质量，如在表面健康的人群中筛检糖尿病病人。

101

2. **发现高危人群**　通过筛检发现人群中某些疾病的高危个体,并从病因学的角度采取措施,以减少疾病的发生,降低疾病的发病率,达到一级预防的目的。如筛检高血压以预防脑卒中,筛检高胆固醇血症以预防冠心病等。

3. **了解疾病的自然史**　揭示疾病的"冰山现象"。例如人乳头瘤病毒(human papillomavirus,HPV)持续感染可引起宫颈上皮内瘤变(cervical intraepithelial neoplasia,CIN)Ⅰ~Ⅲ期变化,不能逆转的感染会进展为宫颈原位癌、浸润癌,直至死亡。通过大人群筛检,可以得出年龄别患病率,以及不同阶段宫颈病变的转换概率等自然史参数,这对确定筛检的起始年龄、筛检间隔、筛检及治疗方案有重要意义。

4. **指导合理分配有限的卫生资源**　如利用高危评分的方法,筛检出孕妇中的高危产妇,将其安排到条件较好的县市级医院分娩,而危险性低的产妇则留在当地乡卫生院或村卫生室分娩,以降低产妇死亡率。

（二）筛检的类型

1. **按筛检对象的范围分类**　分为整群筛检(mass screening)和选择性筛检(selective screening)。整群筛检指在疾病患(发)病率高的情况下,对一定范围内人群的全体对象进行无差异普遍筛检,如对35岁以上女性进行宫颈癌筛检,对孕妇进行胎儿染色体异常筛检。选择性筛检又称为高危人群筛检(high risk screening),是指选择疾病的高危人群进行筛检,如对60岁以上吸烟者1年一次的肺癌筛检,对矿工进行硅沉着病筛检等。

2. **按筛检项目数量分类**　分为单项筛检(single screening)、多项筛检(multiple screening)和多病种筛检(multiphasic screening)。单项筛检指用一种方法筛检一种疾病;多项筛检是指用多个方法筛检一种疾病,如同时应用胸部X线透视、红细胞沉降率(血沉)、痰中查找结核分枝杆菌等检查可疑的肺结核病人,可增加病人的发现概率。多病种筛检则是同时在一个人群中开展多种疾病筛检,可以最大程度上节约卫生资源。

3. **按筛检的目的分类**　分为治疗性筛检(therapeutic screening)和预防性筛检(preventive screening)。如大肠癌或乳腺癌的筛检,可发现和治疗早期病人,为治疗性筛检;而高血压的筛检可预防脑卒中,为预防性筛检。

4. **按筛检的组织方式分类**　分为主动性筛检(active screening)和机会性筛检(opportunistic screening)。前者是采取"主动出击",通过有组织的宣传介绍,动员群众到筛检服务地点进行检查。后者属于一种被动性筛检,是将日常性的医疗服务与筛检结合起来,在病人就医过程中,对非专科就诊的人群进行筛检。如要求各级医院在非高血压门诊开展"首诊病人测血压"项目,其优点是能扩大筛检的覆盖面,同时增加目标人群的参与度。

三、筛检的实施原则

一项筛检计划应包括:①选择筛检疾病的依据;②明确的目标人群;③合理的筛检程序,包括起始筛检年龄、筛检间隔、不同阶段的筛检试验和诊断试验;④干预和随访方案。Wilson和Jungner在1968年提出了实施筛检项目的10条原则,当前仍然适用。

（1）被筛检的疾病或因素是一个重要的卫生问题。

（2）检出的病人有相应的治疗方法。

（3）具备诊断和治疗的各种设施。

（4）被筛检疾病处于疾病的潜伏期或早期阶段。

（5）具备适宜的检查方法。

（6）筛检方法应为人群所接受。

（7）对疾病的自然史应有足够的了解。

（8）应有相应的策略发现病人。

（9）筛检的成本应与医疗保健的可能支出总体上持平。

（10）筛检不是一劳永逸的体检，需要长期持续进行流程化医疗活动。

2008年，WHO总结了40年来各国筛检工作的经验，补充强调对筛检项目应进行动态评估。筛检应从项目最初即开始项目的评价，评价内容包括：目标人群是否明确；筛检-治疗程序是否有效；是否有卫生经济学价值，即病例发现（包括病人的诊断和治疗）的成本应与整个医疗保健的可能支出在经济上保持平衡；是否符合公平性、可及性以及伦理学原则，人群获益是否超过伤害。此外，还需对筛检的质量控制、经费保障及项目风险应对机制等方面进行评估。通过评价，筛检项目应不断优化，持续提升效果（effectiveness），最大化效益（benefits）和最小化伤害（harm）。

第二节　筛检试验的评价

一、筛检试验的定义

筛检试验（screening test）是用于识别外表健康的人群中那些可能患病个体或具有患病风险个体的方法，包括量表、体格检查、内镜或影像学等检查手段，以及细胞学或生物标志物等检测技术。一项好的筛检试验除应具备良好的真实性、可靠性和预测值，还应具有以下五个特征：①简单性：指易学习、易操作，即便是非专业人员经过适当的培训也会操作。②廉价性：原则上在健康收益一定的情况下，筛检试验的费用越低越好。③快速性：指能很快得到结果。④安全性：指不会给受试者带来创伤。原则上初筛方法不宜采用可能造成创伤的检查手段（如组织活检、内镜等）。⑤可接受性：指易于被目标人群接受。

筛检试验和诊断试验（diagnostic test）的目的、对象、结果判读及后续处理都不相同（表7-1）。筛检试验阳性者后续需进一步通过诊断试验进行确诊；筛检的准确性要求不如诊断性试验那么高，允许存在一定比例的错判（假阳性或假阴性）。

表7-1　筛检试验与诊断试验的区别

	筛检试验	诊断试验
目的	区分可能患病的个体与可能未患病者	明确判断病人与未患病的人
对象	健康的人或无明显临床症状的病人	病人或筛检阳性者
要求	快速、简便，无创、易于接受，有高灵敏度，尽可能发现所有可能的病人	复杂，灵敏度和特异度高，结果具有更高的准确性和权威性
结果	阳性（疑似病人）/阴性（可能无病）	病人/非病人
费用	经济、廉价	一般花费较高
处理	阳性者须进一步通过诊断试验进行确诊	阳性者要进行及时治疗

二、筛检试验的评价

筛检试验方法是否有效是开展筛检项目的基础，评价内容包含：真实性、可靠性和预测值。

（一）真实性

真实性（validity）亦称效度，指测量值与实际值相符合的程度，也称为准确性（accuracy）。

1. 研究设计　真实性评价采用对比研究的思路，比较筛检试验与诊断疾病的标准方法（即"金标准"）判断结果的一致程度。研究设计有：①以医院为研究现场的病例-非病例（对照）研究，即先用"金标准"确定某病的患病和未患病人群，随机选择病例组和非病例组，再用筛检试验盲法检测两组对象；②以社区为现场，实际筛检人群为对象的横断面研究设计，即抽取一个目标人群的代表性样本，同时用"金标准"和筛检试验盲法检测所有研究对象，事后根据"金标准"检测判断病例和非病例组。

以医院为现场的研究，对象选择方便，实施简便，但需特别注意病例组和非病例组对筛检目标人群的代表性。以社区为现场的研究，样本对筛检的目标人群更有代表性，还可直接估计预测值指标，但该类研究设计要筛检出足够的病例，满足评估需求，往往所需的样本量较大，研究成本较高。

筛检试验评价方法的设计要点：

（1）确定"金标准"（gold standard）："金标准"是指当前临床医学界公认的诊断疾病的最准确可靠的方法。使用"金标准"的目的就是准确区分受试对象是否为某病病人。最佳的"金标准"有病理诊断、活检、手术发现、微生物培养、尸检或特殊检查。但由于筛检试验的对象（尤其是对照组）包含健康人，难以对所有研究对象进行上述检查，因此"金标准"也可以是准确性较高的影像诊断、临床综合判断，并结合短时间内重复测量或随访确定研究对象患病与否。

（2）选择研究对象：受试对象应能代表筛检试验可能应用的目标人群，并尽量满足随机化抽样原则，同时应注意筛检的目的是发现临床前期或早期的病人。横断面设计采用随机抽样的方法来抽取筛检对象。病例-非病例（对照）设计，病例选择应包括早期疾病症状轻微的病例，以及疾病的各种临床类型（不同病情程度、不同病程、典型和不典型、有无并发症、是否治疗过）。对照组为"金标准"证实未患有目标疾病者，包括非病人和/或与目标疾病易产生混淆的疾病病人。

（3）样本量计算：病例-非病例（对照）设计，参数包括：①筛检试验的灵敏度估计值；②筛检试验的特异度估计值；③显著性检验水平 α；④容许误差 δ。当灵敏度和特异度在 20%～80% 区间变化时，可用近似公式（7-1）计算。

$$n=\left(\frac{Z_{1-\alpha/2}}{\delta}\right)^2(1-p)p \qquad\qquad 式（7-1）$$

式中，n 为所需样本量；$Z_{1-\alpha/2}$ 为正态分布中累积概率等于 $1-\alpha/2$ 时的 Z 值，如 $Z_{0.975}=1.96$ 或 $Z_{0.995}=2.58$；δ 为容许误差，一般定在 $0.05\sim0.10p$；p 为待评价的筛检方法的灵敏度或特异度的估计值，灵敏度用于估计病例组的样本量，特异度用于估计非病例组的样本量。

横断面设计，由于自然人群中非病例的比例远远大于病例，根据灵敏度估计的病例数量以及人群中疾病的患病率，进而估算的筛检自然人群样本量，既能满足评价灵敏度的要求，也能满足评价特异度的要求。

（4）确定筛检结局分类标准或截断值：筛检试验的结果需明确的、有明显区分度的阳性和阴性判断标准。对筛检试验结果为分类或等级指标的，可根据专业知识判断阳性或阴性；对检测值为连续性指标的，需确定判断阳性结果的具体取值，即截断值（cut-off value），具体方法见后文"（四）确定连续性测量指标的截断值"。

（5）盲法测量：保证病例和对照在整个检查流程，包括建档、生物材料采集、检测程序以及结果分析报告中各环节所得到的处理一致。一般采用盲法来控制信息偏倚。

2. 资料整理及真实性评价指标

（1）资料整理：经"金标准"诊断的病列，被筛检试验判断阳性者，称为真阳性（true positive，TP）；判断为阴性者，称为假阴性（false negative，FN）。非病例被筛检试验判断为阳性者，称为假阳性（false positive，FP）；判断为阴性者，称为真阴性（true negative，TN）。结果可整理成表7-2。

表7-2 某筛检试验评价结果

筛检试验	"金标准"	
	病例	非病例
阳性	真阳性（TP）	假阳性（FP）
阴性	假阴性（FN）	真阴性（TN）
合计	C_1	C_2

（2）真实性评价指标：评价真实性的指标有灵敏度与假阴性率、特异度与假阳性率、正确指数和似然比。

1）灵敏度与假阴性率：灵敏度（sensitivity），又称真阳性率（true positive rate），即实际患病且被筛检试验标准判断为阳性的百分比。它反映了筛检试验发现病人的能力。

$$灵敏度 = \frac{TP}{TP+FN} \times 100\% \qquad 式（7-2）$$

假阴性率（false negative rate），又称漏诊率，指实际患病，但被筛检试验确定为阴性的百分比。它反映的是筛检试验漏诊病人的情况。

$$假阴性率 = \frac{FN}{TP+FN} \times 100\% \qquad 式（7-3）$$

灵敏度与假阴性率之间为互补关系，灵敏度=1−假阴性率。

2）特异度与假阳性率：特异度（specificity），又称真阴性率（true negative rate），即实际无病且被筛检试验标准判断为阴性的百分比。它反映了筛检试验鉴别排除病例的能力。

$$特异度 = \frac{TN}{FP+TN} \times 100\% \qquad 式（7-4）$$

假阳性率（false positive rate），又称误诊率，即实际无病，但被筛检试验判断为阳性的百分比。它反映的是筛检试验误诊病人的情况。

$$假阳性率 = \frac{FP}{FP+TN} \times 100\% \qquad 式（7-5）$$

特异度与假阳性率之间为互补关系，特异度=1−假阳性率。

3）正确指数：正确指数也称约登指数（Youden's index），是灵敏度与特异度之和减去1，表示筛检方法发现真病人与非病人的总能力。正确指数的范围在0～1之间。指数越大，真实性越高。

$$正确指数 =（灵敏度+特异度）−1 \qquad 式（7-6）$$

4）似然比（likelihood ratio，LR）是同时反映灵敏度和特异度的综合指标，根据筛检结果，可计算阳性似然比（positive likelihood ratio，+LR）和阴性似然比（negative likelihood ratio，–LR）。

阳性似然比是筛检结果的真阳性率与假阳性率之比。比值越大，试验结果阳性时为真阳性的概率越大。

$$+LR = \frac{真阳性率}{假阳性率} = \frac{灵敏度}{1-特异度}$$ 式（7-7）

阴性似然比是筛检结果的假阴性率与真阴性率之比。比值越小，试验结果阴性时为真阴性的概率越大。

$$-LR = \frac{假阴性率}{真阴性率} = \frac{1-灵敏度}{特异度}$$ 式（7-8）

在选择筛检试验时应选择阳性似然比高、阴性似然比较低的方法，此时试验的准确性更佳。

（二）可靠性

可靠性（reliability）也称信度、精确度（precision）或可重复性（repeatability），是指在相同条件下用某测量工具（如筛检试验）重复测量同一批受试者时结果的一致程度。值得注意的是，可信度评价与"金标准"诊断结果无关。

可靠性评价研究通常由两名或多名检查者采取同样的检查程序对同一人群同时进行盲法检查。例如，多人同时读一批 X 线片；或者对同一人群采用相同方法进行多次检测，再比较重复检查结果的一致情况。

1. 信度指标　信度评价应根据资料类型来选择指标和分析方法，重复测量资料总的来说可以看作配对（定量、定性）资料。

（1）连续性测量的资料：①对同一样品或一组同质性样品（个体差异较小的样品）进行多次重复测量，可用标准差和变异系数来反映可靠性，两个指标的值越小，表示方法的精确度越高。②对同一批对象进行两次重复测量，可用两次测量值的组内相关系数（intraclass correlation coefficient，ICC）来评价一致程度。ICC 变化范围在 0～1 范围内，值越接近 1，认为筛检方法的一致性越好。

（2）分类测量的资料：一般整理成配对四格表形式（表 7-3），注意格子内的数字表示两次检测结果一致/不一致的频数。评价指标有符合率和 Kappa 值；分布差异检验可用配对 χ^2 检验。

表 7-3　某筛检试验一致性结果整理

第二次检测	第一次检测		合计
	阳性	阴性	
阳性	A	B	R₁
阴性	C	D	R₂
合计	N₁	N₂	N

符合率（agreement/consistency rate），又称一致率，计算方法：

$$符合率 = \frac{A+D}{A+B+C+D} \times 100\%$$ 式（7-9）

Kappa 值常用来评价两次检测结果的一致性，该指标的计算考虑机遇因素的影响，是更为客观的指标。其定义式为式（7-10）。Kappa 值的取值范围介于 –1 和 +1 之间。一般认为 Kappa 值≥0.75

为一致性极好,在 0.4～0.75 之间为中、高度一致,*Kappa* 值≤0.40 时为一致性差。

$$Kappa = \frac{实际观察一致率 - 机遇一致率}{1 - 机遇一致率} \qquad 式(7-10)$$

根据表 7-3,*Kappa* 值的计算可用下式:

$$Kappa = \frac{N(A+D) - (R_1N_1 + R_2N_2)}{N^2 - (R_1N_1 + R_2N_2)} \qquad 式(7-11)$$

2. 影响筛检试验可靠性的因素

(1)受试对象生物学变异:由于个体的生物周期等生物学变异,同一受试对象在不同时间获得的临床测量值有所波动。例如,血压在一天内不同时间的测量值存在变异。

(2)观察者之间差异:测量者之间的技术水平不一致,同一测量者在不同时间的判断尺度不同,均可导致重复测量的结果不一致,如不同的阅片者报告的 X 线片检查结果不同。

(3)实验室条件不一致:重复测量时,测量仪器不稳定,试验方法本身不稳定,不同厂家、同一厂家生产的不同批号的试剂盒的纯度、有效成分的含量、试剂的稳定性等均有不同,由此可能引起测量误差。

(三)预测值

预测值(predictive value)是应用筛检结果的阳性或阴性来估计受检者为病人或非病人可能性(概率)的指标。该类指标反映了筛检试验实际应用到人群筛检后获得的收益大小。预测值估计分为直接计算法和间接计算法。

1. 直接计算法　横断面设计的筛检试验研究,样本人群的疾病患病率与目标人群的患病率一致,经"金标准"和筛检试验同时盲法判断的结果有:真阳性(TP)、假阴性(FN)、假阳性(FP)或真阴性(TN)。

(1)阳性预测值(positive predictive value,Pr+):筛检发现的阳性者中患目标疾病的人所占的比例。

$$阳性预测值 = \frac{TP}{TP+FP} \times 100\% \qquad 式(7-12)$$

(2)阴性预测值(negative predictive value,Pr−):筛检发现的阴性者不患目标疾病的人所占的比例。

$$阴性预测值 = \frac{TN}{TN+FN} \times 100\% \qquad 式(7-13)$$

2. 间接计算法　病例-非病例(对照)设计的筛检试验研究,病例组和对照组的构成比不能代表目标人群的现患比例,因此不能直接计算预测值。可以根据灵敏度、特异度、患病率与预测值的关系式(Bayes 公式)来估算预测值。

$$阳性预测值 = \frac{灵敏度 \times 患病率}{灵敏度 \times 患病率 + (1-患病率)(1-特异度)} \qquad 式(7-14)$$

$$阴性预测值 = \frac{特异度 \times (1-患病率)}{特异度 \times (1-患病率) + (1-灵敏度) \times 患病率} \qquad 式(7-15)$$

3. 预测值与真实性指标、患病率的关系　筛检试验的灵敏度、特异度和目标人群的疾病患病率都会影响预测值的大小（表7-4）。

（1）患病率对预测值的影响：根据表7-4组合①和组合②所示结果，当灵敏度与特异度一定时，疾病患病率增加，阳性预测值增加，阴性预测值降低。

（2）灵敏度、特异度对预测值的影响：当人群患病率不变时，灵敏度升高，特异度降低，阳性预测值下降，阴性预测值会增加（如表7-4组合③和④所示）。

表 7-4　灵敏度、特异度和患病率不同变化对预测值的影响（模拟数据）

组合	患病率 /%	灵敏度 /%	特异度 /%	筛检结果	金标准		合计	阳性预测值 /%	阴性预测值 /%
					病例	非病例			
①	50	50	50	+	250	250	500	50	
				−	250	250	500		50
				合计	500	500	1 000		
②	30	50	50	+	150	350	500	30	
				−	150	350	500		70
				合计	300	700	1 000		
③	20	90	50	+	180	400	580	31	
				−	20	400	420		95
				合计	200	800	1 000		
④	20	50	90	+	100	80	180	56	
				−	100	720	820		88
				合计	200	800	1 000		

（四）确定连续性测量指标的截断值

1. 筛检指标的人群分布类型　筛检试验采用连续性指标时，需要确定阳性/阴性结果的判定标准——截断值（cut-off value）。假设病人的测量值总体上大于非病人，H为病人的最低值，X为非病人的最高值。两组人群测量值分布可能呈现三种状态：①独立双峰分布［图7-3（a）］，如图，截断值选在病人的最小值H处，或非病人的最大取值X处，判断准确度均可达100%。②单峰连续分布［图7-3（b）］，病人和非病人的指标分布相互包含，无论截断值如何选取都可能有较大的误判率，这类指标不适合独立作为筛检指标。③部分重叠双峰分布［图7-3（c）］，总人群分布呈双峰型，病人和非病人分布曲线有部分重叠，这是最常见的分布形式。

双峰型分布的指标在H和X之间既有病人又有非病人，形成一个重叠区。在H至X之间，当截断值向病人的方向（X）移动，特异度升高，灵敏度降低；当截断值向非病人的方向（H）移动时，灵敏度增高，特异度降低。

2. 筛检试验截断值选择依据

第一，如疾病早期诊断使得病人获益更多（如宫颈癌筛检），目前又有可靠的治疗方法，则截断值以提高灵敏度为主，以尽可能多地发现可疑病人，但会使假阳性增多。

第二，如误判患病或过度诊断给病人带来的风险更大（如前列腺癌筛检），则截断值选取应以提高特异度为主，尽可能将非病人鉴别出来，减少过度诊断和过度治疗带来的负面影响。

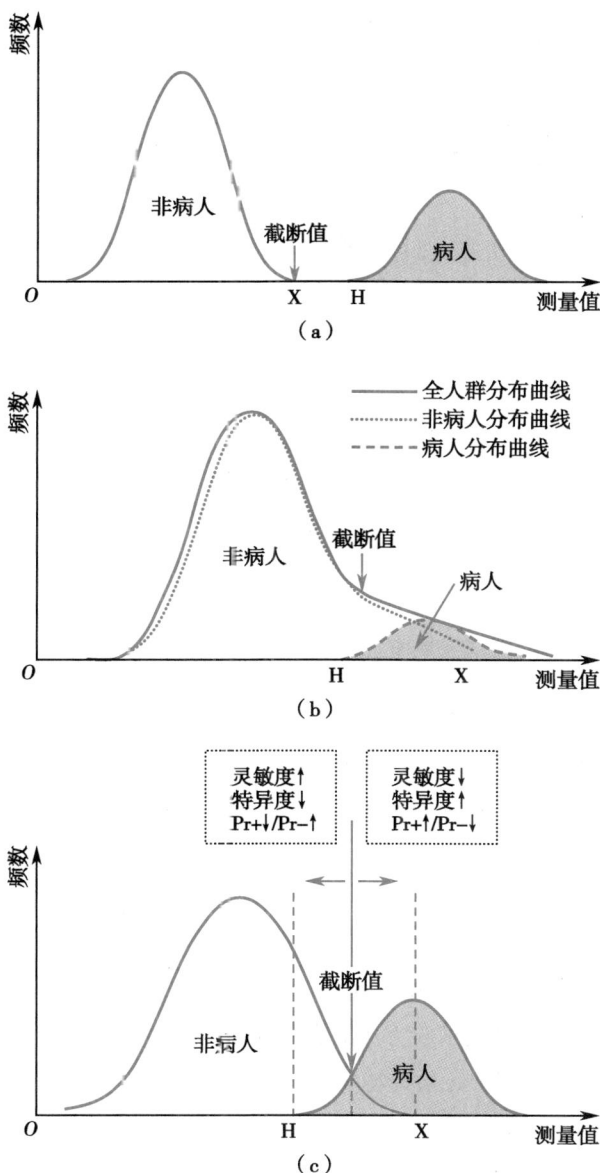

图 7-3 病人与非病人测量值分布类型及截断值变化的影响
（改编自：曾光，2002）

第三，一般情况下，筛检试验应综合考虑使灵敏度和特异度达到平衡，此时将临界点定在非病人与病人的分布曲线的交界处。一般采用受试者工作特征曲线（receiver operator characteristic curve，ROC 曲线）来决定最佳截断值。

3. ROC 曲线基本原理 将病人和非病人的测量值从小至大排序，每个取值作为截断值，均对应一对灵敏度和特异度数值。绘制 X 轴为 1−特异度、Y 轴为灵敏度的坐标系，每个取值对应的灵敏度和 1−特异度值构成坐标点，多个坐标点相连即 ROC 曲线。

ROC 曲线的作用有两个：第一，选取最优截断值。选取正确指数最大的点，可同时满足筛检试验的灵敏度和特异度相对最优，它所对应的取值即最佳截断值。如图 7-4 所示，图中的 A 点为非高密度脂蛋白胆固醇判断冠心病的最佳截断值所在的点（2.82mmol/L），该点对应的灵敏度为 0.86，特异度为 0.48；B 点为 C 反应蛋白判断冠心病的最佳截断值所在的点（2.12mg/L），对应的灵敏度

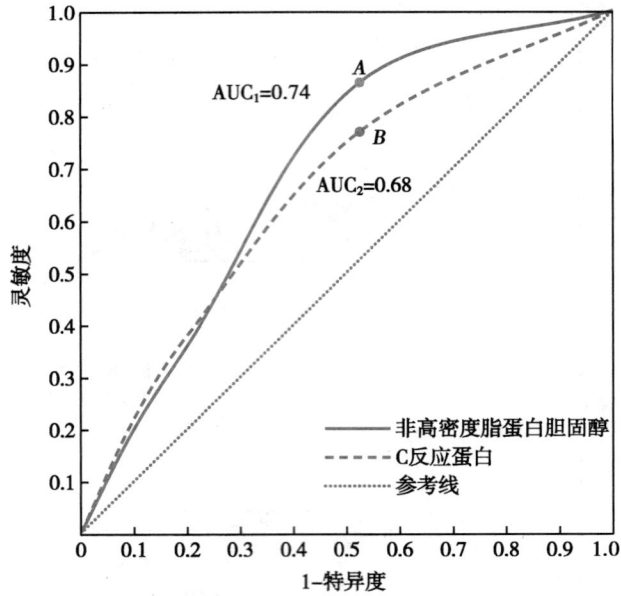

图 7-4　C 反应蛋白和非高密度脂蛋白胆固醇对患冠心病风险评估价值的 ROC 曲线

为 0.77,特异度为 0.48。第二,评价筛检方法整体准确度。通常用 ROC 曲线下面积(area under the curve,AUC)评价,其越接近 1.0,检测方法的准确性越高;当 AUC 面积等于 0.5 时,准确性最低,无应用价值。图 7-4 中非高密度脂蛋白胆固醇对应的 AUC_1 为 0.74,C 反应蛋白对应的 AUC_2 为 0.68,前者的准确度较高。

（五）筛检试验评价案例

【例 7-1】　某医院开展了评价一项前列腺特异性抗原(PSA)筛检前列腺癌的新方法的研究,拟采用病例对照研究的设计方法,估计该方法的灵敏度为 80%,特异度为 75%。请估计研究的样本量,并根据研究的实际数据,计算该试验方法的真实性、可靠性和预测值指标。

1. 样本量　假定灵敏度为 80%,估计特异度 75%,设 $\alpha=0.05$,允许误差 $\delta=0.06p$,根据式(7-1),计算两组样本量为:

$$病例组~n_1=[1.96/(0.06\times0.80)]^2\times(1-0.80)\times0.80=266.78\approx267$$
$$对照组~n_2=[1.96/(0.06\times0.75)]^2\times(1-0.75)\times0.75=355.70\approx356$$

2. 真实性评价　实际研究中,扩大 10% 左右的检查样本,选择了经确诊的前列腺癌病人 294 名,非前列腺癌者 392 名。用待评价的方法对两组对象进行 PSA 检测,整理结果见表 7-5。

表 7-5　PSA 新方法真实性评价结果整理

筛检试验	前列腺癌临床诊断	
	病例	非病例
阳性	240(TP)	110(FP)
阴性	54(FN)	282(TN)
合计	294(C_1)	392(C_2)

根据式(7-2)至式(7-8),计算下列真实性指标,得:

灵敏度 $=240/(240+54)\times100\%=81.6\%$

假阴性率 $=54/(240+54)\times100\%=100\%-81.6\%=18.4\%$

特异度 $=282/(110+282)\times100\%=71.9\%$

假阳性率 $=110/(110+282)\times100\%=100\%-71.9\%=28.1\%$

正确指数 $=0.816+0.719-1.00=0.54$

阳性似然比 $=0.816/0.281=2.90$

阴性似然比 $=0.184/0.719=0.26$

3. 可靠性分析　同时,研究者对所有 686 名对象的血样进行了两次重复检测,结果整理见表7-6。

表 7-6　PSA 两次重复检测结果整理

第二次检测	第一次检测		合计
	阳性	阴性	
阳性	300(A)	20(B)	320(R_1)
阴性	76(C)	290(D)	366(R_2)
合计	376(N_1)	310(N_2)	686(N)

根据式(7-9)和式(7-11)计算符合率和 $Kappa$ 值,得:

$$符合率 = \frac{300+290}{686}\times100\% = 86.0\%$$

$$Kappa = \frac{686\times(300+290)-(320\times376+366\times310)}{686^2-(320\times376+366\times310)} = 0.72$$

4. 预测值分析　已知该地区 65 岁以上中老年男性前列腺癌患病率估计为 1‰,根据式(7-14)和式(7-15),计算该筛检方法在该人群的阳性预测值和阴性预测值:

阳性预测值 $=(0.816\times0.001)/[0.816\times0.001+(1-0.001)\times(1-0.719)]=2.90‰$

阴性预测值 $=[0.719\times(1-0.001)]/[0.719\times(1-0.001)+(1-0.816)\times0.001]=99.97\%$

5. 小结

(1)在真实性评价方面,该 PSA 筛检前列腺癌新方法经病例对照研究评估,其灵敏度为 81.6%,特异度为 71.9%,与估计值基本一致,说明样本量估计恰当。该方法灵敏度较高,发现病人的能力较强,但特异度相对较低,鉴别排除病例的能力较弱,正确指数为 0.54,有待提升。

(2)可靠性评价方面:符合率为 86.0%,$Kappa$ 值为 0.72,为中、高度一致。

(3)该方法的阳性预测值为 2.90‰,反映在该人群筛检为阳性者中真患癌的可能性较低,容易出现过度诊断,筛检收益较低;阴性预测值为 99.97%,阴性者中真阴性比例较高。出现收益较低的情况主要与人群现患率较低有关。

第三节　筛检效果的评价

筛检效果评价内容包括:①收益;②生物学效果评价;③卫生经济学效果评价;④安全性和伦理学评价;⑤项目可持续性评价。

一、收益

(一)收益(yield)的概念

收益也称收获量,指经筛检后能使多少原来未发现的病人(或临床前期病人、高危人群)得到诊断和治疗。该类指标反映人群在短期内因筛检得以早诊早治的获益情况。常用的指标有:①阳性预测值,是最常用的收益指标。该指标高,说明筛检出的阳性者中,真病人的比例高,筛检具有较高的效率。②转诊率或筛检阳性检出率,即筛检阳性人数占筛检目标人群的比例。转诊率与筛检试验的灵敏度以及特异度有关,如果目标人群基数较大,该指标不宜太高,否则不符合卫生经济学原则。③早诊/早治率,即早期病例在筛检所发现的全部病例中所占的比例,如果筛检的早诊率显著高于正常医疗程序发现的早诊率,且对早期病例干预的卫生经济学效果明显优于晚期病例,则可认为筛检收益较好。

(二)提高筛检收益的因素

1. **高危人群**　疾病在某些年龄、性别、种族及主要危险因素暴露特征人群中有较高的患病率,在这些高危人群中开展筛检,可提高阳性预测值,也更符合低成本高效益的原则。如将 40 岁以上且具有一级亲属患肠癌家族史、肠息肉病史、慢性结直肠病史者定义为高危人群,在该人群中开展肠道镜检,可获得较高的阳性检出率。

2. **选择灵敏度较高的筛检方法**　如果所筛检的疾病早期诊断意义重大,筛检的目的是尽可能不漏诊病例,应尽量选择高灵敏度的方法,可以得到较高的转诊率。但同时应注意,如果过度追求高灵敏度而损失特异度,则可能导致筛检的阳性预测值较低,筛检的卫生经济学成本效果比较低。

3. **选择合理的筛检起始年龄和间隔时间**　筛检的起始年龄和筛检间隔根据人群最大获益的时点来确定。如我国女性乳腺癌的高发年龄段为 45~54 岁,因此,现在的指南建议一般风险人群乳腺癌筛查的起始年龄为 40 岁。筛检间隔要根据方法的准确性来调整,用灵敏度和特异度均高的方法,筛检间隔可较长;而灵敏度较低的方法,可以通过提高筛检频率来减少漏诊的情况。如用准确性较高的细胞学检查联合 HPV-DNA 检测法筛检宫颈癌,阴性者可间隔 5 年后再行筛检;而仅采用细胞学检查的阴性者筛检间隔时间仅为 3 年。

(三)联合试验对收益的影响

在实施筛检时,可采用两种或两种以上筛检试验检查同一受试对象,以提高筛检的灵敏度或特异度,增加筛检的收益,这种方式称为联合试验。根据联合的形式,分为串联试验与并联试验。

1. **串联试验(serial test)**　也称序列试验,即一组筛检试验按一定的顺序相连,初筛阳性者进入下一轮筛检,全部筛检试验结果均为阳性者才定为阳性。该法可以理解为初筛进一步聚焦高危人群,第二轮筛检再进一步发现临床意义的阳性。因此,初筛的方法尽量选择简单、易操作且灵敏度较高的方法,第二轮的筛检则应选择灵敏度和特异度都较高的方法。该联合试验适用于筛检人群较大,但发病率和患病率较低的疾病(如恶性肿瘤)的筛检。例如在非结直肠癌高危人群中建议先进行粪便潜血筛检(FOBT),再对阳性者进行肠镜检查,可以保证筛检具有较高的卫生经济学成本效果比。相较单一方法,串联试验可提高特异度和阳性检出率,但会损失一定的灵敏度。

2. **并联试验(parallel test)**　也称平行试验,即全部筛检试验同时平行开展,任何一项筛检试验结果阳性就可判定为阳性。该方法的优点是可以弥补两种方法灵敏度都不足的问题,提高筛检整体的灵敏度,但会降低特异度。在设计并联筛检方案时,在考虑收益的时候,应充分考虑筛检方法的成本效益比。

【例7-2】　联合应用血红蛋白检测法（FOB法）和转铁蛋白检测法（TF法）开展结直肠癌粪便潜血筛检，假设特定的1 000人中，结直肠癌患病率为10%，筛检结果见表7-7。

表7-7　FOB法和TF法联合试验筛检大肠癌结果

试验结果		结直肠癌病人	非结直肠癌者
FOB法	TF法		
+	−	10	20
−	+	15	50
+	+	70	80
−	−	5	750
合计		100	900

FOB法的灵敏度=80.0%，特异度=88.9%；TF法的灵敏度=85.0%，特异度=85.6%。

（1）串联试验

灵敏度=70/100×100%=70.0%

特异度=（20+50+750）/900×100%=91.1%

筛检阳性检出率=（70+80）/1 000×100%=15.0%

阳性预测值=70/（70+80）×100%=46.7%

（2）并联试验

灵敏度=（10+15+70）/100×100%=95.0%

特异度=750/900×100%=83.3%

筛检阳性检出率=（10+15+70+20+50+80）/1 000×100%=24.5%

阳性预测值=（10+15+70）/（10+15+70+20+50+80）×100%=38.8%

二、生物学效果评价

筛检作为政府主导的一项公共卫生服务措施，需要通过开展一系列流行病学研究获得筛检有效程度的生物学效果评价证据，还应同期开展安全性、卫生经济学和项目可持续性评价。

（一）研究设计简述

根据筛检实施的不同阶段可能获得的成效，可将筛检效果评价分为近期收益（yield）、早中期疾病中间结局改善，以及长远期人群终末结局风险（死亡）降低这三个人群获益阶段。一项筛检项目应从流程设计到应用的不同阶段，逐级深入地开展如下流行病学研究：筛检流程有效性评价（现场干预研究）→建立筛检示范区（扩大区域的社区干预研究）→筛检效果验证与推广应用（观察性研究）。

1. 现场干预研究阶段　一般采用设计严谨的随机对照试验，将研究对象以个体或整群随机的方式分为两组，干预组需要接受连续性筛检（continuous screening），对照组则接受常规的医疗服务，评价干预组的疾病早诊率、生存质量、疾病死亡专率等指标是否与对照组有差异。筛检项目干预研究往往需要庞大的样本量和较长的随访期，实施难度较大。

2. 扩大区域的社区干预研究阶段　该阶段采用多中心的社区试验研究，连续观察筛检地区的人群疾病死亡专率、生命质量及生存期等指标的变化,卫生经济学效果指标,以及筛检和治疗的不良反应事件发生情况等,探索筛检在实际环境中的运作机制。

3. 筛检效果验证与推广应用阶段　该阶段多采用观察性的研究方法,开展这类研究的前提是,筛检项目已经在某些地区广泛推广,地区全人群健康档案齐全,有连续多年的、完整准确的筛检和疾病登记信息。常用的方法包括:①历史性队列研究:通过比较既往参与筛检人群和不接受筛检人群在随访一段时间后的疾病死亡专率、生存率的差异来说明筛检项目的效果。②病例对照研究:如病例选择在实施了筛检项目的地区人群的所有死亡病例的随机样本,对照选择同一源人群(包括病人)的存活者的随机样本等,分析病例既往接受筛检的比例是否低于对照组。③生态学研究:筛检推广较长时间后,可应用生态学研究方法比较开展地区的疾病死亡专率是否低于未开展地区,以此说明筛检项目的长远效果。

(二)结局测量指标及效应指标

筛检项目生物学效果指标是根据筛检能改善疾病的中间或终末结局状态(发病或预后)的观察终点来设定的,通常采用率来测量。另外,筛检效果一般都是通过对比研究来体现的,故需要计算相对比指标。

1. 结局测量指标

(1)疾病死亡专率:是评价筛检人群长远期获益的终点结局指标,是筛检效果评价中最有说服力的结论性指标。例如,一些国家曾经开展过用尿检香草扁桃酸(VMA)的方法筛检儿童神经母细胞瘤,在项目开展了数十年后由于没有观察到人群该病死亡率随之下降而被终止。

(2)其他效果指标:治愈率、复发率、病死率、生存率和生存时间等指标是评价筛检人群早期或中期获益的中间结局指标。如果经筛检的病例较未经筛检的病例复发率或病死率更低,生存率较高或者生存时间更长,则说明筛检可能有效,常用1年、3年、5年生存率来评价癌症的筛检计划。但要注意,应用这类指标时应注意领先时间、病程长短等时间相关偏倚的影响。

2. 关联指标　随机对照试验中,常用指标有效果指数(IE)、保护率(PR)、绝对危险度减少值(ARR),计算及指标意义参见本书第六章"实验流行病学"。观察性研究中,队列研究多用参加筛检人群和未参加人群的专病死亡率比(RR)。病例对照研究的指标是死亡病例与对照组参与筛检的优势比(OR)。

3. 需要筛检人数(number needed to screen,NNS)　NNS是指预防一例筛检目标疾病病例死亡或不良事件发生所需要筛检的人数。计算式为对照组与筛检组的专病死亡或不良事件发生率之差(AR),将AR取倒数值,得NNS=1/AR。该指标数值越小越好。

(三)偏倚及其控制

1. 领先时间偏倚(lead time bias)　领先时间(lead time)是指临床前筛检诊断的时点(年龄)至常规临床诊断时点(年龄)之间的时间间隔。如宫颈癌临床诊断的平均年龄为50岁,如果患病人群在30~50岁之间进行筛检,则平均诊断年龄可提前至45岁,领先时间为5年。该间隔是疾病的自然病程阶段,如果筛检只提前了发现疾病的时点,而并未改变筛检人群的死亡时点(年龄),也会观察到筛检人群比不筛检人群生存时间更长的假象,即领先时间偏倚。因此,在以生命年为指标评价筛检效果时,应扣除领先时间,否则会高估筛检效果。

2. 病程偏倚(length bias)　疾病被检出的可能性和疾病的进展速度有关。例如肺癌中非小细胞癌恶性程度高,肿瘤增长速度快,在临床前期被筛检发现的机会较低;而腺癌的恶性程度低,筛检能检出该亚类病人的概率较大。如果筛检组中疾病进展缓慢的病人(肺腺癌病人)占较大比例,可能观察到筛检组较未筛检组生存概率更高或生存时间更长。此时,筛检的效果被高估了,即产生了病程偏倚。

3. 志愿者偏倚(volunteer bias)　健康行为可能决定筛检意愿,参加筛检者与不参加者相比可能有更高的受教育程度、个人经济状况更好、更关注自身的健康、不良行为习惯的发生率较低,因此参加筛检的人群总的发病或死亡风险可能低于不参加筛检人群;此外,主动参与筛检者对后续治疗的顺应性更高。这些因素都可能使筛检人群的死亡风险低于不参与人群,导致筛检效果被高估,即产生了志愿者偏倚。

4. 过度诊断偏倚(over diagnosis bias)　筛检发现的、提前诊断治疗但改善效果不明显的病例会增加诊断治疗的负担,这种现象称为"过度诊断或治疗"。例如,筛检出的病变正处在良性阶段或可能逆转的微小疾病状态,如大多数宫颈癌的 CIN Ⅰ 阶段可自行康复;或者病人病程停滞或进展缓慢,如用 PSA 阳性筛检前列腺癌,多数老年前列腺癌病人疾病进展缓慢(即"惰性病例"),病人可能在出现癌的临床症状前就死于其他竞争性疾病。如果"过度诊断或治疗"病例被计入病人总体之中,常常会导致经筛检发现的病人有较多的生存者或较长的平均生存期的假象,从而高估了筛检效果,即产生了过度诊断偏倚。

三、卫生经济学效果评价

疾病筛检是国家或地区的重要公共卫生服务项目,WHO 要求在实施公共卫生服务项目过程中,应开展相应的经济学评价,其目的在于优选出投入一定的资源(成本)后,获益(健康产出或经济产出)最大的筛检方案。筛检评估涉及成本、效果、效用和效益的综合分析。

1. 成本(cost)　筛检成本是提供卫生服务过程中所消耗的资源。筛检成本包括项目成本(项目培训、管理、组织的费用)、个人直接成本(诊治、交通或陪护等费用)和个人间接成本(误工损失)等。

2. 成本-效果分析　效果(effectiveness)指在筛检项目开展后,健康改善方面所取得的生物学效果,如复发率、死亡率下降,生存期延长。评价指标为成本效果比(cost-effectiveness ratio, CER),即每延长一年健康生命年所花费的成本。一般认为,延长一个健康生命年,筛检花费不超过 3 倍人年均国内生产总值(GDP)是可接受的。

3. 成本-效用分析　效用(utility)是综合了生物学效果、人们对结果的主观感受和功能状况的指标。简单地说,它不仅关心病人能存活多久,还关心存活的质量。如以寿命年(life expectancy)作为观察指标,考虑到疾病对病人生命质量的影响,则应测量质量调整寿命年(QALY)。成本-效用分析的指标为成本效用比(cost-utility ratio, CUR)。

4. 成本-效益分析　效益(benefit)是指将健康改善的结局用货币价值来衡量。成本效益比(cost-benefit ratio, CBR)是公共卫生项目经济学评价中最佳的评价指标。需注意的是,货币价值可能随时间变化而改变,因此需考虑货币的贴现和利率的变化。

5. 增量成本效果(或效用)比(incremental cost-effectiveness/utility ratio, ICER/ICUR)　该指标的计算式为两种方法的成本差/健康结果差,即单位增量健康结果(如减少 1 例死亡、增加 1 年 QALY)所需要付出的增量成本。该指标考虑了不同地区的经济发展水平和卫生服务支付能力。在评价多个方案时,应该优先选择 ICER 提示的增加一定的投入能挽救更多生命的方案。

四、筛检的安全性、伦理问题及可持续性评价

1. 安全性及伦理问题　安全性评价(safety assessment)即评价人群获益是否远超过伤害,以及

伤害可接受的程度。评价伤害的指标为过度诊断/治疗率、不良事件发生率。

筛检相关的伤害(harm)包括三个方面。①筛检方法本身造成的伤害。②筛检的假阳性者可能面临过度诊断的问题,可能会经历确诊前的焦虑情绪困扰。如用 PSA 筛检前列腺癌,76% 的 PSA 升高者中经穿刺活检没有发现癌症。③如果早期诊断的病例是"惰性病例",随之而来的治疗措施可能会损伤其健康。如对进展缓慢的老年前列腺癌病人进行手术治疗,手术造成的损伤可能比前列腺癌本身对他们的健康损伤更大。

筛检作为一种医学实践对参与者的影响可能存在不确定性,必须遵循《赫尔辛基宣言》的医学伦理学准则,即尊重个人意愿、有益无害、公正等一般伦理学原则。

第一,开展筛检研究前应提交伦理委员会审查及获得参与者的知情同意,充分告知筛检过程中可能的有创检查、潜在的危害及处理的措施等。

第二,应保护参与者的生命、健康、尊严、完整性、自主性、隐私和个人信息的保密,参与者有权随时退出。

第三,筛检应该是有益无害或收益远大于危害的。筛检试验原则上应安全可靠,无或低创伤性、易于被群众接受,不会给被检者带来身体和精神上的伤害。

第四,如果筛检的价值和安全性已确定,项目应公平、合理地对待每一个社会成员。此外,考虑到筛检研究中对照人群的贡献,在筛检项目推广时,应优先在该人群中实施。

2. 政策、经济及人力支持环境 疾病筛检项目的可持续性受国家政策支持、项目经费保障、筛检人力资源配备、目标人群接受程度、医疗保障制度是否介入等因素影响,可采用社会学定性和定量研究方法来开展调查研究。

政府主导体现在将防控措施以政策或法律的形式制度化。在经费保障方面,通过医疗保障制度介入,可实现卫生资源合理配置,保障筛检项目持续良性发展,并能推动卫生系统及整个社会的协调发展。在人力资源方面,国际上肿瘤筛检的成功经验表明,开展健康教育、疾病初筛及登记管理等工作是筛检工作可持续发展的重要保障。

3. 人群接受度 除了有创的筛检方法可能影响人群接受程度外,目标人群对疾病和筛检方法的认知不足也可能影响筛检的覆盖面,直至影响筛检项目的可持续性和效果。因此,在开展推广筛检项目前,应对目标人群积极开展健康教育,提高人群依从性,以保证项目可持续开展。

(李佳圆)

思考题

1. 何谓筛检?简述筛检的目的。
2. 筛检试验的评价应包括哪些方面?
3. 简述灵敏度、特异度、患病率与预测值的关系。
4. 简述如何提高筛检的收益。
5. 简述筛检效果评价的几个方面。
6. 筛检流行病学研究中的主要偏倚有哪些?

第八章
病因及其发现和推断

Chapter 8　Causes and Causal Inference

A cause of disease is an event, condition, or characteristic that plays an essential role in producing the occurrence of a disease. A cause must meet three primary criteria: 1) it must occur prior to the effect, 2) this temporal relation of cause followed by effect must be repeatedly observed, and 3) changes in the effect must be a consequence of or explained by changes in the cause. Modern epidemiology recognizes that the cause of disease is multiple, and a single factor may be necessary or always needed (e.g., for infectious disease) but is rarely sufficient to cause a disease. Causes of disease can be divided into four categories: necessary and sufficient, necessary but not sufficient, sufficient but not necessary, and neither necessary nor sufficient. Causal inference involves drawing a conclusion on the certainty about a cause based on epidemiological and other relevant evidence and knowledge currently available. Hill's criteria and systematic reviews, as more systematic and quantitative approaches, can be used in making such inference. Like any other scientific inference, causal inference can never be hundred percent complete and certain. The incompleteness and uncertainty should, however, not be used as excuses for delaying necessary disease control actions judged appropriate based on current best evidence.

寻找和控制病因是预防疾病的前提,也是流行病学发展的开端,病因和因果关系的理论是流行病学理论和实践的重要基础。探索病因、危险因素和评估干预措施的效果及安全性,都属于寻找和验证因果关系的流行病学研究活动。流行病学研究设计,如病例对照研究、队列研究和随机对照试验,都是在人群中探索与医学相关的因果关系的研究方法。因此,认识病因、疾病以及二者之间的因果关系,对理解和掌握流行病学的历史、概念、理论和方法十分重要。本章将以病因为主线,讨论和分析因果关系的本质、病因模型的概念和意义以及病因的种类和区别,并分析病因理论与研究设计的关系,继而回答上述有关问题。在此意义上讲,本章从理论框架上连接了流行病学理论和方法各章的主要概念和理论,有助于全面理解和贯通流行病学的理论和方法学体系。

第一节　概　述

一、病因与因果关系

病因(cause of disease)是流行病学和预防医学的重要概念,是引起疾病发生的原因,即能够影响未来疾病发生的因素或事件。流行病学起源于对传染性疾病病因的研究,认识病因是预防的前提,没有病因研究就没有预防的可能,因此病因研究是预防医学发展的前提,也是公共卫生发展的前提。

现代科学的病因观主要是从认识传染病开始的。在 20 世纪中叶以前,人类的主要疾病是传染病，有关传染病的病因有两个著名的学说：瘴气说（miasma theory）和后来居上的微生物说（germ theory）。广义的瘴气说认为传染病的流行与环境有关，尤其是空气。在人类对人体内部和微观世界了解有限的年代，把病因指向人体外部的环境因素是必然的，这种"黑箱式"的策略曾对认识和控制传染病作出了巨大贡献。

19 世纪，细菌等病原微生物的发现使人类对传染病的病因有了新的认识，使疾病病因的微生物说得到了验证，该学说认为传染病的病因是微生物。微生物说的出现使瘴气说显得原始、笼统、不得要领。随着微生物实验室研究的蓬勃发展，人类对病因认识的重点移向了人体内部、微观和机制。

到 20 世纪中叶，在研究慢性病病因和预防策略方面，微生物说显得无所适从，而注重从外部寻找病因的流行病学又一次发挥了作用，演变成在人群中研究疾病和健康一般规律的方法论，与生物医学基础研究分庭抗礼，成为人类研究和认识健康与疾病的两个核心阵营。从本质上讲，病因和疾病的关系，属于哲学上讲的因果关系（causal relation；cause-and-effect association）。病因是原因，疾病是结果。因果关系是两个事物之间关系的一种，是一种由事物变化关联和时间因素构成的复杂的抽象关系。

因果关系是人类认识世界与解释事物发展变化的一种方式，具有普遍的理论和实践意义。爱因斯坦曾说，西方科学是建立在以因果律为基础的形式逻辑之上的。

什么是病因？美国病因理论专家 Mervyn Susser 认为，病因就是可以引起变化的因素。《现代流行病学》作者 Kenneth Rothman 认为，病因就是那些对疾病发生起着核心作用的事件、特征和条件。他们对病因的定义言简意赅，但是却不能直接用来指导如何在现实中发现和验证病因。

病因研究的原理可追溯得更远。18 世纪英国哲学家 David Hume 对因果关系进行过重要的系统论述。他认为，因果关系是一个事件（果）在时间上总是随着另一个事件（因）发生而发生的规律性关系，而且假如因事件没有发生，则果事件也一定不会发生。因果关系对人类的重要性在于因对果的可预测性和可干预性。David Hume 的分析是现代因果关系理论的转折点，是后继很多重要相关工作的基础。

什么样的关系才是因果关系？首先因事件必须发生在果事件之前。例如，误服足量砒霜一定会致死，或者说砒霜可以引起死亡，砒霜是原因，死亡是结果。砒霜和死亡的关系的第一个特征是，误服砒霜必须发生在死亡之前，这是事件发生的先后顺序，即时间顺序（temporality），是因果关系的第一个基本特征。

但是，依时间顺序先后发生的事件之间不一定都是因果关系。比如某人在北京打个喷嚏，20 分钟后南京发生地震，显然人们不会把这样两个事件的关系认作是因果关系。要成为因果关系，这个关系还必须具有可重复性。可重复性指当因事件发生时，果事件一定或经常会发生。例如，误服砒霜会致死，今年是这样，明年也是这样，中国人是这样，美国人也是这样，谁试了都不例外。

然而，即使是两个事件之间的关系具有固定的先后时间顺序并且可重复，也不都是因果关系。比如，鸡叫与日出的关系。鸡叫在先，日出在后，有时间顺序关系，有很高的可重复性。然而，鸡叫和日出的关系不是因果关系，因为即使世界上没有鸡，明天太阳还是会出来，说明鸡叫对日出没有影响，因此二者之间没有因果关系。建立因果关系，因事件和果事件之间还必须存在因变性（consequential change），即果事件的变化是由因事件的变化引起的。

因变性必须通过改变因事件来观察果事件的变化而确定。例如，假设不吸烟者的终生累积肺癌发病率是 1%，而吸烟者的肺癌发病率是 11%，从不吸烟到吸烟的变化引起了肺癌发病率 10 倍的增加。如果吸烟 10 支以下,肺癌的发病率为 5%,10～30 支为 10%,30 支以上 15%,随因的变化果的变化则更加明显和确定。

然而,上述吸烟和肺癌的关系只能称为关联(association),关联是因果关系可观察的第二个特征。但是,关联不是严格意义的因变性,因为吸烟和非吸烟者肺癌发病率的差别可能是由吸烟以外的因素(如混杂因素)造成的,而吸烟和肺癌可能并没有任何关系。

总之,因是果发生的先决条件,没有因的存在,果就不会发生。因必须在时间上发生在果之前且引起果的发生,果必须随因的变化而变化。因此,因果关系必须同时满足以下三个基本条件:①时间顺序;②关联关系;③因变性。在流行病学研究里,时间顺序和关联关系是直接可以观察的,因变性可通过排除其他因素的可能性来间接证明。

医学实践中重要的因果关系主要包括:①病因和疾病的关系;②治疗和效果的关系;③治疗和副作用(不良反应)的关系。

因此,在人群中探索和确定医学中的医果关系是流行病学的核心内容,因果关系的特征奠定了现代流行病学研究设计的理论基础。

二、因果关系的形式

1. 单因单果 即一种因素只引起一和疾病,一种疾病只由一种因素引起,该病因既是必要的又是充分的(详见后文有关必要病因和充分病因的内容)。这是人类早期朴素的病因观,也是早期病因学说和推断方法的基础,如瘴气说和微生物说,又如穆勒(Mill)因果推断准则和科赫(Koch)病因法则。但是,现代病因理论认为,即使是存在必要病因的传染病,其病因也不是单一的,因为除了病原体外,还需要宿主易感性等因素,疾病才能发生。例如,感染了结核分枝杆菌后结核病是否发生,还取决于个人的体质、营养、健康状态等。

2. 单因多果 即一个因素可引起多种疾病,单因多果的现象是常见的。比如,吸烟可引起肺癌、心脏病、慢性支气管炎等多种疾病。单因多果的关系揭示了病因的多效应性,提示阻断或控制某个病因可以预防多种不同疾病的可能性。

3. 多因单果 即多种因素可以引起一种疾病,多因单果的现象也是常见的。如,服毒、车祸、疾病等均可以引起死亡。多因单果的关系揭示了疾病的多因性,提示为控制某种疾病的发生和发展可多管齐下的可能性。

4. 多因多果 由于单因多果和多因单果的存在,多因多果的现象必然存在。如高血压、高血脂、吸烟等均可引起冠心病,同时也会引起脑卒中等其他疾病。不同疾病的多个病因可以完全相同,但多数情况下只是部分相同。多因多果的病因现象增加了病因研究的复杂性和不确定性,同时也揭示了多种途径预防疾病的可能性。

因果关系的多样性、复杂性还体现在,不管是上述哪一类因果关系,都存在直接和间接病因:即有些病因可直接引起疾病的发生,而另一些病因则需通过作用于一个或多个其他病因,并由后者直接引起疾病的发生。最后引起疾病的病因称为直接病因(direct cause; immediate cause),直接病因以前的病因都称为间接病因(indirect cause; remote cause)。直接病因和间接病因的现象预示病因链的存在,也提示切断病因链的任何环节都可以达到预防疾病的目的,预示更多的预防疾病方略的可能性。

三、因果关系与相关关系

相关关系(correlation)指两个变量之间的线性关系,可以通过相关系数(如 Pearson 相关系数)

来量化,范围[−1,1],其中"1"表示完全正相关,"−1"表示完全负相关,"0"表示无线性相关性。相关关系并不一定意味着因果关系。例如,冰淇淋销量与溺水事件之间可能存在正相关关系,因为它们都在夏季增加,但冰淇淋销量并不是溺水事件的直接原因。

尽管相关关系并不一定意味着因果关系,但因果关系通常会伴随着相关关系。换句话说,如果两个变量之间存在因果关系,那么它们通常会表现出某种程度的相关关系。例如,如果吸烟导致肺癌,那么吸烟与肺癌之间应该存在正相关关系。然而,相关关系只是因果关系的必要条件之一,而不是充分条件。也就是说,有因果关系的两个变量必须是相关的,但相关的两个变量不一定有因果关系。

下面将使用病因学说和病因模型的概念来更加详细地描述病因和病因之间以及病因和疾病之间的各种复杂关系。

第二节　病因学说与病因模型

病因学说指现代医学以前对病因本质的假说,而病因模型(causal model)则是现代医学里用来区分不同病因,并阐述不同病因彼此之间、不同病因与疾病的关系及其作用机制的理论框架。病因模型的主要用途包括:①阐述病因之间的关系以及病因与疾病的关系;②指示病因的方向以揭示新的病因;③说明病因的作用和解释流行病学概念及原理。它们都以发现新的病因或抓住主要病因从而制定更全面更有效的疾病预防策略为最终目的。病因模型是根据当时人类对疾病病因的认识提出的,因此一个模型的提出具有一定的时代性,新的模型往往是旧模型的延续和改进。有代表性的病因模型包括三角模型、轮状模型、生态模型、病因链、病因网、充分病因-组分病因模型。

一、传染病病因的三角模型

早期病因的瘴气说和微生物说属于单病因的学说。在人类认识和控制传染病的过程中,逐步认识到疾病多病因的可能性。1954年,John Gordon提出了传染病流行的三角模型(epidemiologic triad)。该模型明确提出,影响传染病在人群中发生和发展的因素是多重的,并将它们归结为三个方面,即宿主(host)、病原体(agent)和环境(environment),三者对传染病流行缺一不可,其关系可用一个等边三角形的平衡关系来描述,表明它们之间相互平等、相互关联和相互制约的关系。在一定的时间框架里,三者保持动态平衡,使人群疾病的发病率维持一个常态,一旦三者中一个或一个以上的因素发生了变化,破坏了这个平衡状态,人群疾病的发病率就会下降或者上升,甚至疾病消失或引起暴发流行(图8-1)。

例如,在环境因素和宿主不变的情况下,病原体毒力增加,如甲型流感病毒发生变异出现新亚型时,病毒的毒力和致病性增加,则平衡遭到破坏,将使更多的人发病,造成人群中流感病人增多,形成暴发或流行。

流行病学的主要任务就是寻找可以用来切断该三角中任何一条(或多条)链索的措施,阻断任何两个因素之间的联系,以此就可以控制疾病的流行。流行病学的病因三角模型是对传染病病因认识的总结,优于朴素的单病因学说,揭示了在病原体之外存在可以用来预防和控制传染病的因素,是

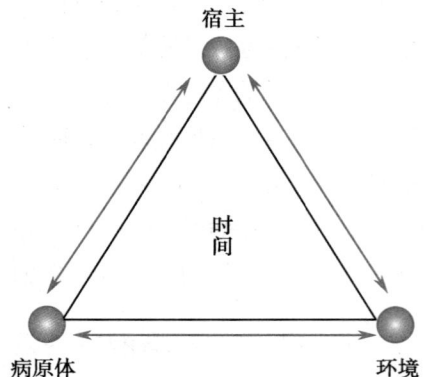

图8-1　传染病病因的三角模型

人类用来控制传染病的重要理论基础。

二、病因的轮状模型

到了 20 世纪中叶，面对慢性非传染性疾病，人们充分认识到，慢性病不像传染病那样存在明确的病原体，而且慢性病的致病因素是多样的，且任何单一病因的作用都相对较小。病因的三角模型承认一个疾病的病因是多重的，但是把病原体、宿主和环境分隔开来，把每个因素放在一个独立的位置，把它们等量齐观，可能不适合慢性病病因的研究，没有体现直接病因和间接病因的区别，不能显示其间交叉复杂的关联，不利于在纷乱的慢性病病因中抓住主要矛盾（详见有关病因链和病因网的内容）。

在三角病因模型的基础上，1985 年 Mausner 和 Kramer 提出了病因的轮状模型（causation wheel）。轮状模型把可患病的人或动物放到了中心的位置，周围是他们生活的物理、化学、生物和社会环境，而传染病的致病因子只是生物环境的一个部分（图 8-2）。该模型用新的方式描述了宿主、致病因子和环境的关系，认为环境、宿主和病原体不是对等和分离的关系，它们的重要性也有主次分别，并提示了直接病因和间接病因的存在，以及远端病因和近端病因的区别。

例如，对于以宿主的遗传背景为主要病因的疾病，如葡萄糖 -6- 磷酸脱氢酶缺乏症和 1 型糖尿病，遗传的作用相对比较大；对于麻疹、疟疾等传染病，生物学致病因子是必要因素，起着不可缺少的作用；对于地方性疾病，人们居住的自然物理和化学环境则起着主要的作用。

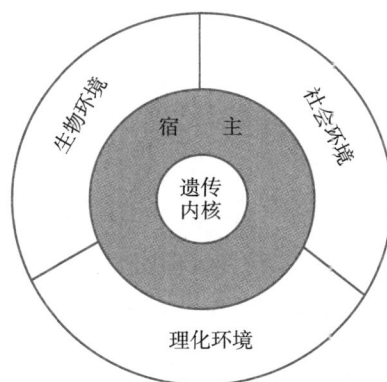

图 8-2 病因的轮状模型

早期的轮状模型是围绕传染病的三个因素展开的，对于慢性非传染性疾病，它们揭示的病因的范围存在局限性，因此是一个过渡性的模型。

三、健康决定因素的生态模型

1991 年 Dahlgren 和 Whitehead 从社会的角度，提出了健康决定因素的生态模型，是轮状模型的进一步发展，也被称为生态病因模型（ecological model of causation）（图 8-3）。该模型的中心仍是人体，包括一个人的性别、年龄、遗传等特征，然后将其他病因归类，并分成不同的层次，每层又包含很多相关但不同的因素，并强调各种因素的相互作用对健康的影响。该模型具有早期疾病轮状模型的基本特征，但是健康决定因素的生态模型还意味着那些可影响健康但不影响发病的因素也可以被利用，进一步拓宽了"病因"的范围和领域。

该模型认为，个体特征是疾病发生的根本。例如，女性易患乳腺癌，具有某些遗传特征的人易患某种遗传性疾病。生物环境因素如细菌、病毒及其他微生物等是传染病的重要因素。从物理、化学环境角度看，营养素、天然有毒动植物、微量元素、水质、大气污染、电离辐射、噪声等都与健康有关。从社会环境角度看，社会制度、经济、家庭、医疗服务体系、文化等都会影响健康和疾病的发生和流行。而且这些因素相互影响、相互作用，共同决定人群的健康水平。

该模型也表明了直接和间接病因的存在。直接病因和间接病因只是相对疾病的"远近"而言。例如，经济发展使人类有了更多的肉类食品，喜欢食用肉类食品会导致摄入过多的胆固醇，胆固醇会引起血管斑块形成，血管斑块可以引起血管狭窄甚至堵塞，血管狭窄和堵塞可以引起冠心病，冠

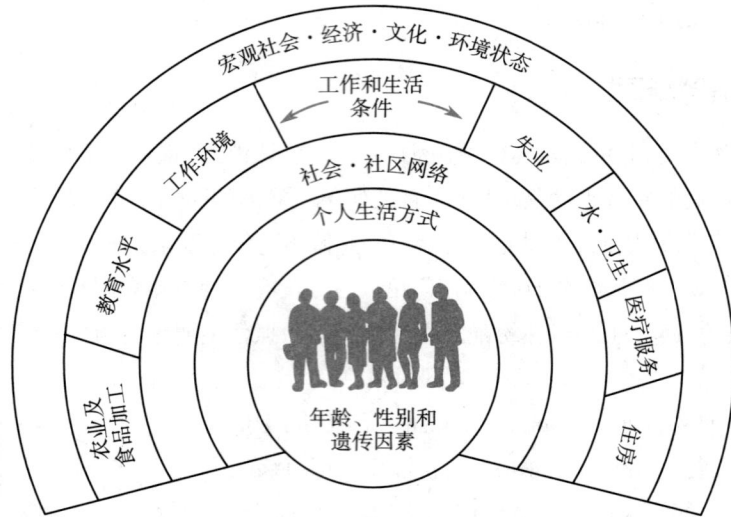

图 8-3　健康决定因素的生态模型

心病可以引起死亡。以死亡作为结果来看,冠心病是直接原因,食入过多的肉类食品则是近端间接原因,而经济发展和西方饮食文化的影响是远端间接原因。健康决定因素的生态模型最大限度地拓展了人类对各种可能病因的认识,也揭示了更多新的促进健康、预防疾病的方法。但是,在呈现病因之间的关系上,该模型还是笼统的、不完善的。

四、病因链

在多病因学说里,一切可以负面影响健康的因素或事件都可以称为病因,而且无论是传染病还是慢性病,其病因都是多重的,病因与疾病、病因与病因之间存在复杂的关系。

例如,一些因素对发病的作用是直接的,一些是间接的;一些因素的作用可能是独立的,而更多的是相互协同(或拮抗)的;各因素间互为因果,即有些是原始病因,有些是继发因素,它们相继发生作用,最终导致疾病的发生。时间上先后发生的互为因果的病因之间,以及这些病因与最终疾病之间的关系可以用病因链(chain of causation)来描述(图 8-4)。

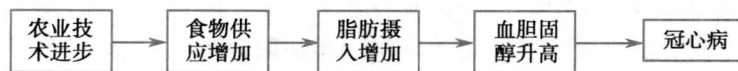

图 8-4　病因链:饮食与冠心病

例如,经济的发展和农业的进步为人类提供了充足的食物,充足的食物改变了人们的饮食习惯,不良的饮食习惯可引起肥胖和高胆固醇血症,后者又可以引起冠心病。在这个病因链中,农业的发展可以是冠心病的远端因素,饮食习惯是中间因素,高胆固醇血症是近端因素。

在一个病因链上,去除任何一个病因,就可以切断整个病因链,从而预防疾病通过此病因链发生。因此不需要针对一个病因链上的所有因素进行干预,就能够达到预防的效果。比如,食用过多的肉类食品可增加血胆固醇,高胆固醇血症可增加心血管疾病的风险,在这个病因链上就有两个可阻断的节点,即食物中的肉类食品和高胆固醇血症,针对任何一个因素的措施都可能有效。这使得切断一个病因链有了多种选择。另外,过去在寻找疾病预防策略的过程中,过于依赖对近端病因的研究和控制,比如,对高脂血症的治疗。从病因链的角度看,改变人们的饮食习惯同样可以预防心血管疾病的发生,应引起更多的重视。

一个疾病可能有多个独立作用或相互影响的病因链。比如,心血管疾病可以通过三条分别以高血脂、高血压和糖尿病作为中间病因的病因链发生,三个病因链又可能相互交叉,比如不良饮食习惯可以同时是高血脂、高血压和糖尿病的病因,三条病因链就在不良饮食习惯上存在交会。

五、病因网

很少有疾病只有一个单一的病因链,事实上一个疾病往往存在多个独立的或相互关联的病因链,同一疾病不同病因链相互连结、相互交错,形成一个更为复杂的完整的病因关系网,MacMahon把这个从病因到发病的联系的整体网状结构称为病因网(web of causation)。

以冠心病的病因为例,吸烟、饮酒、饮食习惯和身体活动等生活习惯均可单独或联合影响血糖、血脂、体重和血压,同时体重对血脂、血糖和血压也存在影响,血压、血脂和血糖又与动脉粥样硬化有关,后者可直接引起冠心病的发生。这些因素相互作用、相互联合,共同形成了冠心病的病因网(图8-5)。

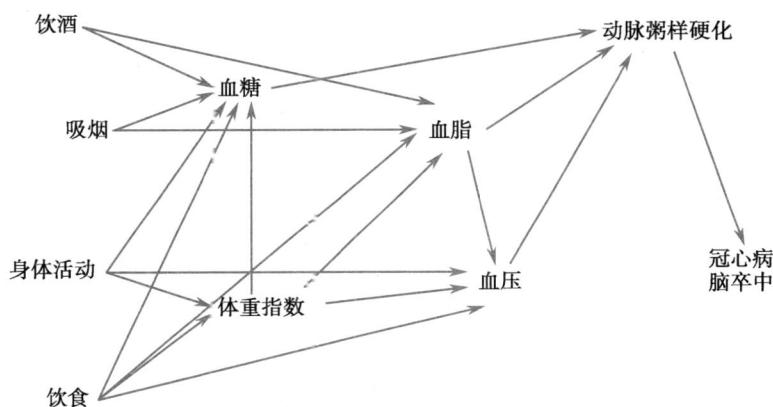

图 8-5　心血管疾病的病因网

病因网的概念可以从理论上更清楚地解释疾病预防中的很多现象。

(1)去除一条病因链中的任何一个因素就可以完全切断整个病因链,从而预防疾病通过此病因链发生,这使得阻断病因链有了多种选择。

(2)不同的病因链对疾病发生的作用大小可能不同,有效的预防应切断主要的病因链。比如,吸烟是人群中发生肺癌的主要因素,控烟就成了预防肺癌的主要策略。

(3)不同的病因链可能独立地影响疾病的发生,同时切断多个病因链必然可以预防更多的病例。比如,高血压、高血脂、高血糖均可能独立地增加心血管疾病的风险,切断任何一个病因链,最多可预防40%~50%的心血管疾病,但是针对三个病因链同时行动,如同时使用降血压、降血脂和降血糖的药物,可将人群心血管疾病发病风险降低80%以上。

然而,病因链和病因网就如同对病因机制的研究,理论上十分复杂,理清各病因之间的关系需要大量的流行病学研究。从实践意义上看,研究它们的价值是可疑的,一条病因链上病因的数目可以是无穷大的,这些意义不大的没有穷尽的研究,大大增加了科学研究的负担。

六、病因模型的比较

不同的病因模型反映了不同时期流行疾病的特征和人类对病因的认识水平。早期的病因假说主要是针对传染性疾病,瘴气说和微生物说可以看成是最简单的病因模型。病因的三角模型对早期模糊的病因假说进行了明确的界定,也是对单一病因假说的否定和对多病因假说的肯定,使病因的探索有了更多的方向,更有针对性,增加了预防和控制传染病的方略。慢性非传染性疾病的病因不同于传染性疾病,前者的病因更多样化,经常没有一个像病原体那样的决定性病因。面对慢性病,人类对病因的探索范围开始扩大,病因的概念也开始"泛化"。

病因的轮状模型和健康决定因素的生态模型是病因概念扩展的典型产物,它们揭示了病因的多元性,大大扩展了病因的范畴,使人类认识到了更多的、更深层次的、更有效的控制慢性病的策略和方法。

病因网则试图更好地展示病因之间以及病因与疾病之间的复杂关系,如链式连接、协同作用、主次关系、远近关系等,揭示了抓一点(即一个病因)可以影响全局的可能性,增加了预防慢性病的选择,也便于分清主次和发现主要矛盾,更有效地预防和控制疾病。图 8-6 总结了各种病因假说和模型发展演变的历史原因以及它们之间的区别和相互关系。

然而,不同于上述所有病因模型,充分病因-组分病因模型另辟蹊径,深层次地剥离了病因之间及其与疾病间的抽象关系,试图对病因进行更理性的分类并对它们的作用进行定位。

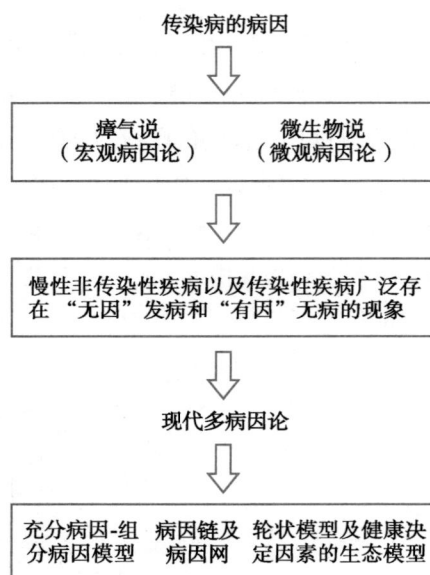

图 8-6 病因学说和病因模型的演变

第三节 充分病因-组分病因模型

一、新的病因观

早期的病因学说多是针对传染病的,自从人类发现了传染病的病原体以后,病因的微生物说盛行,成为主导的病因理论。判断病原体和疾病关系的科赫法则是微生物说的代表性理论,该法则认为疾病的病因是单一的,即一个疾病只有一个病因(病原体),如果一个疾病的发生只需要一个病因,所有患该病的病人必然都会具有这个病因。该法则还认为,有了病因疾病必然会发生。然而,慢性非传染性疾病的病因对这个人类长期信奉的简单的病因理论构成了挑战。对于慢性非传染性疾病来说,微生物说对瘴气说的挑战,刚好成了对自身的攻击。尤其在慢性非传染性疾病的病因上,微生物说不能解释为什么有些人有某个病因却没有生病,也不能解释为什么有些人有了病却没有某个病因。

现代哲学认为,因和果的关系不是单一的,而是多重的、复杂的。举例说明,假设我们希望在三天内开车从北京到达上海,三天内到达上海是结果,开车是可以产生这个结果的决定因素,或者说开车是原因,到达上海是结果。那么,是否有了汽车就一定能在三天内到达上海呢? 显然不是。我们能否到达上海还取决于很多其他因素,比如,路况如何,天气如何,司机的状况如何,汽车的状况如何,等等。任何一个因素出了问题,都可能导致我们无法按时到达目的地。换言之,所有这些可能的因素都是按时到达上海的必要条件,缺一不可,只有当它们都同时具备时,才能获得预期的结果。但是，为了到达上海，开车不是唯一的选择，乘飞机或火车同样可以去上海，这样一来，即使以上所有与开车相关的条件都不存在，目的还是会实现，结果还是会发生。

这个例子说明，同一个结果可以由多个不同的原因引起，而且单一原因多不足以引起结果的发生，还需其他因素的协同作用，结果才能发生。原因和结果的这种复杂关系可以用充分病因-组分病因模型来解释。

二、充分病因和组分病因

1976年，Kenneth Rothman 在《美国流行病学杂志》(*American Journal of Epidemiology*)对充分病因-组分病因模型(sufficient-component causal model)进行了系统的阐述。该模型首先认为，疾病的发生必须是由一个充分病因(sufficient cause)引起的。充分病因是疾病发生的充分条件，其形成就等于疾病的发生。一个充分病因可以由一个或多个组分组成，而且它们缺一不可，任何一个组分病因(component cause)缺失，疾病就不会发生。严格地讲，组分病因就是充分病因的一个组成成员或亚单位，充分病因是疾病发生所需要的最低条件或需要的组分病因的最少组合。最少的意思是，少一个则疾病不会发生，多一个对疾病发生也不必要。而且一个疾病可以由一个或多个充分病因引起，一个组分病因可以出现在一个疾病的一个或多个充分病因里。

图8-7中描述了一个充分病因，它共有5个组分病因，分别标为A、B、C、D、E。在同一充分病因里，组分病因彼此形成互补，互为彼此的互补病因(complementary cause)，比如B、C、D和E为A的互补病因，而A、C、D和E则为B的互补病因。因为这5个组分病因缺一不可，否则疾病不会发生，就此意义来讲，一个充分病因的每个组分病因对疾病发生的作用或贡献都是等同的和必要的。因此，为了预防疾病，我们不需要知道所有的组分病因，除去或阻断其中任何一个组分，就可以打散该充分病因，从而预防通过该充分病因发生的所有病例。

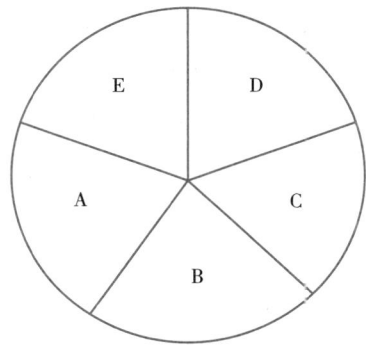

图 8-7 充分病因-组分病因模型

组分病因对充分病因缺一不可，但这不等于说所有组分病因必须同时存在，更可能的情况是，它们需要按照一定的时间顺序逐次发生，当最后一个组分病因发生或出现时，充分病因形成，疾病发生。

然而，能引起一个疾病发生的充分病因往往不止一个，或者说疾病的发生可以通过多个不同的充分病因实现，同一疾病的充分病因也彼此互为互补病因。图8-8描述了一个疾病三个不同的充分病因，且假设该疾病只有三个充分病因。充分病因Ⅰ有5个组分病因，它们分别是A、B、C、D、E。

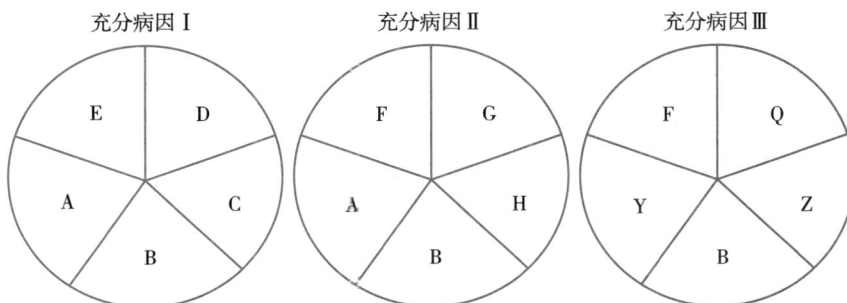

图 8-8 某疾病的三个充分病因及其组分病因的分布

充分病因Ⅱ也有 5 个组分病因，它们分别是 A、B、F、G、H。充分病因Ⅲ也有 5 个组分病因，它们分别是 B、F、Q、Y、Z。图 8-8 所示的情况只是为了说明问题而进行的假设，现实中一个疾病充分病因的总数不可能恰好是 3 个，一个充分病因的组分病因也不可能恰好是 5 个，不同充分病因的组分病因总数也不可能相等。

组分病因 B 是所有三个充分病因都需要的组分，这样的组分病因叫必要病因（necessary cause）。这是因为如果此组分病因不存在，该疾病的任何一个充分病因都不会形成，疾病就不会发生；如果疾病已经发生了，该病因必然存在。最典型的必要病因就是传染病的病原体。比如，一个人从来都没有感染过乙型肝炎病毒，他就不会得乙型肝炎。对于预防传染病来说，疫苗之所以效果很好，就是因为疫苗阻断了必要病因。但是，即使在必要病因未知的情况下，还是可以通过阻断多个组分病因从而阻断与其相关的充分病因来有效地预防传染病。

三、充分病因 - 组分病因模型的应用

表 8-1 总结了充分病因、必要病因和互补病因的概念。根据病因的必要性和充分性，可以把组分病因分为四类（表 8-2）：①既必要又充分；②必要但非充分；③充分但非必要；④既非必要又非充分。既必要又充分的病因很少，天花病毒可能是为数不多的几种。没有天花病毒，天花不可能发生；感染了天花病毒，天花几乎百分百发生。几乎所有的传染病病原体都属于必要但非充分的病因，没有病原体，有关疾病永远不可能发生，但是感染了某病原体，该疾病也不一定发生，如结核和乙型肝炎。那些剧烈的严重威胁生命的事件多是死亡事件的充分但非必要的原因，比如飞机失事、严重车祸、重大自然灾害等。一旦事件发生，就足以致命；但是反过来，以重大自然灾害为例，人们也可能因为食物的匮乏、水源的污染、传染病的流行等其他原因而死亡。

表 8-1　充分病因和必要病因的定义

病因	定义
组分病因	充分病因的构成成分或亚单位，人们常说的病因（如吸烟）都是组分病因
充分病因	由一个或多个组分病因构成，是疾病发生所需要的最低条件或组分病因的最少组合，充分病因形成就等于疾病发生
必要病因	是一个疾病发生必需的组分病因，是该疾病所有充分病因都需要的组分病因；若该病因不存在，疾病就不会发生，因此所有病人都具有该病因
组分病因的互补病因	在同一个充分病因里的组分病因互为互补组分病因
充分病因的互补病因	同一疾病的所有充分病因互为互补充分病因

表 8-2　组分病因的分类和举例

组分病因分类	必要性	充分性	举例和注解
必要且充分	+	+	天花病毒与天花，这类病因很少
必要非充分	+	−	HIV 感染和艾滋病，感染了 HIV，在有效干预的情况下，不一定得艾滋病
充分非必要	−	+	飞机失事与死亡，但死亡有多种原因
非必要非充分	−	−	高血脂和冠心病，以及绝大多数慢性非传染性疾病的病因

充分病因 - 组分病因模型回答了病因学说的两个重要的悖论，一是为什么没有某个病因疾病却发生了，二是某个病因存在但疾病却没有发生。前者是因为绝大多数慢性非传染性疾病没有明显

的必要病因,疾病可以通过不同于所关注病因的其他充分病因实现。比如酗酒是肝硬化的病因,但是不饮酒的人同样可能患肝硬化,因为肝硬化还可以通过其他充分病因而发生,如乙型肝炎病毒感染。第二个悖论是因为关注的病因不是充分病因,只有当其互补病因都存在时,疾病才会发生。绝大部分慢性非传染性疾病的病因都属于这类病因,如吸烟可以引起肺癌,但是绝大多数吸烟者一生也不会患上肺癌。

对于慢性非传染性疾病来说,目前所知道的所有病因和危险因素几乎都属于既非必要又非充分的病因。比如,有高血压不一定得心血管疾病,没有高血压也可能得心血管疾病。

但是,这并不意味着我们对慢性病的预防就无从下手。恰恰相反,因为任何一个组分病因对于需要它的充分病因都是必要病因,所以除去任何一个组分病因就等于除去了与其相关的所有充分病因,因此也就预防了所有可通过这些充分病因而发生的病例。如果一个组分病因参与了一个或多个主要的充分病因,除去这个组分病因就可以预防大部分的病例。比如,如果可以在一个人群中彻底根除吸烟,那么就可以预防绝大多数的肺癌病例,据此推测,吸烟是肺癌主要的组分病因,预防已经抓住了主要矛盾。

另外,该病因模型还可以用来解释很多流行病学的核心概念,如发病率、暴露或治疗作用的大小、效应修饰作用、归因危险度、疾病潜隐期等。

第四节 发现和验证因果关系

一、提出因果假设

病因模型仅仅指出了病因存在的范围以及病因之间和病因与疾病之间的关系,但并不能用来作为现实中发现病因的方法。因果关系是一个抽象的概念,一个不可直接观察的现象,只能通过对其特征的观察而进行推论。时间顺序、关联关系和因变性是因果关系的三个必要特征,因此也是寻找因果关系的理论基础。在如何观察因果关系三个条件存在与否的问题上,1843 年英国哲学家约翰·穆勒(John Stuart Mill)提出了研究因果关系的 5 个逻辑归纳法则,简称穆勒法则(Mill's canons),它们分别是求同法、求异法、同异共求法、共变法和剩余法。这些法则是依据因果关系的基本特征提出的,为现实中发现和验证因果关系提供了可依的法则(表 8-3)。所谓发现因果关系,就是依据穆勒法则,设计研究方案,并依此收集有关因果关系三个条件存在的证据,最后对证据进行评估,推论因果关系存在的可能性(图 8-9)。

表 8-3 穆勒法则与其对应的流行病学研究设计理念

穆勒法则	对应的研究设计理念
求同法	病例系列:病人共有的因素
求异法	病例-对照的概念:病人有、非病人缺少的因素
同异共求法	病例对照研究,队列研究
共变法	剂量-反应关系
剩余法	个案发生原因推测,主要病因推测

因果关系的三个条件是寻找病因的理论基础,穆勒法则是现实中寻找病因的可操作的逻辑法则。从设计上讲,探索因果关系的流行病学研究就是依据穆勒法则在人群中收集有关因果关系三

个基本条件存在证据的方法(见表8-3)。

二、因果推断的逻辑方法

(一)求同法

求同法(method of agreement)认为,考察某现象出现的不同场合,如果各个不同场合除一个条件相同外,其他条件都不同,那么,这个相同的条件可能就是某研究现象的原因。

在病因研究中,如果所有患同一疾病的病人都具有某一共同的因素,而且其他因素并非每个病人都有,那么该因素就可能是该疾病的病因。例如,发现所有腹泻的学生当天中午都在同一食堂吃过酸奶,因此酸奶可能是腹泻的病因。

但是,该法则中"其他因素都不同"的假设在现实中很难成立,患同一疾病的病人共有的因素会很多,它们中绝大多数不是某疾病的病因。比如,腹泻的学生当天在同一食堂都吃过另外 3 种食物,该法则并不能肯定酸奶是学生腹泻的原因。因此,不能就依此一项法则确定因果关系的存在。

(二)求异法

求异法(method of difference)认为,比较某现象出现的场合和不出现的场合,如果除场合这一点不同外,其他情况都相同,那么这个不同点就是这个现象的原因。

在病因研究中,如果未患某病的个体与患有某病的个体相比,除了某一因素以外,其他因素均相同,那么这个因素可能是该病的病因。求同法关注的是患某病的人是否都具有某共同特征,求异法则是通过比较病人和非病人在某特征上的差异。比如两个同学一同就餐,一个同学发生腹泻,另一个没有,两个同学那餐饭吃的唯一不同的食物是酸奶,那么酸奶可能是导致腹泻的原因。

同样,求异法中病人和非病人之间"其他因素都相同"的假设在现实中也很难成立。比如,两个同学在其他很多方面可能都不一样,求异法不能排除这些因素而肯定酸奶是这次腹泻的原因。更重要的是,该法则没有要求这个差异是可重复的,因此也不能就依此一项法则确定因果关系的存在。

(三)同异共求法

同异共求法(joint methods of agreement and difference,简称共求法)认为,如果某被考察的现象出现的各种场合只有一个共同的因素(求同),而这个被考察的现象不出现的各个场合都没有这个共同的因素(求同),那么,这个共同的因素(多次求异)就是被考察现象的原因。

在病因研究中,当患病个体中均具有而且只具有一个共同因素,非患病个体中均没有该因素,即患病组和非患病组相比,唯一区别就是该因素时,那么该因素有可能是该病病因。例如,发现腹泻的学生都吃过酸奶,而在同一食堂就餐但没发生腹泻的学生都没有吃酸奶,酸奶可能是腹泻的病因。

共求法不是求同法和求异法简单的联合使用,它是围绕同一个可疑因素的两次求同和多次求异的联合使用。共求法是在同一个研究中引入对照的逻辑基础,大大提高了求同法或求异法初步锁定的原因的可能性。

(四)共变法

共变法(method of concomitant variations)认为,当某一现象存在一种变异或发生一种变化时,另

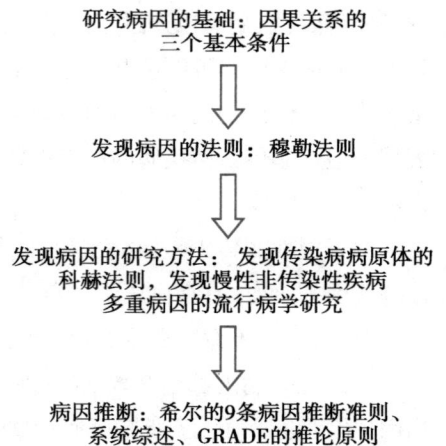

研究病因的基础:因果关系的
三个基本条件

⬇

发现病因的法则:穆勒法则

⬇

发现病因的研究方法: 发现传染病病原体的
科赫法则,发现慢性非传染性疾病
多重病因的流行病学研究

⬇

病因推断:希尔的9条病因推断准则、
系统综述、GRADE的推论原则

图 8-9　研究病因的理论、法则与方法
GRADE. 国际医学推荐分级的研究、开发和评估。

一现象相应存在变异或随之发生变化,且不论后者的变异和变化是什么,那么二者间可能存在因果关系。

最简单的变化是从无到有或从有到无,这是共求法里已经解决的问题。因此,共变法强调的是对剂量-反应关系的考量。当剂量-反应关系存在时,因果关系存在的可能性更大。

上述例子中如果吃酸奶多比吃酸奶少的学生腹泻更严重或者发生率更高,说明共变关系的存在,因果关系存在的可能性更大。

（五）剩余法

剩余法(method of residue)认为,如果其一复合现象已确定是由某种复合原因引起的,把其中已确认有因果联系的部分减去,那么,剩余部分也必有因果联系。例如,居里夫人及其丈夫为了研究一批沥青铀矿样品中是否含有值得提炼的铀,对其含铀量进行了测定,并发现有几块样品的放射性甚至比纯铀的还要大。利用剩余法推测,在这些沥青铀矿中一定存在别的放射性元素,而且这些未知的放射性元素含量非常低,用普通的化学分析法测不出来。量低且放射性强,说明该元素的放射性远远高于铀。据此推理,又经过多年的努力,他们终于在这些沥青铀矿样品里发现了放射性比铀强 400 倍的钋。

在病因研究中,剩余法很少可用作直接发现病因的逻辑指导,但对于判断是否已经发现了一个疾病的主要病因却有帮助。如果发现一个疾病的多个已知病因的累积归因危险度百分比很低(如低于 10%),说明不能由这些已知病因解释的"剩余"病例占大多数,由此可推测该疾病的重要病因还没有被发现,探索新病因的研究是有意义的。相反,如果发现一个疾病的多个已知病因的累积归因危险度百分比接近 100%,说明不能由这些病因解释的"剩余"病例已经很少,由此可推测已发现的病因是该疾病的主要病因,如果它们又都是容易干预的因素,探索新病因的研究的意义已经不太大了。

剩余法也可以用于推测个案事件发生的原因。例如,如果心血管疾病发生原因主要是高血压、高血脂和糖尿病,如果一个人已经发生了冠心病,但他既没有高血脂也没有糖尿病,那么该病人很可能有高血压。

三、验证因果假设

求同法是病例系列的原理,求异法引入了对照的概念,但二者结论的可靠性较低,主要可以用来产生假设。共求法奠定了病例对照研究、队列研究和随机对照试验的理论基础,是进一步验证假设的准则。

但是,鉴于穆勒法则提出的年代以及当时人们对因果关系的认识,原始的求同法、求异法和共求法可能只适用于研究完全病因(或既必要又充分的病因),如天花病毒。天花病人一定感染过天花病毒,从未得过天花就一定没有感染过天花病毒,因为其他病原体不会引起天花,天花也没有隐性感染。

然而,根据现代医学对疾病病因的认识,尤其是对于慢性非传染性疾病,几乎所有的病因都是既不必要也不充分的组分病因,而且一种疾病又存在多种充分病因,因此穆勒原始的求同法、求异法和共求法中最基本的假设是不成立的,不能用来有效地确证或否定一个因素是否为某疾病的原因。

所以必须进行以下修订,才能具有更大的现实意义:如果很多同一疾病的病人都具有某一因素,多数未患某疾病的人都没有该因素,而且该因素的发生频率在患病者和非患病者之间存在差异,该因素很可能是该病的病因。这个修正的核心是将"所有"改成了"很多"或"多数",穆勒法则因此就从决定论走向了概率论,病因和疾病的关系也就从必然变成了或然。

为了确证因果关系的存在,在利用穆勒法则研究因果关系时,必须明确两个事件在时间方向上的关系。队列研究设计正是切中并解决了穆勒法则里时间和方向不明的问题。队列研究从因开始,在果没有发生的情况下,观察果随后的发生情况,然后看果是否随因的不同而不同。因此,队列研究观察的关联关系具备了因先果后的时间顺序关系,提供了因果关系中时间顺序证据,发现的病因就更可能是真实的。

然而,即使是队列研究发现的关联关系,也不能排除另外一种可能,即观察到的果随着因发生的变化不是由因引起的,而是由其他因素造成的。一个最明显的情况可能就是混杂,即暴露组和非暴露组发病率的区别不是由可疑病因引起的,而是由两组之间其他致病因素的不可比造成的。解决的办法就是控制混杂,但是观察性的队列研究对混杂的控制程度是有限的,而且当混杂因素未知时无法进行。暴露组和非暴露组发病率区别的另一个解释是偏倚,包括选择偏倚和信息偏倚,是所有流行病学研究都可能存在的。

随机对照试验与队列研究最重要的区别是比较组形成方式的不同。在队列研究里,研究只能观察自然形成的暴露人群和非暴露人群,自然形成的比较组不能保证它们之间其他可能影响结果的因素是可比的。随机对照试验利用随机分组的方法,保证了比较组之间的可比性,最大程度控制了混杂,发现的因果关系的可靠性高于队列研究。因此,随机对照试验是在人群中验证因果关系最可靠的方法。

但是,由于伦理上的考虑,研究者只能人为地向人群施加有益的因素(如治疗或去除一个致病因素的干预),不能施加有害的因素(如致病因素),因此随机对照试验只能用来评估治疗和干预的效果,不能用来直接研究疾病的病因。队列研究是在人群中验证病因的最可靠的方法,也常用于研究治疗的不良反应。

以上分析可见,穆勒法则是流行病学研究设计的逻辑基础,也提示了不同研究设计的使用顺序。求同法(如由此衍生的病例系列研究)可用于形成病因假设。共求法和共变法(如由其衍生的病例对照研究)可以用来初步验证病因的存在。对照来自求异法,也是共求法和共变法必然包含的一个概念,是研究因果关系不可缺少的准则。队列研究和随机对照试验有机融合了穆勒的四个法则,并同时考证了因和果的时间顺序和因变性,是在人群中验证因果关系最可靠的方法。

总之,推论因果关系三个条件存在与否的穆勒法则就是寻找病因的逻辑法则,收集这三个条件存在证据的方法就是寻找病因的研究,依据研究结果判断这三个条件存在与否的程序就是病因推断的过程(见图 8-9)。流行病学研究就是按照穆勒法则的原理,在人群中收集病因三个条件的证据,并以此推论医学中因果关系的存在(见表 8-3)。

第五节 因果关系推论

探索因果关系的流行病学研究是在人群中寻找因果关系三个基本条件的研究。和其他研究一样,所有流行病学研究都不可能完全排除误差存在的可能性,即使队列研究和随机对照试验也不例外。根据研究设计和研究过程的特征,对研究中误差及其大小进行评估,并利用现有其他证据和知识进一步判断研究结果的合理性,最后对因果关系存在的可能性作出判断,这就是流行病学研究推论因果关系的程序。

一、科学推论的一般原则

科学推论（scientific inference）是依据科学研究的结果对事物的本质或普遍规律进行的推断。科学推论需要遵循一定的原则、按照一定的程序，推论的一个重要部分是对结论正确性的评估。

首先，推论有三个层次一是根据某具体研究进行的推论，二是根据所有同类研究进行的推论，三是根据所有有关证据进行的推论（表 8-4）。在单个研究层面上，推论结果的正确性首先取决于研究的相关性和设计类型。比如，动物实验发现的病因未必能外推到人类。再如，病例系列研究可以用来探索病因，但是由于其设计框架的问题，无论研究的其他方面多么严谨，其因果关系的推论也不可能十分可靠。如果是一项高质量的随机对照试验，其发现的因果关系应是迄今可获得的最可靠的结果。其次，推论的正确性取决于研究的方法学质量和样本量，研究质量越高，样本量越大，推论结果的正确性就越高。研究质量的重要性大于样本量，如果质量很低，无论样本量多大，结果都是不可信的。

表 8-4　病因性断的三个层次和两个方面

维度	病因推断
病因推断的三个层次	单个研究内（真实性）的推论
	基于现有所有同类研究的推论
	基于所有有关证据的推论
病因推断的两个方面	对定性结论的推论
	对定量结果的推论

下面将围绕基于单个研究及所有证据的推论，讨论因果关系推论的原则、程序和对结论正确性的判断。

二、评价单个研究的真实性

即使是依据多项研究进行推论，原始研究的真实性（validity）仍然是推论正确性的基础决定因素，因此对原始研究真实性的评估是推论的前提。同理，评估一项研究的真实性也是流行病学病因推断的基础。

（一）真实性和研究质量

这里的真实性特指一项研究的内部真实性（internal validity），即在研究条件下测量值与实际值相符合的程度。研究的目的在于求得真实，观察与真实之间的差别称为偏倚或系统误差。一项研究的偏倚与其结果的内部真实性成反比。决定研究结果内部真实性的是研究的方法学质量，或简称研究质量（methodological quality）。研究质量是对研究偏倚控制程度的总体衡量。因此，研究质量决定研究结果的真实性，质量越高，偏倚就越小，结果的真实性就越高，结论正确的可能性就越大。

（二）决定研究质量的因素

1. 研究的质量由研究的偏倚控制措施决定。研究设计是一项研究控制偏倚最基本的方法，一项研究的质量首先取决于研究设计的种类。比如，评价疗效时，从设计上讲，随机对照试验的质量一般高于非随机的对照试验，后者又高于病例对照研究；对于病因研究，队列研究的质量高于病例对照研究，后者又高于病例系列研究。

2. 研究的质量进一步取决于流行病学研究的一般偏倚控制措施，如收集资料的准确性、组间测量的一致性、样本的代表性、减少失访、足够的观察时间等。

3. 研究的质量还取决于一类研究设计特有的偏倚控制措施,比如临床试验可使用随机分组、分组隐匿、盲法、维持原随机分组的意向治疗分析等偏倚控制措施。但一项研究不一定采取所有这些措施。使用得越多,偏倚控制就越好,质量就越高。

4. 样本量决定抽样误差的大小,决定结果估计的精确性,本质上也是研究结果与真实接近程度的决定因素之一。

（三）评价研究质量的方法

评价一项研究的质量就是对该研究设计和偏倚控制措施进行分析和评价。一个简单、快速、粗略的评价方法是根据研究设计的类型,将研究质量（或研究提供的证据质量）进行分级。图8-10是对病因证据的分级,不同研究提供的证据质量自下而上逐渐递增。证据分级（hierarchy of evidence）是快速评估真实性常用的参考工具。对于疗效证据的分级,队列研究上面还有随机对照试验。

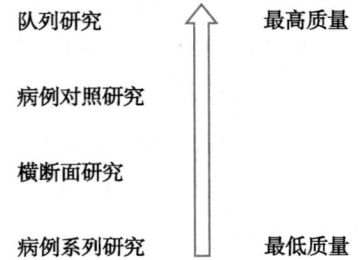

图 8-10　研究设计与病因证据质量

将证据更加详细地分级在理论上是可行的,但详细证据分级方法的可重复性和实用价值有待研究。一般认为将研究质量分为3~5级就可以满足病因推断的需要。比如:①高质量:本研究的结论很可能是正确的;②中等质量:未来研究有可能会改变本研究的结论;③低质量:未来研究很有可能会改变本研究的结论;④很低质量:本研究的结论很可能是错误的。

三、综合所有证据的推论:希尔的病因推断准则

因果关系推断就是判定两个因素之间是否存在真实的因果关系,是科学推论的一种。病因推断是因果关系推断的一种,即判定某因素是否为某疾病真正的病因。

全面的病因推断必须基于目前所有相关的研究,在人群中进行的流行病学研究提供了最重要、最直接的证据,而其他研究（如体外和动物研究）的证据可用于形成病因假设或作为人群研究的补充证据。

严格来讲,因果关系推断包括两个层面:一是两个事件之间是否存在因果关系,二是该因果关系的强弱。前者是对定性结论的推断,后者是对定量结论的推断,相对更难。目前常讲的因果推断主要指定性推断。希尔（Hill）的九个条件是依据多项研究进行病因推断时常用的准则。

1962年,Doll和Hill提出用流行病学研究结果判断病因的5条标准。1965年,Hill又将此标准增加为9条,见表8-5。如今,该标准常被简称为希尔准则（Hill's criteria）,仍广泛地用作人群研究中判断因果关系的标准。

1. 时间顺序（temporality）　时间顺序指因必须先于果发生的时间关系,是判断因果关系的必要条件。时间顺序是任何一项流行病学研究必须提供的证据,它寓于研究设计之中。例如,在队列研究伊始,可疑病因已经存在,但结果事件还没有发生。在时间顺序的可信度

表8-5　希尔病因推断的9条标准

判断标准
1. 时间顺序
2. 关联强度
3. 剂量-反应关系
4. 结果的一致性
5. 实验证据
6. 生物学合理性
7. 生物学一致性
8. 特异性
9. 相似性
[预测力（Susser, 1991）]

上，临床试验、队列研究、病例对照研究和横断面研究依次降低。

2. 关联强度（strength of association） 关联强度是用来评价病因和疾病之间关联度高低的指标，一般用相对危险指标衡量，如相对危险度和比值比。两个因素间关联强度越高，二者间存在因果关联的可能性就越大。比如，吸烟和肺癌之间的相对危险度约为13，是极少见的高关联强度，因此认为吸烟是肺癌病因的可能性很大。关联强度指标也是任何一项关于因果关系的流行病学研究必须提供的信息。

3. 剂量-反应关系（dose-response relationship） 指疾病的发病率随可疑病因的强度或数量的变化而变化的现象。剂量-反应关系的存在进一步支持因果关系的存在。

时间顺序、关联强度和剂量-反应关系指标都是一项流行病学研究内部即可提供的信息。

4. 结果的一致性（consistency） 指同类研究结果的一致性，一致性越高，因果关系的可能性就越大。评估一致性需要比较不同的研究，不能在一个研究内得出一致性的结论。

5. 实验证据（experimental evidence） 实验证据指关于某关联的实验研究证据。例如，用随机对照试验证明在人群中减少吸烟可以降低肺癌的发病率，就是实验证据。

6. 生物学合理性（plausibility） 生物学合理性指某病因假设与该疾病相关的事实、知识和理论相符合或一致的程度，或前者与后者不相悖的程度。生物学合理性越高，因果关系的可能就越大。

7. 生物学一致性（coherence） 生物学一致性指某病因假设与现有更一般的生物医学事实、知识和理论相符合或一致的程度，或前者可以被后者解释的程度。生物学一致性越高，因果关系约可能就越大。有人认为，生物学合理性和生物学一致性十分近似，可以合二为一。

8. 特异性（specificity） 特异性指病因和疾病之间的排他性或特异程度。如果一种病因只能引起一种疾病，或只在某特殊人群内引起疾病，且该疾病只有一种病因，则该病因与疾病的关系具有高度特异性。特异性越高，因果关系的可能就越大。

9. 相似性（analogy） 相似性指存在已知的类似的病因和疾病的因果关系，可以类比的因果关系的存在，将增加新的因果关系的可能性。例如，如果已知某化学物质有致癌作用，当发现另一种类似的化学物质与同一种癌症也存在关联时，类似的化学物质也可致癌的可能性将加大。

10. 预测力（predictive performance） 在希尔准则的基础上，1991年美国流行病学家 Mervyn Susser 增加了"预测力"一项，使该准则共有10项标准。这是一项十分重要的补充。在科学上，对一个理论最有力的检验方法就是评估它的预测能力，简单地说，就是利用该理论提出一个对未来或是过去的预测，然后再收集数据评估预测的正确性。比如，观察性研究发现高血压可能是心血管疾病的病因，依此可以预测降低血压可以减少心血管疾病的发生，这个预测的确得到了抗高血压药物随机对照试验的支持，进一步证明了高血压是心血管疾病的病因的假说。

总之，以上10个标准中，存在关联（包括剂量-反应关系）以及关联的时间特征是判断因果关系的必要条件和特异条件。必要的意思是它们必须存在，如果不存在，就可以否定因果关系的存在；特异的意思是这两个条件是确立因果关系特有的条件，是每一项病因研究必须提供的信息，但不是论证其他问题的必要条件，如论证诊断的准确性时则不需要。而其他7项条件是有关研究之间的信息或流行病学研究之外的信息，是非特异的条件，是科学推论中使用的一般性标准。其中结果的一致性最为重要，它们又是非必要的条件，即缺乏任何一项或所有7项，都不足以否定因果关系的存在。另外，所有10项条件都不是充分条件，即使两个事件的关系满足了所有10项条件，也不能百分百肯定它是因果关系。

希尔准则存在几个明显的重要的缺陷：第一，没有考虑收集的原始研究是否全面和完整。第二,对原始研究证据的真实性(即原始研究的方法学质量)没有考评。如果两个因素之间符合所有 10 项条件,提示二者很可能存在因果关系,但是如果关于这些条件的证据是不可信的,则没有理由相信该因果关系的存在。第三,希尔准则将一个研究内提供的信息以及可在研究间观察到的信息和流行病学研究以外的信息混为一谈,认为它们是同等重要的。第四,在非特异的标准中,一致性是最关键的条件,但是希尔对什么是一致性没有量化的界定,因此很难判断。况且,缺乏一致性可能是交互作用造成的,交互作用的存在支持了病因推断的特异性标准,因此一致性不好不一定是因果关系不存在,甚至很可能相反,不可一概而论。

四、综合所有证据的推论：系统综述

20 世纪末,循证医学出现,把医学领域因果关系的研究和推论推向了新的阶段。循证医学呼吁,临床决策必须基于现有最佳的证据,这些证据主要指在人群中进行的医学应用型研究。依据证据进行实践,首先必须对证据的真实性进行评估。但是,循证医学首先关注的不是病因,而是治疗的效果和副作用,治疗与其产生的效果和副作用的关系也是因果关系,因此循证医学关注的主要是随机对照临床试验,推断的是治疗与其效应之间的因果关系。其次,提出循证医学和参与相关研究的不是传统关注病因研究的公共卫生领域的流行病学家,而是关注临床医学人群研究的临床流行病学家。

循证医学采纳了新的系统综述(systematic review)和 Meta 分析(meta-analysis)提供的思路和方法。系统综述加强了对原始研究收集的系统性以及对结果定量的推论,并在原始研究结果真实性、精确性和一致性方面,系统地提出了一套统一的定量评估方法。然而,殊途同归,原始研究和系统综述的设计和分析要素里包含了希尔的主要准则,如时间顺序、关联强度、剂量-反应关系、实验证据、一致性等。时间顺序是随机对照试验的设计特征决定的,关联强度和剂量-反应关系反映在随机对照试验的结果里,它们是进行因果关系推断的必要因素,因为每项随机对照试验都必须具备,因此无须进行再评估。对于实验证据,随机对照试验提供的就是人群的实验证据。对于一致性,系统综述更是采用了定量的评估方法,即异质性检验。系统综述还提出了对异质性原因的探究方法,是新的贡献。

系统综述可以说是对希尔准则的科学的、系统的、定量的应用和发展,并明确提出对原始研究质量进行严格的评估。作为一种总结和评估研究文献的方法,系统综述也可能出现偏倚,降低其结论的可靠性。如何依据系统综述进行因果关系推论,针对这个问题,近些年国际上开发了一些评估系统综述真实性的工具,如国际医学推荐分级的研究、开发和评估(Grading of Recommendations Assessment, Development and Evaluation, GRADE)工作组的工作,其对真实性影响因素的讨论和分析很值得参考。

五、病因推断的困难

有关病因推断,希尔曾说,"我提出的 9 个准则没有一项可以对因果关系的存在与否提出确定无疑的证据"。因果关系最多不过是一个尝试性的主观上的推论。任何科学工作都不是完美无缺的,所有科学证据都可能被颠覆或修正,科学推论永远都带着不确定性,我们永远无法确切地知道一项研究结果的真实性。但是,证据的不确定性并不赋予我们可以无视现有证据的权利,不能作为延迟必要行动的理由和借口。

如今,我们的确开发了一套更完善、更合理的因果关系推论系统和准则,但是在方法变得更加细致和量化的同时，人们再一次认识到，科学推论的本质是主观的、模糊的，且带有不确定性，严谨的方法和量化的结果未必能相应地增加我们对决策的信心。因为在如何利用证据真实性进行决策的问题上，我们远没有找到满意的答案。比如，当证据质量达到什么水平，我们就可以肯定地说结果是真实的？证据真实性是如何影响决策的？证据真实性的差别对决策的影响是什么？在满意回答这些问题之前，追求更精确、更定量的证据评估似乎有点盲目。在这些方面，系统综述也不是最后答案，也许我们永远也不会有最后的答案，因为证据只是影响决策的因素之一，其他因素包括资源的多少和人们的价值取向，而且同一证据在不同决策中的作用是变化的，不是固定不变的。

（毛　琛）

思考题

1. 什么是病因？什么是因果关系？试论因果关系在医学研究中的重要性。
2. 试述各种病因模型（充分病因-组分病因模型除外）的原理、特征、优缺点、应用和相互关系。
3. 利用充分病因-组分病因模型，解释什么是充分病因、组分病因、必要病因。
4. 为什么希尔说，他的九个病因推断准则没有一个单一可以用来肯定因果关系的存在，而且即使符合所有九个准则，也不能肯定因果关系必然存在？
5. 试述健康决定因素的生态模型对慢性病控制的意义。

第九章
预防策略

Chapter 9　Strategy for Prevention

Health is a dynamic state of complete physical, mental, spiritual, and social well-being and not merely the absence of disease or infirmity. It is also the outcome of the combined effects of factors related to the individual, environment, and public health support services. Disease and disability prevention is the main purpose of public health when the definition of health is simply understood as lacking biological disease. The three levels of disease prevention are classified according to which stage our preventive action is taken in the natural history of disease. However, as the definition of what constitutes health is expanded, active health maintenance and promotion have also become purposes of public health. This is most effectively carried out by a health promotion and protective approach. Two complementary strategies are used when primary prevention is implemented: high-risk strategy and population-based strategy.

　　健康是促进人全面发展的必然要求,是经济社会发展的基础条件,是民族昌盛和国家富强的重要标志,也是广大人民群众的共同追求。公共卫生是以保障和促进公众健康为宗旨的公共事业。通过国家和社会共同努力,预防和控制疾病与伤残,改善与健康相关的自然和社会环境,提供预防保健与必要的医疗服务,培养公众健康素养,创建人人享有健康的社会。实现公共卫生宗旨的核心和基础,是制定和实施有效的促进健康的预防策略及措施。

第一节　健康、影响因素及医学模式

一、健康

(一)个体健康

　　1986 年,WHO 在其发表的《健康促进渥太华宪章》中,对健康的定义为"要实现身体、心理和社会幸福的完好状态,人们必须要有能力识别和实现愿望、满足需求以及改善或适应环境"。

(二)人群健康

　　健康不仅是每个个体的特征,也可以作为一个场所、一个地区或一个国家中整个人群的特征,即人群健康(population health)或集体健康(collective health)。人群健康特征可以由个体特征直接衍生而来。另有一些人群特征,虽然源自个体特征,但被看作是一种全新的属性,如群体免疫(herd immunity)。如果一个社区中有足够多的个体具备某种传染病的免疫力,最终会因为易感者的数量太少而无法实现该病的持续传播。这个社区中那些没有免疫力的个体也会因为群体免疫水平的人群特征而具有很低的感染该病的风险,决定个体疾病风险的不是个人的易感状态,而受这个人群群体免疫水平特征影响。

二、影响健康的因素

健康是众多因素综合作用的结果。1974 年,加拿大卫生部部长 Lalonde 的报告《从新视角看加拿大人民的健康》中提出了影响健康的四个领域,即人体生物学、环境、生活方式和卫生保健体系。1985 年,Hancock 与 Perkins 提出了人类生态系统模型(model of the human ecosystem; mandala of health)。如图 9-1 所示,模型的中心表示个体健康,包括生理、心理和精神三个层面。影响个体健康的因素用三个嵌套的环形表示,即家庭、社区和人造环境、文化和生物圈。在家庭和社区水平,影响因素又被分为四组,即个体行为(生活方式)、人体生物学、物质环境和心理社会经济环境。除此之外,上述四组因素之间还有三个特别的联系:一是以诊疗疾病为目的的医疗体系,主要关注人体生物学和个体行为;二是工作场所中的物质环境和心理社会经济环境对个体健康的影响;三是生活方式,它是在特定社区和文化背景下个体行为与心理社会经济环境交互作用的结果。这个模型是动态的,不同环的形状和大小可根据不同时代、不同社会中不同影响因素的相对作用大小而改变。

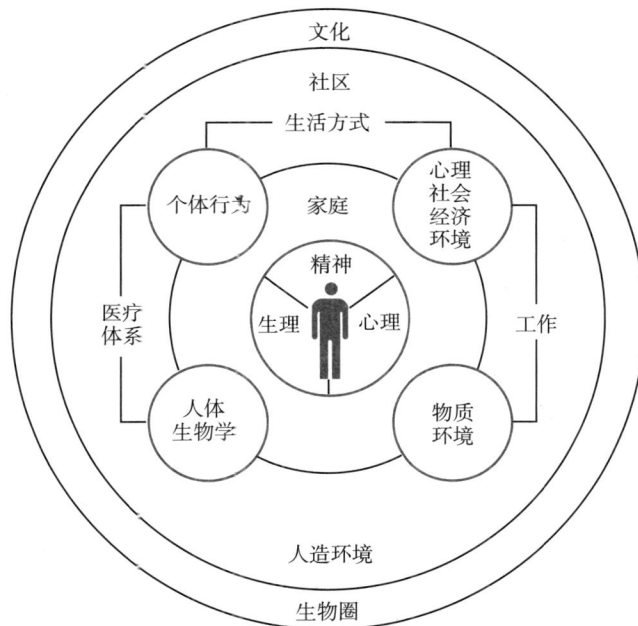

图 9-1 人类生态系统模型
(Hancock 和 Perkins, 1985)

近年来,WHO 又提出健康的决定因素(determinants of health, DoH)包括:收入和社会状况,受教育水平,饮用水、空气、工作场所、住宅、社区和道路等各种环境,社会支持网络,个体遗传特征,卫生服务,性别等。

参考众多分类,我们将影响健康的因素归纳为以下三大类:

(一)个体因素

1. **遗传和生物学因素** 如遗传基因、性别、年龄、生长发育、衰老、营养状态、体格、心理特征、获得性免疫、既往疾病史等。

2. **生活方式因素** 如个体的卫生习惯,对饮食、烟草、酒、毒品、身体活动、系安全带等各类生活方式的选择。

3. 社会经济状况因素　如收入、受教育程度、职业、财产等。

（二）环境因素

1. 自然环境　如空气、水、土壤、食物等，同时考虑其生物的、化学的和物理的构成和属性。

2. 建成环境（built environment）　指人为建设或改造的建筑物、场所、设施等，如城市规划与土地利用、道路、交通运输系统、公园、绿地、娱乐设施、住宅、工业和商业场所等。

3. 社会和经济环境　如由家庭成员、朋友、同事和社区成员构成的社会支持网络，以及社会文化、风俗习惯、宗教信仰、犯罪水平、经济体制和政策等。

（三）卫生服务因素

如卫生服务的质量、可获得性、可及性和可负担性，服务提供者的能力等。另外，影响健康的因素还可以根据其在病因链上的位置分为近端、中间和远端因素。也有学者把远端因素称为病因的原因。医学领域一贯更关注靠近病因链近端的因素。而远端因素以各类环境因素为主，这些因素决定了个体暴露于某些近端因素的机会。因此，对国民健康影响最大的决策大多不是来自政府的卫生部门，而更多的是来自财政、劳动保障、教育、农业、环境、建设、公安等部门。

三、医学模式

19世纪晚期，生物医学模式（biomedical model）应运而生，并在20世纪初快速取代了统治医学界两个多世纪的体液学说。至抗生素诞生后，生物医学模式无疑成了主流的医学模式。然而，自20世纪60年代起，生物医学模式逐渐受到一些学者的质疑，人们越来越认识到，虽然生物医学模式促进了疾病治疗的发展，但是不利于维护和促进健康。生物-心理-社会医学模式（biopsychosocial model）开始受到重视。

（一）生物医学模式

生物医学模式是建立在经典的西方医学基础之上，尤其是细菌论基础之上的医学模式。其重视疾病的生物学因素，并用该理论来解释、诊断、治疗和预防疾病以及制定卫生保健制度。

在生物医学模式下，所谓健康就是没有疾病。而疾病是由于生物学因素，如细菌、病毒等病原体的作用，或者是机体的生物功能失常导致的结果。通过医学措施（如药物、手术等）可以恢复机体健康。在医治过程中，医务人员处于权威地位，病人处于被动状态，治疗的是疾病而不是病人。卫生服务的发展方向以治疗疾病和伤残为主。在生物医学模式下，人们对机体的了解有了极大的改善，很多过去是致命的疾病得以治疗，人的期望寿命逐步提高。

（二）生物-心理-社会医学模式

生物-心理-社会医学模式是从生物、心理和社会等方面来观察、分析和思考，并且处理疾病和健康问题的科学观和方法论。

在生物-心理-社会医学模式下，健康是一个积极的概念，涵盖生理、心理、精神和社会四个层面。影响健康的因素不只是个体生物学因素，还包括生活方式因素及外界各种环境因素，是多种因素综合作用的结果。在这种认识的基础上，疾病的预防、管理和康复及健康促进要比疾病治疗更为重要。单纯依靠医学措施远不足以实现这样的目标，政策、经济措施、环境工程措施等可能发挥更大的作用。

第二节 预防策略与措施

一、策略与措施

策略（strategy）是为了实现某一特定目标而制定的引领全局的指导思想、行动方针，是战略性和全局性的；而措施是为了实现预期目标所采取的具体方法、步骤，是具体防制手段，是战术性和局部的。策略与措施密切相关，相互影响。只有在有效策略的指导下，采取对疾病或健康问题行之有效的一系列必要的措施，才能达到预期的效果。以全球消灭天花行动为例，可以说明策略的有效性对既定目标能否实现起着关键的作用，详见第十一章第四节。当然，不考虑措施可行性和有效性所制定的策略，也很难实现预期目标。另外，虽然措施服从于策略，但一些措施的发展有时也会促进策略的改变。例如，针对某些传染病（如麻疹、脊髓灰质炎等）的疫苗的研制成功和推广，改变了相应疾病的预防策略。

二、疾病预防

与传统的疾病预防理念相比，全球疾病预防策略发生了一些转变。例如，从关注疾病转向关注危险因素，从关注近端危险因素转向关注远端危险因素，强调常见危险因素控制；预防策略上突出了一级预防、全人群策略和整合的危险因素管理的重要性；大力开展监测活动，实现真正意义的循证决策等。

（一）概述

1. **疾病预防** 疾病预防，即预防疾病（或伤害）和残疾发生，阻止或延缓其发展的一系列活动。预防的主要目的是消灭或消除疾病（或伤害），或将疾病（或伤害）和残疾对生活质量的影响降到最低，如果这些难以实现，至少推迟疾病的发生，或延缓疾病和残疾的发展。其中，消灭（eradication）是指通过监测和围堵等措施，消灭传染病病原体，从而终止疾病传播。截至目前，全球只有天花一种疾病得以消灭。消除（elimination）是将疾病的传播减少到事先规定的一个非常低的水平，但不是消灭某一疾病。

2. **疾病自然史** 如图9-2所示，疾病自然史大致可以分为易感期（stage of susceptibility）、临床前期（preclinical phase；stage of subclinical disease）、临床期（stage of clinical disease）和康复期（stage of recovery）。在临床前期，慢性非传染性疾病用诱导期（induction period）表示从暴露于病因因子到疾病开始所经历的时间，传染病的临床前期涉及潜伏期、潜隐期的概念，具体将在第十一章进行介绍。

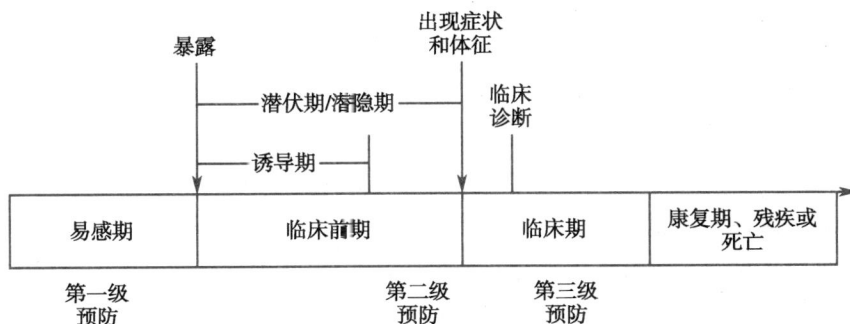

图9-2 疾病自然史和疾病预防阶段

（二）疾病的三级预防

20 世纪 60 年代美国哈佛大学 Kaplan 提出了三级预防理论。三级预防是以全民为对象，以健康为目标，以预防疾病为中心的预防保健原则，是预防医学工作的基本原则与核心策略。随着现代医学的发展，预防医学和临床医学也在相互渗透和相互促进，现代预防的概念已融入疾病发生、发展、转归的全过程。针对疾病的不同阶段，在目标人群中按照三个等级采取相应的公共卫生分级预防措施，包括防止疾病的发生，阻止或延缓其发展，最大限度地减少疾病造成的危害，称为三级预防。三级预防为现代医学科学理论和卫生实践提出了发展方向，是建立现代健康观和维护健康的需要。三级预防理论认为健康的动态平衡受众多因素影响，通过干预这些因素可以维护健康。健康—疾病是一个连续谱，人们可以通过三级预防手段来调控这个连续谱，即用三级预防的思维方式，对影响健康的环境因素、生活行为方式、卫生服务和生物因素进行研究和干预，使维护健康做到事半功倍。

1. 第一级预防 第一级预防（primary prevention），又称病因预防，是指在疾病（或伤害）和残疾尚未发生时针对病因或危险因素采取措施，降低有害暴露的水平，增强个体对抗有害暴露的能力，预防疾病（或伤害）的发生，或至少推迟疾病的发生。第一级预防应该是消灭或消除疾病（或伤害）的根本措施。

实现第一级预防可以采取多类措施，如预防环境中的有害暴露（如对生牛乳采用巴氏灭菌法）、提高机体抵抗力（如免疫接种）、教育个体改变危险行为（如戒烟、限酒、合理膳食和增加身体活动）等。

有些学者从第一级预防中进一步划分出部分实践，称之为根本预防或初始预防（primordial prevention）。Last 主编的《流行病学词典》（第 4 版）给出它的定义为："根本预防是公共卫生和健康促进的任务，即采取行动和措施以阻止来自环境、经济、社会、行为、文化生活等方面能够增加疾病危险性的因素的出现和流行。"

国内有学者在此基础上，结合我国公共卫生实践，提出了零级预防的概念。零级预防是指以政府为主体，多部门参与，通过制定法规、政策或指南，并采取措施，防止可能引发公共卫生事件的各种不良因素的出现。其核心是通过制定科学的政策、立法和有效的实施，改变危险因素赖以产生和发展的自然和社会环境，从而避免或限制这些因素的发生。这可以看成是预防工作的关口前移。在人群层面，零级预防是防止社会危险因素流行的策略。对个人而言，是在最初起始环节根本性预防其危险因素。

（1）高危人群策略：又称为高危策略（high-risk strategy），是以临床医学思维为导向的、实现第一级预防的策略。高危策略是对未来发病风险高的一小部分个体，针对致病危险因素采取有针对性的措施，降低危险暴露水平及其未来发病的风险。例如，定期对成人进行心血管疾病危险因素评估，对未来 10 年发生冠心病风险显著高的个体进行有针对性的危险因素干预（如戒烟限酒、适量运动、控制体重、维持心理状态稳定等）。

由于医疗资源有限，医疗卫生实际是一个实行限量供应的系统，需要优先考虑那些最有可能受益或可能受益最多的群体。高危策略对资源的利用可能更符合成本效益原则。但是，进食、吸烟、运动等多数生活方式在很大程度上受到我们所在社会的行为规范及周围人的行为的影响和限制。而高危策略在本质上是要求少数人在行为上必须与众不同，这无疑限制了这种策略的效果。如果某种疾病的绝大部分病例都发生在一小组很容易识别的人群中，针对这组人群的干预很有效、人们负担得起、可以接受，那么高危策略就足以控制这个疾病。但是，当问题的根源，即之前提到的病因的原因波及整个人群时，仅仅治疗那些病人和显著易感的个体，即冰山的一角，高危策略将是治标不治本的策略。

（2）全人群策略：全人群策略（population-based strategy）是以公共卫生思维为导向的、实现第一级预防的策略。全人群策略不需要确定哪些个体未来发生疾病的风险高、哪些风险低，而是通过消除有害暴露，尤其是那些个体难以觉察或控制的环境暴露，或针对人群中有害暴露的决定因素，即病因的原因采取措施，降低整个人群有害暴露的水平，进而降低人群总的疾病负担。

图 9-3 中以虚线表示当前人群中未来 10 年心血管疾病风险的分布曲线。如果以 25% 作为高风险的界值，则高危策略关注的就是超过这一界值的高危人群。而全人群策略是期望将整个人群的风险分布曲线向着低风险的方向平移。一方面，这将促使部分甚至全部高危个体移出高危区域，异常值的发生率也会相应降低。整个人群分布曲线即使只是发生很小幅度的平移，对落入分布曲线高危尾部的人数也会产生巨大的影响。英国流行病学家 Rose 根据英国 20～59 岁成人数据分析人群血压均值降低多少可以实现异常率下降 25%。部分结果显示：人群收缩压均值只要降低 4mmHg（即降低 3%），需要治疗的高血压（≥140mmHg）病人就可以减少 1/4。

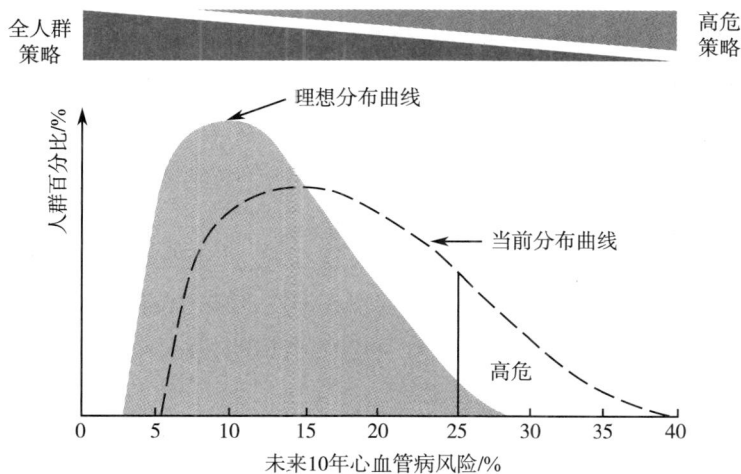

图 9-3　全人群策略与高危策略
（WHO，2005）

另一方面，根据 Rose 的风险悖论理论，大部分的病例是出自低或中等暴露水平的人群，仅小部分病例来自高暴露、高风险人群。换句话说，分布在曲线中段的大部分人仅暴露于小幅增加的风险，但是相比那些位于分布在尾端、风险很高的小部分人，前者贡献的病例更多。当采取全人群策略时，由于更多的人受益，即使平均每个人因预防而获得的收益微不足道，但是给整个人群带来的总健康收益非常可观，这类似于商业中的"薄利多销"。相应的预防悖论就是，一项预防措施可以为整个社区带来巨大的收益，而平均每个个体却所得甚少。

高危策略和全人群策略各有各的优势和不足，并不是非此即彼的关系，在解决很多问题的过程中，两种策略是互为补充、协同作用的。

2. 第二级预防　第二级预防（secondary prevention），又称"三早"预防，即早发现、早诊断、早治疗。第二级预防是在疾病早期，症状体征尚未表现出来或难以觉察时，通过及早发现并诊断疾病，及时给予适当的治疗，病人将有更大的机会实现治愈；或者如果疾病无法治愈，可以通过治疗阻止疾病发展到更严重的阶段或至少减缓发展进程，减少对更复杂的治疗措施的需要。

　　疾病的早发现可通过筛检、常规诊断、定期体检等实现。例如,在 50 岁以上成人中通过大便潜血试验、乙状结肠镜检查或结肠镜检查筛检结直肠癌。很多慢性病的病因尚不完全清楚,要完全实现第一级预防非常困难。而慢性病的发生多为致病因素长期作用的结果,早发现是有可能实现的。因此,在很多慢性病的预防中,第二级预防至关重要。

　　3. 第三级预防　第三级预防(tertiary prevention),又称临床预防或疾病管理。第三级预防发生在疾病的症状体征明显表现出来之后。在疾病早期,通过适当的治疗缓解症状,预防疾病进一步恶化,预防急性事件的发生和复发,预防合并症和残疾的发生。到了疾病晚期,通过早期发现和管理合并症,对已经发生的残疾进行康复治疗,最大限度地恢复个体的机体功能和社会功能,提高生活质量,延长寿命。第三级预防旨在降低疾病和残疾给个体、家庭和社会带来的负担。

三、健康保护与健康促进

　　随着健康内涵的发展,公共卫生的目标已不再只是预防疾病,还包括积极地维护和促进健康。而实现这一目标的主要策略包括健康保护(health protection)、健康教育(health education)、健康管理和健康促进(health promotion)等。

　　（一）健康保护

　　1. 健康保护的概念　健康保护又称健康防护,即采取有针对性的措施保护个体或人群免受来自外界环境的有害物质(如生物、物理、化学类有害物质)对健康的威胁。健康保护广泛涉及众多健康相关领域:传染病、慢性非传染性疾病、职业卫生、环境卫生、食品卫生、学校卫生、意外伤害、突发公共卫生事件应急准备和处理等。

　　2. 健康保护措施　健康保护措施中既包括医学类措施,如免疫接种、预防性用药;也包括环境工程措施、经济措施、法律措施等。当然,也有些学者将健康保护特指为后一类措施。很多健康保护措施是个体能力所不及的,也非医疗卫生部门可独自实施的,需要政府和社会的共同努力。努力的方向主要包括以下几个方面。

　　（1）消除外界环境中的有害物质或将其控制到不会对人体健康造成有害影响的水平。如经巴氏杀菌等工序对生牛乳进行消毒;建筑行业采用无危害或危害较小的建筑材料,采取不产生或少产生粉尘的施工工艺、施工设备和工具;勤洗手是个人卫生和感染控制的措施之一。

　　（2）为个体提供保护屏障。如施工机械的驾驶室或操作室密闭隔离,并在进风口设置滤尘装置;使用个人防护用品如防护服、防护手套和防护眼镜等。

　　（3）增强个体对抗有害物质的能力,或暴露后采取措施以预防发病或减轻发病时的症状。如接种疫苗、免疫血清或免疫球蛋白;被患狂犬病的动物或疑似携带狂犬病毒的动物咬伤后,一般要求在暴露后 24 小时内进行第一次接种,若咬伤在上肢、头部或伤势较重,宜同时注射抗狂犬病血清或特异性免疫球蛋白进行被动免疫;医护、公安等人员因职业原因不慎暴露于 HIV 感染者的体液时,可经短期抗逆转录病毒治疗降低 HIV 感染的可能性,即预防性用药。

　　（二）健康教育

　　健康教育是通过信息传播和行为干预,帮助个体和群体掌握卫生保健知识,树立健康观念,在获得信息、提升认识的前提下,自愿采纳有利于健康的行为和生活方式的教育活动与过程。健康教育更注重使受教育的对象产生内化的过程,突出了个体在改变行为方面的自愿性。健康教育在三级预防中都可以发挥作用。例如,告诉公众结核病的基本症状,鼓励在出现可疑症状时及时就诊;针对结核病人,要告知治疗管理的基本知识,提高规范治疗的依从性。

（三）健康管理

健康管理是对个人或人群的健康危险因素进行全面监管的过程,其目的是以最小的投入获取最大的健康。与一般健康教育不同的是,健康管理是根据个人的健康状况来进行评价,即根据个人的疾病危险因素,由医师进行个体指导,动态追踪危险因素并及时进行干预。目前,健康管理主要用于慢性非传染性疾病的预防。

健康管理是在健康学理论指导下,集医学科学、管理科学与信息科学于一体,重点研究健康的概念、内涵与评价标准,健康危险因素监测与控制,健康干预方法与手段,健康管理服务模式与实施路径,健康信息技术与标准等。健康管理服务的主要内容包括:健康体检、健康检测、健康风险评估与干预、健康教育与咨询服务、健康监测与医学物联网服务、慢性病风险筛查与跟踪管理。

（四）健康促进

健康促进是增强人们控制健康影响因素、改善自身健康的能力的过程。它是一个综合的社会和政治活动过程,不仅包括直接改善个体行为和加强生活技能的健康教育,使人们知道如何保持健康;还包括通过政策、立法、经济手段和其他形式的环境工程,改善社会、经济和环境条件以减少它们对大众和个体健康的不利影响的社会行动,从而营造社会支持性的环境,促使人们实施维护和改善健康的行为。

国外学者 Tannahill 于 1988 年提出了一个健康促进的模型(图 9-4),得到医学界的广泛认可。他将健康促进置于健康保护和健康教育的策略之上,即健康促进涵盖了三种策略,以医学干预措施为主的预防、健康教育,以及以立法、经济或社会措施为主的健康保护。三种策略之间不是截然分开的,有一定的重叠。如图 9-4 所示,1 为以预防为目的的医学服务,如免疫接种、宫颈癌筛检、药物戒烟;2 为以预防为目的的健康教育,如提供戒烟信息和建议;3 为以预防为目的的健康保护,如饮水加氟;4 为通过健康教育实现以预防为目的的健康保护,如游说进行机动车安全带立法;5 为积极的健康教育,如对青少年进行生活技能教育;6 为积极的健康保护,如工作场所禁烟政策;7 为通过健康教育实现积极的健康保护,如游说进行烟草广告立法。1~4 的主要目的仍然限于传统的疾病预防。而 5~7 则是以积极的健康促进为目的,不特别针对某种疾病。

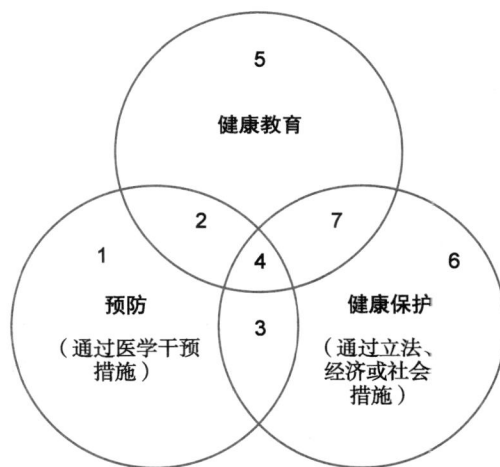

图 9-4 Tannahill 健康促进模型
（Tannahill, 1988）

第三节 国内外疾病预防策略与实践

一、当代全球主要健康策略

1977 年第 30 届世界卫生大会(World Health Assembly, WHA)上,WHO 的成员国一致通过了一项全球性战略目标:2000 年人人享有健康。这种健康状况可以让个体过上社会和经济两方面都卓有成效的生活。

1978 年由 WHO 和联合国儿童基金会在阿拉木图组织召开的国际初级卫生保健会议上通过了

《阿拉木图宣言》，正式提出了"初级卫生保健"（primary health care，PHC）（也可译作基础医疗卫生服务）这个概念，并明确指出初级卫生保健是实现"2000年人人享有健康"这个战略目标的基本策略和关键途径。这次会议被公认为现代公共卫生的里程碑。

初级卫生保健指的是那些国家和地区能够负担得起的基本的卫生保健服务，这些服务采用的方法和技术是可行、科学上合理且能为社会所接受的。社区中的每个个体和家庭都能获得这些基本的服务。针对不同国家和地区中的主要卫生问题，初级卫生保健系统应能提供相应的健康促进、疾病预防、诊断、治疗和康复服务。

1981年第34届世界卫生大会上通过了《2000年人人享有健康的全球策略》。其中还增加了"使用一切可能的方法，通过影响生活方式、控制物质和心理社会环境来预防和控制非传染性疾病和促进心理健康"的内容。

1986年在加拿大渥太华召开了首届国际健康促进大会，通过了《健康促进渥太华宪章》，正式提出了健康促进的基本概念和理论，对于健康促进的发展具有里程碑意义。

二、我国预防为主卫生工作方针的发展

我国朴素的预防医学思想起源很早。《黄帝内经》之《素问·四气调神大论》中这样描述："是故圣人不治已病治未病，不治已乱治未乱，此之谓也。夫病已成而后药之，乱已成而后治之，譬犹渴而穿井，斗而铸锥，不亦晚乎！"即不要等病了才来治病，要防患于未然，未雨绸缪，这是一种积极的预防思想。在东晋时期，已有应用狂犬脑敷于被狂犬咬伤的伤口来预防狂犬病的记载。

1932年至1937年间，我国著名的公共卫生学家陈志潜教授在晏阳初的密切配合下，在河北省定县开展了一项农村卫生项目，目的是设计出一个对中国农民提供保健和现代医疗的模式体系。这个系统所要解决的是来自一个贫穷的、教育落后的、以农业为主的社会的问题。它关注的重点不是个体的病人，而首先考虑的是经济落后的整个社区。项目从现场调查开始，搜集当地健康与社会经济状况的基本信息作为制定卫生规划的基础，这种做法是没有先例的。然后充分考虑了当地经济贫困的现状，建立起一个综合的以村为基础的县、乡、村三级卫生保健服务体系。现场工作包括：建立了出生和死亡的统计登记制度；提供医学救助；通过水井改建和消毒处理，供给卫生合格的饮用水；修建公共厕所，改善环境卫生；建立公共浴室，改善个人卫生；针对传染病开展预防接种；针对全部小学生及不同的成年人群提供健康教育；提供计划生育服务等。定县的经验和卫生保健服务体系在我国是史无前例的，它为中国乃至世界的卫生工作留下了一笔宝贵的财富。定县实践的核心理念与健康促进理论非常类似，但是却早于后者半个世纪付诸实践。

新中国成立后，预防为主一贯作为新中国卫生工作的方针之一。1949年10月，军委卫生部召开了全国卫生行政会议，在研究全国卫生工作建设总方针时，根据革命战争不同阶段曾提出的"对于疾病着重预防""预防在先""预防第一"等指导思想，确定了"预防为主"的卫生工作方针。1950年第一届全国卫生会议上确定了"面向工农兵、预防为主、团结中西医"为新中国卫生工作的方针。1952年第二届全国卫生会议上又增加了"卫生工作与群众运动相结合"，成为新中国卫生工作四大方针。鉴于新中国成立初期落后的卫生状况，党从经济建设和国防建设的角度出发，发起爱国卫生运动，要求发动群众，坚持标本兼治，以治本为主。灭鼠、灭蝇、灭蚊、灭蚤及消灭其他病媒昆虫，此为治标。在治本方面，以改水、改厕、管粪为重点。同时，广泛开展卫生宣传教育，加强卫生管理、卫生监督。很快，鼠疫、霍乱等烈性传染病的流行得以控制。爱国卫生运动是"政府主导、多部门协作、全社会参与"解决卫生问题的独具中国特色的公共卫生实践创举。这次运动也初步创出了中国

式的卫生工作方法。

1991 年第七届全国人民代表大会第四次会议通过的《中华人民共和国国民经济和社会发展十年规划和第八个五年计划纲要》中，再次确立了我国新时期卫生工作方针为"预防为主、依靠科技进步、动员全社会参与、中西医并重、为人民健康服务"，同时把医疗卫生工作的重点放在农村。1997年发布的《中共中央、国务院关于卫生改革与发展的决定》提出新时期卫生工作的方针为："以农村为重点，预防为主，中西医并重，依靠科技与教育，动员全社会参与，为人民健康服务，为社会主义现代化建设服务。"

2012 年 8 月发布了《"健康中国 2020"战略研究报告》，该报告提出了"健康中国"的战略思想。"健康中国"战略是一项旨在全面提高全民健康水平的国家战略，是在准确判断世界和中国卫生改革发展大势的基础上，在深化医药卫生体制改革实践中形成的一项需求牵引型的国民健康发展战略。

2016 年 10 月，中共中央、国务院印发的《"健康中国 2030"规划纲要》提出，推进健康中国建设的指导思想包括：坚持以人民为中心的发展思想，牢固树立和贯彻落实新发展理念，坚持正确的卫生与健康工作方针，以提高人民健康水平为核心，以体制机制改革创新为动力，以普及健康生活、优化健康服务、完善健康保障、建设健康环境、发展健康产业为重点，把健康融入所有政策，加快转变健康领域发展方式，全方位、全周期维护和保障人民健康，大幅提高健康水平，显著改善健康公平。遵循健康优先、改革创新、科学发展、公平公正的原则。强调坚持"以基层为重点，以改革创新为动力，预防为主，中西医并重，将健康融入所有政策，人民共建共享"的卫生与健康工作方针，即'38 字方针'。

2019 年 7 月，国务院成立健康中国行动推进委员会，统筹推进《健康中国行动（2019—2030）》组织实施、监测和考核相关工作。该行动的基本路径为普及健康知识、参与健康行动、提供健康服务、延长健康寿命；针对重大疾病和一些突出问题，聚焦重点人群，实施 15 项重大行动（健康知识普及、合理膳食、全民健身、控烟、心理健康促进、健康环境促进、妇幼健康促进、中小学健康促进、职业健康保护、老年健康促进、心血管疾病防治、癌症防治、慢性呼吸系统疾病防治、糖尿病防治、传染病及地方病防控），政府、社会、个人协同推进，建立健全健康教育体系，引导群众建立正确健康观，形成有利于健康的生活方式、生态环境和社会环境，促进以治病为中心向以健康为中心转变，提高人民健康水平。总体目标为，到 2030 年，全民健康素养水平大幅提升，健康生活方式基本普及，居民主要健康影响因素得到有效控制，因重大慢性病导致的过早死亡率明显降低，人均健康预期寿命得到较大提高，居民主要健康指标水平进入高收入国家行列，健康公平基本实现，实现《"健康中国 2030"规划纲要》有关目标。

（席　波）

思考题

1. 高危人群策略和全人群策略的优势和局限性有哪些？
2. 如何理解我国新时期卫生工作方针？
3. 如何解读健康中国战略？

第十章
公共卫生监测

Chapter 10　Public Health Surveillance

Public health surveillance is an important part of public health practice, and a process of collecting, analyzing, interpreting, providing feedback and using public health information in a long-term, continuing, and systematic manner. Surveillance information can be used to assess the status of a particular disease or public health problem in a certain area, to predict the likelihood and scale of the occurrence of a health event, to provide hypotheses for causes and influencing factors of public health incidents, to provide a reference for developing appropriate control measures, and to provide evidence for evaluating the adequacy and effectiveness of control measures. This chapter focuses on the basic concept and purpose of public health surveillance, main surveillance types and contents, the basic ways and means of surveillance, and quality evaluation of a surveillance system.

公共卫生监测是公共卫生实践的重要组成部分,其监测内容一般包括疾病、死亡、突发公共卫生事件、健康危险因素等。公共卫生监测所获得的信息是制定、完善和评价疾病预防控制及其他公共卫生措施与策略的科学依据。公共卫生实践的发展,推动着公共卫生监测内容的不断丰富及监测方法的不断完善。

第一节　概　述

一、基本概念

(一)公共卫生监测的定义

公共卫生监测(public health surveillance)是指长期、连续、系统地收集人群中有关公共卫生问题的资料,经过科学分析和解释后,获得重要的公共卫生信息,并及时反馈给需要这些信息的个人或机构,用以指导制定、完善和评价公共卫生干预策略与措施的过程。其目的是为决策者提供决策依据,并评价决策效果。简单地说,公共卫生监测是一个长期、连续、系统地收集、分析、解释、反馈及利用公共卫生信息的过程。

在公共卫生领域,最早的监测活动主要针对疾病与死亡,尤其是传染性疾病,因此称为疾病监测(surveillance of disease)。疾病监测是现代疾病预防控制工作中最基本和最重要的内容之一,是制定与完善疾病预防控制策略和措施的科学依据和基础。随着人类疾病谱与死因谱的改变,监测工作的内容逐渐从传染病扩展到慢性非传染性疾病、伤害、行为危险因素、环境因素、社会决定因素等,从单纯的生物医学角度发展到生物、心理、社会的各个方面,其内涵更加丰富。

(二)监测相关的基本概念

1. **被动监测**　被动监测(passive surveillance)是指下级单位常规地向上级机构报告监测资料

（包括结构化与非结构化数据），而上级单位被动地接受。被动监测主要是依据相关的法律法规要求而进行，我国的法定传染病报告信息系统、突发公共卫生事件报告系统、药品不良反应监测自发报告系统等多属于被动监测范畴。

2. 主动监测　主动监测（active surveillance）是指根据疾病防控、健康促进等公共卫生问题的特殊需要，由上级单位专门组织调查或统一部署监测软件工具主动识别收集资料。我国的传染病智能监测预警前置软件、免疫接种率监测、传染病漏报调查以及对某些重点疾病（如不明原因发热）的监测等，则多属于主动监测范畴。

3. 常规监测报告　常规监测报告（routine surveillance report）是指针对卫生行政部门所规定的疾病或各种健康相关问题进行的常规监测与报告。如我国的传染病信息报告，明确了法定报告传染病病种，报告范围覆盖全国，各级各类医疗机构执行首诊负责制，依法依规及时报告法定传染病。

4. 哨点监测　哨点监测（sentinel surveillance）是为了更清楚地了解某些疾病在不同地区、不同人群的分布以及相应的影响因素等，根据被监测疾病的流行特点，选择若干有代表性的地区和/或人群，按统一的监测方案连续地开展监测。最典型的是艾滋病哨点监测，选择有代表性的地区和艾滋病相关高危人群，开展 HIV 抗体检测，同时收集监测人群与艾滋病传播相关的高危行为信息，从而获得不同地区、不同人群 HIV 感染状况和行为危险因素及变化趋势的资料。

二、目的和意义

公共卫生监测信息主要包括人口特征资料与疾病信息、医疗卫生数据、各类环境监测数据、动物相关数据以及其他与公共卫生有关的信息。通过对监测信息的收集、分析和利用，可以实现以下两方面的目的。

（一）描述与健康相关事件的分布特征和变化趋势

通过连续、系统的公共卫生监测，可以全面了解特定地区或特定人群中健康相关事件的分布特征及其变化趋势，从而有助于解决以下问题：

1. 定量评估公共卫生问题的严重性，确定主要公共卫生问题　决策者在制定正确的、有针对性的公共卫生政策、规划或措施时，必须掌握公共卫生问题的分布特征，并从中确定当前或今后一段时期的主要问题。

2. 发现健康相关事件分布中的异常情况，及时调查原因并采取干预措施，有效遏制不良健康事件的发展和蔓延　长期、连续的监测，有助于发现健康相关事件分布中出现的异常变化，可快速地向卫生机构和相关单位发出预警，及时组织和开展必要的流行病学调查。一旦确定疫情的暴发或流行，可采取相应的干预措施以控制疫情的进一步蔓延。

3. 预测健康相关事件的发展趋势，正确估计卫生服务需求　通过动态的监测和数据分析，有助于预测相关事件的发展趋势和规模，从而正确估计对卫生服务的需求。

4. 研究疾病的影响因素，确定高危人群　公共卫生监测的内容除了疾病外，还包括行为危险因素、环境污染物、食品安全与营养缺乏或过剩等多个方面，对这些信息的分析，有助于确定影响疾病发生发展的各种因素，并借此确定相应疾病的高危人群，为制定有针对性的干预措施及合理有效的策略提供科学依据。

（二）评价公共卫生干预策略和措施的效果

由于公共卫生监测是连续、系统地进行观察，因此，疾病或相关事件的变化趋势可以为干预策略和措施的效果评价提供最直接可靠的依据。

例如,始建于 1995 年的全国碘缺乏病防治监测系统,通过对碘盐和碘缺乏病的监测,一方面证实碘盐的供给对减少和消除碘缺乏病具有显著效果,同时还能评价不同地区干预措施的执行情况;另一方面为进一步合理调整碘盐含碘量及供给范围提供了科学依据。

第二节 种类与内容

随着公共卫生活动的发展,公共卫生监测的种类和内容不断丰富。目前,公共卫生监测的种类主要包括疾病监测、死因监测、医院感染监测、症状监测、行为危险因素监测以及环境、食品与营养、药物不良反应等其他公共卫生监测。

一、疾病监测

从流行病学研究健康问题的视角来看,疾病监测属于针对结果的监测,包括针对传染病和慢性非传染性疾病的发病、死亡(含死因)的监测。这些监测需要对相应的疾病以及死亡有明确的诊断结果。

(一)传染病监测

2005 年,世界卫生大会审议通过了历经多次修订的《国际卫生条例》[International Health Regulations, IHR(2005)],该条例于 2007 年 6 月 15 日开始执行。IHR(2005)是一部具有普遍约束力的国际卫生法,它规定了四种必须通报的情况,包括:疾病在国际传播风险增加、疾病对公共卫生构成风险、疾病在特定地区暴发以及其他对公共卫生构成威胁的事件。根据此规定,WHO 可适时地提出必须通报的、全球预警和应对的传染性疾病,包括新亚型病毒引起的人类流感(如 2009 年大流行的甲型 H1N1 流感)、野毒株引起的脊髓灰质炎、严重急性呼吸综合征(SARS)、埃博拉病毒病、登革热、猴痘、天花等。

根据《传染病防治法》,法定传染病按危害程度及其对应的管理严格程度分为甲类传染病、乙类传染病、丙类传染病,以及突发原因不明的传染病等其他传染病。凡发现有法定传染病病例,所有责任机构及其执行职务的人员都应根据疾病种类,在相应规定时间内进行网络直报。具体内容详见本书第十一章。需要说明的是,无论是全球预警应对还是国内法定传染病目录,都会随着新发传染病的出现以及传染病的流行与控制情况而调整变化。

传染病监测的主要内容有:①及时发现、诊断并报告病例,以便追踪和控制;②了解病例的三间分布特征,及时确定流行或暴发的存在,以便启动暴发调查并控制疫情;③开展预警预报,有助于发现新发传染病或新的公共卫生问题;④监测人群免疫水平、病原体的血清型和/或基因型、毒力、耐药性及其变异,以及动物宿主和媒介昆虫的种类、分布、病原体携带状况等,了解疾病的变化趋势,识别高危人群或地区,为干预策略与措施的制定和调整提供信息;⑤监测公共卫生干预策略与措施的进展与效果。

(二)慢性非传染性疾病监测

慢性非传染性疾病监测病种根据各国及各地区的主要卫生问题或监测目的不同而异,主要包括恶性肿瘤、心血管疾病、糖尿病、精神疾病、职业病、出生缺陷等。

从 1984 年起,WHO 资助全球多个国家开展心血管疾病及其决定因素监测方案,其主要目的是监测心血管疾病的发生和死亡情况,以及相关的危险因素、卫生服务和社会经济发展的变化,以便采取有效行动,减少心血管疾病的死亡。我国从 20 世纪后期陆续开展了心血管疾病、恶性肿瘤、出生缺陷等慢性非传染性疾病的监测工作。国家癌症中心(National Cancer Center, NCC)基于最新的肿瘤登记及随访监测数据,定期报告我国恶性肿瘤发病和死亡情况。随着肿瘤登记数据质量和规范程度的不断提高,全国癌症报告能够为肿瘤防控和国家健康战略的实施提供更客观的基础数据。

(三)医院感染监测

医院感染监测(healthcare associated infection surveillance)是指长期、系统、连续地收集、分析医院感染在特定人群(主要是住院病人)中的发生、分布及其影响因素,并将监测结果报送和反馈给有关部门和科室,为医院感染的预防、控制和管理提供科学依据。2023 年国家卫生健康委员会发布了最新的《医院感染监测标准》(WS/T 312—2023),于 2024 年 2 月 1 日起实施。该标准规定了医院感染监测的管理与要求、监测方法及内容、监测报告指标及监测质量的控制,相关内容详见本书第十二章。

(四)死因监测

死因监测的目的是了解人群的死亡率分布和死亡原因。人群死因信息是卫生信息的重要组成部分,死因构成、死亡水平及其变化趋势可反映一个国家或地区人群健康状况及卫生保健水平,是确定不同时期主要死因及疾病防治重点的依据。

我国于 1978 年建立的全国疾病监测系统持续监测全国人群的死亡水平和疾病模式变化。2013 年,通过对死因统计系统与疾病监测系统进行整合,建立了具有省级代表性的全国死因监测系统,为获得各省(自治区、直辖市)人群死亡水平、死因模式和期望寿命等健康相关指标奠定了基础。中国疾病预防控制中心分别于 2005 年和 2007 年制定下发了《全国疾病监测系统死因监测工作规范(试行)》和《全国死因登记信息网络报告工作规范(试行)》,使死因监测工作更加规范。其中《死亡医学证明书》是社会管理和死因的重要凭证,正确的根本死因判定是死因监测的基础。

二、症状监测

症状监测(syndromic surveillance)又称为综合征监测或症候群监测,是指通过长期、连续、系统地收集特定临床症候群或与疾病相关现象的发生频率,从而对某类疾病的发生或流行进行早期探查、预警和作出快速反应的监测方法。症状监测尤其适用于新发疾病,其病因未明,临床上尚无明确诊断方法来判断病例。常用的症状监测主要有流感症状(咳嗽、喷嚏等)监测、发热监测、腹泻监测等。针对流感样病例(influenza-like illness, ILI)的监测,其实质属于症状监测。

症状监测基于非特异症状而进行,不依赖特定的诊断。监测内容不仅有临床症状(如发热、腹泻、呼吸道症状等),还有许多与疾病相关的现象,包括:①医院急诊室或门诊病人就医情况;②药店非处方药(如维生素 C、感冒药、止泻药等)的销售情况;③医疗相关用品(如医用口罩、卫生纸巾等)的销售量;④学校或单位的缺勤率;⑤动物患病或死亡情况;⑥生物媒介变化情况等。

由于症状或症候群本身不具特异性,不同疾病可出现相似的症状,可能导致高估某种疾病的疫情,从而造成不必要的恐慌和经济损失。但是,由于症状的出现总是先于疾病的确诊,通过症状监测可提高监测系统的敏感性,尤其在应对食源性疾病、生物恐怖等突发公共卫生事件时,症状监测发挥了较为重要的作用,因此受到越来越多的重视。

三、行为危险因素监测

行为危险因素监测是针对健康相关行为危险因素流行状况及其变化趋势的监测。一般的行为，在没有确定与特定疾病存在因果关联时，只是一些非特异性的行为或现象，对这些行为的监测，往往是为了探寻病因线索；而针对明确的行为危险因素（如吸烟）的监测，则能对相关疾病或公共卫生事件的发生进行一定程度的预测。

随着疾病模式的改变，慢性非传染性疾病、伤害和性传播疾病逐渐成为影响人类健康的主要卫生问题，这些疾病与个人生活行为密切相关，促进行为的改变成为预防控制这些疾病的主要策略。因此，行为危险因素监测已经成为公共卫生监测的重要组成部分，越来越多的国家建立了本国的行为危险因素监测系统。此外，在各类疾病监测中，行为监测常常是其重要组成部分。例如，在慢性非传染性疾病监测中同时关注与生活方式相关的行为因素（如吸烟、不良饮食习惯等）；在艾滋病监测中关注特定人群的不安全性行为、吸毒等。

四、其他公共卫生监测

其他公共卫生监测包括伤害监测、环境监测、食品卫生监测、营养监测、学校卫生监测、药品不良反应监测等。这些监测既可分属于不同的学科，又常常同时包含多个学科的内容。为了解决不同的问题，达到特定的目标，可以有选择地开展不同内容的公共卫生监测。

第三节　方法与程序

一、监测方法

（一）监测方式

开展公共卫生监测工作需要建立专门的监测系统，它应具备相应的行政和技术条件，并确保运作所需的经费。监测系统可根据不同的监测内容、目的和要求，采用不同的监测方式。

1. 基于人群的监测（population-based surveillance）　是指以特定人群为现场开展工作，监测特定疾病的动态变化。这种监测不仅可以覆盖整个目标人群的常规监测报告，还可以通过监测点或哨点监测来实现。具有良好代表性的监测点监测能获得比较准确、可靠、及时的资料，其耗费更低、效率更高。行为危险因素、群体免疫水平以及慢性非传染性疾病的监测多采用这种方式。

2. 基于医院的监测（hospital-based surveillance）　是指以医院为现场、以病人为对象开展工作，主要是对医院感染、传染性疾病、病原体耐药、慢性非传染性疾病以及出生缺陷等进行监测。法定传染病报告监测系统及药物不良反应的被动监测均属于基于医院的监测。

3. 基于实验室的监测（laboratory-based surveillance）　主要是指利用实验室方法对病原体或其他致病因素开展监测。例如，流感病毒实验室监测系统主要开展流感病毒分离与分型鉴定工作，以监测病毒流行株及亚型的变化。

4. 基于案例的监测（case-based surveillance）　是指以疾病预防控制系统为主的，联合临床医疗机构和其他健康保健单位对特殊的个案病例和聚集性病例的监测，也称为基于事件的监测（event-based surveillance）。统计疾病暴发的事件数常常比统计单个病例更容易、更实用，尤其对有潜在暴发危险、报告质量较差或临床类型多样的疾病更是如此。突发公共卫生事件监测、食品安全事件监测等都属于基于案例的监测。

（二）监测方法与技术

在监测过程中正确利用监测方法与技术，有助于提高监测的质量和效率。随着现代信息科技的发展，公共卫生监测中越来越多地应用计算机网络、地理信息系统、人工智能等技术，大大提高了监测系统的工作效率，也使公共卫生策略的制定和干预措施的实施更加及时。除了病例登记、记录连接等常规方法外，目前常用的监测方法与分析技术有：

1. **无关联匿名监测**（unrelated surveillance） 当监测的目的仅仅是了解人群中某病的流行状况，而不是要发现具体病例时，可利用其他研究所收集的资料，在不识别个体的情况下开展监测，称为无关联匿名监测。例如收集医院检验科血样，在不识别个人身份的情况下，进行 HIV 抗体检测，以了解医院就诊人群的 HIV 感染率。这种监测可在一定程度上减少伦理学问题。

2. **在线收集监测信息** 利用计算机辅助电话调查系统（computer assisted telephone interviewing system，CATI 系统）和网络调查。前者将通信技术与计算机信息处理技术应用于传统的电话访问中，后者又称在线调查，通过互联网及其调查系统将传统的纸质调查与分析方法在线化、智能化。此类调查方式可极大地扩大调查人数及地域范围，节约调查时间与费用，所得数据可被各种统计软件直接使用，从而提高数据管理与统计分析效率。

3. **网络直报系统** 随着计算机网络技术的飞速发展和普及，公共卫生监测中越来越多地建立和采用网络直报系统，即从医疗卫生机构源头直接采集数据。我国的突发公共卫生事件监测系统和法定传染病报告信息系统，已从县、乡一级实现网络直报，大大缩短了信息传递的时间，为数据的快速处理奠定了基础。随着人工智能技术的发展，通过结合医院信息系统实时地收集和分析病例数据，利用智能化技术来提高监测信息的准确性和时效性，从而实现自动监测和智能预警，形成医院内传染病监测预警工作闭环。

4. **自动预警技术** 基于大数据，利用数学模型和计算机信息技术，通过特定的算法确定预警阈值，自动探测发现监测中的异常信息（高于阈值），从而发出预警信号，以便相关部门和可能受事件影响的人群及时作出响应。值得注意的是，预警阈值的高低直接影响预警信号的灵敏度和特异度，对预警信号所提示的可疑事件需要进一步分析、核实。

5. **地理信息系统**（geographic information system，GIS） 利用 GIS 可使公共卫生监测数据在地区分布上更加形象化，有助于分析地理环境、气候因素等对公共卫生问题的影响。

（三）监测中的注意事项

1. **病例定义和监测病例** 在大规模的监测工作中，若要严格按照临床诊断标准来确定某病病例，常常难以操作，因此确定一个统一的、操作性强的监测标准极为重要，采用监测标准定义的病例称为监测病例。例如，流感监测时的流感样病例（ILI），是指发热（体温≥38℃）伴咳嗽或咽痛之一者，不一定需要病原学检验。

我国法定传染病报告的病例中有很多都属于监测病例。在疾病监测中应尽可能提高实际病例在监测病例中的比例，并在一定程度上能估计这个比例。

2. **监测信息的深入、及时分析和交流共享** 利用自动分析技术可更高效、清晰地分析监测数据，从中获取更有意义的信息；而自动预警技术则可以根据监测数据和分析信息发出及时有效的预警。不同的监测系统间实现一定权限内的数据信息共享和交流，可极大地提高监测工作的效益。

3. **保密制度** 许多疾病涉及个人隐私，因此在开展监测时要遵守保密制度。一方面维护监测对象的尊严和权益，另一方面增强社会公众对监测活动的信任感和参与意识。

二、基本程序

公共卫生监测的程序包括数据收集、数据管理与分析、信息交流与反馈以及信息利用4个基本过程。

（一）系统收集相关数据

根据不同监测系统的特定目的,采用统一的标准、方法以及规范,系统全面地收集相关监测数据,主要包括:①人口学资料;②人群疾病发病或死亡的资料;③实验室检测的病原学和血清学资料;④危险因素调查资料;⑤干预措施记录资料;⑥专题调查报告;⑦其他有关资料,如气象资料等。

（二）管理和分析数据

数据管理是指对收集到的原始数据认真核对与整理,同时了解其来源和收集方法,以保证数据的完整性和准确性。建立动态个人电子疾病档案是实现全病程疾病监测和管理的主要数据管理手段。

数据分析是指利用统计学方法把各种数据转化为有关的指标并加以解释,进而揭示出所监测的公共卫生问题的分布特征、变化规律及趋势、影响因素等。在数据分析过程中,一方面要注意根据数据的性质正确选择统计学方法,对数据进行充分的挖掘和利用;另一方面要考虑各种事件对监测结果的影响,从而对统计分析结果作出正确、合理的解释。

（三）信息的交流与反馈

监测信息可以定期发布。例如:WHO定期将各方面的监测数据加以整理与分析,编印成《疫情周报》(*The Weekly Epidemiological Record*, *WER*)和多种刊物向世界各地发放;由中国疾病预防控制中心公开出版发行的期刊《疾病监测》,及时反映全国法定报告传染病的发病和死亡情况及疫情动态,并交流各地疾病监测工作经验。此外,我国已有专门的监测日报、周报、月报、年报制度,专业人员可利用互联网实时获得。

信息反馈是把公共卫生监测和公共卫生干预连接起来的桥梁。监测系统必须建立有效的信息反馈渠道,使所有应该了解信息的单位和个人能够及时获得信息,从而迅速应对公共卫生问题。信息反馈分为纵向和横向两个维度。纵向反馈包括向上反馈给卫生行政部门及其领导,向下反馈给下级监测机构及其工作人员;横向反馈包括反馈给有关的医疗卫生机构及其专家,以及反馈给相关社区及其居民。信息反馈的内容及方式应视对象不同而异。

（四）信息的利用

通过监测获得的信息可以用来描述公共卫生问题的分布特征、确定流行的存在、预测流行的趋势、评价干预的效果,为开展公共卫生活动提供决策依据。充分利用监测信息,及时制定公共卫生策略,并采取有效的干预措施,是公共卫生监测的最终目的。

三、公共卫生监测系统的评价

为了提升公共卫生监测系统的有效性,更好地为公共卫生活动服务,需要定期评价公共卫生监测系统的质量与效益,以进一步改进和完善监测系统。

监测系统的质量评价包括完整性、精准性、时效性和系统性四个要素。监测系统的效益评价则包括卫生经济学的成本-效益、成本-效用与成本-效果分析,阳性预测值、可接受性以及监测系统间的互联与共享功能等指标。

（王　蓓）

思考题

1. 什么是公共卫生监测?
2. 简述公共卫生监测的目的、意义及其主要内容。
3. 公共卫生监测的种类、方式及方法有哪些?

Chapter 11　Infectious Disease Epidemiology

Infectious diseases result from human exposure to a wide range of infectious agents that arise through transmission from an infected person, animal, or reservoir to a susceptible host. Infectious diseases remain one of the key issues in global public health. The infectious disease epidemiology studies mainly focus on: 1）the etiology of infectious diseases, and the occurrence and transmission of infectious diseases in a population; 2）the natural and social factors that affect the transmission of infectious diseases; 3）the preventive strategies and countermeasures to block the transmission route and protect the susceptible population; and 4）evaluating the effectiveness of preventive and control strategies and measures.

第一节　概　述

传染病（infectious disease；communicable disease）是由病原体（如细菌、病毒、寄生虫）引起的，能在人与人、动物与动物以及人与动物之间传播的疾病。病原体通过感染的人或动物直接或间接地传播，感染易感者。历史上，天花、鼠疫、霍乱、流感等传染病给人类带来了巨大的灾难。传染病流行病学就是在此背景下应运而生的，旨在研究传染病在人群中的发生、发展规律及其影响因素，并制定预防、控制和消灭传染病的策略和措施。

一、传染病流行简史

大约在 1 万年前，人类生产方式从狩猎和采集转为农耕，伴随着大规模的人群聚居以及与动物的密切接触，传染病频发且规模剧增。文献记载中，频现多种烈性传染病造成的重大灾难。公元 6 世纪，人类有文献记载的第一次鼠疫大流行持续近 60 年，死亡总数近 1 亿人。第二次世界性鼠疫大流行发生于 1347—1351 年，史称"黑死病"，使欧洲人口减少了近 1/4。15 世纪，欧洲殖民者将天花、麻疹、鼠疫等传入美洲，使美洲土著人口减少了 90%。17—18 世纪，天花肆虐欧洲，死亡人数高达 1.5 亿。1918 年，第一次世界大战引发全球流感大流行，死亡人数逾 2 000 万，远超战场死亡人数。

20 世纪以来，随着人类生活水平和卫生条件的改善，尤其是疫苗和抗生素的应用使全球传染病死亡占比从 19 世纪的 50%～60% 降至 20 世纪中后期的不足 10%。1990—2021 年间，全球由早死所致寿命损失年的前十大原因逐渐从以传染病为主转为以非传染性疾病为主。然而，一些古老传染病的"死灰复燃"和新发传染病的出现，以及全球化进程导致的传染病扩散速度空前加快，世界各地传染病的发病和死亡出现较明显的回升，传染病的威胁重新引起高度关注。2021 年，新型冠状病毒感染（COVID-19）大流行使单一传染病重新占据寿命损失原因榜的首位（表 11-1）。

1949 年新中国成立时，天花、鼠疫、霍乱、疟疾、血吸虫病等传染病在我国肆虐，严重危害人民群众的健康。70 余年来，我国政府高度重视，陆续出台一系列方针政策和法律法规，组织全国力量

表 11-1　1990 年、2005 年、2015 年和 2021 年全球寿命损失年的十大原因

序号	1990 年	2005 年	2015 年	2021 年
1	下呼吸道感染	缺血性心脏病	缺血性心脏病	新型冠状病毒感染
2	新生儿早产综合征	下呼吸道感染	脑血管疾病	缺血性心脏病
3	腹泻病	脑血管疾病	下呼吸道感染	新生儿疾病
4	缺血性心脏病	艾滋病	新生儿早产综合征	脑卒中
5	脑血管疾病	新生儿早产综合征	腹泻病	下呼吸道感染
6	新生儿脑病	腹泻病	新生儿脑病	慢性阻塞性肺疾病
7	疟疾	疟疾	艾滋病	道路伤害
8	麻疹	新生儿脑病	道路伤害	疟疾
9	先天缺陷	道路伤害	疟疾	腹泻病
10	道路伤害	慢性阻塞性肺疾病	慢性阻塞性肺疾病	肝硬化和其他慢性肝脏疾病

（GBD 2021 Causes of Death Collaborators, 2024）

进行传染病防治，取得了举世瞩目的成就。传统传染病大规模的暴发、流行已经较少出现，大多数法定报告管理的传染病的发病和死亡水平迅速下降，并且在较长一段时期内维持在低水平。天花被消灭，脊髓灰质炎、丝虫病、麻风病、新生儿破伤风、疟疾被消除。麻疹、白喉、百日咳、流脑、乙脑、甲型肝炎（简称甲肝）、流行性腮腺炎、风疹等疫苗可预防疾病的发病和死亡水平均大幅降低并维持在低水平。儿童乙肝感染率和发病率明显下降，达到控制阶段性目标。霍乱、伤寒等肠道传染病，钩端螺旋体病、血吸虫病等自然疫源性传染病，以及斑疹伤寒、黑热病等虫媒传染病发病水平降至历史最低，有些甚至接近完全消除。传染病在死因顺位中的排名从 1952 年的首位降至 2021 年的第九位，传染病防治的成效对提升国民健康水平和期望寿命贡献巨大。

二、当前传染病流行特征概述

（一）传统传染病"死灰复燃"

结核病的发病率 20 余年来持续升高，2021 年全球新发肺结核 1 060 万例，死亡 160 万例，居全球疾病死因第十三位、传染病死因第二位。2022 年，全球霍乱病例和相关死亡人数激增。2021 年，全球新感染疟疾病例 2.47 亿，威胁全球 100 多个国家和地区。

（二）新发传染病频发

新发传染病（emerging infectious disease）指人群中新出现的，或过去存在于人群中但其发病率突然增加或者地域分布突然扩大的传染性疾病。新发传染病可分为三类：①曾被认定为非传染病而后被重新定义的传染病，如幽门螺杆菌相关消化性溃疡、T 细胞白血病等；②已存在的、近代才被清晰认知的传染病，如丙型和戊型病毒性肝炎、军团病等；③由新出现的病原体导致的以往不存在的新传染病，如艾滋病、埃博拉病毒病、新型冠状病毒感染（COVID-19）等。

（三）部分病原体感染可以导致特定肿瘤

大量研究证实某些病原体与特定肿瘤存在因果关系。据 WHO 估计，2018 年全球确诊的癌症中约有 13% 可归因于致癌性感染。在国际癌症研究署（IARC）发布的报告中，被认为已有充分科学证据表明对人类有致癌性而被归为 I 类致癌物的病原体及相关肿瘤主要包括：①乙型与丙型肝炎病毒与肝癌；②高危型人乳头瘤病毒（HPV）与宫颈癌、肛门癌、阴道癌、阴茎癌、口咽癌；③人类疱疹病

毒4型（HHV-4，又称EB病毒，EBV）与伯基特淋巴瘤、鼻咽癌；④人类疱疹病毒8型（HHV-8）与卡波西肉瘤和多发性骨髓瘤；⑤人类免疫缺陷病毒1型（HIV-1）与卡波西肉瘤等多种肿瘤；⑥人类T细胞白血病病毒1型（HTLV-1）与成人T细胞白血病/淋巴瘤；⑦泰国肝吸虫与胆管癌；⑧血吸虫与膀胱癌；⑨幽门螺杆菌与胃癌。

（四）传染病暴发伴随社会经济与生物安全问题

传染病暴发可对全球和地区经济造成严重影响。当疫情涉及多个国家和地区时，可能引发国际关系紧张和冲突，如2020年以来的COVID-19全球大流行对社会稳定、经济发展、国际关系都带来巨大冲击。传染病的暴发往往伴随着病原体在人群与环境中的迅速积累，并可因病原体泄漏而引发或加剧传播，由此带来的生物安全问题也越来越受到重视。

（五）传染病大流行并非小概率事件

随着人类的活动范围不断扩大以及公共交通工具的高密度使用，病原体可以在更短时间内在全球迅速传播。全球气候变化、生态退化、环境污染等也可能导致动物种群聚集或栖息地改变、病原微生物构成变化，从而增加传染病的流行概率。因此，传染病大流行并非小概率事件。近年来，"同一健康（One Health）"理念日益得到认同，强调世界各地及人与动物的密切相关。

第二节 传染过程

传染过程（infection process）指病原体进入宿主机体后，与机体相互作用、相互斗争的过程，亦即传染发生、发展直至结束的整个过程。传染过程是个体现象。

一、病原体

病原体（pathogen）是指能够使宿主致病的各类生物，包括病毒、细菌、立克次体、支原体、衣原体、螺旋体、真菌以及朊粒等各种微生物以及寄生虫等。

（一）病原体的特性

1. **传染力（infectivity）** 指病原体侵入宿主体内生存繁殖，引起感染的能力。常用二代发病率（secondary attack rate，SAR，亦称续发率）来测量。不同病原体的传染力有很大差异，如麻疹病毒的传染力强，而麻风分枝杆菌的传染力相对较弱。

2. **致病力（pathogenicity）** 指病原体侵入宿主后引起疾病的能力。致病力受到宿主和病原体等诸多因素的影响。与病原体相关的致病力取决于病原体入侵剂量、在体内的繁殖速度、所致组织损伤的程度以及病原体产生毒素的毒性等。致病力可用暴露者中发生临床疾病者的比例来衡量。

3. **毒力（virulence）** 指病原体感染机体后引起严重病变的能力。毒力强调引起疾病的严重程度，可用病死率和重症病例比例来评价。

4. **免疫原性（immunogenicity）** 指抗原（表位）作用于T细胞、B细胞的抗原识别受体（T细胞受体、B细胞受体），促使其增殖、分化，并产生免疫效应物质（特异性抗体和致敏淋巴细胞）的特性。免疫原性可用抗体阳转率和抗体平均滴度来评价。

（二）病原体变异

病原体在与环境相互作用的过程中，能够发生不同程度的变异，有些变异可导致其生物学特性和流行病学意义发生明显变化，对传染病的流行、防控和治疗具有重要意义。甲型流感病毒、新型冠状病毒(SARS-CoV-2)、人类免疫缺陷病毒(HIV)等均是常见的变异较快、变异幅度较大的病原体。

1. **抗原性变异** 病原体的基因突变导致其抗原性发生改变,使人群原来获得的特异性免疫力失去作用,导致疾病发生流行。例如流感病毒的血凝素抗原变异引起流感流行,甚至大流行。

2. **毒力变异** 受环境因素影响,病原体的毒力可发生变异,包括毒力增强和毒力减弱。病原体的减毒株可用于制备疫苗、预防传染病。

3. **耐药性变异** 病原体从对某种抗菌(抗病毒)药物敏感变为不敏感或耐药。此变异可通过耐药基因或基因突变传给后代,也可通过微生物共生而转移给其他微生物。病原体的耐药性变异已成为全球性问题,是多种传染病难以控制或复燃的重要原因,如耐多药结核分枝杆菌。

（三）病原体在宿主体外的生存力

病原体在宿主体外的生存能力影响传染病流行。大多数病原体在外界的生存力较弱,但也有一些病原体有较强的生存力,如能形成芽胞的细菌、结核分枝杆菌、朊粒等。

二、宿主

宿主(host)是指在自然条件下能被病原体寄生的人或动物。宿主也能通过自身的防御机制来抵御、中和外来入侵。当机体具有足够的免疫力时,病原体难以侵入,或难以在宿主体内生存、繁殖、引起感染和疾病。

（一）宿主的防御机制

1. **皮肤黏膜屏障** 机体的皮肤和内脏腔壁黏膜形成完整的屏障,作为人体的第一道防线,阻拦病原体侵入体内,起到保护层的作用。典型的黏膜覆盖有能对抗微生物的分泌物。例如,眼黏膜由含溶酶的泪水浸润,能杀灭细菌而保护眼免于感染;鼻腔及气道的内壁上覆有黏液,空气中的微生物黏附到黏液而被咳出或从鼻腔排出,气道内壁上的纤毛可协助黏液的排出;消化道的胃酸、胰酶、胆汁和肠道分泌物可杀死细菌或阻止其繁殖;腔道黏膜表面还有众多的正常微生物丛,可以协助阻止和限制外来病原体的侵袭。当人体皮肤或黏膜受到损伤时,机体抵抗病原体入侵的能力下降,容易发生感染。

2. **内部屏障**

（1）吞噬作用:机体组织中存在吞噬细胞,有吞噬、清理进入机体内的微生物和清理衰老细胞、识别肿瘤细胞的作用。它们担负着机体的非特异性防御功能。

（2）体液的屏障作用:体液中的补体、溶菌酶、防御素、乙型溶素、吞噬细胞杀菌素、干扰素等,可以在抗感染中发挥作用。

3. **特异性免疫反应** 特异性免疫反应包括体液免疫和细胞免疫。

（1）体液免疫:由B细胞介导,主要通过产生抗体而发挥效应。病原体进入体内后,刺激B细胞产生特异性抗体,其中能降低病原体传染力或致病力的称为中和抗体或保护性抗体。感染早期首先产生免疫球蛋白M(IgM)抗体,然后出现免疫球蛋白G(IgG)抗体,此顺序有助于区别近期感染和既往感染。IgG抗体持续时间比较长,也是机体免疫回忆应答的主要效应分子,通常在预防再次感染中发挥主要作用。

（2）细胞免疫:由T细胞介导。T细胞受抗原刺激后,增殖、分化、转化为致敏T细胞(也叫效应T细胞)。有些致敏T细胞可以辅助抗体的产生,而另一些致敏T细胞对感染细胞有直接杀伤作用,其所释放的细胞因子也有协同杀伤作用。

（二）宿主的遗传易感性

病原体和宿主之间的相互作用是一个非常复杂的过程，是否感染以及感染后的临床表现受多种因素影响，除了上述病原体的各种因素以及宿主的健康状况之外，宿主的遗传因素也可能发挥重要作用。

（三）宿主的其他因素

宿主的年龄、免疫水平、营养状况、职业、个人习惯和生活方式等都可以影响其对病原体的反应。预防接种能使机体产生特异性抗体和/或细胞免疫反应，增强宿主对某种传染病的抵抗能力。

三、感染谱

宿主暴露于病原体后，经过传染过程，可以产生不同的结局。传染过程的结局可以通过感染谱反映。感染谱（spectrum of infection）又称感染梯度（gradient of infection），是指机体感染病原体后，经过传染过程所呈现出的各种临床表现的集合。病原体侵入机体后出现临床症状和体征的感染称为显性感染（overt infection），又称临床感染（clinical infection）。病原体侵入机体后不引起症状或体征，但可通过分离病原体、检测病原体核酸或特异性抗体等发现的感染称为隐性感染（covert infection），又称亚临床感染（subclinical infection）、无症状感染（asymptomatic infection）。不同病原体所致疾病的显性与隐性感染的比例不同，宿主的抵抗力和免疫力可以影响疾病的严重程度。了解感染谱有助于制定相应的防治对策与措施。隔离病人对以隐性感染为主的传染病的作用甚微，而对以显性感染为主的传染病则较为有效。

第三节　流行过程

流行过程（epidemic process）是指病原体从传染源排出，经过一定的传播途径侵入易感者机体，形成新的感染并不断发生、发展的过程。传染过程描述的是传染病在个体体内的过程，而流行过程则描述传染病在人群中的群体现象。流行过程需具备传染源、传播途径和易感人群三个基本环节，三者相互依赖，共同影响传染病的流行。缺少任何一个环节，传染病就不能在人群中传播和流行。此外，传染病的流行强度还受到自然因素和社会因素的影响。

一、基本环节

（一）传染源

传染源（source of infection）是指体内有病原体生长、繁殖，并能排出病原体的人和动物，包括传染病病人、病原携带者和受感染的动物，是引起新感染的病原体源头。

1. 病人　病人在疾病进程中的某个阶段，其体内会存在大量病原体，且某些症状如咳嗽、腹泻等又有利于病原体排出，此时病人成为最重要的传染源。

（1）潜伏期（incubation period）：是指从病原体侵入机体到最早出现临床症状或体征的一段时间。不同传染病的潜伏期长短不等，短者只有数小时，如细菌性痢疾；长者可达数年甚至数十年，如艾滋病。同一种传染病的潜伏期长短相对稳定，主要与进入机体的病原体数量、毒力、繁殖能力、侵入途径和部位及机体抵抗力有关。有些传染病在潜伏期即可排出病原体，具有传染性。

潜伏期的流行病学意义及用途为：①判断病人被感染的时间，追溯传染源，确定传播途径；②确定接触者的隔离和医学观察期限，一般为平均潜伏期加1~2天，危害严重的传染病可按最长潜伏期处理；③确定预防接种时间；④评价防制措施的效果，如发病数经过一个潜伏期明显下降则可认为采取的措施可能有效；⑤潜伏期的长短会影响疾病的流行特征，一般潜伏期短的传染病常以暴发形式出现，潜伏期长的传染病则多表现为散发，流行持续时间较长。

（2）临床症状期（clinical stage）：指病人出现特异性临床症状和体征的时期，此时病人体内的病原体大量生长繁殖，又有许多利于病原体排出的临床症状，是传染性最强的时期。

（3）恢复期（convalescence period）：是病人的临床症状消失、机体逐渐恢复的时期。此期病人的免疫力大多已处于较高水平，体内病原体基本被清除。但有些传染病病人，如伤寒、结核病等，在恢复期仍可排出病原体，甚至可成为终身传染源。

2. 病原携带者（carrier）　是指感染病原体后无临床症状但能排出病原体的人，有时又称无症状感染者，包括隐性感染者和处于潜伏期或恢复期的显性感染者。

（1）潜伏期病原携带者（incubatory carrier）：指潜伏期内可向体外排出病原体的人，如 HIV 感染者等。

（2）恢复期病原携带者（convalescent carrier）：指临床症状消失后仍能在一定时间内向外排出病原体的人，如伤寒、霍乱等疾病恢复期病人。一般来说，恢复期病原体携带状态持续时间较短，但个别携带者可维持较长时间，甚至终身。通常将临床症状消失后 3 个月内仍可排出病原体的人称为暂时性病原携带者，超过 3 个月者称为慢性病原携带者。后者常有间歇性排出病原体的现象。

（3）健康病原携带者（healthy carrier）：又称隐性感染者，指在较长时间内未出现传染病相关临床症状但能排出病原体的人。大多数人感染病原体后会出现一定的病理损伤，严格来讲不应称为健康者，但因其没有临床表现，在人群中不易区分，常以健康病原携带者进行表述。对于某些传染病，如乙型肝炎、丙型肝炎等，健康病原携带者数量较多，是非常重要的传染源。

病原携带者作为传染源的意义取决于其类型、排出病原体的数量及持续时间、职业、行为习惯、生活环境、活动范围和卫生防疫措施等。在饮食服务、供水、托幼等机构工作的病原携带者对人群健康的威胁非常大，"伤寒玛丽"就是著名的实例。

病人和病原携带者在感染进程中，根据传染力的变化又可以分为潜隐期和传染期两个主要阶段（图 11-1）。

潜隐期（latent period）：宿主感染病原体之后，并不是立即具有传染性，从病原体侵入宿主到该宿主可以排出病原体的间隔期称为潜隐期。传染力的潜隐期和疾病进程的潜伏期在时间上往往有

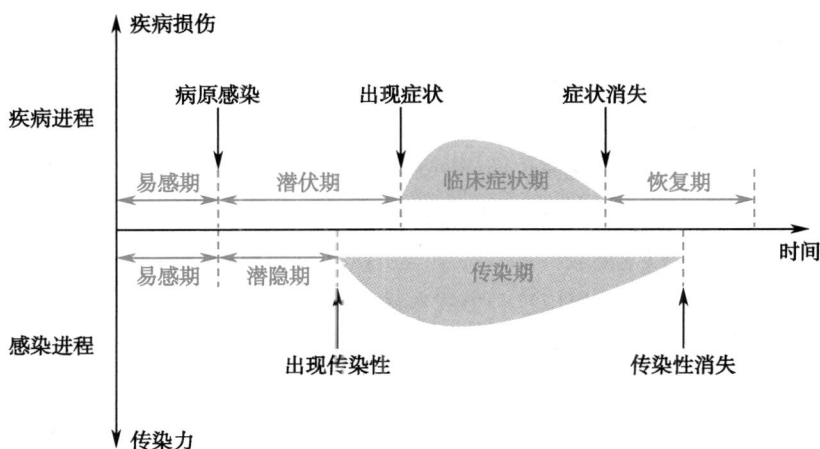

图 11-1　病人及病原携带者在疾病进程和感染进程中的重要时期

较大重叠,但属于两个维度的概念,前者是针对传染力而言,而后者是针对疾病进程而言。潜隐期比潜伏期短的传染病病人,在临床症状出现前即可有传染性,对此类传染病,单纯依靠发现和隔离病例无法很好防控。如发生在学校的流行性腮腺炎疫情,由于病人一般在腮腺肿胀前 7 天左右即结束潜隐期,开始具有传染性,通过晨午检等发现病人再隔离的措施无法达到隔离传染源的目的。

传染期(communicable period):指感染者排出病原体的整个时期。感染者在其病程的不同时期,因是否排出病原体及排出病原体的数量和频率不同,作为传染源的意义也不同。传染期的长短可影响疾病的流行特征:传染期短的疾病,续发病例常成组、成簇出现;而传染期长的疾病,续发病例陆续出现,持续时间可能较长。图 11-1 展示了病人及病原携带者在疾病进程和感染进程中的重要时期。

3. 受感染的动物　在脊椎动物与人类之间自然传播感染的疫病称为人兽共患病或人畜共患病(zoonosis),如鼠疫、狂犬病等,可分为以下四类:

(1)以动物为主:病原体主要在动物间传播并延续,在一定条件下可以传给人,但人与人之间一般不传播,如狂犬病、森林脑炎、禽流感等。

(2)以人为主:疾病一般在人群中传播,偶然感染动物,如人型结核、阿米巴痢疾等。

(3)人和动物并重:人和动物均可作为传染源,并可互为传染源,如血吸虫病。

(4)真性共患病:病原体必须以人和动物分别作为终宿主和中间宿主,即病原体的生活史必须在人和动物体内协同完成,缺一不可,如牛绦虫病等。

动物作为传染源,其流行病学意义主要取决于人与受感染动物的接触机会和密切程度、受感染动物的种类和密度,以及环境中是否有适宜该疾病传播的条件等。此类疾病的流行病学特征为:①在人群中多呈散发性,但也有些传染病传到人群后,由于病原体变异或环境变化,原有的传播方式发生改变,造成人传人的流行。②多数疾病有较明显的地区性,在人间流行之前通常先有动物间的流行。③有些疾病有严格的季节性。

(二)传播途径

传播途径(route of transmission)是指病原体从传染源排出至侵入新的易感宿主前,在外环境中所经历的全过程。传染病可通过一种或多种途径传播。在外界的病原体必须借助一定的媒介物,又称传播因素(如水、空气、食物、土壤等无生命物质)或传播媒介(如虫媒等活的生物),才能进入易感宿主体内。传染病的传播主要有两种方式,即水平传播(horizontal transmission)和垂直传播(vertical transmission)。水平传播是指病原体在外环境中借助媒介物实现人与人之间的传播。垂直传播是指病原体通过母体直接传给子代。

1. 经空气传播(air-borne transmission)　是呼吸道传染病的主要传播途径。

(1)经飞沫传播(droplet transmission):病人呼气、喷嚏、咳嗽时,含有大量病原体的飞沫排入环境,大飞沫迅速降落到地面,小飞沫在空气中短暂停留,通常局限于传染源周围。因此,经飞沫传播常累及传染源周围的密切接触者,这类传染病病原体如流感病毒、脑膜炎奈瑟菌等。

(2)经飞沫核传播(droplet nucleus transmission):飞沫核由飞沫在空气中失去水分后剩下的蛋白质和病原体所组成,可以以气溶胶的形式在空气中飘流,存留时间较长。一些耐干燥的病原体如白喉棒状杆菌、结核分枝杆菌等可以以这种方式传播。

(3)经尘埃传播(dust transmission):含病原体的较大飞沫或分泌物落在地面干燥后,随尘埃悬浮于空气中,易感者吸入后可感染。对外界抵抗力较强的病原体均可以此种方式传播,如结核分枝杆菌和炭疽杆菌。

经空气传播的传染病的常见流行特征为:①传播途径容易实现,传播广泛,发病率高;②有明显的季节性，多在冬春季高发；③在没有免疫预防人群中，发病呈周期性；④拥挤和人口密度大的地区高发。

2. 经水传播（water-borne transmission）　肠道传染病和某些寄生虫病一般通过此途径传播。

（1）经饮用水传播：因水源受到污染，如自来水管破损导致污水渗入、粪便或污物污染等，导致疾病传播，如戊型肝炎、轮状病毒感染腹泻等。此类传染病的流行强度取决于水源污染的程度和频度、水源类型、供水范围、居民的卫生习惯以及病原体在水中存活时间和病原体类型等。其常见流行特征为：①病例分布与供水范围一致，有同一饮用水水源史；②除哺乳婴儿外，发病无年龄、性别、职业差别；③如果水源持续受到污染，则病例终年不断；④停用或净化污染水源后，暴发或流行即可平息。

（2）经疫水接触传播：人们接触疫水（被污染而具有传染性的水体）时，病原体经过皮肤、黏膜侵入机体，如血吸虫病、钩端螺旋体病等。其常见流行特征为：①病人有疫水接触史；②发病有地区、季节和职业分布差异；③大量易感者进入疫区，可引起暴发或流行；④个人防护和疫水处理措施可有效控制疾病传播。

3. 经食物传播（food-borne transmission）　是肠道传染病、某些寄生虫病和少数呼吸道传染病的传播途径，如甲型肝炎等。作为媒介物的食物可分为两类，即本身含有病原体的食物和被病原体污染的食物，人们食用后可引起传染病的传播。其常见流行病学特征为：①病人有进食相同食物史，不食者不发病；②潜伏期短，一次大量污染可引起暴发；③停止供应污染食物后，疫情即可平息；④如果食物持续被污染，疫情可持续较长的时间。

4. 经接触传播（contact transmission）　分为直接接触传播和间接接触传播两种。

（1）直接接触传播（direct contact transmission）：指在没有外界因素参与下，易感者与传染源直接接触而导致的疾病传播，如性传播疾病、狂犬病等。直接接触的方式包括日常生活接触、性接触、咬伤或抓伤等。

（2）间接接触传播（indirect contact transmission）：指易感者接触了被病原体污染的物品所造成的传播。污染物品通常是被传染源的排泄物或分泌物污染的日常生活用品，如毛巾、餐具、门把手等，因此，这种传播方式又称为日常生活接触传播，如手足口病、水痘等。手的污染在此类传播中起重要作用。其常见流行特征为：①病例多呈散发，但可呈现家庭和同住者中病例聚集的现象；②卫生条件差、卫生习惯不良的人群中病例较多。

5. 经节肢动物传播（arthropod-borne transmission）　又称虫媒传播（vector-borne transmission）。指经节肢动物机械携带和吸血叮咬来传播疾病。传播媒介是蚊、蝇、蜱、螨、蚤、虱等节肢动物。

（1）机械携带（mechanical vector）：肠道传染病（如伤寒、痢疾等）的病原体可以在苍蝇、蟑螂等非吸血节肢动物的体表和体内存活数天，但不在其体内发育。节肢动物通过接触、反吐和排泄污染食物或餐具等，感染接触者。

（2）生物学传播（biological vector）：吸血节肢动物叮咬血液中带有病原体的感染者，将病原体吸入体内，再叮咬易感者传播疾病，此类传染病如登革热、疟疾等。病原体在节肢动物体内发育、繁殖，经过一段时间的增殖或完成其生活周期中的某阶段后，节肢动物才具有传染性。从节肢动物吸入病原体到具有传染性的这段时间称为"外潜伏期"（extrinsic incubation period）。

经节肢动物传播的传染病的常见流行特征为：①有一定的地区性，病例与传播媒介的分布一致；②有明显的季节性，病例消长与传播媒介的活动季节一致；③某些传染病具有职业分布特征，如森林脑炎常见于伐木工人和野外作业者；④有一定的年龄差异，老疫区儿童病例较多，新疫区病例的年龄差异不明显。

6. **经土壤传播**（soil-borne transmission） 是指易感者通过接触被病原体污染的土壤所致的传播。病原体可通过传染源的排泄物、分泌物、死亡病例或动物尸体直接或间接污染土壤。经土壤传播的病原体主要是一些肠道寄生虫（蛔虫、钩虫）及能形成芽胞的细菌（破伤风梭菌、炭疽杆菌）。寄生虫卵从宿主排出后，需在土壤中发育一段时间后才具有感染能力。细菌芽胞在土壤中可保持传染力数十年。经土壤传播的传染病的流行病学意义取决于病原体在土壤中的存活时间、人与土壤的接触机会、个人卫生习惯和劳动条件等。

7. **医源性传播**（iatrogenic transmission） 指在医学服务中，由病原体传播引起的感染。主要包括：①易感者在接受治疗或检查时由污染的医疗器械导致的疾病传播；②血液制品、药品或生物制剂被污染而导致的传播；③医务人员尤其是护理人员在发生职业暴露后引起的传播；④医疗废弃物处置不当引起的传播。

8. **母婴传播** 又称垂直传播，指病原体在妊娠期间和分娩过程中通过母体直接传给子代。

（1）经胎盘传播：有些病原体可通过胎盘屏障，受感染的孕妇经胎盘血液将病原体传给胎儿引起宫内感染，如 HIV、乙型肝炎病毒和梅毒螺旋体等。

（2）上行性传播：病原体经孕妇阴道到达绒毛膜或胎盘引起胎儿宫内感染，如单纯疱疹病毒、白念珠菌等。

（3）分娩时传播：分娩过程中胎儿在通过母亲严重感染的产道时受到感染，这类病原体如淋球菌、疱疹病毒等。

许多传染病的病原体可以通过多种途径传播，以哪种途径传播取决于病原体自身的特征及所处的环境。例如，HIV 既可以通过性接触传播，也可以通过血液制品传播和发生母婴传播。

（三）易感人群

机体在接触病原体后最终被感染的可能性称为易感性。免疫力是机体免疫系统对抗病原体侵袭的能力。易感人群是指对某传染病的病原体缺乏足以阻断感染发生的免疫力的特定人群。人群整体对传染病的易感程度称为人群易感性（herd susceptibility），其高低取决于人群中易感个体所占的比例。与之相对应的是人群免疫力或群体免疫（herd immunity），即人群对传染病病原体侵入和传播的抵抗力。当人群中有免疫力的个体足够多时，尽管此时尚有相当数量的易感者存在，但免疫个体构筑的屏障使感染者（传染源）接触易感个体的概率减小，或使后续感染者排出病原体的时间缩短、剂量降低，从而降低传染性，这种现象称为免疫屏障（immune barrier）。一次传染病流行后，许多易感者因感染而被动获得免疫力，使整个人群免疫力提高、易感性降低，如 EV71 所致的手足口病流行后，对于 EV71 的人群免疫力提高，手足口病的优势病毒血清型由 EV71 更替为 A 组柯萨奇病毒 16 型（CV-A16）。通过大面积预防接种也可以主动提高人群免疫力，形成群体免疫，阻断或减缓传染病的流行，如水痘疫苗大面积接种后儿童水痘发病率明显下降。

引起人群易感性升高的主要因素包括：①新生儿增加：出生后 6 个月以上的婴儿，其源自母体的抗体逐渐消失，获得性免疫尚未形成，因此对许多传染病易感。②易感人口迁入：流行区的居民因患病或隐性感染获得了特异性免疫力。当缺乏相应免疫力的非流行区居民迁入时，流行区的人群易感性增高。③免疫人口减少：当人群患病（包括隐性感染）后免疫或人工免疫水平随时间逐渐消退，或免疫人口死亡时，人群易感性升高。④新型病原体出现或病原体变异：由于人群普遍缺乏免疫力，人群易感性增高。

导致人群易感性降低的主要因素包括：①预防接种：这是降低人群对传染病易感性的最主要因

素。根据疫情监测和人群免疫状况,按照规定的免疫程序对人群进行预防接种,可有效提高人群的特异性免疫力,降低人群易感性。②传染病流行:一次传染病流行之后,有相当数量的易感者因患病或隐性感染而获得免疫力,使人群在传染病流行后的一段时间内对该病的易感性降低。传染病患病后或隐性感染后人群免疫力的强弱及持续时间因病种而异。

二、传播能力及其量化

传播能力或传播力(transmissibility),指的是感染者与易感者接触后,将病原体传播给易感者的概率,体现了病原体从感染者传播给易感宿主的能力。在新发传染病流行早期,评价其传播力有多强至关重要。影响传播力的因素很多,如病原体的传染力、感染者的传染性、暴露者的易感性、感染者和暴露者之间的接触方式以及传播过程中自然环境对病原体的制约等。这些因素决定了控制传染病传播所需的防控措施及其强度。量化传播能力的常用指标如下。

1. **续发率**(secondary attack rate,SAR)　又称二代发病率,相关定义及计算公式详见第二章。该指标可用于比较传染病传染力的强弱,分析传染病流行因素,以及评价卫生防疫措施的效果。

2. **基本再生数**(basic reproduction number,R_0)　又称基本繁殖数,是指在没有干预的情况下,在一个完全易感的人群中,平均每名传染源在其传染期内可以传染的人数。R_0 为接触率 c、传染持续时间 d 和每次确认暴露的传染概率 p 的乘积,是一个描述传染病传播力的指标。基本再生数最主要的作用是帮助判定一种传染病是否能在人群中持续传播。当 $R_0 < 1$ 时,意味着每个传染源在其具有传播能力的时间内平均产生不到一个续发病例,即人群中的感染人数会逐渐减少,该传染病将会逐渐消失;当 $R_0 > 1$ 时,意味着每个传染源在其具有传播能力的时间内平均产生多于一个续发病例,即人群中的感染人数会逐渐增加,疫情将会扩大。不同传染病的基本再生数不仅与病原体传播力有关,也与人群接触密度有关。

3. **有效再生数**(effective reproduction number,R_e)　是指在考虑了免疫、治疗干预或其他因素影响后,每名传染源在其传染期内平均可以传播的人数。在实际情况中,非药物干预措施和疫苗接种会对易感人群产生一定保护效果,难以完全满足 R_0 计算中全人群完全易感的前提假设,此时估算得到的再生数为有效再生数 R_e,其意义与 R_0 类似。

4. **实时再生数**(time-varying reproduction number,R_t)　是指在某个区域的特定人群中,在 t 时刻的人口、经济、环境条件以及干预力度下,一个具有传染性的个体在其传染期内在易感群体中直接造成新的二次感染者的期望值。t 为时间单位,可以是时、天、周等,实际应用中通常计算每一天的实时再生数。随着干预措施发挥作用,R_t 下降到 1 以下,新发病例数会逐渐减少,疫情得到控制。R_t 可用于评估传染病的实时传播力以及干预措施的效果。

三、疫源地与流行过程

疫源地(epidemic focus)是指传染源及其排出的病原体向周围播散所能波及的范围,即新病例或新感染可能发生的范围。通常将范围较小的疫源地或单个传染源所构成的疫源地称为疫点,范围较大的疫源地或若干疫源地连成片时称为疫区。一个疫源地内可同时存在多个传染源。

疫源地的形成需要有传染源和病原体能够持续传播的条件。其范围大小与病种有关,主要取决于三个因素:传染源的存在时间和活动范围、传播途径的特点及周围人群的免疫状况。疫源地的消灭必须同时具备下列条件:①传染源被移除(住院、死亡或移至他处)或不再排出病原体(治愈);②通过各种措施消灭了传染源排到外环境的病原体或是消除了传播途径(如彻底灭蚊);③传染源周围的所有易感接触者经过该病最长潜伏期没有出现新病例或新感染者。

一系列相互联系、相继发生的疫源地构成了传染病的流行过程。传染病的流行过程取决于传染源、传播途径和易感人群三个环节相互作用后产生的总体效应。当总效应有利于形成新的疫源地时,流行过程才能延续。每个疫源地都是由前一个疫源地引起的,它本身又是形成新的疫源地的基础。疫源地是构成流行过程的基本单位,一旦疫源地被消灭,流行过程就宣告结束。

四、影响因素

传染病在人群中流行必须具备传染源、传播途径和易感人群三个基本环节,任何一个环节的变化都可能影响传染病的流行和消长。而这三个环节又受到自然因素和社会因素的影响和制约。

(一)自然因素

自然因素包括气候、地理、土壤和动植物等,其中以气候和地理因素的影响较为显著。许多传染病,特别是自然疫源性疾病呈现出地方性和季节性特点,这主要与气候和地理因素对动物传染源的影响有关。虫媒传染病受自然因素影响最为明显。媒介生物的地理分布、季节消长、活动能力以及病原体在媒介生物体内的发育、繁殖等均受自然因素的制约,从而影响到传染病的流行特征,如登革热在雨水充沛的季节高发与传播媒介伊蚊的滋生有关。

此外,自然因素还可通过影响人类的生活习性和机体抵抗力等来改变传染病的流行特征。如夏季天气炎热,细菌繁殖快,人们喜食生冷食品,增加了肠道传染病发生的机会;冬季气候寒冷,呼吸道的脆弱性增加,且人们在室内活动的时间增多,导致呼吸道传染病发病率升高。

(二)社会因素

社会因素包括人类的一切活动,如经济、生产和生活条件、卫生习惯、公共卫生措施、医疗卫生条件、居住环境、人口流动、生活方式、风俗习惯、宗教信仰、社会动荡和社会制度等。近年来新发、再发传染病的流行在很大程度上受到社会因素的影响。

部分人群由于经济问题,无法接种疫苗或完成全程接种,特别是免疫规划以外的疫苗。各国的免疫接种策略和保障不同,导致全球范围内存在显著的免疫覆盖率差异。

生产和生活条件对传染病有明显的影响,如赤脚下水田劳动或捕鱼捉虾的人容易得血吸虫病,给患布鲁氏菌感染的母牛、母羊接产的牧民易患布鲁氏菌病,居住拥挤、室内卫生设施不佳则可促进呼吸道及肠道传染病的传播。营养不良与肺结核病等许多传染病的发生有关。

生活方式、风俗习惯、宗教信仰等因素也可影响流行过程。一些风俗习惯拒绝接受疫苗等生物制品,导致特定群体内疾病易感性增加,甚至可能成为传染病暴发的热点。全球贸易、旅游业及跨境交通的发展,加速了人口流动,进而促进了传染病在全球的快速传播。

公共卫生措施对传染病流行有重要影响。我国改水改厕和免疫规划的实施已显著降低多种传染病的发病率和死亡率。政府对传染病预防与控制的重视程度直接影响传染病的流行。例如,在传染病流行期间,依法对传染源进行严格管理,可以有效控制疾病扩散。

第四节　预防策略与措施

一、策略

传染病预防与控制策略是为实现传染病预防和控制目标而制定的一套统一、协调、广泛、整合的计划。这套策略包括传染病监测、症状监测、病原体研究、疾病诊治、免疫接种、公共卫生教育、环境卫生及食品卫生管理等多个方面。其核心是通过减少病原体传播、增强群体免疫力、提升公共卫生响应能力，有效控制传染病的发生和蔓延。

全球消灭天花行动是传染病防控的成功典范。1958 年，第 11 届世界卫生大会通过了全球消灭天花计划，确定了消灭天花的群体接种策略，即在全球范围内提高人群的疫苗接种率。至 1967 年，监测数据提示，大规模群体接种后，尽管天花病例明显减少，但高疫苗接种覆盖率对进一步阻止天花传播的效果不太明显。流行病学研究发现，只有当感染者与易感者密切接触时，才能传播天花。于是，WHO 转而采取加强病例监测和围堵（或环形接种）的新策略，即公共卫生监测系统及时发现和报告天花病例，当地卫生部门迅速对天花病人的接触者以及与接触者接触过的人进行环形接种，有效阻断了天花传播。1980 年，WHO 正式宣布全球消灭了天花。

我国的传染病防治工作坚持人民至上、生命至上，坚持预防为主、防治结合的方针，坚持依法防控、科学防控的原则。预防控制策略可概括为：以"预防为主、加强监测、群防群控、联防联控"为核心，采取多层次、多部门协作的综合防控措施。

（一）预防为主

新中国成立以来，预防为主一直是我国的基本卫生工作方针。各级人民政府组织开展爱国卫生运动，完善公共卫生设施，改善人居环境状况，加强社会健康管理，提升全民健康水平。

（二）加强监测

传染病监测是公共卫生监测的重要组成部分，主要是对传染病的发生、流行及影响因素等进行监测，分析评估疫情动态，形成多点触发的监测预警体系，为及时发现、预警和控制传染病的传播提供科学依据和决策支持。监测内容主要包括：①对传染病发病和死亡的实时监测与报告；②传染病临床症候群监测（如急性呼吸道感染、腹泻、发热伴出血、发热伴出疹和脑炎脑膜炎等症候群）；③病原学监测；④病媒生物、宿主动物和环境相关危险因素监测；⑤行业协同风险监测（如医疗卫生机构感染监测、学校因病缺勤登记监测、口岸检疫和病媒生物监测、动物疫病监测等）；⑥社会感知监测（如互联网舆情中的传染病疫情信息）；⑦全球传染病疫情信息监测；⑧重点关注传染病的哨点监测等。

（三）群防群控

传染病防制工作需要全社会共同努力，民众的参与、理解、支持和配合至关重要。尤其在传染病暴发流行期间，个人责任的切实履行是疫情防控的关键。

（四）联防联控

联防联控是政府层面协调不同地区或不同部门工作的机制和平台。在传染病防制工作中，尤其是在传染病暴发流行期间，需要各地区、各部门加强沟通协调、密切协作，才能快速有效地开展防控工作。

二、措施

（一）经常性的传染病防制措施

1. 传染病报告　又称疫情报告，是传染病监测最重要的内容之一。世界各国根据自身情况确定法定报告传染病的病种。WHO 根据传染病疫情防控的需要，对流行性感冒、脊髓灰质炎、疟疾等传染病进行全球监测，并根据疫情防控形势的变化调整监测疾病清单。我国的传染病报告制度历史悠久,已形成一套较为科学、规范、高效的管理体系,并根据形势的发展不断进行完善。

（1）报告病种和类别:依据 2025 年修订实施的《传染病防治法》,我国将法定报告传染病分为甲、乙、丙三类共计 40 种,以及突发原因不明的传染病等。

甲类（2 种）:是指对人体健康和生命安全危害特别严重,可能造成重大经济损失和社会影响,需要特别严格管理、控制疫情蔓延的传染病,包括鼠疫、霍乱。

乙类（27 种）:是指对人体健康和生命安全危害严重,可能造成较大经济损失和社会影响,需要严格管理、降低发病率、减少危害的传染病,包括新型冠状病毒感染、传染性非典型肺炎、艾滋病、病毒性肝炎、脊髓灰质炎、人感染新亚型流感、麻疹、流行性出血热、狂犬病、流行性乙型脑炎、登革热、猴痘、炭疽、细菌性和阿米巴性痢疾、肺结核、伤寒和副伤寒、流行性脑脊髓膜炎、百日咳、白喉、新生儿破伤风、猩红热、布鲁氏菌病、淋病、梅毒、钩端螺旋体病、血吸虫病、疟疾。

丙类（11 种）:是指常见多发,对人体健康和生命安全造成危害,可能造成一定程度的经济损失和社会影响,需要关注流行趋势、控制暴发和流行的传染病,包括流行性感冒、流行性腮腺炎、风疹、急性出血性结膜炎、麻风病、流行性和地方性斑疹伤寒、黑热病、包虫病、丝虫病、手足口病,除霍乱、细菌性和阿米巴性痢疾、伤寒和副伤寒以外的感染性腹泻病。

（2）责任报告人及报告时限:疾病预防控制机构、医疗机构和采供血机构及其执行职务的人员发现甲类传染病病人、病原携带者、疑似病人或者新发传染病、突发原因不明的传染病,以及其他传染病暴发、流行时,应当于 2 小时内进行网络直报;发现乙类传染病病人、疑似病人或者国务院疾病预防控制部门规定需要报告的乙类传染病病原携带者时,应当于 24 小时内进行网络直报;发现丙类传染病病人时,应当于 24 小时内进行网络直报。

2. 改善卫生条件　不断改善卫生条件,加强食品安全监管,确保饮用水安全,加强粪便、垃圾管理和无害化处理。

3. 健康教育　健康教育可以提升人们的健康素养,促进健康行为的养成。

4. 国境卫生检疫　国境卫生检疫是为了防止传染病由国外传入和从国内传出,通过在国境口岸设立卫生检疫机关,依照相关法律、法规,在国境口岸、关口对出入境人员、交通工具、运输设备以及可能传播传染病的行李、货物、邮包等物品实施卫生检疫查验、疾病监测、卫生监督和卫生处理的卫生行政执法行为,是传染病全球化控制的重要措施。

5. 预防接种　预防接种是经常性防制措施的重要内容,可使人体产生对某种传染病的特异性免疫力,主动提高易感人群免疫水平。

（二）针对传染源的措施

针对传染源的措施主要是控制传染源,消除或减少其传播作用。

1. 对病人的措施　做到早发现、早诊断、早报告、早隔离、早治疗。早期发现和诊断有利于病人及时接受治疗,有效控制传染源,阻断疾病的传播;及时准确地报告传染病为正确研判疫情趋势和制定传染病防控策略与措施提供科学依据;隔离病人是将其与周围易感者分隔开来,传染病病人或疑似病人一经发现要立即实行分级管理,减少或消除病原体扩散;治疗病人有助于减弱其作为传染源的作用,防止传染病在人群中的传播蔓延。对甲类传染病病人予以隔离治疗、医学观察;对甲类传染病疑似病人,确诊前单独隔离治疗。

2. 对病原携带者的措施　对甲类传染病病原携带者,予以隔离治疗、医学观察。对部分传染病病原携带者的职业和行为进行限制,如伤寒或细菌性痢疾的病原携带者不得从事饮食行业,HIV

和乙型或丙型肝炎病毒病原携带者不能献血。

3. 对接触者的措施 根据法律法规和传染病防控需要，对与传染源有过接触且可能感染者，必要时采取医学观察、予以应急接种、药物预防等措施。对甲类传染病病人、病原携带者、疑似病人的密切接触者，予以医学观察，并采取其他必要的预防措施。

4. 对动物传染源的措施 视动物传染源对人类的危害程度和经济价值，可采取无害化处理、填埋、预防接种、检疫等不同处理措施。

（三）针对传播途径的措施

针对传播途径的措施主要是切断传播途径。不同传染病因传播途径不同，需采取针对性措施，重点是消除或减少传染源排出的病原体接触并感染易感者的可能。主要措施是用化学、物理、生物等方法杀灭或消除外界环境中的致病性微生物和节肢动物。

（四）针对易感人群的措施

1. 预防接种 应在传染病暴发流行的间歇期或早期尽快实施。在暴发流行期间组织预防接种，需要采取有效措施减少聚集引发的加速传播风险。

2. 药物预防 对某些有特效药物的传染病，流行时可采取药物预防，如疟疾流行时给易感者服用抗疟药。

3. 个人防护 对易感者而言，个人防护至关重要，可根据需要采取戴口罩、戴手套、使用安全套等措施。医务人员和实验室工作人员可能接触病原体时，应严格遵守操作规程，配置和使用必要的个人防护装备（personal protective equipment，PPE）。

（五）传染病暴发流行时的紧急措施

传染病暴发、流行时，县级以上地方人民政府应当立即组织力量，按照传染病预防控制应急预案进行防治，控制传染源，切断传染病的传播途径；发生重大传染病疫情，经评估必要时，可以采取下列紧急措施：

1. 限制或者停止集市、影剧院演出或者其他人群聚集的活动。

2. 停工、停业、停课。

3. 封闭或者封存被传染病病原体污染的公共饮用水源、食品以及相关物品。

4. 控制或者扑杀、无害化处理染疫动物。

5. 封闭可能造成传染病扩散的场所。

6. 防止传染病传播的其他必要措施。

因甲类、乙类传染病发生重大传染病疫情时，县级以上地方人民政府报经上一级人民政府决定，可以对进入或者离开本行政区域受影响的相关区域的人员、物资和交通工具实施卫生检疫。因甲类传染病发生重大传染病疫情时，省级人民政府可以决定对本行政区域受影响的相关区域实施封锁；封锁大、中城市或者跨省级行政区域的受影响的相关区域，以及因封锁导致中断干线交通或者封锁国境的，由国务院决定。采取传染病疫情防控措施时，决定采取措施的机关应当向社会发布公告，明确措施的具体内容、实施范围和实施期限，并进行必要的解释说明。相关疫情防控措施的解除，由原决定机关决定并宣布。

第五节 免疫规划及其人群评价

全球公共卫生实践证明，预防接种是预防、控制、消灭传染病最经济、安全和有效的措施。

脊髓灰质炎作为继天花之后有望被人类消灭的第二个传染病,其预防接种在各国消灭脊髓灰质炎的进程中发挥了关键作用。1988年,世界卫生大会发起了全球消灭脊髓灰质炎行动的倡议,通过开展预防接种、急性弛缓性麻痹病例监测、环境监测和建立全球脊髓灰质炎实验室网络等措施,全球脊髓灰质炎野病毒感染病例数大幅下降,由1988年的35万例降至2023年的12例,本土脊髓灰质炎野病毒流行国家由125个降至2个,全球消灭脊髓灰质炎行动进入尾声。我国在1995年以后未出现本土脊髓灰质炎野病毒引起的病例,2000年经WHO认证,实现了无脊髓灰质炎目标。

一、预防接种

预防接种(immunization,vaccination)又称人工免疫或免疫接种,是通过适宜的途径对机体接种人工制备的疫苗或抗体,使机体获得对某种传染病的特异性免疫力,以提高个体或群体的免疫水平,预防和控制相关传染病的发生和流行的一种公共卫生服务。疫苗(vaccine)是以病原微生物或其组成成分、代谢产物为起始材料,采用生物技术制备而成,用于预防、治疗人类相应疾病的生物制品。预防接种包括主动免疫和被动免疫。

主动免疫(active immunization)指将疫苗接种到机体,使之产生特异性免疫,是最常见的预防接种形式。被动免疫(passive immunization)是人体接种含特异性抗体的血清或制剂,使机体被动地获得特异性免疫力而受到保护。被动免疫接种后即产生免疫力,见效快,但维持时间较短,不会产生免疫记忆,常用于疫情发生时的紧急预防或治疗,或用于特殊人群的免疫预防。

在某些特殊情况下,为了增强保护效果,会同时采用主动免疫和被动免疫,使机体在迅速获得特异性抗体的同时,刺激机体产生持久的免疫力。例如,对于乙肝表面抗原阳性母亲所生新生儿,需实施母婴阻断,在出生时接种乙肝疫苗并注射乙肝免疫球蛋白;狂犬病暴露时,除接种狂犬病疫苗外,必要时还需注射抗狂犬病被动免疫制剂。

预防接种通常指主动免疫,即接种疫苗。根据疫苗免疫活性、成分类别以及制造技术路线,已广泛使用的疫苗主要分为以下几类:减毒活疫苗、灭活疫苗、类毒素、亚单位疫苗、结合疫苗、重组蛋白疫苗、载体疫苗和核酸疫苗。

二、免疫规划

(一)免疫规划的概念与内容

疫苗可以分为免疫规划疫苗和非免疫规划疫苗两类。1974年,WHO提出全球扩大免疫规划(expanded program on immunization,EPI),要求各成员国发展并坚持免疫方法和流行病学监测相结合,防制白喉、百日咳、破伤风、麻疹、脊髓灰质炎、结核病等传染病,重点是提高免疫接种覆盖率和不断扩大免疫接种疫苗种类。我国自20世纪50年代开始在全国开展儿童免疫接种,1978年开始实行儿童计划免疫,1981年正式加入EPI行动,并引入"免疫规划"的概念,逐渐取代沿用多年的"计划免疫"一词。

免疫规划是指根据国家传染病防制规划,使用有效疫苗对易感人群进行预防接种所制定的规划、计划和策略,并按照确定的疫苗品种、免疫程序或者接种方案,在人群中有计划地进行预防接种。

免疫规划疫苗由政府免费提供。根据2007年12月发布的《扩大国家免疫规划实施方案》,我国国家免疫规划疫苗预防的传染病共有15种,常规为适龄儿童接种预防乙型病毒性肝炎、结核病、脊髓灰质炎、百日咳、白喉、破伤风、麻疹、流行性腮腺炎、风疹、流行性乙型脑炎、流行性脑脊髓膜炎、甲型病毒性肝炎等 12 种传染病的疫苗；对重点地区、重点人群接种出血热疫苗以预防流行性出血热；发生炭疽、钩端螺旋体病疫情或发生洪涝灾害可能导致钩端螺旋体病暴发流行时，对重点人群进行炭疽疫苗和钩体疫苗的应急接种。非免疫规划疫苗是由居民自愿接种的、免疫规划疫苗以外的其他疫苗，如戊型肝炎疫苗、流感疫苗等。

这两类疫苗的划分主要是根据疫苗所预防的疾病对公众健康的危害程度、疫苗的效果和安全性、疫苗的生产供应能力、政府财政负担等因素。免疫规划疫苗一般用于预防严重危害儿童健康的常见传染病、发病率和死亡率相对较高的传染病、其他国家普遍纳入免疫规划的疾病以及全球要控制或消灭的疾病。

（二）免疫程序

免疫程序（immunization schedule）是指儿童应该接种疫苗的先后次序、起始月龄（年龄）、剂量、间隔时间和要求，以达到合理使用疫苗的目的（表 11-2）。

表 11-2　我国扩大国家免疫规划疫苗的免疫程序

疫苗	月龄（年龄）/接种人群
乙肝疫苗	0 月龄，1 月龄，6 月龄
卡介苗	出生时
脊髓灰质炎疫苗	2 月龄，3 月龄，4 月龄，4 岁
百白破疫苗	2 月龄，4 月龄，6 月龄，18 月龄，6 岁
麻腮风疫苗	8 月龄，18 月龄
乙脑减毒活疫苗	8 月龄，2 岁
乙脑灭活疫苗	8 月龄（2 剂次），2 岁，6 岁
A 群流脑疫苗	6 月龄，9 月龄
A+C 群流脑疫苗	3 岁，6 岁
甲肝减毒活疫苗	18 月龄
出血热疫苗（双价）	16～60 岁
炭疽疫苗	炭疽疫情发生时，病例或病畜间接接触者及疫点周围高危人群
钩端螺旋体疫苗	流行地区可能接触疫水的 7～60 岁高危人群
甲肝灭活疫苗	18 月龄，2 岁

注：修改自《预防接种工作规范（2023 年版）》，并根据国疾控卫免发〔2024〕20 号文件更新。

（三）预防接种的组织形式

1. 常规接种　指接种单位按照国家免疫规划疫苗免疫程序或非免疫规划疫苗使用指导原则和接种方案，在相对固定的接种服务周期内为目标人群提供的预防接种服务。

2. 群体性预防接种　是根据监测和预警信息，为预防和控制传染病暴发、流行，在特定范围和时间内，针对可能受某种传染病威胁的特定人群，有组织地集中实施的预防接种活动。县级以上地方人民政府卫生健康主管部门根据传染病监测和预警信息，为预防、控制传染病暴发、流行，报经本级人民政府决定，并报省级以上人民政府卫生健康主管部门备案，可以在本行政区域进行群体性预防接种。需要在全国范围或者跨省、自治区、直辖市范围内进行群体性预防接种的，应当由国务院卫生健康主管部门决定。任何单位或个人不得擅自进行群体性预防接种。

3. 应急接种　是在传染病暴发、流行时，为控制传染病疫情蔓延，对目标人群开展的预防接种活动。

（四）预防接种的注意事项

1. 预防接种禁忌证　不同疫苗的禁忌证各不相同，具体应参照疫苗说明书。接种单位在实施接种前，要询问受种者的健康状况，核查接种禁忌。对处于某些特殊健康状态下（如罹患急性疾病、神经系统疾病，或为过敏体质，或存在免疫功能不全等）的受种者，应评估接种的获益与风险，根据情况推迟、停止或者谨慎接种疫苗。对于早产儿，由临床医师及接种医师综合评估，达到接种条件后再行接种。除了黄热病疫苗外，哺乳期母亲或婴儿接种灭活病毒或减毒活病毒疫苗尚未发现有严重不良后果。目前尚无证据表明妊娠期间接种灭活疫苗、类毒素疫苗、重组疫苗存在额外风险，但接种减毒活疫苗对胎儿发育理论上可能存在风险。急性疾病期间是否需要延迟接种，取决于病因及严重程度。对于轻症疾病，应尽量避免错过接种机会。对于中重度疾病而延迟接种者，在疾病好转后应尽快完成接种。由疾病或治疗导致的免疫抑制是大部分减毒活疫苗的禁忌证；对疫苗活性成分或辅料成分有超敏反应者一般为接种禁忌证，但有青霉素过敏史、其他非疫苗成分过敏史一般并非接种禁忌。

2. 疑似预防接种异常反应（adverse event following immunization，AEFI）　是在预防接种后发生的怀疑与疫苗接种有关的反应或事件。经过调查分析或诊断，按照发生原因可分为以下五种类型。

（1）不良反应：是合格的疫苗在实施规范接种后发生的与预防接种目的无关或意外的有害反应，包括一般反应和异常反应。

一般反应是在预防接种后发生的、由疫苗本身所固有的特性引起的、对机体只会造成一过性生理功能障碍的反应，主要有发热和局部红肿，同时可能伴有全身不适、发热、倦怠、食欲下降、乏力等综合症状。异常反应是指合格的疫苗在实施规范接种过程中或者实施规范接种后造成受种者机体组织器官结构、功能损害，相关各方均无过错的药品不良反应。

（2）疫苗质量事故：疫苗质量不合格，接种后造成受种者机体组织器官结构、功能损害。

（3）接种事故：在预防接种实施过程中违反预防接种工作规范、免疫程序、疫苗使用指导原则、接种方案，造成受种者机体组织器官结构、功能损害。

（4）偶合症：受种者在接种时正处于某种疾病的潜伏期或者前驱期，接种后巧合发病。

（5）心因性反应：在预防接种实施过程中或接种后因受种者心理因素发生的个体或者群体反应。

3. 冷链及冷链系统　冷链（cold chain）是指为保证疫苗质量，从疫苗上市许可持有人到接种单位，疫苗均在规定的温度条件下储存、运输和使用的全过程。冷链系统是在冷链设备设施的基础上加入管理因素，即人员、管理措施和保障的工作体系。

三、疫苗的人群评价

疫苗的人群评价主要包括疫苗的有效性评价和安全性评价。

（一）有效性评价

1. 免疫学效果评价　对疫苗免疫原性的评价称为免疫学效果评价。对于大多数疫苗而言，保护性抗体（通常指中和抗体）应答强度通常与疫苗的保护效果呈较强的正相关，是最常用的疫苗免疫学效果评价指标。如果接种疫苗后体内的抗体高峰期浓度达到或超过某一临界值，则可以合理预期今后一定时间内能够有效防止病原体感染或减缓感染进程,这一临界值抗体水平称为疫苗抗体保护性水平。然而,疫苗的保护作用并不完全依赖于抗体以及暴露于病原体时体内的即时游离抗体浓度,机体接触病原体后的抗体回忆应答强弱常发挥着更重要的作用。此外,个体接种疫苗后是否会发生免疫突破,即接种疫苗后发生的感染,还与病原体的暴露剂量、机体其他易感因素等有关。因此,疫苗抗体保护性水平是一个群体性的衡量指标,不适合作为判断个体能否免受感染的依据。除外抗体水平,细胞免疫也可用于免疫学效果的评价。

疫苗的免疫学效果通常可以通过人群抗体阳转率、抗体平均滴度和持续时间来评价。在疫苗免疫学效果评价中,抗体阳转(seroconversion)通常指接种后体内抗体水平超过预先设定的标准,并不完全是生物学意义上的抗体由阴性转为阳性。如脊髓灰质炎疫苗接种后中和抗体≥1:4或有4倍及以上增高,判定为中和抗体阳转。抗体阳转率指人群接种疫苗后出现抗体阳转的比例,见式(11-1)。评价抗体持续时间需要在疫苗接种后不同时间点采样检测,需要注意因存在免疫记忆等,经过若干时间后抗体无法检出并不意味着疫苗保护效果的消失。

$$抗体阳转率 = \frac{抗体阳转人数}{疫苗接种人数} \times 100\% \qquad 式(11\text{-}1)$$

2. 流行病学效果评价 疫苗的流行病学效果是指接种疫苗对改善群体临床结局(outcome)的成效,如减少感染、预防发病、减轻疾病伤害(重症或死亡)等。常用的评价指标是疫苗效力(vaccine efficacy)或称保护率(protective efficacy),指疫苗在随机对照试验中理想条件下的有效性。

在更为多元和复杂的真实世界中,一般以疫苗效果(vaccine effectiveness)来衡量疫苗在人群中实际应用的有效性,见式(11-2)。疫苗效果既包含接种者被直接保护的效果,也包含未接种者因暴露风险降低而获得的间接保护效果。一方面,实际接种中可能包括被排除在临床试验外的人群(如体弱的老年人)或未按照要求的免疫程序完成接种者,或环境中出现新的变异毒株,因此在接种者中呈现出的疫苗效果通常会低于疫苗效力。另一方面,如果人群中接种疫苗的比例很高,而且疫苗降低传染源数量的效果比较明显,间接保护效果的叠加也可能使疫苗效果高于疫苗效力。

$$疫苗效果 = \frac{未接种群体的结局发生率 - 接种群体的结局发生率}{未接种群体的结局发生率} \times 100\% \qquad 式(11\text{-}2)$$

(二)安全性评价

疫苗的安全性评价主要关注在广泛接种后可能出现的不良反应,包括短期不良反应(局部不良反应如注射部位的疼痛、红肿,以及全身不良反应如发热、疲倦等)和长期不良反应(如罕见的免疫相关疾病)。安全性数据主要来自疫苗上市前的 I～III 期临床试验及上市后的 IV 期临床试验安全性评价结果,同时通过全国疑似预防接种异常反应监测系统进行持续评价。重点监控指标包括不良事件的发生率、严重程度以及与疫苗的因果关系。

不良事件与疫苗的因果关系判定又称关联性评价,是安全性风险评估、决策和采取行动的一个重要环节。疫苗接种后发生的不良事件(adverse event, AE)如果被判定为与疫苗存在合理因果关联,则被定义为不良反应(adverse reaction, AR)。根据我国现行《个例药品不良反应收集和报告指导原则》,因果关联性评价分为肯定、很可能、可能、可能无关、待评价、无法评价等六级。

(张冬)

思考题

1. 传染病的潜伏期有什么流行病学意义？

2. 什么是传染病的流行过程？传染过程与流行过程有什么区别和联系？

3. 什么是传染病的传播能力？有哪些量化指标？

4. 简述传染病的预防控制措施。

5. 预防接种效果的评价指标有哪些？

第十二章
医院感染

Chapter 12　Healthcare-associated Infection

Healthcare-associated infections (HAIs) are not only a clinical problem, but also an important public health issue. With the development and application of new technologies and therapies in health care facilities, the characteristics of HAIs are constantly changing. The basic theories, knowledge, and skills of epidemiology play an irreplaceable role in the prevention and control of HAIs. This chapter first introduces the definition, classification, and epidemiological characteristics of HAIs. Based on this, it discusses how to prevent HAIs in routine work, as well as how to identify, investigate, and control HAIs outbreaks.

医院感染既是临床问题，也是重要的公共卫生问题。伴随医院新技术、新疗法的开展和应用，医院感染的发生特点也在不断改变。在医院感染的预防和控制中，流行病学的基本理论、基本知识和基本技能发挥着不可替代的作用。本章将首先介绍医院感染的定义、分类和流行病学特征，在此基础之上，介绍对于医院感染问题，如何在常规工作中加以预防，以及如何对医院感染暴发进行识别、调查和控制。

第一节　概　述

一、定义

医院感染既有广义的定义，也有狭义的定义。广义上，任何人员在医院活动期间遭受病原体侵袭而发生的感染，都属于医院感染（healthcare-associated infection，HAI）。但是，由于门诊就诊、病人家属陪同探视等在医院内时间较为短暂，很难除外医院外感染，因此狭义的医院感染仅指住院病人在医院内获得的感染，包括其在住院期间发生的感染以及在医院内获得但出院后才发生的感染。医院感染不包括住院病人入院前已开始或入院时已处于潜伏期的感染。对于有明确潜伏期的感染，自入院起经过平均潜伏期后发生的感染为医院感染；而潜伏期不详的感染，入院48小时后发生的感染才认定为医院感染。医院工作人员在医院内获得的感染也属于医院感染。

二、分类和特征

（一）分类

分类维度不同，医院感染的种类也就不同。医院感染既可以按照病原体来源、病原体种类，也可以根据病人感染部位等多个维度进行分类。根据病原体来源，医院感染可以分为内源性感染和外源性感染两大类，以下主要对这两类医院感染进行介绍。

1. 内源性感染　内源性感染（endogenous infection）也称自身感染（autogenous infection；self-infection），指的是由于种种原因，病人在医院内遭受其本身体内或体表固有病原体侵袭而发生的感染。病原体大多为在人体定植、寄生的正常菌群或机会致病菌，正常情况下对人体不具有致病性，当其与人体之间的平衡在一定条件下被打破时，例如，当病原体寄居部位发生改变、宿主的局部或全身免疫功能下降，或者机体某个部位菌群失调（即正常菌群中各种细菌间的比例发生较大变化）时，便会造成各种内源性感染。

2. 外源性感染　外源性感染（exogenous infection）也称交叉感染（cross infection），指的是病人遭受医院内非存在于自身的病原体的侵袭而发生的感染。根据感染途径不同，外源性感染可通过病人与病人、病人与医院职工、病人与探视人员等之间直接接触感染，或通过物品与人体的间接接触感染，以及由共有空间空气传播造成感染等。医源性感染（iatrogenic infection）指在医学服务中由病原体传播引起的感染。

（二）特征

与传染病的流行类似，医院感染也要经历传染过程和流行过程。但是医院感染的流行病学特征与一般传染病不同，在医院感染场景下，传染过程一般称为感染过程，其与流行过程的特点概述如下。

1. 感染过程

（1）病原体：医院是各种疾病病人聚集的场所，因此医院感染的病原体种类繁多，包括细菌、真菌、病毒、支原体、衣原体、立克次体、放线菌、螺旋体、寄生虫、藻类等。与传染病不同的是，一般医院感染的病原体毒力弱，常常为机会致病菌。医院感染病原体来源广泛，其构成也在不断变化。根据 2022 年全国医院感染横断面调查报告，引起医院感染的病原体以细菌和真菌为主，检出株数居前五位的依次为肺炎克雷伯菌、大肠埃希菌、铜绿假单胞菌、鲍曼不动杆菌、金黄色葡萄球菌。医院感染的病原菌大多数具有不同程度的耐药性，而且耐药的程度还在不断增加，多重耐药的形势也日趋严峻，例如鲍曼不动杆菌对头孢哌酮和舒巴坦的耐药率达 55.78%。

（2）个体易感性：病原体传播到人体后是否引起感染，一方面取决于病原体的毒力，另一方面也取决于个体的易感性。当机体具有足够的免疫力时，病原体难以侵入、生存、繁殖并引起感染和疾病。但住院病人往往免疫功能受损，例如各种造血系统疾病、恶性肿瘤、糖尿病、慢性肾病等病人，以及接受各种免疫抑制剂如某些抗肿瘤药、糖皮质激素等治疗的病人，其免疫功能处于受损状态，为发生医院感染埋下隐患。

（3）感染结局：易感个体暴露于病原体，经过感染过程，可表现为不同的结局。易感者的抵抗力和免疫力可以影响医院感染后的严重程度。医院感染病人在原发病的基础上又发生新的感染，临床症状往往比较复杂，免疫力低下的病人发生再感染后其反应可能不典型，加之病原体的耐药问题，这些都给临床诊断和治疗带来了困难，因此医院感染的病死率相对较高。

2. 流行过程　医院感染的流行过程仅限于外源性感染，与一般传染病类似，也包括感染源、传播途径和易感人群三个环节，以下分别进行具体阐述。

（1）感染源：医院是各种感染源聚集的特殊场所，医院感染的感染源主要有病人、带菌者、自身感染者以及感染的医务人员，动物感染源少见。

（2）传播途径：与传染病主要通过污染的空气、水和食物传播不同，医院感染的传播途径以经接触传播和经空气传播为主。

1）经接触传播：包括经直接接触和间接接触传播，是医院感染最常见也是最重要的感染途径之一。医患之间可以通过手的直接接触而感染病原体，病室内如有伤口化脓性感染、感染性腹泻等病人，在病人间也可经直接接触造成交叉感染。间接接触可通过被污染的医务人员的手、医疗器械、病室内的物品等传播给易感者。值得注意的是,医务人员的手在直接与间接接触传播病原体的过程中均起着重要作用。

2)经空气传播:是呼吸道传染病的主要传播方式,如流感病毒经飞沫传播、结核分枝杆菌经飞沫核或尘埃传播。飞沫核可以以气溶胶形式飘流到远处,在空气中存留时间较长。如气管插管时可产生气溶胶,引起其他病人感染,称为医源性气溶胶传播。

(3)易感人群:医院感染的易感人群主要包括:①因患基础疾病,机体免疫功能受损者,或接受各种免疫抑制剂治疗者;②长期使用广谱抗菌药物者(可使病人发生菌群失调和使细菌产生耐药性);③接受各种侵入性诊断或治疗操作的病人,这是由于操作可直接损伤机体皮肤与黏膜的屏障作用;④手术时间长者(随时间延长,切口部位组织受损加重、切口中污染的微生物数量增加以及术者疲劳易导致操作准确性降低等,造成切口部位感染的危险性增加);⑤住院时间长者(住院时间越长,病原微生物在病人体内定植的机会越大);⑥营养不良者(皮肤黏膜防御功能、抗体生成能力以及粒细胞吞噬能力会受到影响,从而增加感染风险);⑦免疫功能发育尚未成熟的婴幼儿及免疫功能减退的老年人等。

第二节　医院感染的预防和控制

我国的医院感染管理工作起步于20世纪80年代,随后国家出台一系列法律、法规、规范、指南和标准,各级医疗机构建立了医院感染管理组织,制定医院感染管理制度、医院感染防控工作制度,编写医院感染防控的标准操作规程以规范医院感染管理工作。医院感染防控工作持续展开,并实现持续质量改进。

一、医院感染的预防

医院感染的预防是个系统工程,建立制度是医院感染预防的重要基础,医院建设合理布局是必要的先决条件,开展培训、重视医疗消毒灭菌、加强一次性使用无菌医疗用品管理、合理应用抗菌药物和实施多重耐药菌感染监测是其中关键的环节。此外,开展医院感染监测(healthcare associated infection surveillance),对于医院感染流行和暴发的及时发现也具有重要意义。

(一)建立制度

认真贯彻医院感染管理方面的法律、法规、规章及技术规范、标准,根据以上内容,制定与实施适合医疗机构实际的感染管理预防和控制的规章制度,并积极组织监督、检查和指导。

(二)合理布局,有效隔离

医院建筑所起的作用,是以控制外源性感染为主,通过有效的空间隔离设计,做到布局流程合理、洁污分开,实现控制感染源、阻断传播途径、保护易感人群的效果。其要点包括医院各功能区分区合理、流程正确、基本设施(如通风与手卫生设施)符合要求等。

(三)开展医院感染知识培训

采用不同形式,对医师、护理人员、各类医技人员、工勤人员等进行有针对性的医院感染防控知识培训与考核,提升全体医务人员的认识、知识与技能水平,使其自觉将医院感染的预防和控制工作始终贯穿于医疗活动中。此外,对病人及家属的医院感染知识普及也很重要。

(四)重视医院消毒灭菌,加强一次性使用无菌医疗用品管理

医疗用品根据使用时的感染风险可分为高、中、低度危险性物品三类,在使用前应分别实现灭

菌、高水平或中水平消毒、低水平消毒。此外，医院应加强临床一次性使用无菌医疗用品的管理，对血液及其制品也应进行严格的管理。

（五）合理应用抗菌药物，实施多重耐药菌感染监测

临床医师应严格遵守抗菌药物的应用原则，掌握抗菌药物的适应证，当怀疑病人有感染时，及时进行病原学检验，并根据病原药敏试验结果结合病人的临床症状与体征等合理调整使用抗菌药物。加强重症监护病房等病人多重耐药菌的主动筛查，做到早发现、早隔离和有效治疗，预防和控制多重耐药菌的传播。

（六）医院感染监测

2023 年 8 月，国家卫生健康委员会修订发布《医院感染监测标准》（WS/T 312—2023）（2024 年 2 月 1 日起实施），该标准规定了医院感染监测的管理与要求、监测方法及医院感染监测质量的控制，成为当前我国医院感染监测工作重要的指导性文件。

1. 监测范围　根据监测范围，医院感染监测分为全院综合性监测和目标性监测。全院综合性监测，指的是连续不断对所有临床科室的全部住院病人和医院工作人员进行医院感染及其有关危险因素的监测；目标监测则是依据风险评估，针对高风险人群、高发感染部位、高感染风险部门等开展的医院感染及其危险因素的监测，例如重症监护病房医院感染监测、新生儿病房医院感染监测、手术部位感染监测、细菌耐药性监测与临床抗菌药物使用监测、血液透析相关感染监测等。

2. 信息收集　医院感染的监测资料来源很多，宜使用医院感染信息化监测系统收集资料并对资料准确性进行验证。也可通过感染控制专职人员定期病房巡视、查阅病历记录和检验报告等方式进行。收集的信息主要包括病人基本资料、医院感染信息、相关危险因素、病原菌药敏试验结果和抗菌药物的使用情况等。

3. 资料分析　医院感染病例监测的主要计算指标包括医院感染发病率、手术部位感染发病率、器械使用率及其相关感染率等，这些指标都是流行病学疾病分布在医院感染场景下的特殊应用。结合历史同期和前期医院感染发病情况，对监测资料进行总结分析，发现监测中的问题，向临床科室反馈监测结果和提出改进建议，并向医院管理部门进行汇报。

二、医院感染暴发的调查与控制

医院感染暴发指的是在医疗机构或其科室的病人中，短时间内发生 3 例以上同种同源感染病例的现象。为有效控制医院感染暴发，国家卫生和计划生育委员会于 2016 年发布《医院感染暴发控制指南》（WS/T 524—2016），规定了医院感染暴发控制的管理要求、流行病学调查、控制及效果评价、调查的总结与报告等要求。

（一）暴发识别

为有效控制医院感染暴发事件，通过医院感染监测，及早发现和识别医院感染的暴发尤为重要。在暴发甄别的过程中，需排除感染病例的增加是由于：①医院感染监测系统监测条件改变；②实验室方法改变；③标本被污染。

（二）暴发调查

医院感染暴发初期原因不明且可能迅速进展，全面深入的暴发调查是关键。调查一般经历核实诊断、确定暴发的存在、制定病例定义、病例发现与核实、描述感染的三间分布、建立假设并验证假设等步骤。需要注意的是，整个调查过程中，调查与控制措施应紧密配合，调查的同时应及时采取必要的控制措施。调查具体内容可参见第十六章第二节。

（三）暴发控制

在医院感染暴发的控制中，提前制定应急预案是非常必要的。预案能够指导和规范医院感染暴发事件的应急处置工作。此外，开展医院感染风险评估，分析医院感染的发生概率及潜在危害，有助于发现医院感染管理的薄弱环节，合理设定防控优先级。

当疑有医院感染暴发时，医务人员应立即向医院感染管理部门报告，管理部门应于第一时间到达现场进行调查处理，采取有效措施。对于事态严重的医院感染暴发，应该按照医院感染报告制度，在规定的时限内向上级部门报告。医院感染一旦确认暴发，应立即根据预案开展应急处理工作。一方面积极救治感染病人，以尽可能减少死亡；另一方面立即组织相关人员开展流行病学调查，及时采样进行病原学检测，尽快查清暴发原因。同时采取以下措施：①对已发生医院感染的病人及时进行隔离；②对已发生医院感染的相关科室应采取适当的管理措施，并做好随时和终末消毒，对接触者进行医学观察，直至超过该病的最长潜伏期为止，有条件的还可对接触者实施被动免疫；③了解准确的感染状况，追查感染源，对隐性感染者和病原携带者进行筛查；④根据初步确定的感染源和传播途径，及时采取控制措施，并对措施的效果进行评价；⑤对免疫功能低下、有严重疾病或有多种基础疾病的病人，应采取保护性隔离措施，医务人员也应按照相关要求做好个人防护；⑥在医院感染暴发控制后，应完善暴发报告的订正，并且总结经验，进行整改，防止类似情况再次发生。

（高文静）

思考题

1. 什么是医院感染？
2. 根据病原体来源，医院感染可分为哪两大类？
3. 医院感染的常见传播途径有哪些？
4. 为何进行医院感染监测？
5. 如何控制医院感染的暴发？

消毒与病媒生物防制

Chapter 13　Disinfection and Vector Control

Disinfection is an effective measure to stop transmission. To perform well in disinfection and provide strong support for infection prevention and control, it is necessary to understand the basic concepts of disinfection, method selection principles, factors affecting effectiveness, as well as commonly used disinfection techniques and their application scope. Disease vectors can not only harass humans but also transmit various pathogens. Effective vector control requires consideration of the vector's biological characteristics, as well as environmental, social, and economic factors, followed by the applications of environmental, physical, biological, chemical, and other control measures in appropriate combinations. This chapter focuses on disinfection and vector control techniques.

消毒是切断传染病传播途径的有效措施。了解消毒的基本概念、方法选择原则和效果影响因素,是做好消毒工作的前提和基础。掌握常用消毒技术及其应用范围,才能做到科学消毒,为传染病防控和感染控制提供有力保障。病媒生物除了可以骚扰人类外,还可传播多种疾病。病媒生物防制需要根据病媒生物的生物学特性、环境、社会以及经济等因素,有机结合环境防制、物理防制、生物防制、化学防制或其他防制方法。本章主要介绍消毒技术和病媒生物防制技术。

第一节　消毒技术

一、概述

消毒学(disinfectionology)是研究消毒理论、技术和方法的科学,包括消毒理论与相关基础知识、消毒效果监测评价和消毒应用技术三部分。长期以来,消毒主要针对传染病的预防控制,通常把消毒分为预防性消毒(preventive disinfection)和疫源地消毒(disinfection of epidemic focus)。预防性消毒是指在没有明确传染源的情况下对可能受到污染的环境或物品采取的消毒措施。疫源地消毒是指对传染源污染或可能污染的环境和物品进行的消毒处理,其又可分为随时消毒(concurrent disinfection)和终末消毒(terminal disinfection)。随时消毒是传染源存在的情况下对传染源污染的环境和物品及时进行的消毒处理。终末消毒是在传染源离开后对其污染或可能污染的环境和物品进行的彻底消毒处理。根据疫源地大小可分为疫区消毒和疫点消毒。终末消毒结束后,被消毒的环境应确保安全。

近年来,消毒技术应用越来越广泛,早已超出了传染病预防控制的范畴,在医院感染控制、食品卫生、环境卫生和饮用水卫生、实验室生物安全等各项工作中都需要消毒学知识。日常消毒涵盖医疗机构、公共场所、托幼机构、养老机构、学校、微生物实验室、殡仪服务机构、国境口岸和公共交通工具等场所,除此之外,农业、渔业、畜牧业、石油产业、食品生产加工及人们的日常生活也与消毒技术关系密切。

二、常用消毒方法

消毒（disinfection）是指采用物理、化学和生物方法，杀灭或清除环境中（包括物体上）的有害微生物，使其达到无害化的过程。消毒方法可分为物理消毒和化学消毒。

（一）物理消毒

物理消毒是利用物理因子进行消毒，可以是将自然界自然发生的物理因子加以利用，如日光暴晒，但更多的是利用某些物质的特性制成设备进行消毒或灭菌。常用的物理消毒包括热力消毒（干热灭菌器、灼烧、煮沸、清洗消毒机、压力蒸汽灭菌器等）、紫外线消毒（紫外线消毒灯、紫外灯消毒器等）、电离辐射消毒、静电吸附消毒、过滤消毒等。

（二）化学消毒

化学消毒是利用化学因子进行消毒，可以直接使用化学消毒剂，如含氯消毒剂擦拭、二氧化氯喷雾等；也可以以化学消毒剂为主要杀菌因子制成消毒设备进行消毒灭菌，如环氧乙烷灭菌器、低温蒸汽甲醛灭菌器等。

消毒剂是采用一种或多种化学杀微生物因子制成的用于消毒的制剂。按用途可分为医疗器械消毒剂、皮肤消毒剂、黏膜消毒剂、手消毒剂、空气消毒剂、普通物体表面消毒剂等；按有效成分可分为含氯消毒剂、二氧化氯、醇类消毒剂、过氧化物类消毒剂（过氧化氢、过氧乙酸）、季铵盐类消毒剂、含碘消毒剂、含溴消毒剂、醛类消毒剂、酚类消毒剂、胍类消毒剂等；按消毒水平可分为灭菌剂、高水平消毒剂、中水平消毒剂和低水平消毒剂等；按包装类型可分为一元包装、二元包装、三元包装和多元包装等；按剂型可分为粉剂、片剂、液体、气体等。

三、消毒方法选择原则

为确保消毒效果，须根据实际情况，选择适宜的消毒方法。在选择消毒方法时主要考虑以下几点。

（一）病原微生物的种类

病原微生物种类繁多，其对各种消毒处理的耐受性不同。按照杀灭微生物的能力，消毒可分为低水平消毒（只能杀灭细菌繁殖体和亲脂病毒）、中水平消毒（杀灭细菌繁殖体、分枝杆菌、病毒、真菌及其孢子等多种病原微生物，但不能杀灭细菌芽胞）、高水平消毒（杀灭一切细菌繁殖体、分枝杆菌、病毒、真菌及其孢子和致病性细菌芽胞）和灭菌（杀灭或清除传播媒介上的一切微生物）。

（二）处理对象的性质

同一消毒方法对不同的处理对象，效果往往不同。如光滑物体表面可使用紫外线消毒，但紫外线对粗糙、凹凸不平的物体表面消毒效果欠佳。因此，需要根据待消毒对象的性质，选择合适的消毒方式，如金属类物品应选择腐蚀性较小的消毒方式，皮肤和手消毒剂应选择对人体刺激性小的消毒方式。

（三）消毒现场的特点

选择消毒方法时还应考虑当地所具备的条件，以及环境对消毒效果的影响。除消毒效果有效性外，还需考虑所用消毒方法的安全性。

（四）疾病防控的要求

不同疾病的传播途径不同，致病力不同。应针对传播途径，结合疾病本身特性，选择科学的消毒方法,确保对疾病防控有效,切忌过度消毒或消毒不到位。

四、消毒效果影响因素

不论是物理消毒还是化学消毒,其效果均受很多因素影响,主要包括消毒剂量、微生物污染程度、温度、湿度、酸碱度等。

(一)消毒剂量

消毒剂量是消毒的基本条件,包括强度和时间。强度,在热力消毒时指温度,在紫外线消毒时指辐照强度,在化学消毒时指消毒剂有效成分浓度。时间是指所用消毒方法对微生物作用的时间。强度与时间具有关联性。强度的减弱可用延长时间来补偿,但是当强度减到一定限度后,即使再延长时间也无法达到效果。

(二)微生物污染程度

微生物的种类、数量、生长状态等,特别是生物膜的形成,均会影响其对消毒因子的抵抗力。微生物污染越严重,消毒所需剂量越大。

(三)温度和湿度

温度变化对消毒效果影响的程度,随消毒方法、作用方式以及微生物种类不同而异。一般情况下,温度越高效果越好,但也有少数例外。

湿度过高或过低均会影响消毒效果,不同消毒方法的适宜湿度范围不同,湿度的影响程度也不同。

(四)酸碱度

酸碱度是多数化学消毒剂消毒效果的主要影响因素之一。一方面,酸碱度可改变消毒剂的溶解度、离解程度和分子结构,影响消毒剂有效成分的释放;另一方面,酸碱度影响微生物的生命活动,过高或过低对微生物的生长均有影响。

(五)其他

自然情况下,微生物常与其他物质混在一起,这些物质往往会影响消毒效果。有机物常以血液、脓液、痰液、粪便等形式出现,蛋白质、油脂类有机物包围在微生物外面可阻碍消毒因子的穿透;在化学消毒中,有机物可通过化学反应消耗一部分消毒剂,从而降低消毒效果。一般来说,有机物污染程度越高,消毒就越困难。而无机物如铁盐和亚铁盐、硫代硫酸盐等,会中和一部分消毒剂,导致消毒效果减弱。

五、消毒技术应用

(一)物体表面消毒

物体表面消毒分为化学消毒法和物理消毒法。化学消毒法是采用擦拭、浸泡、喷洒(喷雾)、熏蒸等方式用化学消毒剂进行消毒。物理消毒法包括煮沸、灼烧、干热、紫外线照射等。按照物体表面的特性,选择适宜的消毒方式。光滑表面宜选择合适的消毒剂擦拭或紫外线照射,多孔耐湿材料表面宜采用浸泡或喷洒(喷雾)消毒。

(二)空气消毒

空气消毒方法主要包括紫外线照射、空气消毒机(如静电吸附式空气消毒机、臭氧空气消毒机)、化学消毒剂(如过氧化氢、过氧乙酸、二氧化氯)等。采用化学方法对室内空气消毒时,应在无人条件下进行。

（三）水消毒

常用的水消毒方法有加热（煮沸）、紫外线照射、膜过滤、投加化学消毒剂等，其中化学消毒剂以含氯消毒剂最为常见。

（四）医疗器械消毒灭菌

耐热、耐湿的诊疗器械、器具和物品，首选压力蒸汽灭菌；耐热的油剂类和干粉类等采用干热灭菌。不耐热、不耐湿的物品，宜采用低温灭菌方法如环氧乙烷灭菌、过氧化氢低温等离子体灭菌或低温蒸汽甲醛灭菌等。

（五）手卫生

手卫生是指进行洗手或手消毒的过程。手部有可见污染物时，在流动水下用洗手液（或肥皂）洗手；无可见污染物时，可洗手或用手消毒剂揉搓双手。

（六）皮肤消毒

用皮肤消毒剂进行擦拭、冲洗或喷洒消毒，常见的皮肤消毒剂包括醇类消毒剂、含碘消毒剂、胍类消毒剂、季铵盐类消毒剂等。

（七）低温消毒

低温消毒是对温度在0℃以下的环境或物体进行的消毒，一般用低温消毒剂进行喷洒或擦拭。

第二节　病媒生物防制

一、常见病媒生物及相关传染病

病媒生物（vector）指能直接或间接传播疾病，危害、威胁人类健康的生物。日常生活中常见的病媒生物主要包括蚊、蝇、蜚蠊、蚤、蜱、螨、虱、蠓、蚋及鼠形动物等。病媒生物除了可以骚扰人类外，还是病原体从宿主、环境传播到人体的重要媒介。例如，鼠形动物能传播鼠疫、肾综合征出血热、钩端螺旋体病等，蚊虫能传播登革热、寨卡病毒病、基孔肯雅热、疟疾、乙型脑炎等，蜱虫能传播发热伴血小板减少综合征、森林脑炎、无形体、埃立克体、莱姆病等，蚤能传播鼠疫、地方性斑疹伤寒等，苍蝇及蜚蠊能通过机械性携带的方式传播霍乱、伤寒、痢疾等，螨虫可以传播恙虫病，体虱可以传播巴尔通体等。WHO《全球病媒控制对策 2017—2030》显示，全球80%的人存在被一种或多种病媒生物性传染病感染的风险，17%以上的传染病负担归因于病媒生物性传染病。

二、病媒生物防制方法

病媒生物防制需要根据病媒生物的生物学特性、环境、社会以及经济等因素，本着"标本兼治、治本为主"以及"有效、经济、简便、安全、对环境无害、可持续控制"的原则，有机结合环境防制、物理防制、生物防制、化学防制或其他防制方法，将病媒生物密度控制在不足为害的水平。

（一）环境防制

环境防制（environment control）是从生态系统的总体观念出发，把病媒生物的生物学特点和周围的自然环境以及人们的生产、生活方式联系起来，因时、因地、因种制宜地运用各种管理手段和方法，如采用清除、填塞、疏通、换水等方式，直接或间接改变、清除病媒生物赖以生存的环境条件，减少其滋生场所，从而达到降低病媒生物密度的目的。

环境防制是最根本的处理措施，能以较低的成本获得较好的处理成果，且无污染，对环境友好，同时能达到美化周边环境的目的。例如，蚊虫的环境防制包括环境改造和环境处理：环境改造是指为了防止蚊虫繁殖或使其繁殖减少到最低限度，以及减少人-蚊的接触，而对环境因素及其与人类的相互作用的改造或处理；环境处理指对蚊虫滋生地造成暂时性不利于其滋生的各种有计划的定期处理。

（二）物理防制

物理防制（physical control）是指采用机械方法，以及光、声、电子等物理手段来捕杀、诱杀或驱除病媒生物，以此来降低病媒生物密度或对人类的骚扰。物理防制方法较简单常用，但是其防制效能有限，往往不能治本。例如，蚊虫的物理防制主要有以下几种方法：安装纱窗、纱门、铝合金弹簧门和使用蚊帐、诱蚊灯、电蚊拍等。

（三）化学防制

化学防制（chemical control）是利用天然或人工合成的化学制剂，以不同的剂型（油剂、颗粒剂、乳剂、缓释剂等），采用不同的作业方式，达到对病媒生物进行杀灭或驱赶的目的。化学防制见效快、防制面广，尤其是在病媒生物相关传染病暴发流行时，能达到快速降低靶病媒生物密度的目的。但是，长期大量使用，易导致环境污染和病媒生物产生抗药性。目前，最常用的化学防制方法包括空间喷雾（超低容量喷雾、热烟雾机）、滞留喷洒和投放缓释剂等。

（四）生物防制

生物防制（biological control）是指利用生物或生物代谢产物来控制和杀灭病媒生物，主要是利用病媒生物的天敌或微生物制剂进行防制。生物防制的优点为对人畜安全，不污染环境，持效期长，不产生抗药性。但是，其防制速度慢，效果单一，不适用于疾病流行时病媒生物的快速控制。目前，最常用的生物防制方法包括水生动物防制（利用金鱼、泥鳅、柳条鱼等）和微生物防制（苏云金杆菌以色列亚种、球形芽胞杆菌等）。

三、病媒生物防制方法的使用原则

（一）卫生杀虫剂、杀鼠剂使用原则

卫生杀虫剂、杀鼠剂使用原则包括：①合法原则，选用的杀虫剂必须是卫生用杀虫剂，必须有农药登记证、生产许可证和产品质量标准，杀鼠剂经销商还应具备杀鼠剂经营资格；②高效、低毒、安全原则，选用的杀虫剂必须是高效、低毒、对防制对象敏感性高，而对高等动物低毒的产品；③质量保障原则，选用产品质量稳定，可在主流渠道上批量购买，优先选用有效成分为 WHO 推荐或经奥运会、亚运会、大运会使用，同时适用于当地环境的产品；④绿色环保原则，优先选用对环境友好、刺激性小、环境污染小的药剂；⑤禁用、停用、限用原则，严禁使用国家禁用杀鼠剂以及高毒、剧毒的卫生杀虫剂（含复配产品），禁止自行配制和使用杀鼠剂、卫生杀虫剂。

（二）药械安全使用原则

药械安全使用原则包括：①首选物理器械原则，室内病媒生物控制优先选用纱门、纱窗、防蝇胶帘、灭蚊蝇灯、风幕机、粘蝇纸、粘鼠板、电子捕鼠器等不产生有毒有害物质的器械；②选择合适的防制器械原则，根据防制的要求和药物的剂型选择合适的喷雾器械，要求杀虫器械雾化性能好，喷出的雾粒均匀、稳定，密封性好，耐腐蚀性，无渗漏、滴液现象，操作性能好，操作灵活、方便；③室内室外分用原则，室内、室外分别使用相应的药物，室内环境喷洒选用不产生废气的电动式、充电式喷雾器，或手动喷雾器械，大型活动场馆内禁止使用热烟雾剂等发烟性药剂，用于室内空间喷洒或滞留喷洒的卫生杀虫剂剂型首先使用以水为溶剂的产品，包括水乳剂、悬浮剂（胶悬剂）、微胶囊剂；

④毒饵站配套使用原则,在重点场所投放毒饵灭鼠时,须配套毒饵站投饵,不得裸露投放,同时设置警告标志,场馆内部原则上不使用杀鼠剂灭鼠。

（沈　瑾　孙继民）

思考题

1. 什么是消毒？其效果影响因素有哪些？
2. 消毒方法的选择原则是什么？
3. 可用于空气和水的消毒方法有哪些？
4. 常用的病媒生物防制方法包括哪些？

第十四章
慢性病流行病学

Chapter 14　Epidemiology of Noncommunicable Diseases

In recent decades, the disease burden has shifted from infectious diseases to noncommunicable diseases both globally and in China. The main types of noncommunicable diseases include cardiovascular disease (such as coronary heart disease and stroke), cancer, chronic respiratory diseases (such as chronic obstructive pulmonary disease and asthma), diabetes, and mental and psychological disorders. Risk factors, such as smoking, harmful use of alcohol, physical inactivity, and unhealthy dietary habits, are responsible for a large proportion of the global disease burden, directly or through conditions such as overweight and obesity, high blood pressure, elevated blood glucose, and abnormal cholesterol levels. The global goal for the prevention and control of noncommunicable diseases is to reduce the preventable and avoidable burden of morbidity, mortality, and disability caused by noncommunicable diseases. This is to be achieved through multisectoral collaboration and cooperation at national, regional, and global levels. The aim is to enable populations to attain the highest possible standards of health and productivity at every age, ensuring that these diseases are no longer a barrier to well-being or socioeconomic development. This chapter will provide an overview of the fundamental concepts and impacts of chronic noncommunicable diseases, their major risk factors, prevalence trends, and key prevention strategies and measures. It will also include specific descriptions of cardiovascular disease, cancer, diabetes, chronic obstructive pulmonary disease, and mental and psychological disorders.

　　近几十年来，威胁全球和我国人群健康的危险因素谱和疾病谱发生了重要的转变。慢性非传染性疾病已经成为导致全球和我国人群疾病负担的重要公共卫生问题，同时也对社会经济的可持续发展构成了威胁。本章将概述慢性非传染性疾病的基本概念和影响、主要危险因素、流行状况、主要的预防策略与措施，并针对心血管疾病、恶性肿瘤、糖尿病、慢性阻塞性肺疾病及精神障碍分别进行描述。

第一节　概　述

一、基本概念

　　慢性非传染性疾病（noncommunicable disease，NCD）简称慢性病，是一类起病隐匿，病程长且病情迁延不愈，缺乏确切的传染性生物病因证据的疾病的总称。与传染病不同，慢性病不会在人与人之间传播。然而，某些慢性病的病因中包括感染性因素，或由慢性传染性疾病演变而来，如肝癌、胃癌、宫颈癌等。WHO 将疾病类型主要分为三组：传染性疾病及孕产期疾病与营养不良性疾病（第一组）、非传染性疾病（主要指慢性病，第二组）和伤害（第三组）。在全球范围内，慢性病已成为导致死亡和疾病负担的主要原因。

二、慢性病的健康和社会经济影响

根据全球疾病负担（Global Burden of Disease, GBD）研究报告，慢性病在全球范围内是导致死亡的主要原因。2019 年，导致全球死亡原因的前 10 位中，慢性病占 7 个，前 3 位分别是缺血性心脏病（ischemic heart disease）、脑卒中（stroke）和慢性阻塞性肺疾病（chronic obstructive pulmonary disease, COPD）。慢性病不仅增加死亡风险，还导致大量的伤残调整寿命年（disability-adjusted life year, DALY）。据 GBD 报告，2019 年导致全球 DALYs 的前 10 位病因中，主要慢性病包括缺血性心脏病（排名第 2）、脑卒中（排名第 3）、COPD（排名第 6）、糖尿病（排名第 8）和腰背痛（排名第 9）。

慢性病对社会经济的影响也是巨大的，既包括个人、家庭和社会为了解决慢性病而产生的直额医疗卫生支出，也包括由疾病、残疾和过早死亡而导致的生产力的损失。慢性病往往对贫困人口以及更大范围的社会弱势群体的影响更大，可加剧社会各群体间的健康不平等。一般而言，社会经济地位弱势群体有更高的概率暴露于慢性病的危险因素，如烟草、不健康的食物、职业危害等。同样，发生慢性病后，相比社会经济地位较高的群体，弱势群体对优质医疗服务的可及性更低，且难以负担相关费用。慢性病需要长期的治疗和护理，显著增加了个人和家庭的经济负担，如果患者为家庭中的主要劳动力，则更是雪上加霜。因此，慢性病已经成为因病致贫、因病返贫的重要原因之一。世界经济论坛与哈佛大学公共卫生学院开展的研究显示，从 2011 年至 2025 年，四大慢性病（心血管疾病、癌症、慢性呼吸系统疾病和糖尿病）将给低收入和中等收入国家造成超过 7 万亿美元的累计经济损失，相当于这些国家 2010 年全年产出的 4% 左右。

三、慢性病的主要影响因素

慢性病的主要可改变影响因素可以分为社会驱动因素、环境驱动因素、行为因素和代谢因素四大类。慢性病的危险因素还包括其他一些不可改变因素，如年龄、性别、种族、遗传等。可改变影响因素是慢性病防控的重点。

（一）社会驱动因素

慢性病的发生受多种社会因素的影响。政府通过控烟法规、食品安全标准和空气质量管理等政策，直接影响健康行为的选择，从而帮助预防慢性病。经济发展水平既影响医疗资源的分配，也在一定程度上决定了生活方式。科技进步在改善医疗服务和健康教育的同时，也带来负面效应，例如久坐生活方式和高能量饮食的流行。此外，社会文化习俗对健康行为有着潜移默化的影响，比如在某些社会中超重被视为健康或富裕的象征。

（二）环境驱动因素

空气污染、饮用水污染和土壤污染等环境问题直接增加了多种慢性病的风险。城市设计和交通系统也对居民的身体活动产生影响，例如缺乏步行道和自行车道会导致身体活动不足，而交通拥堵加剧了空气污染，从而增加慢性病风险。农业生产方式和土地利用影响食品供应，过度消费高能量的动物性食品与肥胖和糖尿病的高发病率密切相关。公园绿地和运动设施的可及性同样直接影响居民的身体活动和整体健康状况。

（三）行为因素

不健康的生活方式是许多慢性病的重要驱动因素。高盐、高脂肪、高糖饮食与肥胖、糖尿病和心血管疾病密切相关，水果和蔬菜摄入不足也会增加慢性病风险。身体活动不足、吸烟、过量饮酒以及长期睡眠不足,均可显著提高慢性病的发病率。吸烟不仅增加肺癌和 COPD 风险,还与心血管疾病和糖尿病的发生相关;过量饮酒可能导致肝硬化和某些癌症;而长期睡眠不足则增加心血管疾病和糖尿病的风险。

(四)代谢因素

代谢异常是许多慢性病的重要危险因素。高血压是心血管疾病的主要诱因之一,控制血压对于预防心脏病和脑卒中至关重要。长期高血糖不仅会引发糖尿病,还会损伤血管,导致心血管并发症、肾脏疾病和视网膜病变。高血脂,尤其是低密度脂蛋白胆固醇(low-density lipoprotein cholesterol, LDL-C)升高,是动脉粥样硬化的重要危险因素,适当管理血脂水平可以有效降低心血管疾病的风险。肥胖与多种疾病相关,不仅增加糖尿病和心血管疾病的风险,还与某些癌症相关。肾功能减退也是关键代谢因素,可加速心血管疾病发生,并与高血压、高血糖相互作用,进一步恶化健康状况。

第二节　流行特征

一、主要慢性病的流行特征

(一)全球

据 GBD 报道,1990 年至 2019 年,缺血性心脏病、脑卒中及 COPD 一直是导致死亡排名前三位的疾病,2019 年这三种疾病所致的死亡分别占世界总死亡人数的 16%、11% 和 6%。从年龄标准化死亡率指标来看,与 1990 年相比,前十位死因中,大多数疾病呈现下降趋势,而慢性肾脏病和糖尿病却有所上升。从年龄标准化 DALY 指标来看,糖尿病是其中唯一上升的疾病,而其他疾病(包括其他慢性病)均呈现下降趋势。但由于人口增长和老龄化等原因,缺血性心脏病、脑卒中、COPD 和糖尿病等慢性病导致的 DALYs 绝对数仍呈现增加趋势。各国和地区在流行病学转变阶段上存在显著差异。随着社会发展指数(social development index, SDI)的提高,疾病负担正从传染病、孕产妇疾病、新生儿疾病和营养相关疾病向慢性非传染性疾病转变。同时,相较于寿命损失年(years of life lost, YLL),慢性非传染性疾病导致的健康寿命损失年(years lived with disability, YLD)在 DALYs 中的比重几乎在所有国家都增加了。

2000 年至 2019 年间,在中低收入国家的主要死因中,腹泻病仍然是一个重大挑战。然而,这类疾病的绝对死亡人数下降幅度最大,绝对死亡人数增加最多的是缺血性心脏病,自 2000 年以来增加了 100 多万,达到 310 万。在中高收入国家,肺癌死亡人数显著上升,共增加了 41.1 万人。在高收入国家,前十位死因中仅有缺血性心脏病和卒中的死亡人数呈下降趋势,分别下降了 16% 和 21%,但这两种疾病依然是三大死亡原因之一,2019 年导致的死亡人数超过 250 万。

(二)我国

我国在慢性病负担方面经历了显著的变化。GBD 数据分析显示,1990 年至 2019 年,传染性疾病、孕产期疾病与营养不良性疾病及伤害导致的 DALYs 占比大幅下降,而非传染性疾病的占比则大幅上升。2019 年,我国全病因 DALYs 达 3.8 亿人年,其中,非传染性疾病占 84.9%,前 5 位疾病分别是心血管疾病、癌症、肌肉骨骼疾病、慢性呼吸系统疾病、精神障碍。这些数据不仅反映了我国居民健康状况的显著变迁,展示了我国在公共卫生领域取得的进步,也强调了在全球健康挑战面前,持续关注和改进慢性病防控的重要性。有效的健康政策和预防措施,对于进一步降低慢性病负担、提高全民健康水平具有关键作用。

二、主要危险因素的流行特征

慢性病的主要危险因素包括高血压、吸烟、不健康的饮食习惯、糖尿病、超重和肥胖、空气污染、过量饮酒等。本节将介绍这些危险因素及其流行趋势。

（一）高血压

血压升高会对人体心血管系统的结构和功能产生不良影响，并导致心血管疾病的发病和死亡风险增加，同时也与慢性肾脏病和其他代谢异常相关。而高血压则是用于临床疾病诊断的人为定义。1990 年至 2019 年期间，高血压患者的人数翻了一番，从 6.5 亿人增加到 13 亿人，2019 年高血压导致的死亡人数超过 1 000 万人。人口老龄化、不健康饮食（盐摄入量过多、食用富含饱和脂肪和反式脂肪的食品、水果和蔬菜摄入量低）、缺乏身体活动、吸烟、过量饮酒以及超重或肥胖、空气污染等，都是导致高血压患病率不断增加的重要因素。

（二）吸烟

吸烟（包括主动吸烟和被动吸烟及其他形式的烟草暴露）是导致多种慢性病（如肺癌、心血管疾病和 COPD）的主要原因。尽管许多国家实施了严格的控烟政策并开展了一系列公共健康倡导活动，但全球范围内的吸烟率在 1990 年至 2019 年间并没有显著下降。2019 年，全球吸烟人数增加至 11 亿，烟草暴露导致的死亡人数达 870 万，特别是在男性中，烟草暴露是导致死亡的第一大原因（656 万人，占全部死亡的 21.4%）。

（三）不健康的饮食习惯

不健康的饮食习惯（如高能量密度食物，高盐、高糖和高脂肪摄入）是导致慢性病的重要危险因素。GBD 2019 数据显示，不健康的饮食每年导致近 800 万人死亡。1990—2019 年，在城市化和全球化的推动下，全球饮食习惯发生了显著变化。传统饮食正在被高能量密度食物和高盐、高糖、高脂肪及高度加工的不健康的饮食所取代。这种变化导致肥胖和代谢综合征患者的增多，特别是在儿童和青少年中。尽管在某些地区人们的健康意识有所提高，开始注重均衡饮食，但整体上不健康饮食模式仍然普遍存在，导致肥胖、糖尿病和心血管疾病的风险增加。

（四）糖尿病

血糖升高是糖尿病的主要标志，是导致心血管疾病、慢性肾脏病、周围血管疾病的重要危险因素。随着生活方式的改变和老龄化人口的增加，全球糖尿病的患病率在 1990 年至 2019 年间显著上升。随着年龄增长，糖尿病患病率逐渐增加，全球 65 岁及以上人群的患病率超过 20%。虽然胰岛素和口服降糖药的使用有所增加，但许多患者的血糖控制仍不理想，血糖控制不佳与糖尿病的并发症发生风险和死亡风险密切相关。

（五）超重和肥胖

超重和肥胖与多种慢性病（如糖尿病、心血管疾病和某些癌症）密切相关。WHO 建议 18 岁及以上成人体重指数（body mass index, BMI）的正常范围为 18.5～24.9kg/m²，等于或大于 25kg/m² 为超重，等于或大于 30kg/m² 为肥胖。我国以 24kg/m² 和 28kg/m² 分别作为超重和肥胖标准的切点。2022 年，全球超过 3.9 亿名 5～19 岁儿童和青少年超重或肥胖；18 岁及以上成人的超重和肥胖的比例分别为 43% 和 16%。自 1990 年以来，全球成人肥胖患病率增加了一倍多，青少年肥胖患病率增加了 3 倍。另外，亚洲人群体形相对偏小，同等 BMI 水平下体脂含量更高，向心性肥胖的风险尤其值得关注。研究发现，亚洲人群通常在较低的 BMI 水平下即可出现 2 型糖尿病等问题。因此对于亚洲人群,不仅需要关注 BMI,更加需要关注腹部脂肪。

（六）空气污染

空气中可吸入颗粒物(主要包括 $PM_{2.5}$ 与 PM_{10},即空气中直径小于或等于 $2.5\mu m$ 或 $10\mu m$ 的颗粒)的主要成分是硫酸盐、硝酸盐、氨、氯化钠、黑炭、矿物粉尘和水,包括悬浮在空气中的有机物和无机物的固体和液体复杂混合物。长期暴露于这些颗粒物可增加罹患心血管疾病和呼吸系统疾病的风险。根据 WHO 估计,室外空气污染每年导致约 420 万人过早死亡,其中约 37% 死于缺血性心脏病和脑卒中,18% 死于 COPD,23% 死于急性下呼吸道感染,11% 死于呼吸道癌症。此外,室内空气污染每年导致约 320 万人过早死亡,其中约 32% 死于缺血性心脏病,23% 死于脑卒中,21% 死于下呼吸道感染,19% 死于 COPD,其余部分则死于肺癌。

（七）过量饮酒

过量饮酒与多种慢性病(如心血管疾病、肝硬化及癌症)相关。根据 WHO 的报告,每年过量饮酒导致 300 万例死亡,占所有死亡数的 5.3%,由过量饮酒导致的全球疾病和损伤负担比例达 5.1%。

第三节　预防策略与措施

一、策略

本书第九章中讲解的疾病预防策略与措施适用于慢性病的预防。这里要特别强调第一级预防中的根本预防,即在人群水平上预防危险因素的流行。已有研究显示,一些成年期慢性病的风险始于生命早期的不良暴露,包括出生前孕母的不良暴露。很多不健康的生活方式是从小养成的,一旦形成习惯,改变并非易事。因此,慢性病的预防应该从生命的早期开始,贯穿生命全过程,即全生命周期策略,整合以个体为基础的高危策略和以人群为基础的全人群策略。根本预防旨在以政府为主体,多部门参与,通过制定法规、政策或指南,并采取措施,防止可能引发公共卫生事件的各种不良因素的出现,确保全人群获得适当、经济的卫生保健。慢性病防控应是政府主导、多部门协作、全社会参与的系统工程,围绕着导致疾病负担的主要慢性病的共同和可改变的危险因素来进行。一方面建立支持性的环境,为个体创造健康生活的公平机会,使个体有机会作出健康的选择;另一方面,提高个体的健康素养,使个体有能力作出健康的选择并改善健康。通过初级卫生保健方法提供有效的临床预防服务和疾病管理,减少对更高昂治疗费用的需要。

WHO 制定了《全球非传染性疾病预防与控制行动计划 2013—2020》(*Global Action Plan for the Prevention and Control of Noncommunicable Diseases 2013-2020*)。该行动计划的愿景是全球没有可避免的慢性病负担。目标是通过多部门协作以及在国家、区域和全球层面上的协作,减少可预防的慢性病发病、死亡和残疾负担,使得所有人都能获得其年龄水平能够达到的健康和生产力水平的最高标准,消除这些疾病对人类福祉和社会经济发展的障碍。2019 年,世界卫生大会将该计划延长至2030 年,并呼吁制定 2023—2030 年实施路线图,以加快慢性病预防和控制工作的进展。这一延伸反映了全球卫生界对持续应对慢性病挑战的承诺,以及进一步推进公共卫生政策和措施的必要性。

在延长至 2030 年后,行动计划后续有几项关键的更新和举措:①制定了 2023—2030 年实施路线图,加强国家层面的行动,鼓励各国制定适应自身国情的慢性病防控策略,以实现可持续发展目标(sustainable development goals,SDGs)3.4(具体内容见后文)和行动计划的各项目标。②强调了若干优先领域,包括减少慢性病的主要危险因素(如烟草使用、不健康饮食、缺乏身体活动和有害使用酒精),加强卫生系统以更好地应对慢性病,同时要减少空气污染及促进精神卫生和福祉;加强慢性病及其危险因素的监测系统和数据收集能力。③强调各国政府和利益相关者需加强政策实施和执行力度,加强初级卫生保健服务的提供和跨部门合作,包括与教育、农业、城市规划和交通等部门的合作,以创建有利于健康的社会环境;推动使用全球协调机制,支持会员国分享最佳做法、调动资源及促进不同部门和利益攸关方之间的伙伴关系。④关注弱势群体与健康公平,加大对低收入和中等收入国家的支持力度,帮助其更好地开展慢性病防控工作;关注慢性病对不同群体的影响,包括儿童、青少年、老年人和低收入群体等,确保他们在慢性病防控措施中获得平等的健康机会。⑤特别强调慢性病防控与应对突发公共卫生事件相结合,以提高卫生系统的综合应对能力。

2015 年 9 月,联合国发展峰会通过了《变革我们的世界:2030 年可持续发展议程》(*Transforming Our World: the 2030 Agenda for Sustainable Development*)。该议程的核心是 17 个可持续发展目标,特别强调通过减少慢性病的负担,提升全球人口的健康水平,并将其作为实现可持续发展的关键一环。目标 3(良好健康与福祉)直接涉及慢性病防控,提出确保健康的生活方式,促进所有年龄段人群的福祉。目标 3.4 设定了到 2030 年,通过预防、治疗及促进身心健康,将全球慢性病导致的过早死亡减少三分之一的具体目标。其他一些目标中也有涉及慢性病防控的,例如目标 2(零饥饿)强调了消除营养不良和促进健康饮食,目标 11(可持续城市和社区)提出要减少城市的人均负面环境影响,特别关注空气质量。

2017 年 1 月,国务院印发《中国防治慢性病中长期规划(2017—2025 年)》。规划目标为:到 2025 年,慢性病危险因素得到有效控制,实现全人群全生命周期健康管理,力争 30～70 岁人群因心脑血管疾病、癌症、慢性呼吸系统疾病和糖尿病导致的过早死亡率较 2015 年降低 20%。

2019 年 7 月,健康中国行动推进委员会制定了《健康中国行动(2019—2030 年)》发展战略。该战略总体目标包括,到 2030 年,全民健康素养水平大幅提升,健康生活方式基本普及,居民主要健康影响因素得到有效控制,因重大慢性病导致的过早死亡率明显降低,人均健康预期寿命得到较大提高,居民主要健康指标水平进入高收入国家行列,健康公平基本实现,实现《"健康中国 2030"规划纲要》有关目标。该战略也针对多种重大慢性病提出了具体的目标任务,例如,预期到 2030 年,30～70 岁人群中由心脑血管疾病、癌症、慢性呼吸系统疾病和糖尿病导致的过早死亡率从 2015 年的 18.5% 降至≤13.0%。该战略包含 15 个专项行动,涵盖疾病预防、健康促进和环境保护等多个方面,具体包括健康知识普及行动、合理膳食行动、全民健身行动、控烟行动、心理健康促进行动、健康环境促进行动、妇幼健康促进行动、中小学健康促进行动、老年健康促进行动、职业健康保护行动、慢性病(心脑血管疾病、癌症、慢性呼吸系统疾病和糖尿病)防治行动等。

二、措施

慢性病的预防措施有很多。卫生资源总是有限的,特别是在低收入和中低收入国家,所以有必要确定各种预防措施的实施优先度。WHO 通过循证的方法确定了一组"最合算"(best buy)的干预措施。这些措施被评价为非常经济有效,通过成本效益分析获得的有效干预措施以不超过 100 美元即可增加一个健康寿命年(healthy life year, HLY)。这些措施可行性好、投入低,适合在低收入和中低收入国家中实施。各个国家、地区也可以根据当地的实际需要或优先度,增加或替换可能的干预措施(如减少室内空气污染的措施)。表 14-1 展示了 WHO 推荐的这组干预措施,前四组针对危险因素的措施主要是人群水平上的,后两组针对疾病的措施是个体水平上的。

表14-1　WHO推荐的"最合算"干预措施及其针对的危险因素/疾病

危险因素/疾病	干预措施
吸烟	提高税率和价格
	工作场所和公共场所室内禁烟
	烟草健康警示
	禁止烟草广告、促销和赞助
	实施有效的大众媒体宣传活动,鼓励改变行为
	向吸烟者提供成本补偿的、有效的戒烟支持
过量饮酒	提高税率
	禁止或全面限制酒精类广告
	限制零售酒类的实际可及性
身体活动少	实施持续的、广泛的、最佳实践的健康宣传,以促进身体活动,并与社区项目和环境改善相联系
不健康的饮食习惯	更健康食品和饮料的重新配方政策(例如,消除反式脂肪酸,减少饱和脂肪、游离糖和/或钠)
	全面营养标签政策,且将营养标签展示在包装正面
	公共食品采购和服务政策,鼓励健康饮食习惯
	鼓励健康饮食习惯的健康传播和大众媒体运动
	保护儿童免受食品营销不良影响的政策
	保护、促进和支持最佳母乳喂养方式
心血管疾病和慢性呼吸系统疾病	建立定期接受青霉素预防性治疗的患者登记系统,对风湿热和风湿性心脏病开展二级预防
	用吸入支气管扩张剂和口服类固醇治疗哮喘急性发作和COPD急性加重
	用吸入支气管扩张剂长期治疗COPD
恶性肿瘤	接种乙肝疫苗,预防肝癌
	9～14岁女孩接种人乳头瘤病毒(HPV)疫苗
	宫颈癌:HPV DNA筛查,30岁开始,5～10年筛查一次
	宫颈癌、乳腺癌、结直肠癌和儿童癌症:早诊项目与及时的诊断检查和综合癌症治疗相结合,儿童癌症中重点关注WHO全球倡议中的6种癌症(急性淋巴母细胞白血病、伯基特淋巴瘤、霍奇金淋巴瘤、视网膜母细胞瘤、肾母细胞瘤及低级别胶质瘤)
	针对HIV感染者的癌症早期发现和综合治疗

第四节　主要慢性病

一、心血管疾病

(一)诊断与分型

心血管疾病(cardiovascular disease)是一组心脏和血管系统疾患构成的疾病,主要包括冠状动脉粥样硬化性心脏病(冠心病)、脑卒中(缺血性或出血性)、周围血管疾病、风湿性心脏病、先天性心脏病、深静脉血栓形成和肺栓塞等。其中急性冠脉综合征（急性心肌梗死和不稳定型心绞痛）和急性脑卒中最为常见，且致死率、致残率极高，占所有心血管疾病死亡的 85%～90%。急性冠脉综合征的发生机制是给心脏供血的冠状动脉发生粥样硬化性病变，使动脉管腔狭窄或斑块破裂，并诱发血栓形成，导致心肌组织急性缺血甚至坏死。急性脑卒中主要包括两种类型：一种是脑动脉狭窄或斑块破裂诱发血栓形成，堵塞血管，导致脑梗死；另一种是脑细小动脉硬化，并在血压升高的情况下发生破裂，导致脑血管出血。

（二）流行特征

1. 流行概况　冠心病和脑卒中是全球最常见的心血管疾病，分别为全球第一和第二位死因。在我国及多数东亚国家（日本、韩国和朝鲜），脑卒中则居死因第一位。根据《中国心血管健康与疾病报告 2022》，我国心血管疾病患病率呈持续上升趋势，推算心血管疾病现患人数 3.3 亿，其中高血压患者 2.45 亿人，外周动脉疾病患者 4 530 万人，脑卒中患者 1 300 万人，冠心病患者 1 139 万人，心力衰竭患者 890 万人，肺源性心脏病患者 500 万人，心房颤动患者 487 万人，风湿性心脏病患者 250 万人，先天性心脏病患者 200 万人。心血管疾病是我国城乡居民的首要死亡病因，所致死亡人数分别约占城市和农村居民死亡人数的 45.9% 和 48.0%。

2. 时间分布　根据 GBD 数据库分析，1990 年至 2019 年间，全球心血管疾病的年龄标准化后的发病率、患病率及死亡率均呈逐年下降趋势，而我国的标化发病率从 4 235/10 万增加至 8 460/10 万，标化患病率从 5 848/10 万增加至 6 177/10 万，标化死亡率从 381/10 万降低至 277/10 万，尽管有所下降，但仍高于全球平均水平。我国心血管疾病流行的一个重要特征是动脉粥样硬化性心血管疾病的快速增长。

3. 地区分布　我国各类主要心血管疾病的患病率和死亡率的空间分布模式存在显著差异，整体呈现出农村高于城市、西部高于东部的特征，且近年来省际疾病负担差异呈现出不断扩大的趋势。根据《2022 中国卫生健康统计年鉴》，2021 年我国农村地区心血管疾病死亡率为 364.16/10 万，其中心脏病死亡率为 188.58/10 万，脑卒中死亡率为 175.58/10 万；城市地区心血管疾病死亡率为 305.39/10 万，其中心脏病死亡率为 165.37/10 万，脑卒中死亡率为 140.02/10 万。

4. 人群分布　心血管疾病的发病率、患病率和死亡率存在显著的年龄和性别差异。在性别差异方面，男性心血管疾病的粗发病率、年龄标准化发病率和年龄标准化死亡率均高于女性。就年龄分布而言，我国心血管疾病总体发病率随年龄增长呈上升趋势，2013 年我国第五次卫生服务调查显示，中国大陆≥15 岁人口冠心病的患病率为 10.2‰，60 岁以上人群为 27.8‰。急性心肌梗死的死亡率也与年龄增长呈正相关，特别是在 40 岁之后，其递增趋势近似于指数关系。

（三）危险因素

1. 环境驱动因素　长期暴露于空气中的可吸入颗粒物（如 $PM_{2.5}$ 与 PM_{10}）可增加罹患心血管疾病的风险。此外，研究表明极端气候（如高温和低温）可增加短期和长期的心血管疾病死亡风险。

2. 行为心理因素

（1）吸烟：Meta 分析的研究结果显示，吸烟人群患心肌梗死的风险是从未吸烟人群的 3 倍，且日均吸烟量越大，心肌梗死的风险越高。

（2）不健康饮食：盐摄入量是血压水平和心血管疾病发病风险的重要决定因素，约 30% 的高血压是由摄入食盐过多导致的。此外，饱和脂肪酸和反式脂肪酸摄入过多可引起高血脂、动脉粥样硬化等多种心血管疾病。

（3）身体活动不足：身体活动不足显著增加心血管疾病的发生和死亡风险，而规律和适量的身体活动能够改善肌肉和心肺功能，降低高血压、冠心病、脑卒中的风险。

（4）心理因素：精神障碍如抑郁症，会直接和间接（如增加患者的不良行为和生活方式）增加心血管疾病发病风险。

3. 代谢因素

（1）高血压：高血压是冠心病、脑卒中等心血管疾病的第一大代谢危险因素。

（2）血脂异常：高水平的 LDL-C 是动脉粥样化性心血管疾病的第二大归因危险因素，仅次于高血压。此外，较高水平的甘油三酯（triglyceride，TG）及较低水平的高密度脂蛋白胆固醇（high density lipoprotein cholesterol，HDL-C）也与心血管疾病的发生风险相关。

（3）糖尿病：高血糖会损伤血管内皮，增加炎症和氧化应激，从而促进脂肪沉积在动脉壁上，加速动脉粥样硬化的形成。

（4）超重或肥胖：超重和肥胖对血压、胆固醇、甘油三酯和血管弹性等均会产生不利影响。随着 BMI 升高，冠心病和缺血性脑卒中的发病风险也随之升高。

（5）慢性肾脏病：慢性肾脏病显著增加心血管疾病风险，且慢性肾脏病患者常常合并心血管疾病。

（6）代谢综合征：代谢综合征（metabolic syndrome，MS）是一组复杂的代谢紊乱综合征，包括腹部肥胖或超重、致动脉粥样硬化血脂异常（高 TG 及 HDL-C 低下）、高血压、胰岛素抵抗和/或葡萄糖耐量异常。代谢综合征通过动脉粥样硬化、炎症反应、胰岛素抵抗等多种机制增加心血管疾病的风险。

2010 年，美国心脏协会提出了一个全新的心血管健康的定义——简单生活七法则（Life's Simple 7），这一定义包括饮食质量指标、身体活动、吸烟情况、BMI、空腹血糖、总胆固醇和血压水平，为心血管健康创建了一个可操作的定义。2022 年，美国心脏协会在此基础上对原来的 7 个指标进行重新评估和科学优化，并新增了睡眠这一组分，提出了更全面、更符合现代健康标准的"生命 8 要素"（Life's Essential 8）。

（四）预防策略与措施

1. 预防策略　《"健康中国 2030"规划纲要》要求"实施慢性病综合防控战略，加强国家慢性病综合防控示范区建设"。示范区建设作为《"十四五"国民健康规划》"实施慢性病综合防控战略"的重要抓手，正在推动心血管疾病防控由高危人群策略向全人群策略的根本性转变。2023 年，国家卫生健康委等 14 个部门联合制定了《健康中国行动—心脑血管疾病防治行动实施方案（2023—2030年）》，提出到 2030 年，建立覆盖全国的心脑血管疾病综合防控和早诊早治体系，人民群众心脑血管相关健康素养显著提升，心脑血管疾病发病率及危险因素水平上升趋势得到有效控制，心脑血管疾病死亡率下降到 190.7/10 万以下。

2. 预防措施

（1）第一级预防：第一级预防是指在心血管事件发生之前，通过控制吸烟、高血压、血脂异常和糖尿病等心血管疾病的主要危险因素，降低心血管临床事件发生风险的预防措施。

（2）第二级预防：第二级预防包括在心血管疾病高危人群中开展早期筛查和及早诊断，在患者被诊断为心血管疾病后，预防疾病进一步损害和进展的治疗。这些治疗方式包括生活方式管理（健康饮食、戒烟限酒、适量运动、减少压力等），血压、血糖、血脂控制，以及药物治疗。根据医师建议，使用抗血栓药（如低剂量阿司匹林）、血管紧张素转换酶抑制剂、β 受体拮抗剂、他汀类药物等。

（3）第三级预防：第三级预防旨在通过治疗来缓解症状，预防疾病的进一步恶化以及合并症和残疾的发生,对于已发生的合并症过行康复治疗,减轻心血管疾病对功能状态和生活质量的影响。

二、恶性肿瘤

(一) 诊断与分型

恶性肿瘤(malignant tumor)又称癌症(cancer),其特征为细胞变异与增殖失控,形成新生物,并通过直接蔓延、淋巴转移、血行转移和种植等方式转移,最终侵袭其他脏器。一般根据恶性肿瘤的组织类型、细胞类型和生物学行为来命名,其中上皮组织的恶性肿瘤称为癌,间叶组织的恶性肿瘤称为肉瘤。根据分化程度、核分裂象等指标,可将恶性肿瘤分为不同级别(grade),级别越高提示恶性程度越高。临床采用 TNM 分期系统来评估肿瘤进展程度,综合考虑原发肿瘤大小(T)、淋巴结转移(N)及远处转移(M)情况。通常肿瘤分期越晚,预后越差。

肿瘤的诊断依据包括肿瘤标志物、病理学、影像学、内镜等检查。肿瘤标志物是指伴随肿瘤出现,含量道常增加的糖类抗原、激素、受体、酶或代谢产物形式的蛋白质、癌基因和抑癌基因及其相关产物等成分。病理学诊断至今仍然被公认为肿瘤诊断的"金标准",是结合组织形态学、免疫组织化学、细胞遗传学和分子生物学等作出的综合诊断。影像学检查主要包括传统的 X 线胸片、乳腺 X 线摄影、消化道造影,以及 CT 扫描、磁共振成像、超声等。由于成像原理不同,每种影像学检查方法所反映的病灶特点也各有侧重。内镜检查具有直观、利于发现早期病变、利于评价肿瘤分期和进行微创治疗的特点,广泛应用于洼化道、泌尿道、气管、支气管、胸腹腔、关节腔和宫腔等腔道肿瘤性病变的诊断和治疗。

(二) 流行特征

1. 流行概况　随着人口结构的变化以及生活方式和生活环境的改变,全球常见恶性肿瘤的总体发病率和死亡率呈上升趋势。根据国际癌症研究署的全球癌症监测数据,2022 年全球癌症总新发病例约 1 996 万人,死亡约 974 万人(男性 543 万人,女性 431 万人)。全球全人群发病顺位前 3 位的恶性肿瘤分别是:肺癌(年新发病人数 248 万,发病构成比 12.4%)、女性乳腺癌(231 万,11.6%)和结直肠癌(193 万,9.7%)。死因顺位前 3 位的恶性肿瘤分别是肺癌(年死亡数 182 万,死亡构成比 18.7%)、结直肠癌(90 万,9.3%)和肝癌(76 万,7.8%)。

在我国,2022 年癌症新发病例总数为 482 万(男性 253 万,女性 229 万),死亡病例总数为 257 万例(男性 163 万,女性 94 万)。我国发病例数前 5 位的恶性肿瘤是肺癌、结直肠癌、甲状腺癌、肝癌及女性乳腺癌,死因顺位前 5 位的恶性肿瘤分别是肺癌、肝癌、胃癌、结直肠癌及食管癌。

2. 时间分布　2018 年、2020 年和 2022 年全球癌症统计数据进行比较可以看出,癌症新发病例数呈小幅递增趋势(分别为 1 808 万、1 929 万、1 996 万),癌症死亡人数则在 2022 年有略微下降(分别为 956 万、996 万、974 万)。近年来全球癌症防控工作取得了一定成效,特别体现在年龄标准化发病率及死亡率的下降,尤其是胃癌、食管癌、胆囊癌等上消化道肿瘤。这得益于根治幽门螺杆菌、改善饮食结构等癌症危险因素的管控,也是基础卫生条件提升、认知水平提高和治疗手段改进等综合作用的结果。然而,由于人口基数增长及人口老龄化加剧,年龄相关的癌症发病及死亡正在成为导致全球癌症实际负担加剧的重要因素。

3. 地区分布　癌症分布存在明显的地区差异。我国城市地区和农村地区的癌谱差异明显:城市地区发病前 5 位的癌症依次为肺癌、甲状腺癌、结直肠癌、乳腺癌和肝癌;农村地区发病前 5 位的依次为肺癌、结直肠癌、胃癌、肝癌和食管癌,以消化道肿瘤为主。各省(自治区、直辖市)的癌谱也差异较大。

4. **人群分布**　恶性肿瘤的发病存在明显的年龄、性别、种族和职业等方面的差异。一般而言，40岁以前恶性肿瘤发病率处于相对较低水平，40岁以后发病率随着年龄的增长快速增加；男性75岁前累积患癌风险略高于女性，累积癌症致死风险则显著高于女性；性行为过早、多性伴、多育增加宫颈癌发病风险，行经时间长、无哺乳史则增加乳腺癌风险；鼻咽癌在我国广东人群中发病率较高，白种人易患皮肤癌；从事化工产业的工人皮肤癌、膀胱癌及白血病的发病率显著高于一般人群。

（三）危险因素

恶性肿瘤的发病是多因素、多阶段、多效应的复杂过程，受多种危险因素的影响，其中环境驱动因素、行为因素和代谢因素是可改变的危险因素。这些因素与遗传、年龄、性别等不可改变因素联合作用可导致细胞内直接致癌物蓄积、遗传物质损伤、原癌基因突变、抑癌基因失活、DNA复制调控失败等一系列细胞异常事件，形成恶性肿瘤组织。

1. **环境驱动因素**

（1）物理因素：电离辐射可引起人类多种恶性肿瘤，包括肺癌、乳腺癌、白血病、恶性淋巴瘤、多发骨髓瘤、甲状腺癌和皮肤癌等，矿山和建筑石材中的氡气（α射线）是自然界最大的电离辐射源。长期紫外线照射已被证实能导致人类皮肤癌。

（2）化学因素：空气污染可导致肺癌发病风险升高。湿热条件下储存的玉米和花生易受黄曲霉污染，产生黄曲霉毒素，增加肝癌和食管癌的风险。腌制、烟熏、过度烹制的肉类食品，可产生亚硝胺、杂环胺、多环芳烃等多种致癌物质，增加癌症发病风险。职业化学致癌因子可增加肺癌、皮肤癌、膀胱癌、白血病和肝血管肉瘤等的发病风险。

（3）生物学因素：目前至少有8种病毒已被证实与人类恶性肿瘤有关。例如，乙型肝炎病毒（HBV）和丙型肝炎病毒（HCV）感染是原发性肝癌的致病因子；人乳头瘤病毒（HPV）感染显著增加宫颈癌风险；Epstein-Barr病毒（EBV）已被列为Ⅰ类致癌因子，其慢性感染可导致伯基特淋巴瘤、鼻咽癌、霍奇金淋巴瘤、非霍奇金淋巴瘤等；幽门螺杆菌感染可增加患胃癌的风险；人类免疫缺陷病毒（HIV）感染引起长期免疫抑制，则与卡波西肉瘤和非霍奇金淋巴瘤有关。

2. **行为因素**　吸烟是造成癌症负担的主要危险因素，烟草的烟雾中含有的致癌物苯、多环芳烃、亚硝胺、芳香胺、杂环芳香胺、乙醛、甲醛等，可增加肺癌、肝癌、食管癌、胃癌、结直肠癌等的发病风险。酒精摄入是食管癌、肝癌、结直肠癌等多种癌症的高危因素，乙醇在体内代谢产生乙醛，而肝脏是酒精的主要代谢器官，长期饮酒可增加肝脏负荷，损坏肝功能，增加患肝癌的风险。药物滥用增加肝脏负担，也是肝癌的危险因素。

3. **代谢因素**　超重和肥胖、高血糖、高低密度脂蛋白胆固醇等代谢异常因素能够增加多种恶性肿瘤的疾病负担。关于肥胖增加癌症发病的机制，一般认为是由于身体脂肪会影响体内激素水平，过多的脂肪导致体内激素水平失衡，进而导致肿瘤包括结直肠癌、肾癌、食管癌、胰腺癌以及女性乳腺癌（绝经后）等的发生。

4. **遗传因素**　恶性肿瘤的发病通常有一定的家族聚集性和种族差异，常见的家族遗传性肿瘤有乳腺癌、卵巢癌和结肠癌等。携带易感基因致病性突变的家族遗传性肿瘤患者常以常染色体显性遗传的方式遗传给下一代。

（四）预防策略与措施

1. **预防策略**　WHO与部分成员国共同实施了"抗击癌症的全球行动计划"，提出防控肿瘤的总策略包括三部分：病因预防为主；治疗和关怀并重；政府主导、全社会参与。《健康中国行动—癌症防治行动实施方案（2023—2030年）》的发布进一步推动了我国癌症防治工作高质量发展。方案提出牢固树立大卫生、大健康的观念,坚持预防为主、防治结合、中西医并重、综合施策、全程管理,立足全人群、全生命周期、全社会,创新体制机制和工作模式,促进癌症防治关口前移,倡导健康生活方式,普及健康知识,动员群众参与癌症防治,加强癌症预防、筛查、早诊早治和科研攻关,集中优势力量在发病机制、防治技术、资源配置、政策保障等关键环节取得重点突破,有效减少癌症危害,为增进群众健康福祉、共建共享健康中国奠定良好基础。

2. 预防措施

(1)第一级预防:肿瘤的第一级预防也称肿瘤的病因学预防,主要指针对一般人群消除或降低致癌因素,促进健康,防患于未然的预防措施。肿瘤的发生是环境致癌因素与机体长期作用的结果,针对消除这些致癌因素所采取的措施均属于第一级预防,如控烟、合理膳食、限制饮酒、消除职业性危害以及健康教育和健康促进等。

(2)第二级预防:肿瘤的第二级预防主要针对特定高风险人群筛检癌前病变或早期肿瘤,抓住肿瘤治疗的最佳时期,使肿瘤患者得到及时治疗而康复或痊愈。如对宫颈癌、乳腺癌、胃癌、肝癌、结肠癌等常见肿瘤通过早期发现和及时治疗可明显提高患者的生存期和治愈率。

(3)第三级预防:肿瘤的第三级预防是指针对肿瘤患者防止复发,减少并发症,防止致残,提高生存率和康复率,以及减轻由肿瘤引起的疼痛,提高生活质量,促进康复等而采取的措施。肿瘤的第三级预防涵盖了患者诊断后所有医疗干预内容,要求专业诊治机构、社区、家庭及患者共同参与,运用综合干预的方法提高患者的整体健康水平和生存质量。

三、糖尿病

糖尿病(diabetes mellitus)是由多种病因引起的代谢紊乱,其特点是慢性高血糖,伴有胰岛素分泌不足和/或作用障碍,导致代谢紊乱,造成多种器官的慢性损伤、功能障碍甚至衰竭。

(一)诊断与分型

1. 糖尿病的诊断标准 WHO 于 1999 年提出糖尿病的诊断标准:有典型糖尿病症状,且随机血糖≥11.1mmol/L(200mg/dl);或空腹血糖(fasting plasma glucose, FPG)≥7.0mmol/L(126mg/dl);或口服葡萄糖耐量试验(oral glucose tolerance test, OGTT)中,葡萄糖负荷(75g 无水葡萄糖)后 2 小时血糖(2h PG)≥11.1mmol/L(200mg/dl)。在此基础上,2011 年 WHO 又增加了糖化血红蛋白(glycosylated hemoglobin A1c, HbA1c)≥6.5%(48mmol/mol)这一诊断标准。如在无症状人群中检测到以上指标升高,建议在次日尽快采用相同的方法重复检测以确认诊断。除糖尿病患者以外,还有一组个体,他们的血糖水平尚未达到糖尿病的诊断标准,但处于从正常向糖尿病发展的中间阶段,即糖调节受损阶段或糖尿病前期。当 FPG 在 6.1~<7.0mmol/L, 2h PG<7.8mmol/L 时,称为空腹血糖受损(impaired fasting glucose, IFG)。当 FPG<7.0mmol/L, 2h PG 在 7.8~<11.1mmol/L 时,称为糖耐量减低(impaired glucose tolerance, IGT)。

2. 糖尿病的分型 糖尿病作为一组病因和临床表现不同的疾病,恰当的分型和分类对开展流行病学和临床研究以及患者管理十分必要。我国目前广泛采用 WHO(1999 年)的病因学分型体系,将糖尿病分为 1 型糖尿病(type 1 diabetes mellitus, T1DM)、2 型糖尿病(type 2 diabetes mellitus, T2DM)、其他特殊类型和妊娠期糖尿病(gestational diabetes mellitus, GDM)四种类型。WHO 在 2019 年更新了糖尿病分型诊断建议,在上述 4 种分型的基础上,增加了"未分类糖尿病"与"混合型糖尿病",其中"混合型糖尿病"包含成人隐匿性自身免疫糖尿病(latent autoimmune diabetes in adults, LADA)和酮症倾向 T2DM。

（二）流行特征

1. 流行概况　随着社会经济水平的提高和生活方式的现代化,糖尿病广泛分布于世界各地,发病率和患病率在不同国家、不同地区以及不同人群中各有不同,并呈现逐年上升的长期趋势。据国际糖尿病联盟(International Diabetes Federation,IDF)2021年的统计数据,全球20～79岁人群中有5.37亿糖尿病患者,糖尿病患病率为10.5%。糖尿病患者中约90%为T2DM。

2. 时间分布　近几十年来,T2DM的患病率呈持续增长趋势。根据IDF的数据,2021年全球糖尿病患病人数是2000年的3倍多,患病率是2000年的2倍多。

3. 地区分布　从国家和地区间分布来看,根据IDF 2021年的统计数据,居住在西太平洋地区(包括中国)的成年患病人数最多,而中东及北非地区的患病率最高。从城乡分布来看,糖尿病的患病率在城镇明显高于农村。

4. 人群分布　T2DM的患病率随年龄增长而上升,2021年,全球20～24岁成人的糖尿病患病率为2.2%,而75～79岁老年人的糖尿病患病率为24.0%。但近年来T2DM的发病呈现年轻化趋势。男性中糖尿病的患病率比女性稍高,不同种族的T2DM患病率亦不同,患病率最高的是美国亚利桑那州的比马印第安人(近50%的人口患有T2DM)。

（三）危险因素

1. T1DM　T1DM的发生可能与T细胞介导的自身免疫导致胰岛β细胞的选择性破坏、胰岛素分泌减少和绝对缺乏有关,其危险因素主要分为遗传因素、自身免疫和环境驱动因素三大类。

（1）遗传因素:已经发现多个与T1DM相关的基因位点,如 *IDDM1*(人类白细胞抗原基因)、*IDDM2*(胰岛素基因)。

（2）自身免疫:90%的T1DM新发病例血浆中有多种胰岛细胞自身抗体。已证实,迟发T1DM患者的血清谷氨酸脱羧酶抗体呈阳性。

（3）环境驱动因素:T1DM发病与纬度和气温有关,且具有明显的短期快速时间波动以及时空聚集性等流行病学特征,提示T1DM的发病与感染因素有关,特别是与病毒感染有关。其中,柯萨奇病毒与T1DM的关系比较肯定。

2. T2DM　T2DM主要是由遗传和环境因素引起外周组织(主要是肌肉和脂肪组织)胰岛素抵抗(insulin resistance,IR)和胰岛素分泌缺陷,导致机体胰岛素相对或绝对不足,使葡萄糖摄取利用减少,从而引发高血糖,导致糖尿病。

（1）遗传因素:T2DM有很强的家族聚集性,糖尿病患者亲属中的患病率显著高于非糖尿病患者的亲属。全基因组关联分析也发现了多个与T2DM相关的基因位点,如 *TCF7L2*、*KCNQ1* 等。

（2）社会驱动因素:糖尿病与社会经济状况紧密相关。发达国家的糖尿病患病率高于发展中国家。即使在不发达国家,社会经济地位较高的人群糖尿病患病率也明显高于社会经济地位较低的人群。

（3）行为因素

1）膳食因素:高能量饮食是T2DM的重要危险因素。此外,精细碳水化合物(如精细白米面、含糖饮料)摄入过多而全谷物和膳食纤维摄入较少、过高的动物蛋白摄入及较少的植物蛋白摄入也与T2DM的发病风险有关。

2）身体活动不足:身体活动不足会增加T2DM的发病风险,更高水平的体育锻炼与更大程度的风险降低相关。一项Meta分析显示,与不运动的个体相比,每周进行150分钟中等强度体育锻炼的人患T2DM的风险降低26%。

3）早期营养：生命早期营养不良可以导致成年期的代谢障碍并增加发生高血糖和 T2DM 的风险。低体重新生儿及较高体重新生儿在成年期均更容易发生糖尿病。

4）其他行为因素：主动吸烟与被动吸烟均显著增加 T2DM 的发病风险。过量饮酒也是 T2DM 的独立危险因素。另外，睡眠相关指标，包括睡眠不足、睡眠过多及呼吸暂停综合征均与 T2DM 发病风险升高相关。

（4）代谢因素

1）肥胖（或超重）：肥胖是 T2DM 最重要的危险因素之一。BMI 与发生 T2DM 的风险呈正相关关系。肥胖类型也决定着 T2DM 的发病率。向心性肥胖与糖尿病的关系更为密切。相较于 BMI，腰围或腰臀比（腰围/臀围，waist-to-hip ratio，WHR）对 T2DM 的预测可能更有价值，尤其是在亚洲人群中。

2）糖尿病前期：WHO 在 1999 年糖尿病诊断标准与分型方案中，已正式将糖耐量减低视为 T2DM 的一个高危险因素。

3）胰岛素抵抗：临床观察发现，肥胖、T2DM、高脂血症、高血压、冠心病及脑卒中等病理过程常同时存在，提示这些疾病可能存在共同的病理生理机制，即胰岛素抵抗。胰岛素抵抗是指机体对一定量的胰岛素的生物学反应低于预期正常水平的一种现象，常伴有高胰岛素血症。研究证实胰岛素抵抗是 T2DM 高危人群的重要特征之一。空腹胰岛素水平高的人更易发展为 T2DM。

4）GDM：妊娠期发生糖耐量受损和高血糖（包括 GDM）的母亲在妊娠后更易患 T2DM。Meta 分析显示，既往患有 GDM 的女性患 T2DM 的风险是健康对照组的近 10 倍。此外，母亲孕期患有 GDM，子代患有糖尿病的风险也会显著增加。

（5）环境因素：空气污染、建成环境（如绿地、露天空间等）和一些环境污染物（如内分泌干扰物等）也和 T2DM 的发病风险有关。

（四）预防策略与措施

1. 预防策略　《健康中国行动（2019—2030 年）》设立了"糖尿病防治行动"，提出到 2030 年，18 岁及以上居民糖尿病知晓率达到 60% 及以上，糖尿病患者规范管理率达到 70% 及以上，糖尿病治疗率、控制率、并发症筛查率持续提高。《健康中国行动—糖尿病防治行动实施方案（2024—2030 年）》提出，坚持预防为主，创新医药融合机制，以基层为重点，中西医并重，强化政府、部门、社会、个人责任，推进"以治病为中心"向"以健康为中心"转变，形成有利于糖尿病防治的生活方式、生态环境和社会环境，降低因糖尿病及其并发症导致的死亡和伤残，提高人民群众健康水平，为共建共享健康中国奠定重要基础。

2. 预防措施

（1）第一级预防：第一级预防的对象是一般人群。措施包括：①通过健康教育和健康促进手段，提高全社会对糖尿病防治的知晓度与参与度；②提倡膳食平衡、控制体重、适量运动、戒烟限酒、心理平衡的健康生活方式，提高社区人群整体的糖尿病防治意识。

（2）第二级预防：第二级预防主要针对高危人群，包括开展糖尿病筛查、及时发现糖尿病并进行健康干预等。高危人群的发现可以通过居民健康档案、基本公共卫生服务及机会性筛查（如在健康体检中或在进行其他疾病的诊疗时）等渠道。就糖尿病筛查的年龄而言，对于糖尿病高危人群，宜及早开始进行糖尿病筛查。

（3）第三级预防：在年龄较大、糖尿病病程较长和已有心血管疾病的 T2DM 患者中，建议继续采取降糖、降压、调脂等综合管理措施，以降低糖尿病并发症进展及死亡的风险，但应遵循分层管理的原则。对已出现严重糖尿病慢性并发症者，建议至相关专科进行治疗。

四、慢性阻塞性肺疾病

慢性阻塞性肺疾病（chronic obstructive pulmonary disease，COPD）简称慢阻肺或慢阻肺病，是一种常见的、可预防和治疗的慢性气道炎症性疾病。COPD 是一种异质性疾病，其特征在于由气道异常（支气管炎、细支气管炎）和/或肺泡异常（肺气肿）导致的持续性、进行性气流受限所引起的慢性呼吸道症状（呼吸困难、咳嗽、咳痰）。

COPD 在临床上可分为：①急性加重期，即患者呼吸道症状加重，表现为咳嗽、咳痰、气短和/或喘息加重，痰量增多，脓性或黏液脓性痰，可伴有发热等。②稳定期，即咳嗽、咳痰和气短等症状稳定或症状轻微，病情基本恢复到急性加重前的状态。

（一）诊断与分型

1. COPD 的诊断标准　肺功能检查是目前检测气流受限公认的客观指标，是慢阻肺诊断的"金标准"。使用支气管扩张剂（如吸入沙丁胺醇 400μg）后第 1 秒用力呼气容积（forced expiratory volume in one second，FEV_1）/用力肺活量（forced vital capacity，FVC）<70%，并结合患者具备相应的危险因素和暴露史、症状、体征，排除其他疾病（如支气管哮喘、心功能不全、支气管扩张症、肺结核、闭塞性细支气管炎、弥漫性泛细支气管炎等），即可诊断为 COPD。

2. COPD 的分类　COPD 的分类如表 14-2 所示。

表 14-2　COPD 的病因分类

分类	描述
基因决定型慢阻肺（COPD-G）	α_1-抗胰蛋白酶缺乏症及其他影响较小的遗传变异联合作用
肺发育异常导致的慢阻肺（COPD-D）	早期生活事件，包括早产和低出生体重等
环境型慢阻肺	
吸烟导致的慢阻肺（COPD-C）	暴露于烟草烟雾，包括在子宫内或通过被动吸烟；使用电子烟、大麻
生物质（biomass）使用和环境污染导致的慢阻肺（COPD-P）	暴露于家庭污染、环境空气污染、职业危害
感染导致的慢阻肺（COPD-I）	儿童感染、结核病相关性 COPD、HIV 相关性 COPD
慢阻肺合并哮喘（COPD-A）	尤其是儿童哮喘
不明原因型慢阻肺（COPD-U）	未知原因

（二）流行特征

1. 流行概况　根据 GBD 调查，2019 年全球报告了 2.1 亿例 COPD 病例，其中 COPD 导致 330 万人死亡和 7 440 万 DALYs。WHO 发布的 2019 年全球十大死亡原因中，COPD 仅次于缺血性心脏病和脑卒中，排名第三位。WHO 关于病死率和死因的最新预测数字显示，随着发展中国家吸烟率的升高和高收入国家人口老龄化加剧，COPD 的患病率在未来 40 年将继续上升，预计至 2060 年每年死于 COPD 及其相关疾病的患者数超过 540 万人。

2. 时间分布　全球 COPD 患病人数整体呈上升趋势，2019 年 GBD 数据显示患病人数为 2.12 亿，比 1990 年多 0.97 亿人。

3. 地区分布　不同地区之间的 COPD 患病率存在一定差异。2019 年的一篇 Meta 分析显示，非洲地区患病率最高（13.9%），其次是亚洲地区（13.5%）、美洲地区（13.2%）和欧洲地区（12.4%），患病率最低的为大洋洲地区（11.6%）。

2018年，中国成人肺部健康研究显示，我国20岁及以上成人COPD患病率为8.6%，估算我国COPD患者数近1亿，提示我国COPD发病仍然呈现高态势，且农村患病率显著高于城市。此外，我国不同地区之间COPD患病率也存在显著性差异。一项2014—2015年的横断面调查结果显示，我国西南地区患病率最高（20.2%），其次是东北地区（15.6%）、华北地区（13.7%）、西北地区（13.6%）、华东地区（12.1%）和华南地区（11.0%），华中地区患病率最低（10.2%）。

4. 人群分布　COPD患病率在不同人群之间存在差异，男性患病率高于女性，老年人高于年轻人。中国成人肺部健康研究报告，我国男性COPD患病率为11.9%，女性为5.4%；患病率随年龄增长而增加，在一般人群中，20～39岁个体的患病率为2.1%，40岁及以上个体的患病率为13.7%。

（三）危险因素

引起COPD的危险因素主要包括个体易感因素和环境因素。

1. 个体因素

（1）遗传因素：COPD有遗传易感性。国际COPD遗传学联盟的基因数据研究发现82个与COPD有关的基因位点，不同的基因与COPD的不同病理或临床特征相关。

（2）年龄和性别：年龄越大，患病率越高。COPD患病率在男女性别之间的差异报道不一致，有文献报道女性对烟草烟雾的危害更敏感。

（3）肺生长发育：生命早期和青少年时期直接和间接暴露于有害因素可以影响肺的生长，肺的生长发育不良是COPD的危险因素。

（4）支气管哮喘和气道高反应性：哮喘不仅可以和COPD同时存在，也是COPD的危险因素，气道高反应性也参与COPD的发病过程。

2. 环境因素

（1）空气污染：空气污染物中的颗粒物质（PM）和有害气体物质（二氧化硫、二氧化氮、臭氧和一氧化碳等）对支气管黏膜有刺激和细胞毒性作用，空气中$PM_{2.5}$的浓度超过$35\mu g/m^3$时，COPD的患病风险明显增加。

（2）燃料烟雾：柴草、煤炭和动物粪便等固体燃料产生的烟雾中含有大量有害成分，例如碳氧化物、氮氧化物、硫氧化物和未燃烧完全的碳氢化合物颗粒与多环有机化合物等。燃烧时产生的大量烟雾可能是不吸烟女性发生COPD的重要原因。

（3）职业性粉尘：职业性粉尘（二氧化硅、煤尘、棉尘和蔗尘等）浓度过大或接触时间过久，可导致COPD的发生。职业环境接触的刺激性物质、有机粉尘及过敏原等可导致气道反应性增高，参与COPD的发病。

（4）感染和慢性支气管炎：呼吸道感染是COPD发病和加剧的重要因素，病毒和/或细菌感染是COPD急性加重的常见原因。儿童期反复下呼吸道感染与成年期肺功能降低及呼吸系统症状的发生有关。慢性支气管炎增加COPD的发生风险，并可能与急性加重的次数和严重程度有关。

3. 行为因素

（1）吸烟：吸烟是COPD最重要的行为致病因素。与非吸烟者比较，吸烟者的肺功能异常率较高，第一秒用力呼气容积（FEV_1）的年下降率较快，死亡风险增加。被动吸烟也可能导致呼吸道症状及COPD的发生。孕妇吸烟可能会影响子宫内胎儿的发育和肺脏生长，并对胎儿的免疫系统功能有一定影响。

（2）身体活动：缺乏定期的体育锻炼与 COPD 风险升高相关。另外，有研究显示，久坐行为也是 COPD 的独立危险因素，且与 COPD 之间存在剂量-反应关系。

（四）预防策略与措施

1. 预防策略 1998 年 COPD 全球倡议（Global Initiative for Chronic Obstructive Lung Disease，GOLD）计划启动，其目标是根据现有的最佳科学信息提出 COPD 管理建议。2023 年 11 月，《2024年 GOLD 慢性阻塞性肺疾病诊断、治疗、管理及预防全球策略》发布，强调主要治疗管理目标是减少症状和未来病情加重的风险。对 COPD 患者应评估其气流阻塞的严重程度、症状、恶化史、危险因素暴露和合并症等，以确定管理方案。《健康中国行动——慢性呼吸系统疾病防治行动实施方案（2024—2030 年）》提出，完善慢性呼吸系统疾病防治体系建设，动员全社会参与慢性呼吸系统疾病及其危险因素全程管理，倡导健康生活方式，普及健康知识，中西医并重，加强慢性呼吸系统疾病的早筛、早诊和早治，加强政策引导和资源配置，有效遏制慢性呼吸系统疾病增长带来的危害。方案设立了具体的目标：到 2030 年，70 岁及以下人群慢性呼吸系统疾病死亡率下降到 8.1/10 万及以下。

2. 预防措施

（1）第一级预防：第一级预防措施的对象是一般人群，目的是预防和延缓易感高危人群和高危社区发生 COPD。一级预防措施包括：①通过健康教育和健康促进手段，提高全社会对 COPD 危害的认识。②提倡健康的生活方式，加强体育锻炼和身体活动。③降低危险因素暴露，如戒烟；加强对环境保护和空气净化的宣传；对于高危职业人群，需要采取必要的劳动保护措施。④接种流感疫苗和肺炎疫苗。

（2）第二级预防：第二级预防主要针对高危人群，做到早发现、早诊断、早治疗。凡是年龄≥40岁和/或有危险因素暴露史（如吸烟、粉尘或生物燃料暴露等），有慢性咳嗽、咳痰、呼吸困难等症状，并且 COPD 筛查问卷（COPD-SQ）得分≥16 分者，均应考虑其为 COPD 高危人群。建议每年做 1 次肺功能检查并记录其动态变化，以了解病情变化和治疗效果。

（3）第三级预防：对已诊断的 COPD 患者进行管理，采用个性化方案如定期检查、规范治疗，以防止伤残，促进功能恢复。针对患者开展正确使用吸入装置的指导和培训，掌握自我控制病情的技巧，如腹式呼吸及缩唇呼吸锻炼等。向患者提供呼吸困难自我管理、压力管理的指导，并提供书面行动计划。鼓励重度患者进行身体活动，并考虑进行肺康复治疗；分别考虑是否需要氧疗、无创通气支持、肺减容术和姑息治疗，并相应更新行动计划。至少每年进行 1 次肺量计检查。

五、精神障碍

精神障碍（mental disorder）是在各种生物、心理、社会环境等因素的影响下，人的大脑发生病理生理变化使其功能损害，导致其认知、情感、行为等精神活动出现异常的疾病总称，如精神分裂症、抑郁症、焦虑症和药物依赖等。精神障碍的诊断标准一般包括症状标准、严重程度标准、病程标准和排除标准四个部分，只有同时满足这四个标准才能诊断为精神障碍。

（一）诊断及分型

不同于常见的躯体疾病，精神障碍的诊断面临着独特的复杂性和挑战性。大多数功能性精神障碍没有明确的病因与发病机制，也无明显的体征和实验室指标异常。因此，精神障碍的诊断过程中，主观因素的介入程度较高：一方面，大部分精神障碍的诊断依赖于患者的主观症状报告；另一方面，医师在诊断过程中依据检查形成症状学判断时也具有一定主观性。目前有以下两种国际公认的精神障碍诊断分类。

1. WHO 疾病及有关保健问题的国际分类系统（ICD 系统）　ICD 的前身是法国出版的《国际死亡原因列表》（*International List of Causes of Death*）。1948 年，WHO 在巴黎举行的第 6 届国际疾病和死亡原因分类会议上，将其更名为《国际疾病分类》（*International Classification of Diseases*，ICD）第 6 版，简称 ICD-6，成为第一个全面的疾病分类并首次将精神障碍列入其中。之后大约每十年 ICD 就被修订一次，最新的 ICD-11 于 2018 年出版。ICD-11 中涉及精神障碍的内容是第六章"精神、行为或神经发育障碍"，总共包含了 21 类疾病，如神经发育障碍、精神分裂症与其他原发性精神病性障碍、紧张症、心境障碍、焦虑及恐惧相关障碍等。

2. DSM 系统　美国精神病学会于 1952 年出版了《精神障碍诊断与统计手册》（*Diagnostic and Statistical Manual of Mental Disorders*，DSM）。前两版（DSM-Ⅰ 与 DSM-Ⅱ）分别是在 ICD-6 与 ICD-8 的基础上进行编写的。DSM-Ⅲ 于 1980 年出版，对前两版有较大的修订，并对每种疾病都制定出了一个明确的诊断标准，特别是提出了以临床轴为主的多轴诊断概念，将患者作为一个整体并全面考虑躯体状况、个性特征、社会文化背景等多维因素。目前最新版本为 2013 年出版的 DSM-5。DSM 系统虽然主要应用于美国等北美国家，但因其有详细的诊断标准，所以具有重要的国际影响。

（二）流行特征

1. 流行概况　由于经济快速发展以及影响人们身心健康的多种因素持续存在，精神卫生问题已成为全球重要的公共卫生问题。根据 GBD 2019 年数据，全球共有 9.7 亿精神障碍患者，患病率为 12.3%，其中女性患病率为 12.8%，男性为 11.7%。疾病负担方面，2019 年全球精神障碍所导致的 DALYs 占全部的 4.9%，为 1.25 亿年。

2. 时间分布　GBD 2019 年数据显示，2019 年全球精神障碍的患病率较 2010 年增加了 10.8%，发病率增加了 14.3%，所导致的 DALYs 增加了 12.6%。

3. 地区分布　精神障碍在所有国家和地区都很常见，患病率从非洲区域的 10.9% 到美洲区域的 15.6% 不等。但精神障碍在高收入国家中更为常见（15.1%），高于中低收入国家（11.6%）。

4. 人群分布　在整个生命周期中，女性的抑郁障碍和焦虑障碍发病率比男性高出约 50%。男性则更容易患有物质使用障碍如酒精和药物依赖。精神障碍在孕期妇女和分娩后不久的妇女中发病会影响到母儿双方的身心健康。在世界范围内，超过 10% 的孕妇和分娩后不久的妇女会经历抑郁障碍。不同年龄段的精神障碍患病情况也有所差异。对于 5 岁以下的幼儿，导致发育缺陷的特发性发育障碍与孤独症谱系障碍是最常见的精神障碍。在青少年中，注意缺陷多动障碍和品行障碍最为常见，尤其在年幼男孩中（患病率分别为 4.6% 和 4.5%，普遍在 10~14 岁之间）。焦虑障碍是年龄较大的青少年中最常见的精神障碍，在青春期女孩中更是如此。焦虑障碍和抑郁障碍在这个年龄段有可能与环境因素密切相关。在成人群体中，抑郁障碍和焦虑障碍最为高发，其中抑郁障碍在 50~69 岁的人群中发病率最高。对于老年人而言，痴呆是最主要的疾病，据估计 65 岁及以上的人群中 6.9% 的老年人患有痴呆。

（三）危险因素

精神障碍与其他多数躯体疾病一样，均是生物、心理、社会（文化）等多个因素相互作用的结果，即内、外因素在其发病过程中共同起作用。目前对于精神障碍的病因学研究主要集中在以下几个方面。

1. 遗传因素　家系、双生子、寄养子研究等遗传流行病学研究证实精神障碍具有很高的遗传倾向，孤独症的遗传度高达 90%，精神分裂症与双相情感障碍的遗传度也高达 80%（遗传度指群体中某一疾病可以由遗传效应来解释的部分）。在遗传因素基础上，环境影响基因表达的表观遗传因素也对精神障碍有所影响。如低单胺氧化酶 A 活性的个体在童年期受到严重虐待后较易出现反社会行为；5-羟色胺转运体 S/S 基因型个体，在遭受负性生活事件后，较易发生抑郁障碍。

2. 环境驱动因素

（1）感染：性传播的梅毒螺旋体在体内潜伏多年后可进入脑内，导致神经梅毒，主要表现为神经系统的退行性变，如痴呆、精神病性症状及麻痹等；HIV 也能进入脑内，引起进行性的认知行为功能损害。

（2）其他因素：包括躯体疾病、创伤、营养不良、毒物等。部分中枢神经递质、神经营养因子、激素和神经肽等也参与精神障碍的发病过程。

3. 心理和社会因素　心理和社会因素既可以作为原因在精神障碍的发病中起重要作用，如创伤后应激障碍（post-traumatic stress disorder，PTSD）、适应障碍等；也可以影响精神障碍的发展，如焦虑障碍、心理生理障碍，甚至是精神分裂症等。应激性生活事件、压力、人格特征、情感状态、种族、父母的养育方式、社会阶层、社会经济状况、文化宗教背景、人际关系等均构成影响精神疾病的心理和社会因素。如应激性生活事件可以导致 PTSD，长时间的应激则会导致焦虑障碍等；内向性人格易患抑郁和焦虑障碍、酒精与药物使用障碍等，具有表演型性格的人容易罹患癔症；具有强迫型性格的人容易罹患强迫症；分裂样人格障碍者则患精神分裂症的可能性较大；父母养育方式也与精神障碍的发生关系密切。

（四）预防策略与措施

1. 预防策略　近年来，为深入开展精神障碍防治行动，我国出台了多项重要政策和指南。2013 年，《中华人民共和国精神卫生法》正式实施，标志着精神卫生工作从此进入法制化管理时代。2015 年发布的《全国精神卫生工作规划（2015—2020 年）》明确提出要进一步完善各级精神卫生综合管理协调机制，要求到 2020 年 70% 的乡镇（街道）建立精神卫生综合管理小组，确保各项工作落实到基层。2017 年，由国家卫生计生委等 22 个部门共同印发《关于加强心理健康服务的指导意见》，进一步明确了心理健康工作的任务目标。针对重点人群的心理健康问题，根据《全面加强和改进新时代学生心理健康工作专项行动计划（2023—2025 年）》，我国也开展了相应的专项计划。

2. 预防措施

（1）第一级预防：第一级预防旨在减少或消除病因，以减少或防止精神障碍的发生。但由于多数精神障碍的病因未明，因此第一级预防主要是针对那些病因已明确的精神障碍。主要措施如下：①对某些病因已清楚的精神障碍，果断采取有效的预防措施，杜绝疾病的发生；②对于某些可能与遗传有关的精神障碍，积极开展遗传咨询，制定有关法规，禁止近亲婚配；③提倡优生优育优教，重视家庭教育，注意培养儿童健全的人格；④加强精神卫生知识的普及宣传教育工作；⑤积极开展各年龄阶段的心理卫生咨询及行为指导工作；⑥加强基础理论研究工作，积极开展精神障碍的病因学研究；⑦开展精神障碍的流行病学调查，为制定防治规划提供可靠的参考依据。

（2）第二级预防：对目前尚不能通过第一级预防措施防治的精神障碍，应给予第二级预防措施。具体措施包括：①首次治疗时应力争达到完全缓解，并恢复中枢神经系统和自主神经系统的正常功能活动，减少残留症状，降低复发风险；②对病情已好转的患者，应进行多种形式的心理治疗，使患者能正确处理和对待重返现实生活中的各种心理社会因素；③必须做好出院患者的定期随访工作，减少疾病复发的机会；④推广在综合性医院设立精神科；⑤做好家属和社会相关方面的工作，使患者能得到及时的医疗监护和心理支持。

（3）第三级预防：第三级预防的目标是做好精神残疾者的康复安排，最大限度地促进患者社会功能的恢复,尽可能地减少精神残疾的发生。把精神残疾的预防和康复作为重要内容纳入到初级卫生保健系统中。主要措施包括:①住院治疗期间,积极开展院内各种生活自理能力、人际交往能力、职业工作能力的康复训练;②各级政府成立多部门的精神障碍防治康复工作协调组,并逐步形成社会化的精神障碍防治康复工作体系;③重视和动员家庭成员支持精神障碍患者的康复活动;④对因精神障碍而致残者的职业安置,除了加强舆论宣传外,既要有一定的政策和法规保障,还要争取针对性的职业康复程序和设施。

（潘 安）

思考题

1. 影响慢性病流行的主要因素有哪些?
2. 简述恶性肿瘤的三级预防措施。
3. 简述 2 型糖尿病的危险因素。

Chapter 15　Injury Epidemiology

Injuries have become one of the major threats to human health worldwide. The overall deaths due to injuries is 4.4 million per year, accounting for 8% of all-cause mortality worldwide. Injuries occur throughout a lifetime, from minor injuries to huge disasters. This chapter is divided into four sections. The first section introduces the concept, categories, major causes, and risk factors of injuries. The second section presents the distribution and research progress of injuries. The third section discusses the application of epidemiological methods in injury research. Lastly, strategies and measures of prevention and control are introduced.

　　伤害是一个全球性公共卫生问题,对所有国家和地区的各年龄组人群都构成了威胁。伤害是导致过早死亡和残疾的重要因素。WHO 发布的最新报告《预防伤害与暴力:概述》中显示,2019 年全球有 440 万人因非故意伤害与暴力死亡,占总死亡人数的 8%。尤其对于 5~29 岁人群,前 5 位死因中有 3 项与伤害有关,即道路交通伤害、人际暴力和自伤。此外,有超过 68.4 万人死于跌倒。预计到 2050 年,跌倒将从 2022 年的死因第 18 位跃居第 12 位,成为一个日益严重但尚未得到充分认识的公共卫生问题。与此同时,伤害导致的医疗、康复以及残疾或功能丧失会产生巨额花费,给社会经济、家庭和个人造成不可估量的损失。伤害与传染性疾病、慢性非传染性疾病一起构成了危害人类健康的三大健康问题,其预防与控制越来越受到世界各国的重视。

　　伤害流行病学(injury epidemiology)是运用流行病学原理和方法描述伤害的发生频率及其分布,分析伤害发生的原因及危险因素,提出干预和防制措施,并对措施效果进行评价的一门流行病学分支学科。其主要目的是确定伤害的重点类型,阐明其分布,探讨伤害的危险因素,制定防制策略与措施,并评价其效果。

第一节　概　述

一、伤害的定义

　　长期以来,"伤害"只是作为"意外"(accident)或其结果之一加以研究。所谓"意外"是指突然发生的偶然事件,含有始料不及、不可抗拒且不可能预防之意。然而对众多"意外"如交通伤害、跌倒等的研究表明,这些"意外"均是可防可控的。显然,伤害并非"意外"。因此,1996 年在澳大利亚墨尔本召开的第 3 届国际学术会议名称由原来的"世界意外和伤害预防大会"(World Conference on Accident and Injury Prevention)改为"世界伤害预防与控制大会"(International Conference on Injury Prevention and Control),并建议各国统一采用"伤害"一词代替"意外"。

　　伤害(injury)来自拉丁语 injuris,本意为"不正确(not right)",其含义为损伤、伤害或丧失。伤害既可以由传统意义上的"意外"事故(交通伤害、跌倒、烧烫伤等)引起(目前称之为非故意伤害),也可以由一些蓄意的暴力行为事件(如谋杀、自杀、斗殴和虐待等)引起。伤害内涵的更迭和外延的拓展不仅结束了长期以来学术界关于"意外"内涵不清、外延混乱的争论,更重要的是这一变化促使了伤害研究的多学科交叉融合,丰富了伤害的研究内容和研究方法,并最终使伤害防制的公共卫生意义被提到了一个新高度。

人们对客观事物认识的程度是在理论与实践的交互运动中不断丰富的,对伤害内涵和外延的定义以及再定义也遵循着这样的规律。早在1949年,John Gordon就认识到用于传染病研究与防制的流行病学原理与方法同样适用于对"意外"伤害的研究与防制。后来的学者便借用传染病流行病学的理论,提炼出伤害的动因是能量交换,并认为当源自某一载体的能量交换超过机体组织的耐受水平时即可导致伤害。这一认识是伤害定义的一个雏形。美国疾病预防控制中心(CDC)给伤害下的定义为:由于运动、热量、化学、电或放射线的能量交换,在机体组织无法耐受的水平上所造成的组织损伤或由窒息而引起的缺氧称为伤害。该定义以能量交换为动因,以躯体组织损伤和功能障碍为结果对伤害进行了界定,为世界各国关于"意外"伤害的研究提供了一个相对统一的定义,有助于不同地区和人群的伤害研究进行比较。

在伤害研究过程中,需要根据伤害的定义和研究的实际情况制定可操作性强的伤害诊断标准(或称之为操作性定义)。1986年,美国国家卫生统计中心提出的伤害的操作性定义为:伤害必须是到医疗机构诊治或活动受限一天及以上的情况。2010年中华预防医学会伤害预防与控制分会第一届第五次常委会通过了关于伤害界定标准的决议。根据决议,"经医疗单位诊断为某一类损伤或因损伤请假(休工、休学、休息)一日以上"为伤害的流行病学界定标准。当前,伤害的可操作性定义为"因为能量(机械能、热能、化学能等)的传递或干扰超过人体的耐受性造成组织损伤,或窒息导致缺氧,影响了正常活动,需要医治或看护"。

二、伤害的分类

伤害的分类对于伤害监测、资料分析、流行病学研究和防制措施的制定都是不可缺少的。伤害的种类复杂,目前国内外对伤害的分类方法繁多,尚无统一的分类标准。根据研究目的的不同,伤害的分类方法主要有以下几种。

(一)根据原因分类

1. 故意伤害(intentional injury) 指有目的、有计划地自害或加害于他人所造成的伤害,近年来倾向于将这一类伤害统称为暴力(violence)。

2. 非故意伤害(unintentional injury) 指无目的(无意)造成的伤害,主要包括交通伤害、跌倒、烧烫伤、中毒、溺水、切割伤、动物抓咬伤、医疗事故等。

使用这种分类方法时应注意对造成伤害的意图作仔细分析。有时,同一种伤害可能是由不同的意图所导致的。例如中毒,如果是无意识地误服了某种毒物造成的应归为非故意伤害,如果是自己有意服用某毒物以期结束自己的生命则应归为自杀,如果是他人有意投毒则应归为他杀。

(二)根据性质分类

根据ICD-11确定的伤害的分类是目前国际上比较公认和客观的伤害分类方法。

在ICD-11中对伤害的分类有两种体系,一种是根据伤害发生的部位进行分类(NA00-NF0Z),另一种是根据伤害发生的外部原因或性质进行分类(PA00-PL2Z)。一般而言,在公共卫生领域中后一种分类方法较为常用。

三、伤害发生的原因及影响因素

尽管伤害类别不同,且不同类别伤害的有效预防与控制措施也不同,但所有伤害共享一个致病机制——伤害的能量交换模型。该模型源自传染病流行病学的三角模型,其中传染病发生的动因是病原体,而伤害发生的动因是能量。从该模型出发,伤害发生的原因包括致伤因子、宿主和环境三个方面。

（一）致伤因子

伤害的致伤因子是能量（energy）,能量的异常交换或在短时间内暴露于大剂量能量都会导致伤害的发生。通常,容易引起伤害的能量有以下几种:

1. 动能（kinetic energy）　亦有人称之为机械能（mechanical energy）,这是伤害中最常见的致伤因子,如汽车相撞所产生的能量传递以及跌倒所产生的能量传递等均属此类。

2. 热能　各类烧伤均属于过度的热能暴露所致,而热能的过度缺乏则会导致冻伤。

3. 电能　是导致触电或电烧伤的重要原因。

4. 辐射能　大剂量的放射线暴露会引起烧伤。

5. 化学能　通过干扰机体的能量代谢造成伤害。

（二）宿主

所谓宿主,就是受伤害的个体,也是伤害流行病学的主要研究对象。宿主的条件和耐受性将影响伤害的发生与否以及严重程度。宿主对能量交换的耐受性则取决于多种因素,既有个人内在的因素如性别、年龄等,也包括外在的因素如疲劳、醉酒等。以下所列的是常见的宿主因素。

1. 人口学特征

（1）年龄:不同年龄组易发生的伤害不同,相应的危险性亦不同。儿童易发生溺水,青壮年易发生交通伤害,老年人易发生跌倒。因此,年龄是伤害研究中必须单独予以分析和考虑的因素。在计算伤害发生率、死亡率时,通常多采用年龄别发生率和死亡率。

（2）性别:伤害的发生存在着明显的性别差异,大部分伤害的发生率为男性高于女性,而自杀行为则表现为女性多发。

（3）种族:伤害的种族差异是存在的。在美国,白种人和土著人的自杀率很高,而亚裔美国人的自杀率则明显低于其他种族。

（4）职业:职业因素是影响伤害的重要因素之一。全球疾病负担（GBD）研究显示,2019年职业伤害是GBD第三层级的41个因素中对25~49岁年龄组伤残调整寿命年（DALY）影响最大的第11位因素。

（5）收入水平:2019年WHO报道,全球儿童青少年伤害死亡率为23.04/10万,撒哈拉以南非洲中部和加勒比地区最高,分别达35.84/10万和36.74/10万,最低为中欧地区（8.8/10万）,东南亚地区为22.1/10万;低收入国家的伤害死亡率（31.96/10万）为高收入国家（10.23/10万）的3倍以上。

2. 心理行为特征

（1）饮酒:一项来自国际合作的关于急诊病人外伤与饮酒的关联研究发现,受伤前6小时内饮酒可明显增加外伤发生及遭受故意伤害的风险（OR=2.79）,同时也增加交通伤害相关风险（OR=2.41）。

（2）戴头盔和系安全带：摩托车驾乘人员戴头盔和机动车驾乘人员系安全带是有明文规定的，但许多驾乘人员因感到不舒适而不愿意遵守这些规定，尤其是在夏天。某省 2013 年现况调查发现，摩托车驾乘人员头盔总是佩戴率为 9.45%，从不佩戴率为 45.33%。机动车乘坐人员安全带总是佩戴率为 18.32%，从不佩戴率为 20.37%；机动车驾驶员安全带总是佩戴率为 55.73%，从不佩戴率为 9.04%；相比总是佩戴者，从不佩戴者交通伤害的危险性增高。

（3）心理因素：心理素质是导致各类伤害的重要原因之一。由于女性和老年人心理通常更脆弱，容易产生自杀倾向。A 型性格的个体由于在生活中易争强好胜，所以多发生交通伤害、溺水和跌倒等伤害，有学者将此称为事故倾向（accident-prone）。在德国，征兵时，应征者要经过心理测试，凡具有事故倾向的人均被排除在外。在我国，部分城市也已开始对司机进行心理素质的测试。

3. 其他 如疲劳、疾病等。

（三）环境

影响伤害发生的环境因素十分复杂，主要包括自然物理环境和社会经济环境。

1. 自然物理环境 自然物理环境中的气象条件是伤害发生的重要影响因素。雨雪天是交通伤害的多发时间；浓雾或雨雾天极易造成撞车事故；天气长期干燥，易发生火灾；气压低或潮湿闷热天气会使人疲乏，是工伤多发的危险因素等。

2. 社会经济环境 这里主要强调的是社会支持环境，即一个国家和地区是否有相应的伤害预防的法律、法规及其执行的程度。如驾驶员开车时严禁超速、醉酒驾驶，必须系安全带；摩托车驾驶员必须戴头盔；建筑工人进入工地必须戴安全帽；儿童进入游泳场所必须有成人陪伴等。

第二节 流行特征

一、全球的流行特征

基于 GBD 数据的分析显示，2021 年全球不同伤害原因的年龄标准化 DALY 率为 3 098.9/10 万；2010—2021 年伤害造成的 DALYs 有所下降，但 2021 年仍高达 2.48（95%CI：2.27～2.72）亿年。伤害造成每年有数千万人遭受暂时或永久性的伤残，严重影响人群健康和生命质量（表 15-1）。

表 15-1 2021 年全球不同伤害原因的年龄标准化 DALY 率

伤害原因		年龄标准化 DALY 率/（1/10 万）
交通伤害		864.5
	道路伤害	808.9
	其他交通伤害	55.6
其他非故意伤害*		1 363.9
	跌倒	531.2
	溺水	211.9
	火、高温和热源	108.5
	中毒	37.0
	机械伤害	126.6

续表

伤害原因		年龄标准化DALY率/（1/10万）
	药物治疗的不良反应	64.1
	动物接触	62.9
	异物吸入	77.8
	环境冷热暴露	20.4
	自然灾害暴露	14.0
自伤和人际暴力		870.4
	自伤	410.1
	人际暴力	336.4
	冲突与恐怖主义	111.8
	暴力执法	12.1

注：*表中仅列出常见的"其他非故意伤害"类型。

（GBD，2021）

（一）地区分布

总体而言，发展中国家的伤害死亡率高于发达国家。自2000年以来，非洲地区的道路交通伤害显著增加，因残疾而损失的健康寿命年增加了75%。图15-1和表15-2分别列出了2021年全球不同地区各类伤害的年龄标准化DALY率以及不同社会人口指数（socio-demographic index，SDI）的影响。

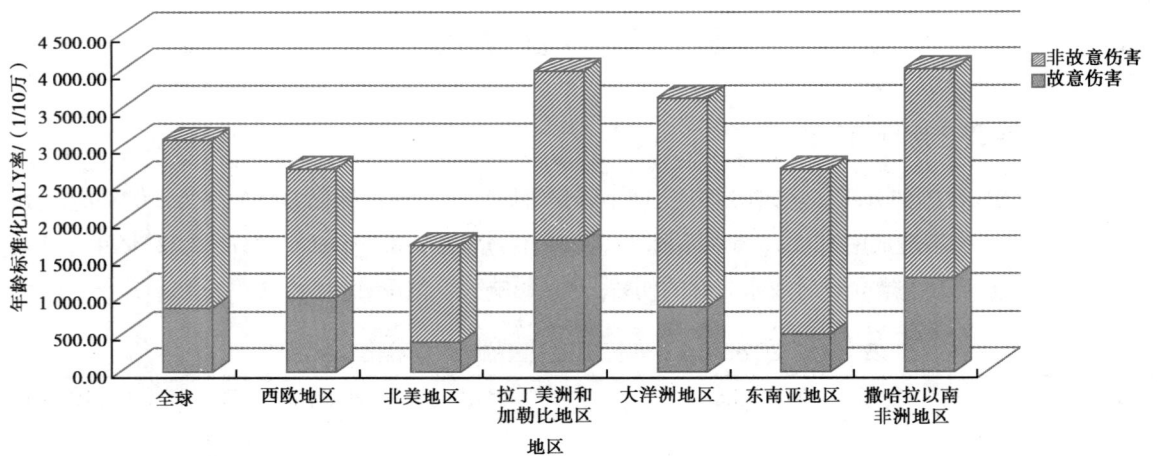

图 15-1　2021年全球不同地区各类伤害的年龄标准化 DALY 率
（GBD，2021）

表 15-2　2021年全球不同 SDI 地区不同类型伤害的分性别年龄标准化 DALY 率

单位：1/10万

伤害原因	SDI分位数	全部	女性	男性
伤害	低SDI	4 359.3	2 787.9	5 958.8
	中低SDI	3 400.8	2 250.4	4 551.5
	中SDI	2 924.4	1 668.4	4 161.1

续表

伤害原因		SDI 分位数	全部	女性	男性
非故意伤害	交通伤害	中高 SDI	2 395.3	1 384.7	3 381 0
		高 SDI	2 263.7	1 447.4	3 050 8
		低 SDI	1 132.5	605.2	1 672.9
		中低 SDI	945.9	414.1	1 482.1
		中 SDI	923.8	413.3	1 428.8
		中高 SDI	693.6	332.1	1 043.7
		高 SDI	540.2	293.6	777.7
	其他非故意伤害	低 SDI	1 846.3	1 497.8	2 195.5
		中低 SDI	1 544.3	1 296.3	1 785.2
		中 SDI	1 192.7	849.4	1 527.8
		中高 SDI	1 141.5	745.8	1 530.4
		高 SDI	1 013.0	796.6	1 223.5
自伤和人际暴力		低 SDI	1 380.4	684.9	2 090.4
		中低 SDI	910.6	540.0	1 284.3
		中 SDI	807.9	405.7	1 204.4
		中高 SDI	560.1	306.7	806.9
		高 SDI	710.5	357.2	1 049.6

（GBD，2021）

（二）人群分布

不同年龄人群伤害的发生率与死亡率有着各自不同的分布特点。2019 年全球不同年龄组人群的主要死因顺位显示，对于 15～29 岁的人来说，前四大死因中有三项与伤害有关，即道路交通伤害、人际暴力和自伤（表 15-3）。道路交通伤害是 5～14 岁儿童的第二大死亡原因，溺水是第六大死亡原因。2019 年跌倒导致超过 68.4 万人死亡，这是一个需要得到充分重视的公共卫生问题。

表 15-3　2019 年全球不同年龄组人群主要死因中的伤害顺位

死因顺位	1～59 月龄	5～14 岁	15～29 岁	30～49 岁	50～59 岁	60～69 岁	70 岁及以上	全年龄
道路交通伤害		2	1	3	7	14	24	12
跌倒	19	14	15	21	23	21	12	18
溺水	13	6	12					
火、高温和热源	16	25						
中毒	18							
自伤		18	4	7	15	23		17
人际暴力	23	13	3	8				23

（Global Health Estimates，2019）

（三）时间分布

从全球范围来看，对比 2010 年、2019—2021 年的数据，总体上不同伤害类型的年龄标准化 DALY 率呈现下降趋势（表 15-4）。

表 15-4　2010 年、2019—2021 年全球不同伤害类型的年龄标准化 DALY 率

伤害原因	年龄标准化 DALY 率/（1/10 万）			
	2010 年	2019 年	2020 年	2021 年
伤害	4 080.1	3 232.8	3 131.6	3 098.8
交通伤害	1 120.5	897.8	872.6	864.5
道路伤害	1 049.4	839.9	817.2	808.9
其他交通伤害	71.1	57.9	55.4	55.6
其他非故意伤害*	1 978.0	1 426.4	1 391.7	1 363.9
跌倒	570.9	536.7	535.5	531.2
溺水	341.3	235.0	220.8	211.9
火、高温和热源	145.4	112.4	109.6	108.5
机械伤害	165.1	132.8	129.0	126.6
自然灾害暴露	250.1	14.7	14.1	14.0
自伤和人际暴力*	981.6	908.6	867.3	870.4
自伤	502.1	417.5	410.8	410.1
人际暴力	393.0	345.1	339.4	336.4

注：* 仅列出常见类型。

（GBD，2021）

二、我国的流行特征

2021 年全国疾病监测系统死因监测结果显示，伤害位居我国居民死因顺位的第 5 位（死亡率 46.90/10 万），占全人群死亡的 6.61%。值得关注的是，每发生 1 例因伤致死的事件，同时会伴有更多的因伤住院、因伤致残等其他后果。我国每年在伤害方面消耗的直接医疗费用约为 650 亿元人民币，每年造成的生产力损失达 1 260 万人年，超过呼吸系统疾病、心血管疾病、传染病和肿瘤造成的损失。

（一）地区分布

在城乡分布上，2004—2021 年我国居民主要伤害死亡率变化趋势的分析结果显示，每年农村伤害标准化死亡率均高于城市，其中农村男性高于农村女性，城市男性高于城市女性，见图 15-2。

（二）人群分布

2004—2021 年我国居民男性伤害标准化死亡率均高于女性，其中男性和女性的道路交通伤害、溺水、自杀及后遗症和非故意中毒的标准化死亡率分别以年均 –5.78%、–4.21%、–4.94%、–2.85% 和 –4.28%、–3.98%、–6.67%、–4.13% 的速度下降，非故意跌倒分别以年均 0.76% 和 2.22% 的速度上升。

在不同年龄阶段，主要的伤害致死原因各异。0～<15 岁，溺水是该年龄组死亡首因；15～

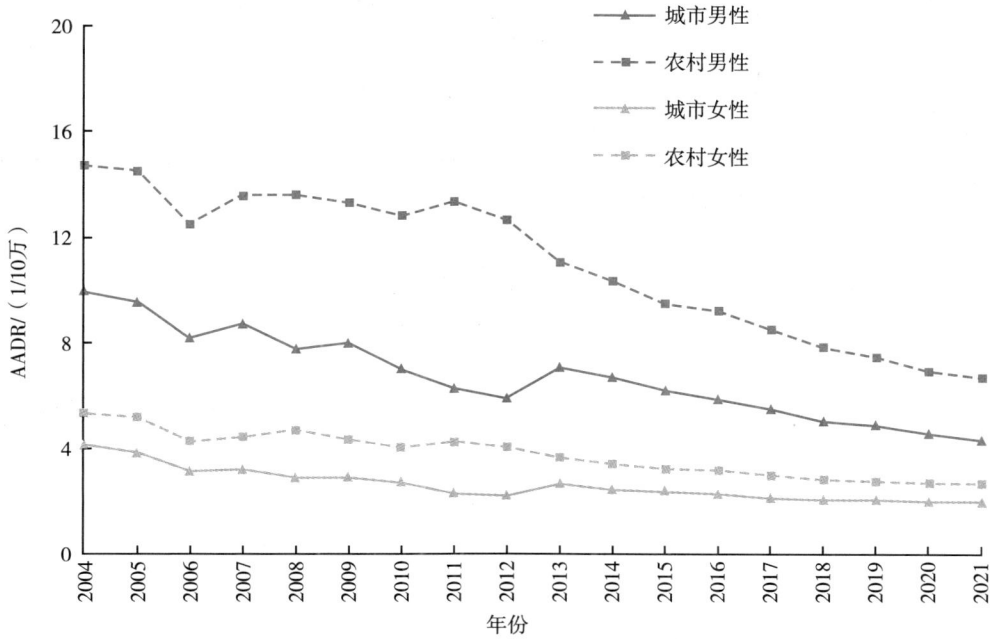

图 15-2　2004—2021 年我国不同人群主要伤害标准化死亡率变化趋势
AADR. 年龄调整死亡率（age-adjusted death rate）。
（王素贤，2024）

＜65 岁是伤害死亡的高发年龄，道路交通伤害死亡位列该年龄组的首位；对于 65 岁及以上的老年人群，非故意跌倒是最常见的伤害类型。见表 15-5。

表 15-5　2004—2021 年我国居民各年龄组主要伤害死亡率顺位

伤害类别	0～＜15 岁		15～＜45 岁		45～＜65 岁		≥65 岁	
	死亡率/ （1/10 万）	顺位	死亡率/ （1/10 万）	顺位	死亡率/ （1/10 万）	顺位	死亡率/ （1/10 万）	顺位
道路交通伤害	3.78	2	13.30	1	22.41	1	34.85	2
非故意跌倒	1.26	3	2.77	3	8.17	2	59.48	1
溺水	5.76	1	2.17	4	2.77	5	8.96	4
自杀及后遗症	0.39	5	4.16	2	7.19	3	27.19	3
非故意中毒	0.59	4	2.05	5	3.80	4	7.51	5

（王素贤，2024）

（三）时间分布

2004—2021 年中国伤害标准化死亡率总体呈下降趋势（从 18.13/10 万降至 8.55/10 万）；其中 2013—2021 年伤害标准化死亡率下降速度较之前更快[年度变化百分比（annual percent change，APC）=-5.54%]。我国主要伤害死因中，道路交通伤害、溺水、自杀及后遗症和非故意中毒分别以年均 -5.44%、-4.16%、-5.87% 和 -3.24% 的速度下降，而非故意跌倒以年均 1.12% 的速度上升。其中，非故意跌倒标准化死亡率的变化分为 2 个时期：2004—2011 年平稳下降（APC=-0.31%），2011—2021 年加速上升（APC=2.13%）。2004—2021 年我国主要伤害标准化死亡率变化趋势见图 15-3。

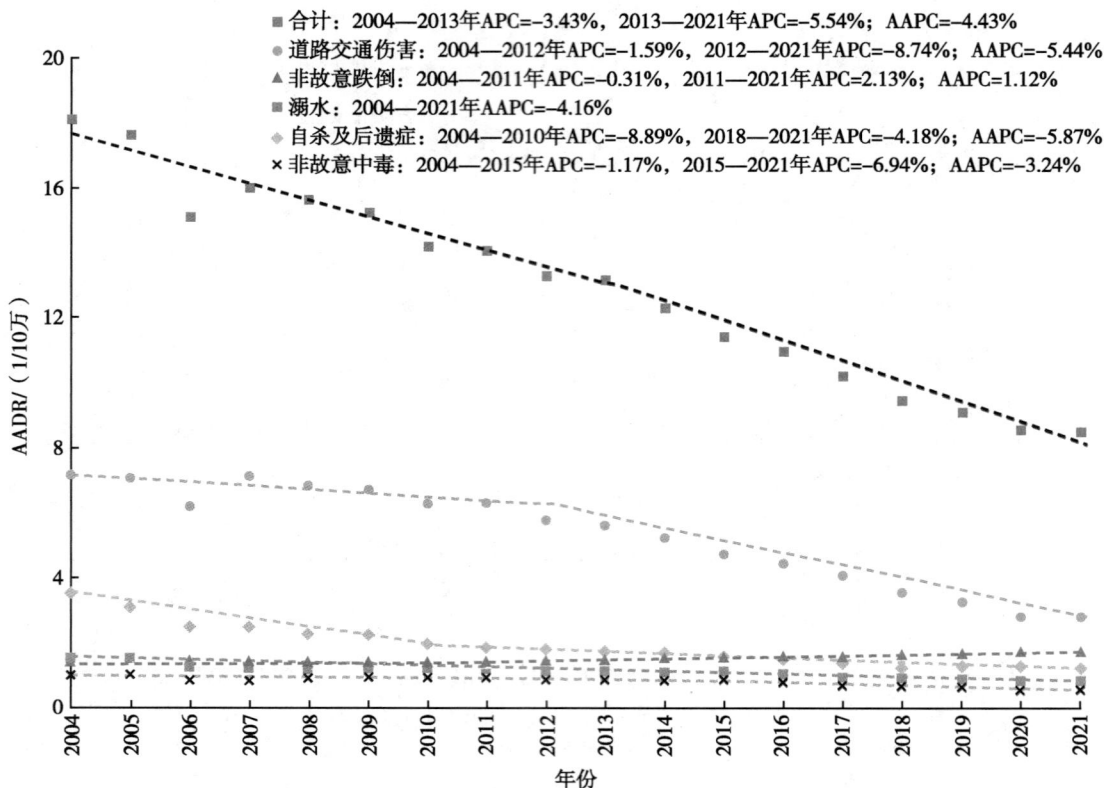

图 15-3 2004—2021 年我国主要伤害标准化死亡率变化趋势
AAPC.平均年度变化百分比（average annual percent change）。
（王素贤，2024）

第三节 伤害的流行病学研究

一、测量指标

（一）伤害发生频率的测量指标

伤害发生频率的测量指标包括伤害发生率、伤害死亡率等。

1. **伤害发生率** 指单位时间（通常是年）内伤害发生的人数（或人次数）与同期该人群的平均人口数之比，是进行伤害研究与监测常用的指标。

$$伤害发生率 = \frac{某人群发生伤害的人数（或人次数）}{同期该人群的平均人口数} \times 100\% \qquad 式（15\text{-}1）$$

在计算伤害发生率时会出现很多种情况。以交通伤害发生率为例，可以有机动车驾驶员伤害发生率，也可以有一般人群的机动车伤害发生率。在国外研究机动车驾驶员伤害发生率时，有时应用车辆数或车辆×公里数作分母。

2. **伤害死亡率** 指因伤害致死的频率。可以计算伤害的总死亡率，也可以按照伤害的种类计算分年龄别、性别等人群特征的死亡率。

$$伤害死亡率 = \frac{某人群因伤害死亡的人数}{同期该人群的平均人口数} \times 100\,000/10\,万 \qquad 式（15\text{-}2）$$

（二）伤害造成的损失程度的测量指标

反映伤害造成的损失程度还可以采用潜在减寿年数（PYLL）和伤残调整寿命年（DALY）等测量指标，相关内容详见本书第二章。表 15-6 列出了 2021 年全球不同伤害原因的 DALYs、健康寿命损失年（YLD）和寿命损失年（YLL）。

表 15-6 2021 年全球不同伤害原因的 DALYs、YLD、YLL 单位：百万人年

伤害原因		DALYs	YLD	YLL
交通伤害		69.6	9.0	60.7
	道路伤害	65.1	8.3	56.9
	其他交通伤害	4.5	0.7	3.8
其他非故意伤害*		108.0	39.1	69.0
	跌倒	43.8	24.2	19.6
	溺水	15.7	0.1	15.6
自伤和人际暴力*		69.9	8.5	61.5
	自伤	33.5	0.9	32.6
	人际暴力	26.8	5.2	21.6

注：* 右侧仅列出常见类型。

（GBD，2021）

二、伤害监测

（一）概述

1989 年首届世界意外和伤害预防大会在瑞典斯德哥尔摩举行，会议提出开展伤害预防行动，许多国家和国际组织将完善伤害监测作为解决伤害问题的优先举措。伤害监测作为掌握伤害发生、发展状况的主要途径，已成为预防和控制伤害的全球共识和重大举措。伤害监测是指长期不间断地收集不同人群伤害的发生、死亡、伤残和经济损失等资料，其主要目的是阐明伤害类型 - 人群 - 时间分布的特点和趋势，掌握何人、何时、何地和如何发生伤害等详细资料，旨在寻找与环境、人群和成本 - 效益相关的伤害预防与控制方法，确定与特定地点、特定人群相关的伤害发生类型，并结合伤害干预模型对伤害控制进行系统评价，从根本上减少伤害的发生。

（二）伤害监测系统

在全球范围内，伤害主要通过以医院为基础建立的伤害监测系统进行监测。2016 年中共中央、国务院印发并实施《"健康中国 2030" 规划纲要》，明确提出 "建立伤害综合监测体系，开发重点伤害干预技术指南和标准" 的指导建议，将伤害监测和预防工作对维护人民健康的重要性提升到新的战略高度。《"十四五" 国民健康规划》（国办发〔2022〕11 号）、《中国儿童发展纲要（2021—2030 年）》（国发〔2021〕16 号）等文件进一步推进了伤害监测体系建设，并强调要加强儿童伤害监测工作。

伤害监测系统的目的：①提供伤害的描述流行病学资料，同时提供病因分析的资料；②监测伤害发生的时间趋势和地理分布特征，识别暴发或聚集性事件，及时预警和响应；③提供干预成功的资料；④确认伤害发生最危险的人群；⑤对伤害发生严重的地区和今后趋于严重的地区进行预防活动的指导。

全国伤害监测系统与全国死因监测、全国住院病人信息收集、全国人群伤害发生状况调查以及伤害专项调查和监测等共同构成全国伤害监测体系，为伤害防控策略措施的制定与评价提供可靠依据。

第四节　预防策略与措施

通过对伤害流行特征的认识和危险因素的分析，人们逐渐认识到伤害是能够预防的。伤害流行病学研究的主要目的是预防伤害发生并减低伤害危害程度。将伤害的预防策略局限到某个伤害发生的单一原因是片面的且效果不佳，成功的策略需要多领域合作。预防伤害是为了降低伤害谱中所有类型伤害的严重性、预测伤害的发生及对所有危险因素进行积极控制。与许多慢性病不同的是，伤害因子通常是可知且可以被测量的，能量由环境到宿主的转换机制也可被描述。除了某些中毒和烧伤，伤害经常在暴露之后突然发生，很少有较长的潜伏期。因此，伤害控制的主要步骤是明确促使伤害发生的能量形式和人类的暴露机制，在伤害自然史的不同阶段明确干预措施，并对其效果进行评价。

一、策略

（一）三级预防

从公共卫生的角度，针对伤害发生前、发生中和发生后这三个阶段，可将伤害预防策略分为三级预防。

1. 第一级预防　其目标是通过减少能量传递或暴露的机制来预防可导致伤害发生的事件。交通安全法律、游泳池周围的栅栏、有毒物品的安全盖、枪支的保险装置都属于第一级预防措施。第一级预防通过如下策略实现：

（1）全人群策略：针对全人群，如社区居民、工厂的所有职工、学校的所有师生开展伤害预防的健康教育。这一策略的目的是提高全民对伤害危害和预防伤害的重要性的认识，进而提高每个人的伤害预防意识，加强自我保护。

（2）高危人群策略：针对伤害发生的高危人群，有针对性地开展伤害预防教育与培训，如对驾驶员的安全培训。通过开发或推广防酒驾教育类应用程序，向驾驶员提供酒驾危害科普、酒精摄入计算器等，帮助自我评估。对学校学生进行防火、交通安全、防电和防溺水的专题教育，可以降低这些伤害易发人群的暴露风险。

（3）健康促进策略：该策略是 20 世纪 80 年代由澳大利亚学者提出的环境与健康的整合策略。例如，针对工作场所的伤害现象，可以采取工作场所健康促进措施，即通过以下方面使工作场所的伤害得到有效控制：①把伤害预防纳入企业政策；②由雇员与雇主共同讨论建立一个安全的工作环境；③通过岗位培训和职业教育加强工人的伤害预防能力；④通过投资改善不合理的生产环境；⑤明确雇主和雇员在职业伤害预防中的责任；⑥共同参与伤害预防活动等。

2. 第二级预防　其目标是在事故或事件发生时，降低伤害的发生风险及其严重程度。摩托车头盔、安全带、儿童约束装置、救生衣和防弹衣都是第二级预防的范例。这些措施并不能阻止事故的发生，但能够在事故发生时起到保护作用，减轻伤害的发生强度或致命风险。佩戴摩托车头盔可使重伤风险降低近 70%，死亡风险降低约 40%；而系安全带可使驾驶员和前座乘者的轻伤和重伤风险降低 20%～45%，并使死亡风险降低 45%～50%；儿童约束装置能使碰撞后 1 岁以下儿童的伤害风险降低 71%。值得注意的是,有效的第二级预防措施并不能够减少所有的伤害。例如,摩托车头盔对减少头部损伤非常有效,但对于身体其他部位的损伤缺乏保护作用;安全带也无法限制四肢的活动以及预防交通伤害中割伤、擦伤、四肢骨折的发生。

3. 第三级预防 指伤害已经发生后,减轻伤害或疾病带来的长期影响和功能损失,帮助病人恢复或提高生活质量。现场紧急救助、心肺复苏、康复等均属于第三级预防。

(二)主动干预与被动干预

伤害预防策略依据宿主的行为可分为两类:主动干预和被动干预。主动干预要求宿主采取措施使干预奏效,它要求人们改变某种行为,并且记住在每次暴露于危险行为时应实施安全行为。安全带、头盔的应用即为主动干预的范例。被动干预不需要宿主的行动,一般通过改善因子、媒介或环境来实现,是自动发生作用的措施。在车辆设计中改善刹车装置、安装安全气囊等均为被动干预措施。被动干预相比主动干预更具成效,因为后者需要宿主采取行动且花费时间,例如戴头盔(主动干预)对预防严重的摩托车伤害是有效的,但在实施过程中首先要教育车手戴头盔的重要性,其次车手在每次骑车时都需要记住戴上头盔。相比较而言,提高道路和机动车的安全性(被动干预)对预防道路伤害更为有效。同样,在预防儿童误服药物导致中毒方面,使用安全药盖(被动干预)比教育儿童不要乱服药或提醒父母把药物锁到安全的地方(主动干预)更有效。在实践中,应将两种策略结合以达到预防与控制伤害的目的。

(三)Haddon 伤害预防的十大策略

Haddon 在伤害的预防与控制方面做了大量的研究,以下是他提出的预防与控制伤害发生和减少死亡的十大策略。

1. 预防危险因素的形成 从源头上避免危险因素,例如禁止生产有毒、致癌杀虫剂,宣布禁止进口或销售潜在有害物质,可达到消除危险物形成的目的。

2. 降低危险因素 减少或控制危险因素的数量或降低、控制其强度。例如,为了预防交通伤害,限制车速;限制城市游泳池跳台的高度;限制武器使用范围,禁止私人藏有武器;有毒物品应采用小包装、安全包装等。

3. 预防危险因素的释放 在危险因素释放前采取预防措施,减少其释放的可能性。例如,应用儿童安全药物容器盛放药物,防止儿童误食药物引起中毒;浴盆不要太滑,以防跌倒;使用儿童安全锁等。

4. 改变危险因素的空间分布 减少潜在性致伤能量或增加能量转移的缓冲。例如,机动车司机及乘客应按规定使用安全带等。

5. 将危险因素从时间、空间上与受保护者分开 例如,行人走人行道,特定环境场所戴安全帽,穿防护服,穿防护背心,戴拳击手套等。

6. 用屏障将危险因素与受保护者分开 例如用绝缘物把电缆与行人隔开。

7. 改变危险因素的基本性质 例如,机动车车内突出的尖锐器件应改成钝角或软体,以防触及人体导致伤害;加固油箱以防止撞车时油箱破裂、漏油造成火灾。

8. 增加人体对危险因素的抵抗力 人体对机械能量缺乏自然抵抗力,特别是血友病、骨质疏松症等病人。但反复暴露于机械能,会使皮肤增厚、骨骼肌肉耐力增强。人体长期慢性暴露于缺氧状态时,亦可逐渐适应高原缺氧环境。基于对影响伤害易感性因素的研究,制定提高机体对伤害抵抗力的预防措施。

9. 对已造成的损伤提供有针对性的预防与控制措施 及时提供有效的急救和医疗服务,例如建立急救站,培训急救人员,加强现代化通信设施,让急救中心派车将受伤者转运走,实施抢救措施,从而降低残疾率和死亡率。

10. 对伤者采取有效治疗及康复措施 帮助伤者恢复健康和功能,例如提供物理治疗、职业康复和心理支持。而在交通不便、医疗条件有限的地区,伤者则可能因缺乏医疗设备或错过抢救时机而死于伤害。

(四)"5E"伤害预防综合策略

"5E"伤害预防综合策略是目前国际公认的伤害预防综合策略,该策略的有效性在很多国家的应用实践中都得到证明,在减少与控制伤害发生和死亡方面发挥了重要作用。其包括五个方面:

1. 教育预防策略(education strategy) 提高公众对伤害预防的认识和知识水平,改变危险行为和习惯。例如在一般人群中开展改变态度、信念和行为的公共宣传、安全培训项目,同时还可针对引起或受到伤害的高危个体开展伤害预防教育。

2. 环境改善策略(environmental modification strategy) 通过改善物理环境来减少伤害发生的可能性和严重性。例如,在道路中设置交通信号灯,在公共场所和家庭中安装防滑地板,在工作场所提供通风和防护设施等。

3. 工程策略(engineering strategy) 通过安全设计和技术改进来消除或减低环境中的危险因素,例如安装儿童安全座椅、安装自动喷水灭火系统和烟雾探测器、安装车辆的自动紧急制动系统等。

4. 强化执法策略(enforcement strategy) 通过制定和执行法律和公安部门的措施,确保在人群中维持某些行为和规范的实施。该策略不仅涵盖强制实施法律以创造安全环境,还包括制定和执行确保安全产品生产和销售的法律和规范,例如工伤保险条例、酒驾处罚等。

5. 评估策略(evaluation strategy) 目标是通过监测和评估来衡量哪些干预措施、项目和政策对预防伤害最有效,使研究者和政策制定者知道什么是预防和控制伤害的最佳方法,并持续改进策略。

二、措施

(一)四步骤公共卫生方法的流程

2007年WHO提出的伤害预防四步骤公共卫生方法,提供了伤害的干预流程和工作模式,用于干预工作的设计、评估和监控。具体步骤如下(图15-4):

第一步:就问题的规模、特点、范围和后果,在地方、国家和国际层面搜集数据。

第二步:确认问题的原因,以及加剧或缓解个人遭遇问题的危险因素,并研究分析如何来修正这些因素。

第三步:基于第一步和第二步获得的信息,设计、实施、监控和评估旨在预防问题的干预措施。

第四步:将有效干预措施试点后,推广至更大范围,推动干预措施的全面实施;并持续监测效果以确保干预的长期有效性。

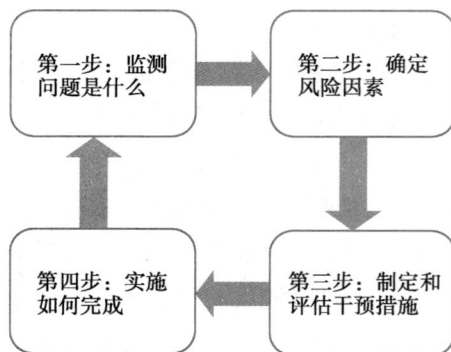

图 15-4 四步骤公共卫生方法流程示意图

(二)Haddon模型

根据伤害发生的阶段,Haddon于1979年提出按伤害发生的三个时间阶段(发生前、发生中和发生后)以及伤害发生的三个条件(宿主、致病因子和环境)实施有针对性的预防。

在伤害实际发生时,往往多个因素和发生时间交织在一起,需要针对宿主、致病因子和环境开展综合预防。同时,不同种类伤害发生的时间、地点不同,其预防措施也各异,在实际工作中应予以考虑。表 15-7 以农民伤害风险和应对为例,显示了基于 Haddon 模型和"5E"干预的组合策略。

表 15-7 针对农民伤害的 Haddon 模型和"5E"干预策略组合

预防策略	时间节点	预防和控制措施		
		宿主	因子	自然社会环境
教育预防策略	事件前	提升安全生产的知识水平和意愿	安全操作农用车辆和设备的教育	政府对教育项目的激励
		宣传减少饮酒	正确使用农药和喷雾器	进村入户为老年农民提供教育服务
	事件中	加强响应能力和非技术技能的方向	创新农业技术使用培训	家庭和同伴的积极安全行为教育
	事件后	受过教育的农民寻求及时恰当的创伤护理	农村医务人员急救培训	
工程策略	事件前	制定针对农民的安全教育干预模型(例如增强现实三维模拟器)	手动工具的设计,如增加手柄长度和覆盖软垫等	农村道路和交通的改善
	事件中		改进个人和设备的防护装置(如滚动保护结构、拖拉机上的动力输出口等)	建设并使用工作场所逃生通道或避难场所
执法策略	事件前	制定工人工作轮岗制度	针对枪支、农药和危险材料滥用和储存的立法	对工作场所进行例行检查和突击检查
	事件中		个人和农用车辆防护用品的立法和执法	施工要求和机械状态的规定
	事件后	每年对受伤工人进行常规体检,并提供必要的卫生服务		对受伤农民的管理政策,包括制定轮岗制度和适当休息等
经济激励策略	事件前	补贴投入农民的职业安全教育和培训	在技术、安全设备、基础设施和建筑方面的投资	政府对安全生产场所建设的财政支持
	事件中		免费为农民提供必要的个人防护装备	
	事件后	对受伤农民进行药品和体检补贴	医疗资源的补充和准备	对职业安全私人或商业健康保险的补贴
应急反应策略	事件前	为农户发放应急卡	对车辆和设备进行定期检查和评估	农业伤害监测的完善
	事件中	在日常农事工作中总结经验,做好准备	农村卫生工作者和医疗资源的准备和实践	
	事件后		改善急诊医疗服务	对农场条件进行有效的风险评估和任务管理

(Qi Xuejie, 2024)

（三）安全社区

安全社区的概念始于 20 世纪 80 年代末，由 WHO 倡导并在瑞典斯德哥尔摩市举行的首届世界意外和伤害预防大会上正式提出此概念。"安全社区"是指具有针对所有人、环境和条件的积极的安全和伤害预防项目，并且作为国家制定的包括政府、卫生服务机构、志愿者组织、企业和个人等共同参与的工作网络的地方社区。其宗旨是为了整合社区资源，开展各类伤害预防和安全促进活动，最大限度地降低各类伤害的发生。1991 年 6 月，WHO"社区安全促进合作中心"在瑞典举行了第一届国际安全社区大会，到 2024 年已举办了 18 届国际安全社区大会，通过知识共享和经验交流，推动了全球范围内的社区安全建设，促进了伤害预防和安全提升。

WHO 安全社区的标准包括：有多部门参与的、合作的、负责本社区安全促进工作的组织机构；有长期、持续、能覆盖不同性别、年龄的人员和环境的伤害预防计划；有针对高危人群、高危环境和弱势群体的伤害预防项目；有记录伤害发生频率的监测系统和发生原因的分析系统；有对伤害预防项目的实施及其效果进行测量和评价的方法；积极参与国家、国际安全社区工作网络的相关工作与交流活动。

瑞典的法尔雪平是 1991 年全球首个被 WHO 认定的安全社区。其通过一系列交通安全措施，减少了交通伤害；同时，社区教育和参与项目也显著降低了家庭和工作场所的伤害发生率。山东省济南市槐荫区青年公园社区于 2006 年被 WHO 认定为安全社区，随后 2007 年北京市朝阳区望京街道等也获得安全社区称号。值得一提的是，上海市杨浦区延吉新村街道于 2012 年首次获批安全社区后，持续推进安全社区建设，并于 2024 年第 3 次被 WHO 命名为安全社区，并成为国际安全社区（共同体）网络成员单位。目前，我国已拥有分布在不同省份的 127 家国际安全社区认证单位。安全社区建设体现了先进的社区建设理念，贯彻了公众参与、公众受益的原则；同时，安全社区建设也是我国适应全球一体化，全面建成小康社会、构建和谐社会和平安社会的重要组成部分。

实践证明，安全社区规划可以明显降低伤害危险，使伤害发生率降低 30%～60%。因此，作为预防与控制伤害的有效途径之一，创建安全社区、积极开展安全社区活动，能够通过营造安全的生活和工作环境，从根本上消除发生伤害的隐患。

（苏　虹）

思考题

1. 伤害流行病学的主要研究目的有哪些？
2. 请举例说明，何谓伤害预防策略中的主动干预与被动干预。
3. 请举例说明，如何理解伤害发生率、伤害死亡率以及伤残调整寿命年的应用价值。

第十六章
突发公共卫生事件流行病学

Chapter 16　Epidemiology of Public Health Emergency

Since 2000, public health emergencies have become a big challenge for human beings, such as the outbreak of SARS in 2003, H1N1 in 2009, Zika in 2016, and monkeypox in 2022. The first section of this chapter introduces the concept, characteristics, categories, stages, and grades of public health emergency. Public health emergency can be divided broadly into four categories: outbreak of infectious diseases, unidentified population diseases, food and occupational poisoning, and others. The second section illustrates the application of epidemiological investigation in disease outbreaks, and natural or man-made disasters. This chapter ends with the preparedness for and response to the onset of a public health emergency.

　　突发公共卫生事件是威胁人类健康、社会安全和造成重大社会经济负担的重要公共卫生问题，探索科学有效的应对方法至关重要。开展流行病学调查是应对突发公共卫生事件的重要环节，有助于尽早查明其原因，及时采取措施，控制事件发展。20 世纪，人类在公共卫生领域取得的辉煌成就，如消灭天花、接近消灭脊髓灰质炎、有效控制鼠疫和霍乱等传染病，都与严谨的流行病学研究密不可分。尽管全球健康状况明显改善，但近年来突发公共卫生事件频发，危害日显突出，2007 年至 2023 年间，WHO 共宣布了七次国际关注的突发公共卫生事件（public health emergency of international concern，PHEIC），包括 2009 年甲型 H1N1 流感疫情、2014 年脊髓灰质炎疫情、2013—2016 年西非埃博拉病毒病疫情、2016 年寨卡病毒病疫情、2018 年开始的刚果（金）埃博拉病毒病疫情、2020—2023 年新型冠状病毒感染疫情、2022—2023 年猴痘疫情，反映了全球范围内突发公共卫生事件的严重影响，需要国际社会广泛关注、协同应对。

　　突发公共卫生事件流行病学，是流行病学在突发公共卫生事件调查和处置中的应用，包括判定事件性质、分析事件发生的原因和危险因素、识别高危人群、采取相对应的控制措施以及评价控制效果等。

第一节　突发公共卫生事件概述

一、定义与特征

（一）突发事件的定义

　　"突发事件"（emergency event）又被称为"紧急事件""非常状态"和"特别状态"等。根据 2024 年 6 月 28 日修订的《中华人民共和国突发事件应对法》，突发事件是指突然发生，造成或者可能造成严重社会危害，需要采取应急处置措施予以应对的自然灾害、事故灾难、公共卫生事件和社会安全事件。突发事件包括两层含义：一是事件发生、发展的速度很快，出乎意料；二是事件难以应对，必须采取非常规方法来处理。

（二）突发事件的分类

根据《中华人民共和国突发事件应对法》，突发事件分为以下四类：

1. 自然灾害　如水旱灾害、气象灾害、地震灾害、地质灾害、海洋灾害、生物灾害和森林草原火灾等。

2. 事故灾难　如危险化学品事故、矿山事故、特种设备事故、桥梁突发事故、人防工程事故灾难、道路交通事故、火灾事故、建筑施工突发事故、城市公共供/排水突发事件、重特大电力突发事件、燃气/供热事故、环境污染与生态破坏突发事件、核事件与放射性污染、通信线路和通信设施事故、地下管线事故、信息安全事件与高技术犯罪、超高层建筑综合事故、旅游场所突发事件。

3. 公共卫生事件　如重大传染病疫情（SARS、流感、炭疽等），重大动植物疫情（口蹄疫、禽流感等），食品安全与职业危害（食物中毒等），群体性不明原因疾病，以及其他严重影响公众健康和生命安全的事件。

4. 社会安全事件　如经济安全事件（经济危机、金融危机、粮食危机等）、重大群体事件（重大群体上访、公共场所滋事、校园安全事件等）、重大刑事案件（重大恐怖事件和刑事案件等）、涉外突发事件（外交事件、使馆周边事件等）。

（三）突发公共卫生事件的定义

突发公共卫生事件（public health emergency）是突发事件的一种，我国《突发公共卫生事件应急条例》将其定义为：突然发生，造成或者可能造成社会公众健康严重损害的重大传染病疫情、群体性不明原因疾病、重大食物和职业中毒以及其他严重影响公众健康的事件。

（四）突发公共卫生事件的特征

1. 发生的突然性　突发公共卫生事件多为突然发生，很难对其发生时间、地点进行准确预测和及时识别，其蔓延范围、发展速度、发展趋势和结局亦很难预测。

2. 预防准备的困难性　由于事发突然，人们很难以最适当的方法进行准备。在事件发生之前，准确判断所需的技术手段、设备、物资和经费较为困难，难以采取能完全避免此类事件发生的预防措施。

3. 表现的多样性　造成突发公共卫生事件的原因众多，因此突发公共卫生事件呈现的种类和特征日趋多元化和复杂化。仅以化学中毒为例，截至 2019 年，全球登记的化学物质数量已超过1.5 亿种，不同毒物以及同一种毒物在不同接触途径、不同剂量下和不同个体中，都可能呈现不同的表现。

4. 处置的复杂性　由于突发公共卫生事件的突然性，其现场控制与处理、原因分析与调查、善后总结与预防涉及多个部门和机构，政策性与协调性较强，是一项综合性的系统工程与紧迫性任务，需要在政府部门的统一布控与系统指挥下，多个部门密切配合，果断决策，迅速干预，稳妥推进。

5. 影响的群体性　突发公共卫生事件累及人数众多，特别是在经济全球化的当下，突发公共卫生事件在空间上波及的范围越来越广，甚至出现跨地区/国界传播。有时事件直接涉及范围较小，却可通过媒体报道而引起公众关注，成为社会热点，并造成公众心理恐慌和社会秩序混乱等更广范围的不良影响。

6. 后果的严重性　突发公共卫生事件可造成人员伤亡，或对其身心健康产生长期影响，增加医疗支出，造成财产损失、公众不安，影响经济发展，扰乱社会稳定，危害国家安全。这一特征迫使政府部门需要及时有效地控制危机局面，减轻其社会危害度和蔓延破坏力。

（五）其他突发事件造成的公共卫生问题

在四类突发事件中，除突发公共卫生事件以外的其他 3 类突发事件也可能危及公众健康，引发突发公共卫生事件。特别是自然灾害（如地震、洪涝灾害），会导致生态环境破坏、水源和食品污染、媒介生物滋生、传染病暴发等公共卫生问题。

二、分类

根据突发公共卫生事件的定义，可将突发公共卫生事件分为以下四类：

（一）重大传染病疫情

指某种传染病在短时间内发生，波及范围广泛，出现大量的病人或死亡病例，其发病率远超常年发病水平。主要是由病毒、细菌、寄生虫等病原微生物导致的传染病暴发、流行。如 2009 年 4 月在墨西哥、美国暴发的甲型 H1N1 流感，后在全球大规模流行，至 2010 年 8 月，WHO 才宣布甲型 H1N1 流感大流行期结束；又如 2018 年刚果（金）暴发埃博拉病毒病疫情，2018 年 8 月 1 日到 2019 年 8 月 30 日期间，累计报告病例 3 004 例，其中确诊病例 2 899 例，死亡病例 2 006 例。这是全球史上第二严重的埃博拉病毒病疫情，仅次于 2013 年至 2016 年夺走 1.1 万余人生命的西非埃博拉病毒病疫情。

（二）群体性不明原因疾病

指在短时间内（通常是指 2 周内）、某个相对集中的区域内（如一个医疗机构、自然村、社区或建筑工地、学校等集体单位）同时或者相继出现的、具有共同临床表现的多位病人，且病例不断增多、范围不断扩大，又暂时不能明确原因的疾病。查找病因是一个循序渐进、逐步深入的过程，"原因不明"仅仅是暂时的现象，或用常规手段难以发现其原因。随着流行病学调查研究的不断深入，一些"原因不明"的疾病最终可以被揭示出致病的真正原因。1935 年，我国黑龙江省克山县发现一种疾病流行，随后在其他一些地区也陆续发现。一开始人们认为是类似鼠疫的急性传染病，后来被证明为原因不明的心肌坏死病（克山病）。目前，虽然克山病的病因尚未完全明确，但研究表明，绝大多数克山病病例分布在我国从东北到西南的缺硒地区，提示该病可能与缺硒有很大关系。2005 年 6 月下旬，四川省发生不明原因疾病疫情，病例具有高热、畏寒和瘀点、瘀斑等症状和体征。7 月 22 日，卫生部首次在新闻媒体上公布此次不明原因疾病疫情。7 月 25 日，查明此次疫情为人感染猪链球菌病。

（三）重大食物和职业中毒

指由食品污染和职业危害因素造成的人数众多或者伤亡较重的中毒事件。

1. 食物中毒　指摄入含有生物性、化学性有毒有害物质的食品或把有毒有害物质当作食品摄入后所出现的非传染性（不属传染病）急性、亚急性疾病。食物中毒不包括暴饮暴食引起的急性胃肠炎、食源性肠道传染病，有毒食物导致的慢性毒性损害（致癌、致畸、致突变）亦不属于此范畴。

食物中毒的发病特征有：潜伏期短，发病突然，常呈暴发性；中毒者一般具有相似的临床症状，常出现恶心、呕吐、腹痛、腹泻等消化道症状，但由于个体差异，其症状轻重可能略有不同；发病与进食物质有明确的关系；病人对健康者无传染性，停止食用有毒食物后发病很快停止；从中毒食物和病人的生物样品中能检出引起中毒临床表现的有毒有害物质。

食物中毒主要包括以下五类：细菌性食物中毒、真菌毒素食物中毒、有毒动物食物中毒、有毒植物食物中毒、化学性食物中毒。

2. 职业中毒　劳动者在生产过程中接触存在于工作环境中的生产性毒物而引起的中毒称为职业中毒。生产性毒物主要通过呼吸道、皮肤和消化道进入人体导致中毒。如 2002 年某箱包生产企业数名职工发生苯中毒，导致 6 人死亡。

造成职业中毒的生产性毒物主要包括以下 6 类：

（1）金属与类金属：如铅、锰。金属和类金属及其合金在工业上应用广泛，它们引起的中毒在职业中毒中具有重要地位。

（2）刺激性气体：如臭氧、甲醛。刺激性气体是指对眼、呼吸道黏膜和皮肤具有刺激作用，引起机体以急性炎症、肺水肿为主要病理改变的一类气态物质。

（3）窒息性气体：如一氧化碳、硫化氢。窒息性气体是指被机体吸收后，可使氧的供给、摄取、运输和利用发生障碍，使全身组织细胞得不到或不能利用氧，从而导致组织细胞缺氧窒息的有害气体。

（4）有机溶剂：如苯、二氯乙烷。有机溶剂主要用于清洗、去油污、稀释和萃取，许多溶剂也可作为原料，制备其他化学品。

（5）高分子化合物：如氯乙烯、丙烯腈。高分子化合物是指分子量高达几千甚至几百万，化学组成简单，由一种或几种单体经聚合或缩聚而成的化合物。

（6）农药：如杀虫剂、杀鼠剂。农药是指用于预防、消灭或者控制危害农业、林业的病、虫、草和其他有害生物，以及调节植物、昆虫生长的化学物。

（四）其他严重影响公众健康的事件

这类事件包括：自然灾害、事故灾难、突发社会安全事件引发的健康问题（如严重威胁或危害公众健康的突发性环境污染事件等）；生物、化学和核辐射恐怖袭击事件；动物疫情（如有潜在威胁的传染病动物宿主、媒介生物发生异常等）；其他严重影响公众健康和生命安全的事件（如预防接种或预防性服药后出现群体性异常反应，传染病菌种、毒种丢失等）。

自 21 世纪以来，世界范围的环境问题日益严重，突发性环境污染事件频发，引起人们的重视。突发性环境污染事件是指在瞬间或较短时间内大量非正常排放或泄漏的剧毒或污染环境的物质，造成巨大的生命财产损失，严重危害生态环境的恶性环境污染事件。不同于一般的环境污染事件，突发性环境污染事件具有发生突然、扩散迅速、危害严重及污染物不明等特点。随着现代科学技术的发展，可能造成突发性环境污染事件的物质种类和数量逐年增加，带来极大的安全隐患。此类事件不仅可致急性损害，还能引起慢性病变，或具有致癌、致畸、致突变等远期危害。

根据事件的发生原因、主要污染物的性质和事故表现形式等，通常可将突发性环境污染事件分为以下几种：

（1）有毒有害物质污染事件：指在生产、生活过程中因使用、贮存、运输、排放以及生产操作等不当导致有毒有害物质泄漏、爆炸、扩散而污染环境的事件。主要的有毒有害气体有一氧化碳、二氧化碳、氮氧化物、氯气、氨气等。

（2）爆炸污染事件：指一些易燃易爆物当其浓度达到爆炸极限后发生燃烧爆炸形成的污染事件。此类物质包括煤气、瓦斯气体、石油液化气、天然气以及甲醇、苯等易挥发的有机溶剂等。有些固体废物、垃圾因堆放或处置不当，也会发生爆炸污染事件。

（3）剧毒农药污染事件：指剧毒农药在生产直至使用过程中因意外或操作不当引起泄漏导致的环境污染事件。常用的剧毒农药如有机氯类农药。

（4）溢油污染事件：指原油、燃料油以及各种油制品在生产、贮存、运输和使用过程中因意外或不当操作而造成泄漏的污染事件，如炼油厂、油库、油车漏油，海上采油平台井喷，油轮触礁等。此类事件多发生于海洋，污染使鱼类、海鸟等海洋生物死亡，严重破坏海洋生态。

（5）放射性污染事件：指生产、使用、贮存、运输放射性物质过程中不当操作导致放射性物质泄漏而产生核辐射危害的污染事件。核电厂发生火灾，核反应器爆炸、反应堆冷却系统破裂等都可使放射性物质泄漏。

（6）废水非正常排放污染事件：指不当操作或事故使大量高浓度废水突然排入地表水体，致使水质突然恶化的污染事件。如厂矿大量未经处理的废水直接排入河流、湖泊，使水中溶解氧含量迅速降低，生物窒息死亡，水体发黑发臭，影响水体生态系统。

三、分期

依据 2024 年 6 月 28 日修订的《中华人民共和国突发事件应对法》中对突发事件的应对处置流程，将突发公共卫生事件分为如下四期：

1. 预防准备期（prevention and preparedness phase） 此时突发公共卫生事件尚未发生，但本期是做好未雨绸缪工作的关键时期，应积极制订预案，建立健全各种突发公共卫生事件的预防策略和措施，防止可避免的突发公共卫生事件发生；建立与维护监测预警系统和紧急处理系统；训练救援人员，动员应急人员待命；实时发布预警消息，协助群众做好应对准备。

2. 事件发生期（impact phase） 不同性质的突发公共卫生事件，其持续时间的长短不一，如一次聚餐导致的食物中毒一般会持续几天，而传染病暴发则能持续数月之久。此期要求具备快速反应能力，及时控制事件并防止其蔓延。

3. 应急处置期（response phase） 传染病疫情的处理工作主要包括：隔离治疗病人，宰杀病畜，封锁疫源地，取消公共活动，对可能被污染的物品和场所进行消毒，封闭被污染的饮用水源，禁止销售受污染的食物，紧急开展疫苗接种和个人防护。发生技术事故时要完成的任务有：调查事故原因，终止危害的扩大，清除环境中残存的隐患，稳定社会情绪等。

4. 恢复重建期（recovery and reconstruction phase） 此期的工作重点是尽快让事件发生地区或波及地区恢复正常秩序，包括做好受害人群躯体伤害的康复工作，评估受害人群的心理健康状况，针对可能产生的创伤后应激障碍进行预防和处理。

四、分级

根据突发公共卫生事件的性质、危害程度、涉及范围，突发公共卫生事件可划分为四级：特别重大（Ⅰ级）、重大（Ⅱ级）、较大（Ⅲ级）和一般（Ⅳ级），详见《国家突发公共卫生事件应急预案》。

根据《国家突发公共卫生事件应急预案》，我国对突发公共卫生事件实行分级管理。全国突发公共卫生事件应急指挥部负责对特别重大突发公共卫生事件的统一领导、统一指挥；省级突发公共卫生事件应急指挥部负责对本行政区域内突发公共卫生事件应急处理的协调和指挥。

第二节　突发公共卫生事件的流行病学调查

突发公共卫生事件的流行病学调查以现场调查为核心，即深入疾病和突发公共卫生事件实际发生的地方，针对病因和流行因素进行研究。这是流行病学工作者应对突发公共卫生事件以及开展常规流行病学研究时，对现场调查的共识。

一、开展流行病学调查的意义

1. 查明原因 开展流行病学调查研究,有助于寻找病因线索、明确病因或危险因素,获取更多的有关宿主、病因和环境之间相互关系的信息,弥补个案病例研究的不足,更全面地探究疾病的全貌。这既能促进疾病的理论研究,又能直接为疾病防控服务。

2. 控制事态发展,终止暴发或流行 预防和控制突发公共卫生事件的危害进一步扩大是流行病学调查研究的根本目的。运用流行病学的调查方法及逻辑思维方法,对突发公共卫生事件进行调查研究,有助于从宏观角度掌握突发公共卫生事件的流行特征和发展规律,评估事件造成的危害及引发的需求,制定适宜的干预策略和措施,以控制事态进展。

3. 提高对疾病特征和流行规律的认识 利用流行病学的疾病监测技术,建立突发公共卫生事件监测网,并实施连续监测,有助于获得不同地区各类突发公共卫生事件的基线信息,把握其流行形势,实现准确预测、及时预警,还能够评价不同地区突发公共卫生事件的防制水平,进而调整突发公共卫生事件的工作重点。

二、暴发调查

突发公共卫生事件常以疾病暴发或聚集性疫情的形式出现。暴发不仅见于传染病,也常见于非传染性疾病,如农药中毒、维生素缺乏症等。对于传染病暴发,病例多有相同的传染源或传播途径,大多数病例出现在该病的最长潜伏期内。在疾病暴发初期,通常原因不明且发展迅速,欲对其进行有效控制,需要获得及时、真实、充足的信息,以便更快查明原因,并采取有针对性的处置措施。

暴发调查一般先采用描述流行病学研究来掌握疾病的三间分布、确定高危人群、提供病因线索以建立病因假设;再用分析流行病学方法(病例对照研究和队列研究)来检验和验证病因假设、研究疾病自然史和评价干预措施的效果;开展卫生学调查,了解可能的暴露环节;有时还需采用实验流行病学方法来验证病因假设、评价干预措施的效果。

(一)准备和组织

周密的准备和组织将使现场工作事半功倍,组织工作可以从以下几方面入手:

1. 区域的确定和划分 首先是明确调查的范围,将调查范围划分成多个区域,并确定重点调查区,每区安排一支合适的调查队。

2. 人员的选择 现场调查队需要哪些专家和人员取决于资深卫生工作者对暴发作出的初步假设。调查队成员一般包括:组织带队者以及流行病学、实验室、临床医学、健康教育和消毒杀虫专业人员,必要时还应增加其他专业人员,如心理、毒理和翻译等专业人员。

3. 技术支持 携带专业书籍、应急预案、应急处置技术方案、监测方案和调查表等。如无相关资料或遇到本地区罕见疾病暴发,可短时间内查阅有关文献。

4. 物资准备与后勤保障 必须在最短时间内获得必要的物资和持续稳定的后勤供应。所需物资主要有:防护设备(如防护服、手套、口罩和呼吸器等)、消毒药剂和器械、标本采集运送装置、健康教育材料、摄录器材、交通工具、通信工具、救护装备、生活用品、各种药物和充足的现金等。

5. 实验室支持 事先应通知权威或专业的实验室,获取实验室支持,安排好标本的采集和检测工作。

准备工作一旦完成,调查队员应立即奔赴现场。

（二）核实诊断

到现场后，通常先到收治病人的医疗机构了解情况，收集病人的基本信息，如年龄、性别、地址、职业以及发病日期，对流行过程作出简单描述。同时，收集病人的症状、体征和实验室资料。根据病例的临床表现、实验室检查结果，与流行病学资料相互结合进行综合分析、作出判断。核实诊断可以通过检查病例、查阅病史及实验室检验结果进行。如果大多数病人的体征、症状与诊断相符合，且已有部分病人已经由实验室确诊，则不需要再对更多的病例进行实验室检测。

（三）确定暴发的存在

疾病暴发的信息最初可能来自基层医疗单位、疾病监测点、常规和紧急报告；或来源于实验室、药房、兽医站；还有可能首先被教师、居委会主任等人员发现。卫生工作者接到暴发信息后，必须仔细核查信息的真实性，排除疫情被人为地夸大和缩小的可能性。此时可从三方面入手：

1. 尽快从多个渠道收集信息，将不同来源的信息进行比较。

2. 及时向发病单位的行政管理人员、医师等详细了解有关情况。

3. 派遣经验丰富的公共卫生医师进行快速的现场访问，根据临床特征，结合实验室检查判断暴发信息的确凿性。

如果经确认，暴发信息不真实，应立即向公众澄清事实，以免引起不必要的恐慌。导致暴发信息不真实的主要原因有：误诊、误报、监测系统调整、报告制度改变、诊断标准或诊断方法变化等。一旦认定暴发属实，接下来就要初步分析暴发的总体形势，分析疾病的性质和严重程度，分析暴发影响的范围、发病人数、受威胁人数。根据对形势的初步推断，紧急做好暴发控制准备和组织工作。

（四）病例定义

制定病例定义主要是确定发现病例的统一标准，使发现的病例具有可比性，并符合突发公共卫生事件调查的要求。病例定义一般可分为疑似病例、可能病例和确诊病例。现场调查中的病例定义应包括流行病学信息、临床信息和实验室检查信息：流行病学信息包括病例的三间分布（时间、人群、地区分布）信息；临床信息包括病人的症状、体征、体格检查、临床检查和治疗效果等信息；实验室检查包括抗原抗体检测、核酸检测和病原分离培养，以及化学毒物等其他致病因子的检测结果等。定义病例时最好运用简单和客观的方法。例如，发热、X线诊断、脑脊液中的白细胞计数、血便或皮疹等。现场调查早期应使用较敏感的病例定义，如疑似病例，以便发现更多的病例；调查中期建议使用较特异的病例定义，如可能病例和确诊病例，以便应用病例对照研究和队列研究进行病因研究；调查后期或调查结束后，应建立监测用的病例定义，以便开展进一步监测，评估突发公共卫生事件控制措施的效果。

例如，2019年5月某学校发生脱氧雪腐镰刀菌烯醇（deoxynivalenol）所致食物中毒事件，开展调查时病例的定义如下：①疑似病例：2019年5月16日或之后出现以下症状之一的该校学生或教师：呕吐、恶心、腹痛、腹泻、头痛、头晕和/或发热。②可能病例：2019年5月16日早餐后出现呕吐的疑似病例。③确诊病例：疑似病例或可能病例，并从吃剩的食品或制作食品的原料中检测出脱氧雪腐镰刀菌烯醇。

（五）病例发现与核实

发现病例可通过多种途径，如询问医师、查阅门诊日志和住院病历、电话调查、走访村民、入户调查、血清学调查等。还可利用现有的疾病监测系统搜索病例，或建立主动监测系统，提高发现病例的能力。根据疾病本身特点和发生地区情况，查找病例的方法也应相应调整。发现病例后，应积极救治和隔离，并对密切接触者进行密切观察。

对发现的病例开展个案调查,目的是调查暴发的"来龙去脉",了解病例是怎样被传染的,是否为输入性病例。调查病例的活动、饮水、饮食、动物接触和各种危险因素暴露,发现可疑线索。个案调查时还要采集生物标本进行检测,以便明确诊断。

（六）描述疾病的三间分布

许多疾病都有其独特的流行病学特征,不同类型疾病的流行病学分布特点各异。在暴发调查中,描述疾病的三间分布有助于发现高危人群及防制重点,为疾病防制提供依据,并可通过描述暴露因素与疾病之间的关联,逐步建立病因假设。

1. 时间分布　时间分布是对疾病按照时间的变化进行描述,暴发调查时也需要将特定时间内的病例数与同期的预期病例数进行比较,以便判断是否为暴发或流行。在进行时间分布的分析时,首先确定各病例的发病时间,画出疾病的流行曲线(epidemic curve),即以时间(时、天)为横坐标,以发病数为纵坐标所画的直方图。X 轴上最合适的时间单位应根据疾病的潜伏期、疾病分布的时间长度等决定,经验表明,间隔时间单位应该是可疑疾病潜伏期的 1/8~1/3,这样可以较清楚地表达传播模式、潜伏期长短和二代病例发病情况,还可以估计病例的暴露时间以及评价控制措施的效果。

流行曲线因病原体、传播方式、代际间隔、暴露类型及其时间长短、潜伏期及暴露的易感者人数而异。典型的流行曲线图包括点源传播、持续同源传播和人-人传播模式;此外还有混合传播模式,兼具上述三种传播模式的特点。

点源传播(point source transmission)是指某易感人群中的成员同时暴露于某共同的病原体或传染源导致的暴发。流行曲线的特点是快速上升,快速下降;几乎所有病例的发生都集中在该病的最长潜伏期内。暴露时点与首例病例发病日期、病例高峰时间以及末例病例发病日期之间的间隔分别对应该病的最短、平均和最长潜伏期。在明确暴发疾病的潜伏期情况下,可以通过流行曲线估计暴露时间,如一次聚餐导致的细菌性痢疾暴发,见图 16-1。

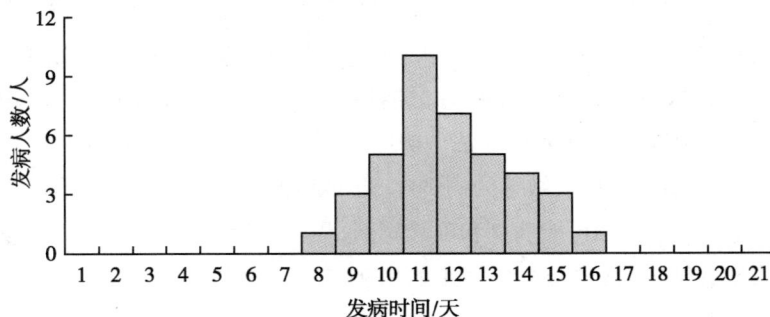

图 16-1　点源传播模式

持续同源传播(continuous common source transmission)是持续暴露于同一传染源导致的暴发。与点源传播类似,流行曲线快速上升,达到发病高峰后,出现一个平台期;如果传染源消除,则曲线快速下降;如果传染源自然损耗,则曲线呈缓慢下降,如受污染食品导致的沙门菌感染暴发,见图 16-2。

人-人传播(person-to-person or propagated transmission)没有共同的传染源,病原体在易感个体间传播引起暴发;传播可能直接发生(人与人之间)或通过中间宿主。流行曲线往往表现为一系列不规则的高峰,反映了感染的世代数,具有较明显的周期性。发病高峰过后,易感人群减少可使曲线快速下降,如学校流行性感冒暴发,见图 16-3。

2. 地区分布　地区分布可提示事件发生的范围,有利于进一步建立暴发假设。早在 1848—

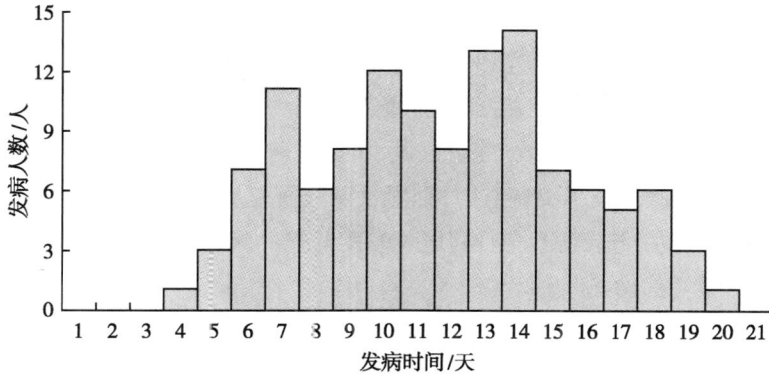

图 16-2　持续同源传播模式

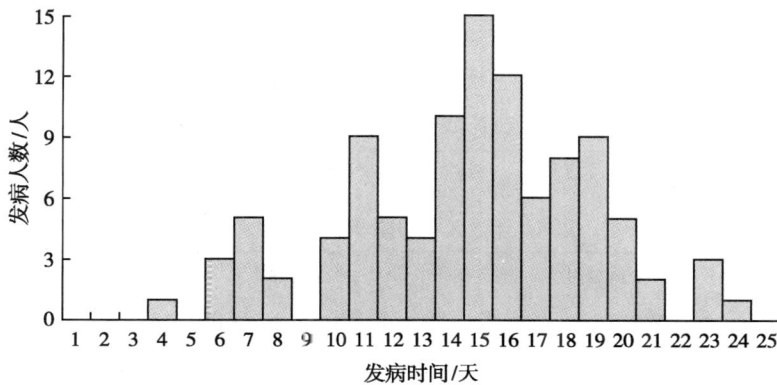

图 16-3　人 - 人传播模式

1854 年, John Snow 就以标点地图法揭示了伦敦霍乱死亡的分布规律, 分析出污染的饮用水为其传播途径, 并推论其病原可能为一种活的物质, 进而追溯出污染的源头。需要说明的是, 1884 年人类才发现霍乱弧菌, 这一成功的流行病学调查成为流行病学史上不朽的里程碑。

收集的地区分布的资料应包括居住地、工作场所、学校和旅行地等资料, 同时还要收集在上述地点详细的活动方式和停留时间等资料。在观察病例的地区分布特点时, 要注意分布的独特性, 如是否在同一供水系统范围内, 班级和交通工具中的座位顺序, 同一风向的下风处等。将病例按地理特征绘制成图, 有助于分析传播途径和暴露因素。在一起突发公共卫生事件中, 比较不同时间的病例标点地图, 还可以估计病例在地理位置上的变化趋势, 如疫情可能沿着河流、交通线蔓延。

3. 人群分布　按人群特征(如年龄、性别、职业、文化程度、经济状况、生活习惯等)分别计算其罹患率、死亡率, 比较不同人群的罹患率差异, 有助于发现与危险因素有关的宿主特征。有些疾病高发于一定的年龄组, 例如诺如病毒急性胃肠炎的全人群发病率在 3.8/100 人年至 10.4/100 人年之间, 而 5 岁以下儿童的发病率高于其他年龄段人群。有些疾病与职业明显相关, 如发热伴血小板减少综合征病例多为从事农业和林木业生产者。

(七)建立假设及验证假设

暴发调查的成功与否取决于根据调查数据所建立的科学假设的质量高低。建立假设时要始终保持开放的思维, 及时请教相关领域专家, 并注重到现场去寻找线索。假设必须建立在分析流行病学研究之前, 在一次暴发调查中经常会产生几个假设。假设应该包括传染来源、传播方式和危险因素、高危人群等。

建立假设后,需要用病例对照研究和队列研究来验证。假设要符合因果推断标准,如关联强度、暴露与疾病的时间顺序、剂量-反应关系、可重复性、生物学合理性、实验证据。如果通过验证,提出的假设是错误的,则必须重新修改、完善假设,再进行调查研究。

例如,在一起流行性腮腺炎暴发调查中,回顾性队列研究显示,乘坐校车和未应急接种为发病的危险因素(表16-1)。在一起食源性急性胃肠炎暴发调查中,病例对照研究显示,刀豆炒肉片是此次食物中毒的危险因素(表16-2)。

表 16-1　2013 年某小学流行性腮腺炎发病危险因素的回顾性队列研究

危险因素	暴露组			非暴露组			RR(95%CI)
	病例数	总人数	罹患率/%	病例数	总人数	罹患率/%	
乘坐校车	117	457	25.60	35	241	14.52	1.76(1.27~2.45)
集体午餐	141	640	22.03	11	58	18.97	1.16(0.61~2.39)
未应急接种	16	262	6.11	8	308	2.60	2.35(1.03~3.46)

(李波,2015)

表 16-2　2014 年某公司食堂食物中毒的病例对照研究

食物	病例组		对照组		OR(95%CI)
	暴露	非暴露	暴露	非暴露	
刀豆炒肉片	28	0	88	182	56.63(7.91~444.82)
西红柿炒蛋	10	18	73	197	1.50(0.66~3.40)
酸辣包菜	6	22	90	180	0.55(0.21~1.39)
青椒卤肉	2	26	93	177	0.15(0.03~0.63)
豆椒白鲢鱼块	7	21	48	232	1.61(0.65~4.00)

(缪国忠,2015)

(八)完善现场调查

为了使现场调查更加完善,需进行更加详细的调查,用多种方法调查高危人群,以期发现更多的病例,并力求发现准确、真实的受累人群。对于新发或不明原因疾病,要进一步了解其自然史、病原学/来源和传播模式;对于已知疾病,要掌握其更多的特征,如分析危险因素、评价诊断方法、测量控制措施的效果等。

(九)实施控制措施

现场调查的最终目的是采取防控措施,防止疾病的发生与流行。需要特别注意的是,实施控制措施应尽早开展,与现场调查应同步进行,如一旦发现甲类和按照甲类管理的传染病病人,必须隔离治疗。在现场调查中一定要提出有效且可行的防制措施。根据调查结果提出有针对性的控制措施,以排除暴露源,减少人群暴露机会或防止进一步暴露,及时保护高危人群,同时要考虑怎样防止类似事件再次发生。

(十)总结报告

突发公共卫生事件应急反应终止的条件是:突发公共卫生事件隐患或相关危险因素消除,或末例传染病病例发生后经过最长潜伏期无新的病例出现。调查过程中和调查结束后,调查者应将调查过程整理成书面材料,报上级机关存档备案或著文发表以推广工作经验。

参照我国卫生部制定的《国家突发公共卫生事件相关信息报告管理工作规范(试行)》,突发公共卫生事件报告包括初次报告、进程报告和结案报告。

1. 初次报告　事件的初次报告强调及时性,而不求准确和全面。主要内容包括:事件名称、发生时间、发生地点、发病和死亡人数、波及人口或潜在影响和联系人等。

2. 进程报告　进程报告可以有多次,随着疾病暴发的发展,要及时报告疫情发展趋势、发病最新情况和调查最新结果。

3. 结案报告　在调查结束后及时写出结案报告。内容主要包括一般情况、事件总体情况描述、暴发的主要原因、采取的控制措施及效果评价、经验教训和下一步工作建议等。

（十一）暴发调查应注意的问题

1. 调查与控制同步进行　暴发控制才是现场调查的真正目的。随着调查不断获得新的发现,应及时调整控制措施,直至疫情平息。只顾调查暴发原因,而不采取措施,必会招致工作失败、公众反感,甚至是法律诉讼。

2. 充分运用法律武器　法律赋予了流行病学工作者调查疾病暴发的权利和公众合作的义务。对于少数不配合调查者,可依法采取措施,强制其接受调查和提供必要的资料。

3. 伦理道德问题　流行病学调查中的伦理问题主要包括知情同意、尊重当地习俗文化、信息保密、尊重调查对象和及时沟通调查结果等。例如被调查者享有司法保护权和隐私权,病人的病案记录和个人资料未经授权不得披露;流行病学调查不要影响对病人的救治;对密切接触者医学(隔离)观察时不要损害其权益。

4. 广泛合作　暴发调查应讲究工作方法,只有争取各个相关部门的协作,获得群众的支持,消除有关人员的顾虑,方能保证调查工作顺利进行。

5. 媒体沟通　突发公共卫生事件发生时,通常会引起媒体的极大关注,因此需要充分把握网络舆论规律,及时、客观、真实地发布疫情信息,解答群众疑虑,以防止引起群众的过激反应和造成不必要的混乱与恐慌。同时要提高专业人员与媒体交流的能力,加强相应培训和模拟演练。

三、自然灾害和技术事故的流行病学调查

与暴发调查的侧重点略有不同,在发生自然灾害或技术事故类突发公共卫生事件后,开展流行病学调查的主要内容是评估事件对人群、环境、公共设施等产生的影响大小,评估人员伤亡以及医疗卫生需求,开展现场卫生学评估,为政府和卫生行政部门的决策提供科学依据,保证当地群众尽快恢复生活和生产秩序。

突发公共卫生事件发生后,对人群和环境开展卫生学评估是有针对性开展预防控制措施的前提和关键。对突发公共卫生事件可能波及的场所,均应开展卫生学评估,重点评估公共场所以及生产、经营、工作和教学场所的卫生质量是否符合卫生标准和卫生要求。

卫生学评估包括早期应急现场快速评估、中期跟踪评估和事件结束后的终期评估,由卫生行政管理者以及流行病学、食品营养、环境卫生和饮水卫生等方面的专家组成评估小组来进行。获取资料和信息的主要方式有:利用各部门现有资料、实地考察、访谈知情者和快速调查。

评估工作结束后,应综合现场流行病学调查、实验室检测、健康危险因素评估和健康检查等资料,分析形成总结报告,及时报送给突发公共卫生事件应急处置指挥部门。涉及违法犯罪的,收集相关证据,依法追究刑事责任。

第三节　突发公共卫生事件的应急准备与应急处置

对突发公共卫生事件的管理不应仅限于事件发生时的应对。全面应对需贯穿所有阶段，即突发事件前阶段、应对阶段、恢复阶段。每个阶段的准备和处置都至关重要。例如，在突发事件前阶段，应采取措施防止突发事件的发生，或开展研究以实现精确预测和早期警报。当突发事件发生时，可以将它们造成的伤害降到最低。以往经验表明，无论是自然灾害、技术事故还是疾病暴发，充分的事前准备对成功管理突发公共卫生事件都具有重要意义。

一、应急准备

（一）应急准备的概念

突发公共卫生事件的应急准备是一个长期持续的规划和实施过程，目的是增强国家和地区在面对突发公共卫生事件时的抵抗力、接受力和恢复能力，以有效预防和处理各种突发公共卫生事件，便于受害地区从事件中有序过渡，恢复到持续发展，以实现平时常备不懈、遇事迅速处置。

应急准备虽不能完全消除所有危害，但它是确保对紧急情况作出快速和有效反应，从而最大限度地降低发病率、死亡率和减少其他损害的有力先决条件。例如，气象警示和物资储备可以帮助居民抵御极端高温和极寒天气，广泛覆盖的免疫接种程序和系统的监测系统有助于社区预防传染病的暴发。

（二）应急准备的主要内容

1. 构建组织指挥体系　建立高效融合、反应灵敏、决策科学的组织指挥体系，打破部门和地域界限，完善重大风险研判、评估、决策及防控协同机制，做到统一领导、统一指挥、统一行动。

2. 加强信息化建设　加强疾病预防控制信息化建设，共享并综合运用相关数据，发挥大数据在传染病和突发公共卫生事件监测分析、防控救治、疫情溯源以及资源调配等方面的作用。

3. 提高物资保障能力　国家建立健全公共卫生应急物资保障体系，健全国家应急医疗物资保障调度平台。同时，建立重要民生商品应急物资储备目录清单，丰富品种，优化储备仓库布局。

4. 强化法治保障　构建系统完备、科学规范、运行有效的公共卫生法治体系，运用法治思维和方式应对突发公共卫生事件。

5. 加强人才队伍建设　完善公共卫生和卫生应急人才发展规划，推进公共卫生医师规范化培训，强化高校与疾控机构、传染病医院的医教研合作，建设高层次公共卫生人才队伍，并持续加强医护人员和应急处置人员培训演练。

6. 制定应急预案　根据 2024 年发布的《突发事件应急预案管理办法》，各级人民政府及其部门、基层组织、企事业单位和社会组织等应预先制定详细预案，实现依法、迅速、科学、有序应对突发事件，最大限度减少损害。

7. 开展风险评估　风险评估（risk assessment）是指系统收集数据，识别地区面临的各种突发公共卫生事件风险，评估其发生概率及潜在危害，确定当地政府、社会和群众承受风险的能力及防控优先级，包括日常风险评估（事件发生前评估某地区的危害脆弱性）和特定风险评估（事件发生后评估该事件可能造成的进一步风险）。

二、应急处置

（一）应急处置的概念

应急处置是指在获知发生或可能发生突发公共卫生事件后所采取的紧急筹划和应对行动，以最大限度地减轻事件危害，保护公众生命和财产安全。

（二）应急处置的内容

1. 启动应急预案　突发公共卫生事件发生后，卫生行政主管部门应组织专家对事件进行综合评估，初步判断事件类型，确定启动应急预案的级别。应急指挥部发布启动命令，各部门按照应急预案的要求，开展应急处置工作。

2. 医疗救护和现场救援　严重事件会造成大量病人或伤员，因此首要任务是及时诊断和救治。传染病病人和疑似病人必须隔离治疗，对甲类及按甲类处置的传染病的密切接触者也应采取必要的管理措施。

3. 食品、饮用水卫生措施　加强食品卫生、饮用水卫生的管理，依法做好供水单位和食品生产流通部门的监督监测工作。

4. 环境卫生处理　开展公共场所卫生监督，及时清理垃圾、粪便，指导人畜尸体无害化处理工作，对住房、公共场所和安置点及时实施消毒、杀虫和灭鼠，并有效控制病媒生物。

5. 易感人群的保护　根据疾病严重性、传播难易和暴露危害程度，采取基本防护、加强防护或严密防护措施。为防止疫情扩散，可根据疫情可能波及的范围划定疫点、疫区，必要时依法报请政府实施封锁管制。

6. 信息收集与报告　实行卫生应急信息日报告制度，及时向上级卫生行政部门及当地政府报告事件信息及应急工作进展，加强与相关部门的信息沟通。

7. 知识宣传和风险沟通　有针对性地开展自救、互救及卫生防病知识宣传，向媒体和公众做好风险沟通。

8. 心理援助　国家建立重大传染病疫情心理援助制度。根据实际需要，组织专业人员为重点人群以及社会公众提供心理疏导和危机干预，消除焦虑、恐慌等负面情绪。

9. 特定风险评估　事件发生后，及时进行专业风险评估对于高效应对至关重要，包括明确事件的类型和性质、评价影响范围及严重程度、预测发展趋势、确定事件分级和启动响应。在国家标准化管理委员会发布的风险管理标准中，风险评估包括风险识别、风险分析和风险评价三个过程。

（朱　红）

思考题

1. 暴发调查的基本步骤有哪些？
2. 突发公共卫生事件应急准备的意义是什么？主要内容包括哪些？
3. 突发公共卫生事件应急处置的主要内容包括哪些？

第十七章
分子流行病学

Chapter 17　Molecular Epidemiology

Molecular epidemiology is a branch of epidemiology that integrates theories and methods from both epidemiology and molecular biology. It is distinguished from traditional epidemiology by its utilization of biological and particularly genetic markers to assess the risk of a disease or as an indicator of a disease or an exposure in the studies of disease distribution and causes. Molecular epidemiology mainly focuses on biomarkers, including exposure markers, effect markers, and susceptibility markers. Through these markers, molecular epidemiology improves our understanding of the occurrence, development and prognosis of disease, evaluates the effectiveness of preventive and therapeutic interventions, and provides crucial evidence for clinical and healthcare decision-making in a defined population. In the era of precision medicine, molecular epidemiology will play a more important role by providing the molecular insights necessary to develop and implement targeted interventions that are tailored to individual characteristics.

分子流行病学（molecular epidemiology）是传统流行病学与新兴生物学技术，特别是分子生物学技术相结合而产生的流行病学分支学科，主要从分子水平阐明疾病发生、发展规律及其影响因素，有效解决传统流行病学在微观领域的局限性，使得疾病的防治手段更加有效。分子流行病学可以根据其所研究的疾病进一步细分，如肿瘤分子流行病学、传染病分子流行病学等。纵观分子流行病学的发展历程和医学、生命科学的发展趋势，分子流行病学代表着流行病学发展的一个重要方向，将对流行病学的发展和疾病的防治产生重大而深远的影响。

第一节　概　述

一、分子流行病学的定义

分子流行病学中的"分子"是指应用分子生物学理论和技术来解决流行病学问题，而"流行病学"则是指从流行病学的观点出发，运用流行病学研究方法探讨分子生物学技术在人群生物样本中所检测到的结果，将实验室数据转化为对人群中疾病病因、发病机制的诠释。

根据分子流行病学的研究内容，结合传统流行病学的定义，目前关于分子流行病学较为公认的定义为：分子流行病学是研究人群和生物群体中医学相关生物标志的分布及其与疾病/健康的关系和影响因素，并研究防治疾病、促进健康的策略与措施的科学。

分子流行病学的研究首先必须确定生物标志（biological marker；biomarker）。生物标志主要指从暴露到疾病这个连续过程中可测量的、能反映功能或结构变化的细胞、亚细胞、分子水平的物质。由于生物的生命现象极其复杂，而且可以说任何生命现象都具有物质基础，所以生物标志的范围非常广泛，包括细胞的、生化与分子生物学的、免疫学的、遗传的或生理功能的等。广义地说，分子流行病学研究一切生物标志,但目前应用较多的主要是分子生物标志,如核酸、蛋白质、代谢物、扩体等。这些与疾病或健康状态相关的生物标志(即可识别的物质特征)构成了分子流行病学的测量指标。

二、分子流行病学的发展简史

(一)产生背景

分子流行病学是传统流行病学学科发展的强烈需求和分子生物学理论与技术取得的巨大成就相结合的产物,其诞生的原因主要包括以下两方面:

1. 疾病防治中出现的新问题　一直以来,流行病学在疾病的预防和治疗、疾病危险因素的研究和控制等方面都发挥着十分重要的作用。然而,自 20 世纪后期以来,随着疾病预防控制和健康促进工作的深入和人们对健康的需求越来越高,流行病学的研究和应用遇到了一些新的挑战。

(1)传染病防治面临新的挑战,而传统流行病学研究方法难以解决。主要表现在:①病厡生物不断表现出多样性和多变性,如流感病毒、HIV 等;传染病流行规律与传播机制愈显复杂,向多因素发展;病因由单病因单效应发展至多病因多效应。②抗菌药的广泛应用使各种耐药性病原体不断出现(如耐药结核分枝杆菌、耐药金黄色葡萄球菌等),且呈现广泛传播的趋势。③新发传染病不断出现,需要更有效、更快速的技术方法来阐明疾病发生的原因,并进行环境生物群落的研究和监测。

(2)对于慢性非传染性疾病而言,传统的“黑箱原理”式的病因研究方法主要是判断某个(些)暴露因素与某个(些)疾病的发生是否相关联,并不关注中间具体发展过程。多数慢性非传染性疾病具有多病因、多阶段、长诱导期等特征,从暴露到发病或死亡的时间往往需要几年或几十年。暴露因素究竟是如何导致该疾病发生的? 暴露因素作用于人体后,最早的生物学效应是什么? 它们与疾病发生、发展的关系如何? 传统流行病学的研究方法无法解答上述问题。

(3)生物个体间环境及遗传因素的不同造成不同个体或群体之间对于疾病的易感性或者治疗的反应差别甚大。例如,在疾病发生、发展过程中,不同个体对于病原体的易感程度或者对环境有害物质的代谢能力不同;在疾病治疗的预后转归中,不同个体对于治疗手段的反应程度或者药物不良反应的耐受程度等存在差异。传统流行病学方法在确定这些差异及其在疾病发生、发展和防治中的意义时常显得无能为力。

在遇到上述难题以后,学者们意识到:如果以一系列疾病发生、发展的中间事件而不是仅以发病结局为测量指标来研究疾病的分布规律、影响因素以及评价干预效果,将极大地提高流行病学研究的效能;如果将个体间的遗传易感性纳入疾病病因或危险因素的研究与防治效果评价中,可获得更好的效果。但关键问题是如何测量这些中间事件以及易感性。分子生物学理论的快速发展和分子生物学技术的大量涌现,为解决这一难题带来了可能。

2. 分子生物学理论和技术的迅速发展　20 世纪后期,随着基因和蛋白水平研究的不断深入,分子生物学理论(如 DNA 双螺旋结构、中心法则、RNA 逆转录、表观遗传修饰等)和技术(如凝胶电泳、体外核酸扩增、DNA 测序、蛋白质测序、分子杂交、基因编辑等)得到了飞速发展。此外,随着人类基因组计划而发展起来的生物芯片技术和新测序技术近年来的应用范围也不断扩大,为基因和蛋白质结构和功能的深入解析及高通量检测提供了更为有效的手段。

这些理论和技术的成熟与发展赋予了流行病学新的特征,使得研究者在流行病学研究和分析中开始大量采用生物标志作为客观评价指标来解决关于疾病发生、发展过程中的中间结局/事件以及易感性的测量问题,并探讨其影响因素及最佳防治策略和措施,从而形成了流行病学新的分支——分子流行病学。

（二）发展历程

1. 分子流行病学概念的演变　1972 年，Kilbourne 在美国传染病学会第 10 届年会上做了题为"流感的分子流行病学"的学术报告，第一次使用了"分子流行病学"这一术语。1977 年，法国学者 Higginson 对分子流行病学做了如下解释：应用精细技术进行生物材料的流行病学研究。这一时期，分子流行病学主要应用于传染病的研究，可称之为传染病分子流行病学的诞生阶段。

20 世纪 80 年代以后，分子流行病学开始被应用到肿瘤、心血管疾病等的研究中。1982 年，Perera 和 Weinstein 提出"癌症分子流行病学"（molecular cancer epidemiology），并认为癌症分子流行病学是一种方法，这种方法应用先进的实验室技术结合分析流行病学方法，在生化或分子水平确定人类癌症病因中起作用的特异性外源因素和/或宿主因素。1996 年第 14 届国际流行病学学术会议上，Saracci 提出：分子流行病学研究在狭义上讲测量的是作为暴露或效应的生物标志——信息大分子，即 DNA、RNA 和蛋白质，广义上讲则包括任何实验的、生化和分子生物学的测量，也包括血清流行病学等内容。这些概念的发展丰富了分子流行病学的内涵，扩大了其研究领域。

2. 人类基因组流行病学的产生和发展　随着人类基因组计划（human genome project，HGP）的实施和完成，人类基因组流行病学（human genome epidemiology，HuGE）应运而生。近年来，基因组学检测平台快速发展，研究者可以在全基因组范围选择上百万个单核苷酸多态性（single nucleotide polymorphisms，SNPs）来开展全基因组关联分析（genome wide association study，GWAS）。该方法特别适用于鉴定常见的复杂性疾病如肿瘤、心脏病、糖尿病等的易感基因。

3. 分子流行病学在我国的发展　我国从 20 世纪 80 年代初开始进行分子流行病学研究。早期的分子流行病学研究仅局限于传染病，如对轮状病毒、大肠埃希菌等病原体基因序列特征分析。90 年代中后期，分子流行病学的概念写入了中文教科书："分子流行病学是利用分子生物学原理和技术，从分子乃至基因水平上研究医学事件在人群和环境生物群体中的分布及其决定因素和调控手段的学科"。近 20 多年来，我国学者无论在新发传染病病原体的快速鉴定、基因工程疫苗的研制和应用，还是在肿瘤、心血管疾病等慢性非传染性疾病的全基因组关联分析等方面均取得了显著进展。目前，分子流行病学已经发展成为我国流行病学研究中最为活跃的领域之一。

4. 分子流行病学的应用现状　分子流行病学经过 40 多年的发展，已经形成比较完整的理论和方法体系，在传染病的研究和防治中作出了突出贡献，如流感病毒的变异及其监测，艾滋病病人及 HIV 携带者的监测及病毒变异和耐药性研究，SARS 等呼吸道传染病以及霍乱、痢疾、病毒性腹泻等肠道传染病暴发或流行中传染源、传播途径的确定，疫苗相关病例的判定，病原体耐药性及其传播规律的探索，预防接种效果评价等；在慢性非传染性疾病，如肿瘤、心血管疾病、糖尿病等的病因和发病机制以及个体易感性等的研究中，同样作出了巨大贡献。

分子流行病学在疾病的防治中发挥着越来越重要的作用，尤其是近年来发展很快，主要表现在：

（1）研究内容更加丰富：分子流行病学从最初研究传染病，后来逐渐扩展到疾病和健康状态相关生物标志的分布、影响因素、人群易感性、防治效果评价、预后分析及病原生物进化变异规律和检测手段等。

（2）研究手段越来越多：除应用传统流行病学的群体调查研究方法外，分子流行病学还应用一些独特的现场和实验室方法。在分子流行病学产生初期，主要检测手段是质粒图谱、核酸分子杂交、抗原抗体技术等。随着生物芯片技术、基因组测序技术及质谱技术等日益普及，生物标志的检测效率大幅提高。

（3）应用范围不断扩大：随着分子流行病学的快速发展，其应用已从预防医学逐步拓展到基础医学、临床医学、生物学、遗传学、环境科学和人类学等研究领域，并取得了一系列成果。

（4）系统流行病学正在兴起：当前，分子流行病学所涉及的各种分子生物学检测技术正在经历重大变革，包括基因组学、表观组学、转录组学、蛋白组学、代谢组学等新兴组学研究领域正随着高通量检测技术的日新月异而蓬勃发展。这些组学研究的发展推动分子流行病学研究不再局限于单一的分子标志与疾病的关系，而是将传统流行病学理论和多维度的组学数据相结合，形成一个与疾病或表型相关的数据网络系统。这种新的研究模式整合了大量的信息，包括将遗传易感性、表观遗传改变、基因表达、代谢、肠道微生物等信息都整合进人群研究中，为深入理解疾病发生的内在分子机制提供了一个全面、系统的全新视角。因此，系统流行病学（systems epidemiology）的概念应运而生，已经逐渐成为一个由流行病学人群观察、干预研究与系统生物学概念交叉形成的新兴学科。

可以预见，随着分子流行病学、人类基因组流行病学以及系统流行病学的发展，今后将会有越来越多的疾病的病因、发病机制、发生发展及转归规律等在分子、基因微观水平及宏观人群水平上得到系统阐明。

三、与传统流行病学的关系

传统流行病学在病因研究和疾病防治等方面起着十分重要的作用。如 John Snow 在 19 世纪中叶对霍乱的流行病学研究和 20 世纪中叶 Doll 和 Hill 关于吸烟与肺癌的研究就是两个典型的例子，它们在流行病学发展史上具有里程碑式的重要意义。但是传统流行病学在研究暴露与疾病关系时，通常从宏观出发观察人群是否暴露于某病因或危险因素，然后根据最终发病、死亡或出现其他事件的结果来推断疾病病因，其中间的过程称为"黑匣子"（图 17-1）。虽然发病和死亡测量可以直接反映人群疾病和健康状况，但由于"黑匣子"的存在，难以得到暴露和疾病之间关系的直接证据，因此远远不能适应现代疾病防治的需要。而分子流行病学应用分子生物学技术从分子和基因水平阐明生物标志在人群中的分布及其与疾病/健康的关系和影响因素，可以揭示疾病自然史的分子事件，打开传统流行病学中的"黑匣子"，为病因研究和防治措施评价开辟新的途径。

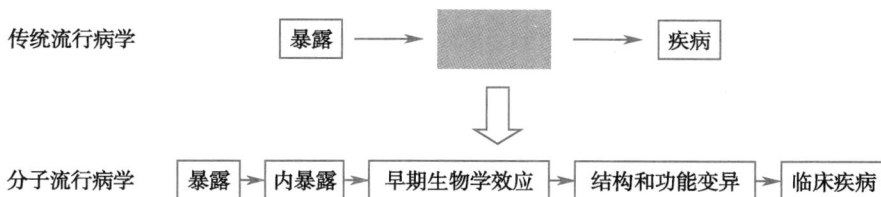

图 17-1　传统流行病学和分子流行病学的关系

传统流行病学与分子流行病学的不同特征可以通过图 17-2～图 17-5 举例说明。如图所示，传统流行病学主要采用病例对照研究或者队列研究来评估某种暴露（如吸烟，以 E 表示）与疾病（如肺癌，以 D 表示）之间是否存在关联，暴露信息可以通过问卷调查或者查询医院记录获得。

传统流行病学主要是探讨 E-D（吸烟-肺癌）之间是否存在关联，但无法解释此类关联的机制（图 17-2）。

血清可替宁（cotinine）或者尿液中 4-（甲基亚硝胺）-1-（3-吡啶基）-1-丁醇（NNAL）可以衡量吸烟者的暴露水平，而多环芳烃（PAH）加合物可以估计吸烟产生致癌物的实际剂量（图 17-3）。

易感性标志是指可以改变宿主对于暴露的易感或耐受程度的宿主因素,包括遗传或者非遗传因素,如 GSTM1 遗传缺陷导致的代谢能力的改变(图 17-4)。

疾病或者效应标志的范围比较广泛,包括抑癌基因的突变、细胞学或表观遗传的改变、表达异常等(图 17-5)。

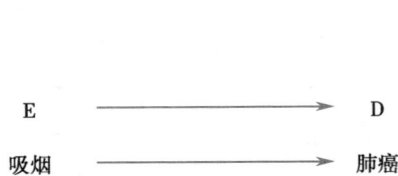

图 17-2　传统流行病学评估方法

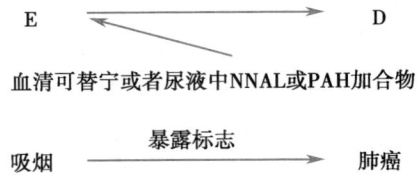

图 17-3　暴露标志

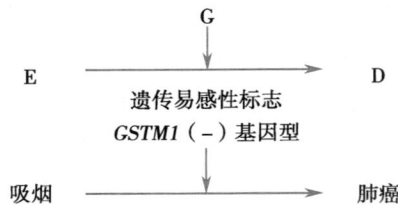

图 17-4　易感性标志

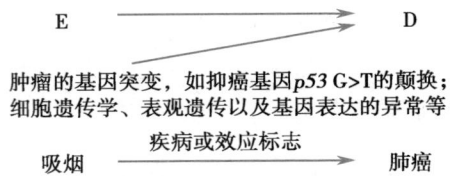

图 17-5　疾病或效应标志

第二节　生物标志

分子流行病学研究实际上是将生物标志的检测技术应用于常规的流行病学研究中。分子流行病学研究中的生物标志总体上可分为三类:暴露生物标志(exposure biomarker),简称暴露标志;效应生物标志(effect biomarker),简称效应标志;易感生物标志(susceptibility biomarker),简称易感性标志。其中,易感性标志可以潜在地修饰从暴露到疾病发生及预后的每一步骤。

一、暴露标志

与疾病或健康状态有关的暴露因素的生物标志称为暴露标志,主要包括外暴露(external exposure)标志、内暴露剂量(internal dose)标志和生物有效剂量(biologically effective dose)标志。

（一）外暴露标志

外暴露标志是指暴露因素进入机体之前的标志和剂量,可分为生物性的和非生物性的。生物性因素主要有细菌、病毒、寄生虫和毒素等,主要用于病原生物的分子分型/分类和检测鉴定,病原生物进化变异规律研究,以及传染病病原体传播途径的研究等。非生物性因素主要包括外在的化学、物理因素等,是确定与内暴露和早期生物效应相关的暴露剂量或比例,如吸烟烟雾浓度、环境中的有毒元素和化学物质含量、汽车尾气中一氧化碳和氮氧化物的浓度、空气中大气颗粒物(如 $PM_{2.5}$)的浓度、饮食因素等,为进一步的内暴露和早期效应研究提供证据。

（二）内暴露剂量标志

内暴露剂量标志是指被宿主吸收的外源性暴露物质的量,这是外源性物质进入人体的可靠依据。因为内暴露剂量标志测定的精确性、可靠性以及与个体发病危险的相关性,其已被广泛应用于测定人体对外源性致癌物和有毒物质的暴露水平。内暴露剂量不仅能反映多种途径暴露的总体水平,而且能避免机体在吸收、代谢的生物转运过程中个体差异的影响,定量地显示体内组织和器官的实际暴露水平和分布。

内暴露剂量标志涉及化学毒物、饮食中的营养素和可能致癌物以及微生物感染等多种指标。例如，与吸烟暴露有关的血或尿中的尼古丁(nicotine)水平、烟草代谢产物可替宁浓度、与多环芳烃有关的尿中 1-羟基芘(1-hydroxypyrene)水平、与饮食有关的血液中营养素水平、与工作暴露和环境污染有关的血清或脂肪组织中的杀虫剂 DDT(dichloro-diphenyl-trichloroethane)含量等。

在进行研究设计时，要充分考虑暴露物在体内的半衰期。不同的暴露物在体内的半衰期可能不同，短的仅有几个小时，长的可持续数十年。体液(血或尿)中潜在致癌物的半衰期相对较短，测定结果主要体现目前的暴露水平，可能无法反映以往或长期的暴露状况。

(三)生物有效剂量标志

生物有效剂量指经吸收、代谢活化、转运，最终与靶组织细胞内 DNA 或蛋白质相互作用的外源性物质或其反应产物的含量。它是反映靶细胞分子内接触剂量的生物标志，主要包括 DNA 加合物(DNA adduct)、蛋白质加合物(protein adduct)、DNA-蛋白交联物(DNA-protein crosslink)等。例如，香烟中的多环芳烃、芳香胺、亚硝胺等被认为是引起机体形成 DNA 加合物的主要致癌物；饮水和食物中硝酸盐、亚硝酸盐、胺类化合物摄入量与胃癌有关，前者在体内形成亚硝基化合物，并可与细胞内 DNA 形成加合物。因此，DNA 加合物水平可以视为上述致癌物的生物有效剂量标志，为进一步研究其与致癌效应的关系提供了生物学基础。如果形成的 DNA 加合物没有被及时修复，其可导致基因突变及染色体损伤，进而促使肿瘤的发生。

二、效应标志

宿主暴露后产生功能性或结构性变化，并进一步引起疾病进入亚临床阶段和疾病发生过程的生物标志称为效应标志，主要包括早期生物效应标志(early biological response biomarker)、结构和/或功能改变标志(altered structure and/or function biomarker)、临床疾病标志(clinical disease biomarker)等。

(一)早期生物效应标志

结合到靶组织上的外源性物质的持续作用，引起组织细胞的生物改变，从而产生疾病前期的生物标志，称为早期生物效应标志。由于早期生物效应常是暴露因素直接作用的结果，应用此类标志物可以更好地研究不同暴露因素的作用强度和作用机制。早期生物效应标志主要包括细胞毒性反应，染色体畸变，DNA、RNA 和蛋白表达，DNA 甲基化水平，以及细胞功能的一些早期变化(如 DNA 修复以及免疫功能的改变)。以肺癌为例，许多研究表明，染色体 3p、9p、13q 和 17q 的杂合性缺失与肺癌高度相关，但不同病理类型的肺癌及肺癌的不同阶段，具体情况可能不同。*KRAS*、*EGFR*、*ALK* 等基因的突变被证明与肺癌的发生发展密切相关。此外，*p16* 基因启动子区域甲基化水平的改变是肺癌、胃癌、结直肠癌等常见肿瘤的早期效应标志。

外周血因其容易获得，已成为检测早期效应标志的主要来源(红细胞、白细胞、血浆、血清、DNA 及 RNA 等)。此外，其他一些组织来源，如皮肤、宫颈和结肠组织切片以及表皮组织刮片或痰液中的上皮细胞等，均可用于早期生物效应的检测。研究还发现在粪便中检测 *KRAS* 基因突变以及 *NDRG4* 和 *BMP3* 基因甲基化水平可用于结直肠癌发病风险预测。

(二)结构和/或功能改变标志

主要指形态学或功能学的改变，是在暴露-疾病连续带中更接近观察终点(即疾病发生)的标志物。此时，一些增生或癌前病变可能已经发生，通过标准的病理学方法即可检测。一些更早期的病变则可以通过增殖实验、凋亡实验和细胞分析等反映细胞周期调控早期事件的实验方法进行研究。

结构和/或功能改变标志通常来自靶器官的组织。

（三）临床疾病标志

指疾病发生后特有的分子生物标志，对于了解发病机制、进行早期诊断及选取个体化治疗方案等有着重大意义。目前，人们已发现多种对肿瘤及其他疾病具有一定辅助诊断价值的标志物，如血清甲胎蛋白（AFP）、癌胚抗原（CEA）、前列腺特异性抗原（PSA）、天冬氨酸转氨酶（AST，又称谷草转氨酶）等。但这些标志物的灵敏度和特异度还不够高，因此主要用于疾病的辅助诊断，不能作为疾病诊断的主要依据。

三、易感性标志

在暴露因素作用下，宿主对疾病发生、发展易感程度的生物标志，称为易感性标志。目前，疾病易感性研究主要关注遗传易感性，即由个体遗传背景差异所导致的不同个体对同一疾病易感程度或治疗反应的强弱。

遗传易感性生物标志是机体稳定存在的遗传性的可测量指标，这种生物标志可以是基因型的改变，如某个基因的缺失、某段未知染色体片段的拷贝数变异（copy number variation，CNV）或者SNPs；也可以是功能学或者表型的改变，如代谢表型、DNA 修复能力等。随着人类基因组计划及环境基因组计划的完成，越来越多的基因及其多态性被发现，这些基因大多行使机体的重要功能，多态性的改变可能影响其参与的多个生物学途径，如细胞分化、细胞凋亡、细胞周期调控以及 DNA 修复等，从而导致一系列健康异常状况的出现。

目前，遗传易感性研究根据其研究设计的不同特点，可以分为以下两种主要类型：

（一）候选基因策略的易感性研究

候选基因策略就是研究者根据已知的基因结构或功能特点，提出某个或某些（通常是几个或几十个）基因可能与待研究疾病易感性存在关联的科学假设。基于这样的科学假设，选择位于特定基因上的一定数量的遗传标志，并对其与疾病易感性的关系进行研究。这种研究设计的优点是比较容易开展，科学假设明确，便于阐述遗传标志与疾病易感性的潜在作用机制；缺点是单次研究所涉及的基因和遗传标志数量有限，效率不高。

（二）全基因组关联分析策略的易感性研究

日益降低的检测成本和不断提升的检测通量，促使遗传易感性研究不断衍生发展，全基因组关联分析（GWAS）应运而生。基于芯片的 GWAS 利用预先设计好的基因芯片来检测全基因组范围内的几十万甚至上百万个 SNPs，具有大样本量和多阶段验证的设计特点，研究效率高。同时，新一代测序技术的进步，使能够同时检测全基因组范围内多种类型的遗传变异（包括 SNPs、插入/缺失、结构变异等），且具有更高的检测分辨率，为全面揭示复杂性疾病的遗传机制提供了新机遇。

第三节　主要研究方法

一、研究设计

一般来说，流行病学描述性、分析性、实验（干预）性研究方法都可以应用于分子流行病学研究，可以根据不同的研究内容采用不同的研究设计。下面主要介绍五种常用的研究设计。

（一）病例对照研究

与传统病例对照研究的设计和分析思路一样，需要尽可能选择合适、可比的对照并控制偏倚。以遗传易感性研究为例，对照应该选自产生病例的人群，应具有较好的代表性。若某病病例来自携带基因多态性频率较高的人群，而对照选自携带基因多态性频率较低的另一个人群，则可产生假阳性结果。

（二）巢式病例对照研究（nested case-control study）

这是一种在队列研究基础上的病例对照研究，基本设计方法是在队列研究的基础上，在一定的观察期内，当所研究疾病的新发病例累积到一定数量时，则可将全部病例集中组成"病例组"；在每个病例发病当时，从同一队列的未发病者中，按一定匹配条件随机选择对照，集中组成"对照组"；然后，抽取病例与对照的基线资料，并检测收集的生物学标本，按匹配病例对照研究的方法进行资料的统计分析。该设计特别适用于分子流行病学研究。

（三）病例-队列研究（case-cohort study）

这也是一种队列研究与病例对照研究相结合的设计。基本设计方法是在参加基线调查的队列人群中按一定比例随机抽样选出一个有代表性的样本作为对照组；随访观察结束时，将队列中出现所研究疾病的全部病例作为病例组；抽取病例与对照的基线资料，并检测收集的生物学标本，进行组间比较。病例-队列研究与巢式病例对照研究的不同之处在于：①前者的对照是从基线纳入的全部队列成员中随机选取的，而后者的对照是与病例按个体匹配的。②前者的对照组可作为多种疾病结局的共用对照组；而在后者中，不同疾病结局的研究，对照组不同。

（四）病例-病例研究（case-case study）

在病例对照研究中，有时选择合适的对照颇为不易，从无疾病的对照中去获取某种生物学标本也受到医学伦理方面的制约。如果对一种疾病的两个亚型进行对比研究，例如 $p53$ 突变阳性基因型的食管癌与 $p53$ 突变阴性基因型的食管癌比较研究，可以不另外设对照组，而进行两个亚组的直接比较。由于比较的两组均为病例，故称为病例-病例研究，也称为单纯病例研究（case-only study）。

（五）队列研究

由于队列研究的前瞻性特点符合因果推断的必要前提——时间顺序，在排除偏倚和混杂后可提供较高等级的人群证据。队列研究既可以充分探讨从暴露开始至疾病或事件发生期间各阶段的生物学标志及其变化动态，也可以揭示生物标志与多个结局之间的关联，是探讨疾病致病因素和评价干预措施的有效方法，也是将生物标志的基础研究结果转化应用到疾病防治实践的重要途径。

二、生物标本采集

（一）生物样本库的概念

分子流行病学需要从生物标本这个载体中获取信息，标本来源一般包括病原标本和人体的生物标本，其采集过程应按照标准的操作流程开展，并按照规范的程序储存于生物样本库，根据研究内容选择相应的标本进行指标的检测。通常将储存有一种类型或多种类型生物标本，并能保持它们的生物活性以供研究之用的系统称为生物样本库（biological specimen bank，BSB），如血清库、组织库、病原生物库等。

（二）分子流行病学研究中常见的生物标本

常用的生物标本有：病原生物标本、血液（血清、血浆、白细胞、红细胞）标本、组织标本、其他生物标本（如唾液、胃液、尿液、精液、头发、媒介生物等）。

下面对几种分子流行病学研究中常见的生物标本进行简要介绍：

1. 血液　血液中可以分离出多种成分，包括白细胞、红细胞、血小板及血清/血浆等。基因组DNA主要存在于白细胞中；血清/血浆可用于检测营养素、激素、血脂、非编码RNA以及其他生物标志的循环水平。

2. 口腔脱落细胞　来自唾液或者漱口水中的口腔黏膜脱落细胞可替代血液用于提取基因组DNA，且标本来源容易、无创伤、简便快速。但因其DNA量较低，不适用于对DNA量要求高的检测。

3. 尿液　尿液可用于检测多种暴露和代谢相关的生物标志。例如，通过检测尿液中羟基多环芳烃（OH-PAHs）的水平来评价多环芳烃在人体内的暴露状况。

4. 肿瘤组织　恶性肿瘤细胞常伴染色体异常和基因突变，因此分子流行病学研究常采用免疫组化、原位核酸杂交、逆转录PCR等方法检测组织标本中的这些分子标志。

（三）大型人群队列的生物样本库

目前，生物样本库的建立通常与大型人群队列建设紧密结合。这是因为生物样本库要想在分子流行病学领域发挥显著作用，就必须和完备的人口信息资料、环境暴露数据以及临床健康档案等信息相结合。大型人群队列研究为系统化地收集生物样本和相关信息提供了很好的平台。截至目前，国外人群队列中生物学样本库规模较大的是英国生物银行（UK Biobank，49.8万份血液和尿液）。我国的大型人群队列以CKB为代表，至今存储了51.3万人的基线调查和部分人的三次重复调查数据，血液样本达到58.8万份，还有部分尿液、唾液、粪便样本，为制定慢性病预防和控制对策、开发新的治疗和干预手段奠定了研究基础。此外，随着对生命早期健康重视程度的日益提升，开始出现聚焦母婴健康的队列研究及生物样本库，通过系统地收集母婴在关键发育阶段的健康数据与生物样本，为研究生命早期暴露和致病因素提供新的视角和资源。

三、生物标志的选择和检测

（一）生物标志的选择

机体在从暴露到产生结局的过程中会发生许多生物学特征的变化，但具有代表性且能够作为生物标志的可能只是其中很小一部分。因此，在不同阶段需要根据候选生物标志的特性、在疾病过程中的意义、检测方法等情况结合其关联程度进行筛选。

1. 生物标志选择的原则　在分子流行病学研究中，应根据研究目的的不同，选择相应的生物标志。若要研究暴露及其水平与疾病的关系，则选择暴露标志；探讨暴露引起的生物学效应及其与疾病的关系，可选择效应标志；研究易感性在疾病发生发展中的作用，则必须确定易感性标志；若需要进行多方面的综合研究，就要选择多项（类）生物标志等。生物标志的选择还需符合下列原则：

（1）生物标志应特异、稳定。

（2）标本采集、储存方便。

（3）检测方法简单、实用，而且操作规范，便于与同类研究结果比较。

（4）检测方法的灵敏度和特异度高。

2. 测量指标的选择

（1）暴露指标：暴露可以是内暴露，也可以是外暴露；可以是危险因子，也可以是保护因子。选择何种生物标志作为暴露指标应考虑最好能代表接触剂量或生物作用剂量，前者便于以后进行大样本人群研究和制定疾病防治策略措施,后者对进一步研究早期生物效应等具有意义。

（2）效应指标:宿主暴露以后会产生一系列相应的生物效应,直到最终结局。一般以最早期生物效应标志作为探索暴露因素的致病作用或干预措施的短期效果评价的指标,如抗体产生、代谢异常、基因表达异常等;选择结构和功能改变作为确定暴露的致病作用和早期诊断、早期预防的指标;应用临床诊断标志作为干预措施长期效果评价或预后的指标。

（3）易感性指标:传染病易感性标志一般选择抗体水平,而易感基因及其表达产物等可作为心血管疾病、恶性肿瘤、糖尿病、遗传病等慢性非传染性疾病的易感性标志。目前,研究较多的易感性指标主要有SNPs,这类研究的研究方法比较成熟且结果可靠。

（二）生物标志的检测

1. 生物标志的特性　分子流行病学的研究中需要明确生物标志的具体特性,确保生物标志测量的准确性。生物标志的特性主要包括:①分子特性:即生物标志的化学结构和组成、物理特性、稳定性等;②时相特性:即生物标志在不同进展阶段的表现和意义;③个体内变异:由于生物标本采集时间、部位等不同,即使同一个体,其生物标本检测的结果也可能具有一定差异;④个体间变异:不同生物体之间生物标志检测结果的差异;⑤群体间变异:不同生物群体(如不同年龄、性别、民族等群体)生物标志检测结果的差异;⑥储存变异:生物标志的生物特性、储存条件、储存时间等都会影响其检测结果。

2. 生物标志的检测方法　由于流行病学研究的样本量一般较大,生物标志检测花费较高,因此,应选择生物标志检测的"最佳"方法,即具有便捷、高效、稳定的特性,而不应盲目追求所谓的"最新"方法。一般将分子流行病学技术分为分子生物学技术、血清学技术和免疫学技术,应用最多的是分子生物学技术,如核酸研究技术、蛋白质研究技术、酶学技术、生物芯片及测序技术等。

（三）实验中的质量控制

实验室检测中的质量控制极为关键,决定了生物标志检测结果的真实性和可靠性,属于流行病学研究中信息偏倚的控制范畴,其要点如下:

1. 标本采集和储存　采集的主要影响因素有采集部位、时间和方法;储存的影响因素有储存温度、时间和标本介质等。应确保样本采集过程和储存条件符合标准化操作流程,减少人为因素造成的影响。

2. 试剂和材料　同一测定指标最好使用同一批次的试剂材料,确需使用两批及以上试剂材料时,则不同批次的检测结果要进行对比分析和标准化。

3. 仪器　原则上使用前对仪器进行统一调校,不要随意更换,特别是有量度的仪器设备。确需使用不同型号仪器时,仪器间要进行检测结果比对分析。

4. 实验方法　一项研究中,同一种生物标志的测量方法要统一。

5. 操作规范　每一步骤都要制定操作规范,要保证操作者内(即同一操作者)和操作者间(即不同操作者)的可重复性。

此外,设立对照和重复实验也是进行实验室质量控制的重要原则。在实验过程中可以通过盲法的原则在实验样本中加入一定的标准对照、空白对照和重复对照,以监督和控制检测质量。重复试验包括实验室内重复试验和实验室间重复试验:前者是为控制实验室内操作偏倚,在同一实验室内部不定期进行不同操作者之间的交叉重复试验;后者是为控制实验室间系统偏倚或检验实验室内结果的可靠性,在不同实验室进行同一批标本的检测,核查其一致性。

第四节 应用与展望

一、传染病防治

传染病分子流行病学研究主要指对某一种传染病的病原体或宿主在基因水平上分析其特征，从而更准确地解决传染病相关的传染源、传播途径及宿主易感性等流行病学问题。

（一）病原体的分离和检测

病原体的分离和检测是确定病原体种类、了解其生物学特性和制定防控措施的关键。传统的病原体检测方法包括分离培养、血清学检测和显微镜检测等，这些方法存在灵敏度和特异度有限的问题。分子流行病学通过遗传学分型技术，如 PCR、基因测序、生物芯片等，能够实现病原体的快速、准确检测。例如，通过对流感病毒进行基因测序，可以对病毒株进行快速鉴定和分型，为流感疫情的防控提供科学依据。

（二）病原生物进化变异规律研究

分子流行病学在促进病原生物进化变异规律研究方面发挥了重要作用。通过深入研究病原生物的遗传关系和进化变异规律，可以更好地理解疾病的传播机制、致病机制以及药物敏感性等方面的变化，从而为制定有效的防控措施和疫苗研发提供科学依据。例如，分子流行病学研究发现，流感病毒的抗原漂移和抗原转变是其逃避宿主免疫应答和导致流行的主要原因，通过监测病毒的基因序列变化，可以预测流感病毒的流行趋势和疫苗的有效性。

（三）传染源追踪

分子流行病学在追踪传染源方面具有显著优势。例如，某地区发生结核病聚集性疫情，为了追踪传染源并有效控制疫情，当地疾控中心采用分子流行病学方法对痰液等样本进行检测和分析发现，不同病人的结核分枝杆菌基因序列存在明显的遗传联系，进一步结合流行病学调查，揭示首发病例和续发病例之间的关联，成功确定了一名未及时发现和治疗的肺结核病人为传染源，通过采取针对性的防控措施，有效控制了疫情的扩散。

（四）确定传播途径

过去，传染病流行中传播途径或传播媒介的调查通常使用排除法，同时尽可能在媒介物中分离到引起流行的病原体或检测到病原学标志。分子流行病学的发展引入一些新的分子生物学技术，从而可以更准确地确定传播途径。例如，在结核病聚集性疫情中可以利用 IS6110 指纹图谱分析技术，通过扩增并测序结核分枝杆菌中的 IS6110 序列，获得其指纹图谱，比较不同菌株的指纹图谱可以确定它们是否属于同一传播链，进一步结合暴露史、接触史等信息，明确传播途径。

（五）传染病防治措施及其效果评价

分子流行病学在传染病的研究中应用了分子生物学等现代技术，对传染源的追踪以及传播途径、传播媒介和易感人群的确定更为精确，因而据此提出的防治措施更有针对性，更有成效。例如，现在应用最多的是灭活或减毒活疫苗，但存在免疫原性较差、毒力回复等缺点。分子生物学技术可以通过 DNA 重组技术，把天然的或人工合成的遗传物质定向插入细菌、酵母菌或哺乳动物细胞中，使之充分表达，经纯化后，能制出不含感染性物质的亚单位疫苗、稳定的减毒疫苗及能预防多种疾病的多价疫苗，从而克服了传统疫苗的一些固有缺陷。

（六）宏基因组学在病原体鉴定中的应用和前景

宏基因组学（metagenomics）是近年来逐渐受到关注的新兴研究领域，宏基因组主要指特定环境下所有微生物菌群基因组的总和。利用新一代测序技术和流行病学研究设计针对病毒、细菌、寄生虫等传染病病原体开展宏基因组学和分子流行病学研究，将能够更精准地对病原体型别进行鉴定，掌握病原体致病力的衍变机制及其与宿主机体的相互作用规律，这些对于传染病的预防和控制都具有十分重要的意义。

二、慢性非传染性疾病防治

随着生活水平的提高，恶性肿瘤、心血管疾病、糖尿病等慢性非传染性疾病的发病率和死亡率逐年上升，严重威胁人类健康。分子流行病学在慢性非传染性疾病的病因探索、发病机制研究以及机体易感性测定等方面，同样作出了巨大贡献。

（一）探索疾病的病因及发病机制

分子流行病学把流行病学方法与分子生物学技术相结合，选择多种生物标志，探讨疾病发生的全过程及各事件之间的内在联系，为确定暴露与疾病之间的因果关系提供更可靠的证据。例如，传统的流行病学已证明吸烟是肺癌的主要病因，但具体机制并不明确。分子流行病学通过多种生物标志的检测，研究烟草中的致癌物进入人体后，经代谢活化形成 DNA 加合物，引起癌基因激活和抑癌基因的失活，并最终导致细胞发生转化及癌变的一系列致癌过程，阐明了烟草致肺癌发生的内在机制。

（二）评估个体易感性和确定高危人群

分子流行病学研究表明，心血管疾病、恶性肿瘤、糖尿病等慢性非传染性疾病都存在影响其易感性的遗传标志。基于 GWAS 研究方法，国内外学者鉴定了大量的疾病易感基因和位点，为揭示复杂性疾病的遗传机制，以及从基因组水平进行疾病风险预测奠定了科学基础。由于复杂性疾病的发生受控于多基因、多位点，单个或少数基因位点的效应较弱，无法准确识别高危人群。目前的常用策略是构建多基因遗传风险评分（polygenic risk score，PRS），即通过整合多个遗传易感位点的信息，提高人群风险预测水平。

（三）慢性病防治措施的制定及其效果评价

基于分子流行病学的研究结果，可以制定出更加个性化的慢性病防治措施，并通过随访评价其有效性。例如，随机对照试验研究发现，将研究对象根据冠心病的 PRS 进行遗传风险的分组，高遗传风险组的人在服用他汀类药物后发生冠状动脉粥样硬化的风险降低幅度显著高于其他风险组，因此支持采用 PRS 优化心血管疾病高危人群的筛选标准，从而使这些人最大限度地从预防性服用他汀类药物中获益。

（四）辅助疾病精准诊疗

分子生物学技术可以检出肿瘤等疾病的早期生物学改变，如检测 *p53* 抑癌基因、*KRAS* 癌基因的突变以及染色体畸变等可提高早期肺癌的阳性诊断率。有些生物标志可用于指导治疗选择，如利用靶向测序技术检测卵巢癌病人是否携带 *BRCA* 致病性变异，从而判断是否使用抗肿瘤药物多腺苷二磷酸核糖聚合酶（PARP）抑制剂。此外，一些生物标志还具有预后价值，如 *CerbB-2* 基因的扩增和过度表达提示乳腺癌不良预后。这些发现将有助于根据病人的特定基因型制订更准确、更合理的诊疗方案，提高病人生存质量。

三、分子流行病学展望

随着基因组学、蛋白质组学、代谢组学、暴露组学等组学研究和生物信息学等学科的发展与融合，以及先进的生物标志检测技术、信息技术和统计学方法等不断引入，大型生物样本库和人群队列日益受到世界各国的重视，分子流行病学将面临许多新的发展机遇，但同样也面临着一些新的挑战。

（一）大规模队列研究的质量控制

大规模的队列是极为重要的研究资源，过去由于技术难度和实施成本等因素的限制，国内可供系统开展分子流行病学研究的人群队列还较少，目前已经建立如 CKB 这样具有国际影响力的大型队列，今后还需根据现有研究基础，有侧重地开展高质量、大规模多中心的前瞻性队列研究。

（二）临床转化应用研究

目前，分子流行病学研究发现了大量具有进一步临床转化价值的生物标志与疾病易感性、药物敏感性、预后结局等有关，但是能够实现人群研究到临床应用转化的效率仍然较低。未来分子流行病学研究加强临床转化研究是该领域内研究人员的共识。

（三）基因-环境交互作用研究

医学或生命科学研究不仅仅要关注人体本身，还要充分认识人所处的环境。在强调遗传生物标志时不能忽略环境因素的影响，需综合评价基因-环境交互作用在复杂性疾病发生发展中的意义。人并非孤立的个体，而是和环境辩证统一的有机整体。未来在基因-环境交互作用研究领域还有待进一步加强探索。

（四）大数据和精准医学

当前，大数据时代的序幕已经拉开，精准医学的理念正在被越来越多的研究人员和医务人员所理解和认可。多组学、大数据等新兴概念和技术以及系统流行病学的思想是精准医学得以实现的重要基石。要使多维组学的海量数据充分发挥其作用，必须将其置于分子流行病学研究的框架之下，只有这样才能赋予分子生物标志以丰富的内涵，以帮助研究者更加准确地理解人类疾病发生的生物学机制，最终实现服务人群健康。

可以预料，在今后二三十年里，随着以上问题的解决和相关学科的发展，分子流行病学研究将会更加完善和成熟，在人类防治疾病与促进健康的工作中将作出更大的贡献。

（胡志斌　杭　栋）

思考题

1. 试述分子流行病学与传统流行病学的联系及区别。
2. 生物标志有哪些类型？
3. 分子流行病学的研究设计方法有哪些？
4. 分子流行病学在传染性疾病及慢性非传染性疾病的防治中各有哪些应用？
5. 分子流行病学有哪些常用的生物学检测技术？

第十八章
循证医学与系统综述

Chapter 18　Evidence-Based Medicine and Systematic Review

Evidence-based medicine (EBM) is the science and art of making clinical and healthcare decisions consistent with the current best evidence and taking into account available resources and patients' needs and values. The practice of EBM requires busy clinicians and policy-makers to be able to identify, appraise, interpret, and apply evidence in their decision-making. Systematic review is a secondary study of results from primary research. Systematic reviews differ from traditional expert reviews and commentaries in that they use a systematic, reproducible, and transparent approach, which minimizes biases. Therefore, results from systematic reviews are deemed the best source of evidence for making healthcare decisions. This chapter starts with a brief summary of the history, concept, foundation, and method of EBM, followed by a more detailed account of the definition of systematic review and the principles and processes of conducting systematic reviews, including the statistical methods in meta-analysis. The chapter ends with some discussions of potential biases and quality assessment of systematic review and the progress in systematic review and meta-analysis.

第一节　循证医学

一、概述

（一）循证医学的产生

随着医疗实践的迅速发展，临床医师了解临床研究进展的途径丰富、信息量巨大，且基于不同资料开展科研产生的临床结论也不尽相同，如何在浩瀚的信息和文献中筛选出针对临床问题的最适宜的证据，是临床医师必须解决的问题。20 世纪 70 年代，随机化临床试验（RCT）在各个临床学科用来评估治疗措施效果，并累积了大量高质量的科学证据。然而，这些研究证据仅仅在研究者之间传播，导致很多过时、无效的措施继续广泛使用，而一些新的有效措施迟迟不被采纳。英国流行病学家 Archie Cochrane 意识到这些研究证据对医学实践的重要意义，指出医学界忽视了科学研究对医学实践的重要指导作用，并提出了一个大胆和富有远见卓识的建议：医学界应系统地总结和传播 RCT 的研究证据，并将其应用于指导医学实践，提高医疗卫生服务的质量和效率。

英国卫生管理部门对此作出了积极响应，在 WHO 支持下，在 Iain Chalmers 的领导下，以产科为试点，开始收集和总结产科各种方法临床效果的研究证据。经过 14 年努力，该研究于 1989 年完成，结果发现 226 种措施中，50% 没有 RCT 的证据，在有 RCT 证据的措施中，40% 有效，60% 无效甚至有害。上述结果震惊了医学界，人们认识到，临床经验不足以可靠地回答"一项治疗措施是否有效"这个医学最基本的问题。因此，必须系统地总结 RCT 的科学证据，淘汰无效的治疗措施，所有新的医学技术在被引入医学实践之前，都必须经过严格的科学评估。至此，循证医学的思想萌芽开始形成。此后，有更多的学者看到了科学研究对医学实践的意义，并开始寻找将这些研究证据转化到医学实践中的方法和途径。

1992 年，加拿大麦克马斯特大学以 David Sackett 为首的一批临床流行病学学者以循证医学工作组的名义，在《美国医学会杂志》上发表了一篇题名为"循证医学（evidence-based medicine，EBM）：医学实践教学新模式"的文章，第一次在医学文献里提出了循证医学。该文指出，由于医学科学的迅猛发展，医师应不断地、直接地从科学研究中学习新知识，要做到这一点，医师首先必须掌握检索、阅读、理解和应用研究报告的能力。然而，传统医学教育尚缺乏对这些知识和能力的培养。

1993 年，国际上建立了科克伦协作组织（The Cochrane Collaboration），广泛地收集临床 RCT 的研究结果，在严格质量评价的基础上，进行系统综述（systematic review）以及 Meta 分析（meta-analysis），将有价值的研究结果推荐给临床医师以及相关专业的实践者，以帮助循证医学的实践和应用。为了全面地推荐国际上经过严格评价的最佳研究证据，自 1999 年起，《英国医学杂志》整理并编辑出版了临床证据集，每年 2 期公开发行，以推荐临床医师将相关证据应用于临床医疗实践。

（二）循证医学的定义

循证医学的早期倡导者多是医学院的临床流行病学学者，由于其专业特征决定了他们对早期循证医学的导向，他们重在呼吁提高临床医师的检索、阅读、理解和应用临床（流行病学）研究文献的意识和能力。这个呼吁背后隐藏着一个重要的假设，即科学研究是回答医学实践问题最可靠的方法，而不是临床经验和依据病理生理基础知识的推理。

牛津大学循证医学中心首任主任 David Sackett 教授和牛津大学卫生科学研究院院长 Muir Gray 于 1996 年在《英国医学杂志》上发表了对循证医学的定义：循证医学是有意识地、明确地、审慎地利用现有最佳的证据制订关于个体病人的诊治方案。2000 年 David Sackett 在其主编的第 2 版《循证医学：如何实践和教学》一书中进一步指出，循证医学是最佳的证据、临床经验和病人价值的有机结合，即任何临床医疗决策的制定仅仅依靠临床经验是不够的，应当基于当前最佳的科学研究成果，并充分考虑病人对治疗的选择、关注和期望，此即所谓的循证临床决策。在该定义中，现有最佳的证据一般是指来自临床应用型研究的结果；医师个人的临床经验，即医师通过临床实践获得的处理临床问题的能力；病人的价值观，即病人的爱好、兴趣和期望等。如能将三部分有机结合，促使医师和病人合作，形成诊断和治疗的联合体，将会使临床治疗的效果和病人的生命质量达到最佳。

新的定义具有如下特点：第一，新的定义将循证医学的核心放在基于证据进行医学实践上。第二，新的定义承认医学历来都是基于证据进行的，但是循证医学对证据的定义和重视程度不同。第三，新的定义承认循证医学的思想早已存在，提出循证医学的概念在于呼吁和促使这个思想成为有组织的、有系统的行为。第四，新的定义承认科学研究的结果来自对群体的观察，也强调关于一般规律的证据只能来自对多个个体（即群体）的观察，因此应用到个体时应慎重，必要时要由临床经验来补充，别无更好的方法。第五，新的定义在重申临床经验的重要性的同时，也对其可靠性做了明确的定位。

（三）循证医学理念的拓展

早期的循证医学是一种以为病人治疗疾病为目的的，不断获得有关诊断、预后、治疗、病因及其他相关重要健康信息的自我学习实践过程。通过这一过程，临床医师可以尽最大可能捕捉到最可靠的事实证据来解决各种各样的临床问题，正确评价建立在事实证据上的实践结果并将这些结果应用于今后的临床实践中。所以，早期的循证医学或狭义的循证医学主要是指循证临床实践（evidence-based clinical practice）。它忽视了在制定群体或宏观医疗卫生政策时遵循研究证据的重要性和必要性。1997 年 Muir Gray 的《循证医疗卫生决策》(*Evidence-Based Healthcare*)出版,指出群体和宏观医疗卫生决策也必须遵循证据,并对循证卫生决策进行了详尽的阐述。他认为,循证医学的思想适用于各个医学实践领域,并提出依据科学证据,从宏观决策入手,医疗卫生决策者和管理者可以采取多种管理和政策措施,促进循证医学的实现。循证医疗卫生决策强调对个人、群体的任何保健策略和措施的制定不仅要考虑资源和价值,还要以当前科学研究的最佳成果为依据。即使证据的质量很差,也必须预先去寻找和评价有关证据。循证医疗卫生决策与循证临床实践的主要不同在于前者是把最佳的证据用于人群,而后者只限于病人个体。

1997 年,由 Jenicek 提出循证公共卫生(evidence-based public health,EBPH)的概念,将其定义为:尽责地、明白地、明智地运用当前的最佳证据,对有关社区及人群的健康保护、疾病预防、健康促进作出决策。1999 年,Brownson 进一步扩展了循证公共卫生的概念,将其归纳为:通过应用科学论证的原则,包括系统地应用资料和信息系统,以及适当运用项目计划模型,制定、执行公共卫生的政策和项目并评价其有效性。2004 年,Kohatsu 又提出了新的循证公共卫生定义,即循证公共卫生是指把以科学为基础的干预项目同社区的优先选择结合起来促进人群健康的过程。综上,可以将循证公共卫生的定义概括为:一种以科学研究证据为基础,通过系统、有效的评估,找出公共卫生最佳的证据,并依此制定和作出科学可行的公共卫生政策和决策的方法。

二、循证医学实践的基础

(一)高素质的临床医师

医师是循证医学实践的主体,在实践中起到非常关键的作用,因为对疾病的诊断、治疗等的决策都是医师作出的。因此,医师的水平,包括医学理论知识、临床经验尤为重要。循证医学的核心思想就是要求医师要根据最佳的科学研究证据来诊治病人。因此,在强调临床经验的同时,要求医师必须能够筛选和识别出最佳证据。这就要求临床医师掌握寻找证据、评价证据、应用证据的技能,不断更新和丰富自己的理论和方法,把临床经验与最佳的证据相结合,这样才能作出科学决策。如研究证明某一药物有效,并不等于它可以治好每一位病人,判断哪个病人可能从治疗中得益,是所有临床决策共有的难题,这时研究证据必须由临床经验来补充。因此,最佳的研究证据不等于最佳的决策。利用证据对个体病人进行诊治时,医师必须根据病人的具体情况、个人意愿、可用的资源以及自己的临床经验,判断病人从治疗中获益的可能性及其大小,作出最适合该病人的决定。此外,医师还必须具备崇高的医德和全心全意为病人服务的精神,这些都是临床医师实践循证医学的必备条件。

(二)最佳的研究证据

与医学实践和决策相关的证据是多方面的,它们的来源不同,使得其可靠性和与医学实践的关联性存在差异。例如,在基础医学研究中,来自动物实验研究的结果是重要的科学证据,是医学实践新思想和新方法产生的重要来源之一,对医疗卫生决策有一定的参考意义,但它们不能直接用来指导医学实践活动,需要进一步在人群研究中得到验证后,才能用于指导医学实践。在人群中进行的探索健康、疾病以及医疗卫生服务一般规律的科学研究主要是流行病学研究,然而流行病学研究的种类很多,产生的证据的质量和可靠性也各不相同,也不能全部直接用于医学实践和决策。

不同类型的证据有不同的分组标准,就干预措施效果而言,最可靠的证据是来自多个 RCT 的系统综述,其次是单个 RCT(图 18-1)。非基于研究证据的个人意见、依据病理生理知识的推理以及动物实验和离体实验研究的结果可作为决策参考,但它们不属于以人群为研究对象的流行病学研究证据，与临床决策无直接的相关性。

明确区分和对待不同来源的证据是循证医学的重要特征之一，它包含两个层面：一是证据的相关性，二是证据的质量。上述的证据质量分级（hierarchy of evidence）有三个重要意义。首先，研究质量的高低是结果可信性的前提，证据质量越高，结果的可信性就越高，决策成功的把握就越大。其次，进行循证实践时，文献检索必须从可能的最高质量的证据开始。例如，关于疗效证据的检索应从 RCT 的系统综述开始，当可能的最高质量证据不存在时，再依次向下寻找低一级质量的证据，直到检索到证据为止，就此检索到的证据就是"现有最佳的证据"。最后，当面对各种质量的证据时，实践和决策应基于最佳的证据。

随机对照试验的系统综述 　高质量

单个随机对照试验

非随机对照研究的系统综述 　方法学质量由高到低

单个非随机对照试验

无对照病例系列

个人经验和观点

基础医学研究（不直接相关） 　低质量

图 18-1　关于干预效果研究的证据分级

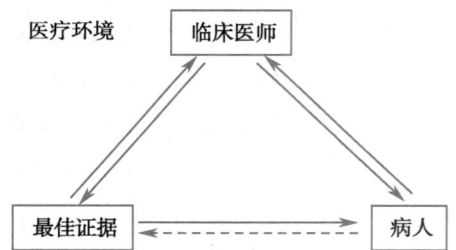

（三）病人的参与

实践循证医学，医师的任何诊治决策的实施，务必得到病人的接受和合作，只有病人对诊疗方案具有良好的依从性，才能获得最佳的治疗效果。否则，即使医师的决策正确，使用了有效的方法与措施，但得不到病人的配合，也难以取得预想的效果。所以，循证医学实践过程要求医师具有人文情怀，善于交流与沟通，充分了解和尊重病人的价值观和意愿，尊重病人的正当权益，构建平等友好、密切合作的良好医患关系，这样才可能保证取得病人对有效诊治措施的高度依从性，产生最佳效果，从而使病人获得最大的好处或利益，实现临床经验和病人价值观的有机结合。

（四）医疗环境

循证医学实践需要在具体的医疗环境下进行，这里的医疗环境既包括医疗机构的软硬件条件，又包括医疗制度。不同地区、不同级别的医院，其医务人员水平、设备和技术条件存在差异，即使某一最佳措施和方法对某疾病有确切疗效，但其医疗环境或技术条件受限时，也难以实施。医保制度对费用的报销有着严格的规定，有时会制约病人的诊治决策。在我国，随着医药卫生体制改革的持续深入，国家对人民卫生事业的关注与资源投入持续加强，各级医疗机构的软硬件条件不断改善，医疗保健、医保制度进一步优化，总体医疗环境的改进为实践循证医学创造了良好的条件。

上述四大因素为循证医学实践的基础（图 18-2），它们是有机结合的循证医学的整体框架。

图 18-2　循证医学实践的基础

三、循证医学实践的方法

完整的循证医学实践过程主要包括以下 5 个步骤：提出一个临床实践问题、寻找回答这一问题的最佳证据、严格评价证据、应用最佳证据和后效评价。

（一）提出一个临床实践问题

把所需要的有关疾病的预防、诊断、治疗、预后和病因的信息转化为一个可以回答的问题。例如，对一位有乳腺癌家族史的绝经期妇女，是否可以采用雌激素替代疗法治疗骨质疏松？如果采用，治疗的效果和发生乳腺癌的危险孰大孰小？再比如，宫颈癌对妇女的健康和生命产生严重威

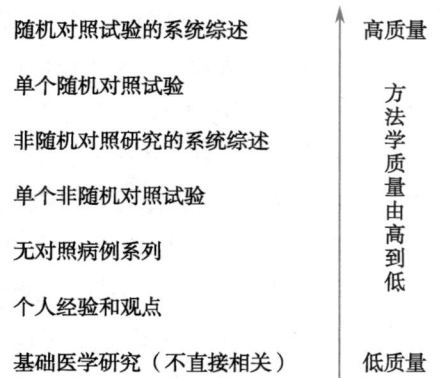

胁,是否需要对 40 岁及以上的妇女进行年度例行宫颈涂片检查？这种筛检计划的成本效果如何？能否制定相应的政策,在社区人群中实施这项筛检？提出这些问题,一般需要用 PICO 格式,即针对研究对象(participants)的特征、干预措施(intervention)、与什么进行比较(comparison)和观察结局指标(outcome)四个要素将研究问题结构化,不同类型的临床问题的要素略有不同。根据病人或人群的实际情况提出这类需要解决的问题,是整个循证医学实践中的第一步,它关系到卫生工作者能否寻找到最佳的证据来解决所面对的临床或预防问题。

（二）寻找回答这一问题的最佳证据

循证医学实践强调要获得"最佳证据",这些信息可以来源于经同行评议、高质量期刊上面发表的原始研究论著,亦可以来自经系统综述的各种出版物,如循证教科书、与证据相关的数据库、循证医学杂志和在线服务等。通过手工检索和计算机检索可以方便地查询原始研究论著,而系统综述类的报告可以通过检索一类再版的新型杂志,如美国医师协会杂志俱乐部(*ACP Journal Club*)和英国 EBM 杂志(*BMJ EBM*),或直接登录 Cochrane 图书馆来获取。通过这些简单而有效的途径,可以找出自己所关心问题的概述。

加拿大医学信息学专家 Briar Haynes 教授用"6S"总结了循证医学信息服务模式演进的过程,"6S"分别指原始研究数据库(studies)、原始研究精要数据库(synopses of studies)、系统综述数据库(syntheses)、系统综述精要数据库(synopses of syntheses)、循证证据整合库(summaries)和计算机辅助决策系统(system),相对应的典型证据资源分别是 Medline、ACP Journal Club、Cochrane Library-CDSR、Cochrane Library-DARE、UpToDate 和 Map of Medicine。原始研究是所有其他证据衍生品的基础,证据系统是提供证据的最高形式,因此证据资源以原始研究为基础,以证据系统为终端,自下而上形成一个不断缩小的证据资源金字塔(图 18-3)。金字塔的顶端是证据演进的终端,也是证据最浓缩、最简明的形式。

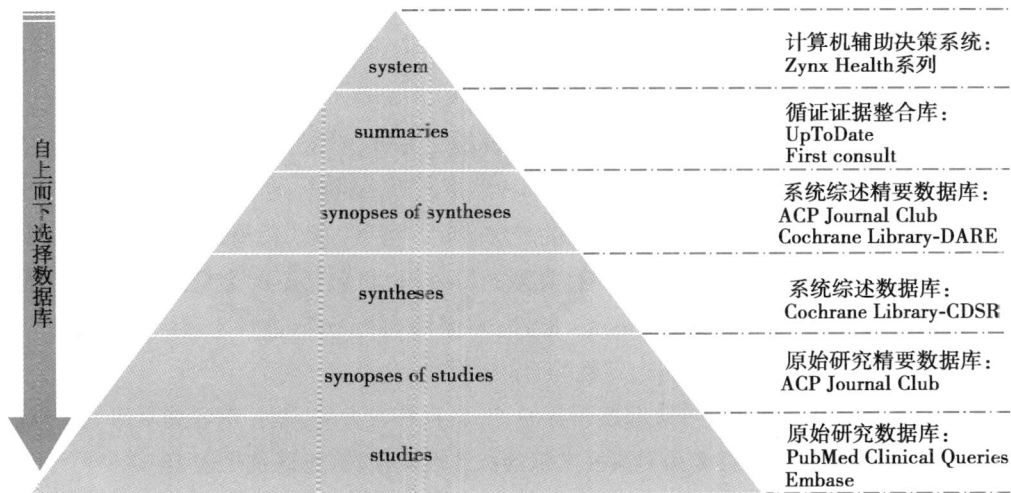

图 18-3 证据提供模式演进的"6S"系统

（三）严格评价证据

由于研究质量参差不齐,内容多样,因此对文献的真实性和用途进行严格评价十分必要。阅读文献时应考虑下述问题:结果的效应量是多少？研究结果正确吗？将研究结果外推到全人群的把握度有多大？干预措施的好处(有效性、安全性和可接受性)是否大于坏处？研究结果适用于本地区的人群或卫生服务吗？阅读文献的同时应对上述各项内容作出"是""否"或"不清楚"的回答,并进行有关疗效大小的计算和卫生经济学评价,然后再综合评价这些证据的价值。

（四）应用最佳证据

评价证据的目的是使用证据,近年来新制定并不断更新的各种临床指南和社区预防指南为卫生保健工作者提供了有益的帮助,因此临床医师可以在自己的临床实践中直接地利用那些真实有效的证据为病人服务,更有意义的方式是将这些证据在各级查房或小组讨论中提出,供其他医师学习借鉴。卫生保健工作者也应当将评价后的最佳证据用于制定决策,进行采购和管理卫生服务,然后改变资金流向和实现卫生资源的有效配置。

（五）后效评价

后效评价是通过对应用当前最佳证据指导解决具体问题的效果进行评价,若成功,则可用于指导进一步实践;反之,则应分析具体原因,找出问题,再针对问题进行新的循证实践过程,达到提高认识、提升学术水平和医疗质量的目的。在日常循证临床实践中,后效评价是指针对临床具体病人的实际情况,提出临床问题后,通过检索收集有关文献,并在严格评价的基础上,将相关证据具体应用于病人后,评价解决病人的具体临床问题后的结果。后效评价的方式有自我评价和同行评价,前者是指临床医师或其他卫生工作者对循证临床实践的结果进行评价,后者是指专家根据统一的评价标准对病人群体的后效评价。后效评价最简单的方法是评估在一位病人或一系列病例中证据应用的结果。

需要说明的是,循证公共卫生的具体实施步骤与循证临床实践的步骤有一定的区别,循证公共卫生实践的实施主要包括以下五个步骤:①明确公共卫生问题和需求;②系统地检索相关文献,收集证据;③评估证据的质量、一致性和适用性;④制定相关方案、行动方案或政策;⑤实施决策,并监测和评价其效果。

第二节　系统综述

一、基本概念

系统综述,也可称为系统评价,是应用一定的标准化方法,针对某一特定问题的相关研究报告进行全面、系统的收集,并对它们进行鉴定、选择和严格评价,从符合纳入标准的研究报告中提取相关资料,做整合性分析,最终得出综合性结论的二次研究。可见,减少偏倚、确保研究结果真实性是系统综述的核心。系统综述可以只包括一种类型的研究,也可包括不同类型的研究。当纳入的是一种类型的研究时,如果数据满足 Meta 分析条件,可采用 Meta 分析进行定量综合;如纳入研究的数据不能进行 Meta 分析,可对资料进行定性综合。

系统综述概念的提出是针对传统综述而言的,二者存在较大的区别,前者是对研究文献的二次综合分析（常进行定量综合）,后者是对研究文献的叙述性概括,详细区别见表18-1。

进行系统综述的目的是证据的整合,并为循证医学实践提供高质量的证据。随着系统综述和Meta 分析数量的快速增长,其研究质量参差不齐,只有高质量的系统综述和 Meta 分析才能为临床医师、病人和其他决策者提供更为科学可靠的依据。一个高质量的系统综述应具备以下特征:①有清晰的题目和明确的目的;②采用综合、全面的检索策略检索文献;③研究入选和排除标准明确;④列出了所有入选研究;⑤清楚地表达每个入选研究的特点,并对这些研究方法学的质量进行评价;⑥阐明所有排除研究的原因;⑦如可能,使用 Meta 分析合并合格研究的结果;⑧如可能,对合成的结果进行敏感性分析和亚组分析;⑨采用统一的格式报告研究结果。

表 18-1　系统综述与传统综述的比较

比较要点	系统综述	传统综述
问题	常集中于某一问题	涉及面常较广
文献来源和收集	收集全面,有规定的步骤和策略	不系统、不全面,可能存在偏倚
文献筛选	根据统一标准筛选文献	没有统一标准,常存在偏倚
文献质量评价	有严格的评价标准	一般没有
资料综合	定量综合,如 Meta 分析	常为定性描述
结论	常在证据的基础上得出	多是基于经验,有时在证据的基础上得出

二、步骤和方法

(一)选题和制订研究方案

1. 选题　同科研选题一样,确定系统综述的研究问题至关重要。选题的基本原则是选择比较重要的临床或公共卫生问题,而且目前尚无肯定结论。研究问题应宽窄适宜、目的明确。例如,"不饱和脂肪酸对健康有益吗?"这样的问题过于庞大,很难入手。对此可采用 PICOs 格式将研究问题结构化,其中"s"为研究设计类型(study design),从而将不易定位的选题用标准化的方式表述出来,使选题精细、目的明确。例如,上述研究问题就可以具体到"老年人服二十碳五烯酸(EPA)+二十二碳六烯酸(DHA)在改善认知功能上是否优于安慰剂对照?""早产儿服用高剂量 DHA 在促进神经系统发育上是否好于标准剂量?""高脂血症病人服用鱼油补充剂是否比安慰剂能更好地改善血脂谱?""慢性肾病病人服用长链多不饱和脂肪酸预防或延缓肾病进展是否优于安慰剂对照?"进一步可通过文献回顾,寻找有一定研究数量但结论尚不一致的问题作为本次系统综述的选题,并提出一个明确的检验假设。例如,文献回顾发现,有关上述慢性肾病的问题的临床试验结果不一致,鉴于慢性肾病的患病率有快速增长的趋势,如果通过营养干预能预防或延缓肾病的发生和进展,将有重要的临床和公共卫生意义,因此有必要总结相关证据。

2. 制订研究方案　选题一旦确定,就可制订研究方案,撰写一个详细的课题计划书。以 Cochrane 系统综述为例,计划书主要包含以下内容:①本次系统综述或 Meta 分析的背景,即选题或立题的依据;②系统综述的目的;③纳入原始研究的标准;④检索策略;⑤系统综述的方法:选择、评价、收集数据、结果分析;⑥其他:封面、致谢、利益冲突、参考文献;⑦时间安排、人员、经费和结果传播等。

(二)检索和收集原始文献

1. 制定综合检索策略　根据研究问题确定检索词,将检索词进行不同组合从而形成检索策略。检索策略最好是在信息检索专家指导或参与下制定,以提高检索策略的灵敏度和特异度。灵敏度是查全文献的能力,特异度则反映查准文献的能力。如果检索策略的灵敏度很高,通常不会漏检文献,但必会包括一些无关文献,增加筛选文献的工作量。如果检索策略的特异度很高,命中的文献基本符合要求,但会导致文献的漏检率增加。以"慢性肾病病人服用长链多不饱和脂肪酸预防或延缓肾病进展是否优于安慰剂对照?"为例,使用三组检索词:第一组涉及干预措施,即多不饱和脂肪酸的各种可能词汇;第二组检索词涉及疾病,即慢性肾病的各种可能词汇;第三组检索词涉及研究方法。上述每组词汇内部以逻辑符"OR"相连,三组词汇之间则以逻辑符"AND"相连,从而构成检索策略。必要时,也可以使用PICO中的C、O和研究设计类型或研究的环境和条件对检索进行限制,以增加检索的特异度,减少不必要的筛选工作量。

2. 文献来源　资料收集的原则是多途径、多渠道、最大限度地收集相关文献。通常要检索多种电子资源数据库(表18-2),并辅以参考文献的追溯、手工检索等。检索时特别要注意那些未正式发表的"灰色文献"(grey literature),如会议专题论文、未发表的学位论文、专著内的章节、制药工厂的报告等很难检索到的文献,因为这些文献中可能包含阴性研究结果。由于阴性试验一般较少被投稿和发表,其他来源的资料对这些未发表的试验也较少提及,因此若系统综述只包括那些有限的已发表的试验,可能会导致假阳性结果。

表 18-2　系统综述和 Meta 分析常用电子资源数据库

语种	数据库名称
中文	中国生物医学文献服务系统(SinoMed)
	中文生物医学期刊文献数据库(CMCC)
	中国知网(CNKI)
	中文科技期刊全文数据库(VIP)
	万方数据库
英文	MEDLINE
	PubMed
	Embase
	Ovid
	Cochrane Library
	ClinicalTrials.gov

（三）根据入选标准选择合格的研究

通过各种途径,尤其是计算机检索查到的文献可能很多,必须根据本次研究的入选和排除标准进行仔细的筛选,挑出合格的研究进行系统综述和 Meta 分析。

文献的入选和排除标准主要取决于研究目的,因此要对 P、I、C、O 和 s 五个要素做进一步的界定,如疾病的诊断标准、研究对象的特征、暴露或干预的明确定义、是否排除伴发疾病、研究的设计类型等。通常可以定义一个稍宽松的入选和排除标准,待收集资料后进行必要的敏感性分析,估计不同入选标准所得结果的稳定性。以上述研究为例,其入选标准为:①RCT;②研究对象为慢性肾病病人,排除接受器官移植和终末期肾病病人;③使用 n-3 长链多不饱和脂肪酸,包括 EPA 和/或 DHA 或鱼油作为干预措施;④安慰剂作为对照;⑤结局指标为肾功能。

选择文献时首先要进行初筛,通过阅读题目、摘要排除不相关的、重复发表的、综述类等文章;进一步精读,通过阅读全文排除不符合纳入标准的文章;对信息不全面的文章,应尽可能与作者联系,获取相关资料。需要指出的是,在文献筛选过程中避免偏倚十分重要,一般要求至少有 2 名评价者独立选择,出现分歧时要进行讨论或由研究负责人仲裁。

（四）评估入选研究的质量

系统综述和 Meta 分析是对原始研究结果的汇总分析,实际上是一种观察性研究设计,它不仅不能排除原始研究中存在的各种偏倚,当原始研究质量不高时,合并的结果还会遭受质疑,因此对原始研究质量的评估十分重要,只有基于高质量的独立研究,才能获得可信的综合结论。质量评估结果可有如下应用：①作为纳入评价研究的选择标准（最低质量要求）；②探讨质量差异与研究结果异质性之间的相关性；③在 Meta 分析中，可根据质量高低，决定赋予各个研究的权重；④作为汇总结果解释的参考，有助于决定结果推论的程度；⑤为将来的研究提出建议。

质量评估包括对研究的内部真实性（internal validity）和外部真实性（external validity）进行评价：前者涉及研究的方法学质量，即研究设计和实施过程中避免或减小偏倚的程度；后者涉及研究结果外推的程度。目前已经发表了上百种质量评价工具来评价各种设计类型的文献，没有哪一个是"金标准"，研究者应该根据研究目的仔细选择恰当的评价工具。目前对 RCT 研究质量进行评价时常用的是 Cochrane 协作网随机试验偏倚风险评估工具（Cochrane Collaboration's tool for assessing risk of bias in randomized trials，RoB），最新版本为 RoB 2.0，主要包括 5 个评价领域，28 个条目：①随机化过程中的偏倚；②偏离既定干预措施的偏倚；③结局数据缺失的偏倚；④结局测量的偏倚；⑤选择性报告结果的偏倚。对每个条目依据偏倚风险评估准则作出"可能是""否""可能否""无信息"和"不适用"的判定（表 18-3）。对研究的整体偏倚风险评估则基于上述 5 个领域的综合评估结果来确定。当所有领域评估结果均为低风险时，则整体偏倚风险为"低风险"；至少有 1 个领域评估结果为有一定风险时，整体偏倚风险为"有一定风险"；至少有 1 个领域评估结果为高风险时，整体偏倚风险为"高风险"。

表 18-3　Cochrane 协作网随机试验偏倚风险评估工具 2.0 版的领域及条目

领域	条目
1. 随机化过程中的偏倚	1.1 分配序列是否随机？
	1.2 直至受试者参加并被分配到干预措施，分配序列是否隐藏？
	1.3 组间基线差异是否提示随机化过程中有问题？
2. 偏离既定干预措施的偏倚	2.1 干预措施分配的效果方面
	2.1.1 在试验中受试者是否知道他们被分配到哪种干预措施？
	2.1.2 在试验中护理人员和干预措施提供者是否知道受试者被分配到哪种干预措施？
	2.1.3 若 2.1.1 或 2.1.2 回答 Y/PY/NI：是否存在由研究环境造成偏离既定干预措施的情况？
	2.1.4 若 2.1.3 回答 Y/PY：偏离既定干预措施的情况是否很可能影响结局？
	2.1.5 若 2.1.4 回答 Y/PY/NI：偏离既定干预措施的情况是否在组间均衡？
	2.1.6 是否采用了恰当的分析方法估计干预措施分配的效果？
	2.1.7 若 2.1.6 回答 N/PN/NI：分析受试者分组错误是否有（对结果）造成实质影响的潜在可能？
	2.2 干预措施依从的效果方面
	2.2.1 在试验中受试者是否知道他们被分配到哪种干预措施？
	2.2.2 在试验中护理人员和干预措施提供者是否知道受试者被分配到哪种干预措施？
	2.2.3 ［如果适用］若 2.2.1 或 2.2.2 回答 Y/PY/NI：重要的计划外的干预措施是否在组间均衡？
	2.2.4 ［如果适用］未完成干预措施的情况是否有可能影响结局？
	2.2.5 ［如果适用］不依从干预措施的情况是否有可能影响受试者结局？
	2.2.6 若 2.2.3 回答 N/PN/NI，或 2.2.4/2.2.5 回答 Y/PY/NI：是否采用了恰当的分析方法估计干预措施依从的效果？

领域	条目
3. 结局数据缺失的偏倚	3.1 是否可以获取全部或者几乎全部受试者的结局数据？
	3.2 若3.1回答N/PN/NI：是否有证据证明结局数据的缺失没有对结果造成偏倚？
	3.3 若3.2回答N/PN：结局数据的缺失是否有可能依赖于其真值？
	3.4 若3.3回答Y/PY/NI：结局数据的缺失是否很可能依赖于其真值？
4. 结局测量的偏倚	4.1 结局测量方法是否不恰当？
	4.2 结局测量或认定是否有可能有组间差异？
	4.3 若4.1回答N/PN/NI：结局测量者是否知道受试者接受哪种干预措施？
	4.4 若4.3回答Y/PY/NI：如果知道接受哪种干预措施，是否有可能影响结局测量？
	4.5 若4.4回答Y/PY/NI：如果知道接受哪种干预措施，是否很可能影响结局测量？
5. 选择性报告结果的偏倚	5.1 结果的数据分析是否与在获取揭盲的结局数据之前就已预先确定的分析计划相一致？
	5.2 正在评价的数值结果是否很可能是从多个合格的结局测量（例如：多个分值、多个定义标准、多个时间点）的结果中选择性报告的？
	5.3 正在评价的数值结果是否很可能是从多个合格的数据分析的结果中选择性报告的？

注：Y表示是；PY表示可能是；N表示否；PN表示可能否；NI表示无信息。

（五）提取信息，填写摘录表，建立数据库

按事先制定的资料摘录表内容，提取每个入选研究的相应信息并填表，这些信息通常包括：①确定原始研究身份的信息，如第一作者、发表的杂志和年份等；②决定结果适用范围和亚组分析的PICO数据，如病人的特征（年龄、性别、种族、疾病严重程度等）、治疗的安排（给药途径、剂量、治疗时间等）、治疗环境和服务质量等；③确定研究真实性的信息，如研究设计类型（RCT、病例对照研究、队列研究）、偏倚的控制措施（随机分组、分组隐藏、盲法、随访率、依从性等）；④Meta分析所需的信息，如效应估计值及其标准误、研究的样本量以及四格表中每个格中的例数等。

进一步使用专用的Meta分析软件进行统计分析，如RevMan、Stata、R或其他统计软件，可以先采用Excel建立数据库。需要注意的是，对计量资料必须注明单位，如浓度用mmol/L还是mg/dl，以便合并结果时使用统一的单位；比较的两组除了有均数还要有标准差；计数资料也要使用相同的比率来表示，如统一用百分率、千分率或万分率。提取资料和计算机录入时应由双人独立进行，以保证资料摘录和录入的质量。

（六）汇总结果

对收集的资料，可采用定性或定量的方法进行汇总分析，以获得相应的结果。定性综合（qualitative synthesis）是叙述性合成证据的方法，即通过表格对合格研究的研究特征（如研究设计、研究对象、研究结局、研究质量等）与研究结果进行结构化的比较和总结，定性评价研究结果在不同研究特征上是否相似（即研究结果是否与某些研究特征有关）。定性综合一方面为定量综合打下基础，另一方面，当原始研究存在较大的异质性时，不适于定量综合，也只能通过定性综合汇总结果。定量综合（quantitative synthesis）是指用统计学方法汇总研究结果，涉及异质性检验、Meta分析、敏感性分析和亚组分析等内容。

1. 异质性检验（heterogeneity test）　异质性检验是对统计量的齐性检验，目的是检查各个独立

研究的结果是否存在异质性。如果不存在异质性,则说明这些独立研究的真实效应可能是相同的,具有可合并性。由于各独立研究的设计不同,进行试验的条件不同,试验所定义的暴露、结局及其测量方法不同,以及混杂因素的存在,均可能产生异质性。异质性的出现应被看作是件有利的事情,不必回避。因为寻找异质性的来源,有助于发现问题、提出问题,有利于开展新的研究。因此,在进行 Meta 分析时,要特别注意资料的"可合并性",如果原来各个独立研究的结果缺乏一致性,研究者对资料的汇总要慎重。因为 Meta 分析是对干预措施的效果进行平均估计,如同所有的平均值,如果合并生成的均值来源差异太大,得出的均值将毫无意义。

这时的重点是要探讨造成差异的可能原因。研究之间是否存在:①临床异质性(概念上的异质性):如对象特征、诊断、干预、对照、研究地点、评价结局等不同;②方法学异质性:由研究设计与质量方面的差异引起,如盲法的应用和分组隐藏的不同,或者由于试验过程中对结局的定义和测量方法的不一致而出现的变异;③统计学异质性:是指不同试验中观察得到的效应的变异超过了机遇(随机误差)本身所致的变异性。统计学计算异质性以数据为基础,其原理是各研究之间可信区间(CI)的重合程度越大,则各研究间存在统计学同质性的可能性越大,相反,CI 重合程度越小,各研究之间存在统计学异质性的可能性越大。

异质性的检验有多种方法,通常采用 Q 统计量(Q statistic)。检验的零假设为各项研究的总体效应值相同。Q 可用公式 $Q = \sum w_i(\theta_i - \theta_{合并})^2$ 计算,w_i 为第 i 个研究的权重值,θ_i 为第 i 个研究的效应量,$\theta_{合并}$ 为合并的效应量,θ 为率比的对数值、比值比的对数值、率差、均数差或标准化均数差等。Q 服从于自由度为 $k-1$ 的 χ^2 分布,Q 值越大,其对应的 P 值越小。若 $Q > \chi^2_{(1-\alpha)}$,则 $P < \alpha$,表明研究间存在异质性;反之则说明不存在异质性。

此外,也可用统计量 I^2 定量衡量异质性的大小,I^2 表示研究间变异占总变异(包括研究间变异及抽样误差的残差)的百分比,可用 $I^2 = [(Q-df)/Q] \times 100\%$ 来计算,df 是自由度,等于纳入的研究数 $k-1$。当 $I^2=0$ 时,表明研究间的变异仅由抽样误差引起,没有观察到研究间的异质性;I^2 统计量越大,则异质性越大,异质性的低、中、高程度分别用 I^2 统计量 25%、50%、75% 表示。若 $I^2 > 50\%$,则说明存在比较明显的异质性。如果各研究间无异质性或异质性较低($P > 0.1$,$I^2 < 50\%$),采用固定效应模型(fixed effect model)进行资料的合并分析;若存在异质性($P < 0.1$,$I^2 > 50\%$),但合并资料仍然具有临床上的意义,则采用随机效应模型(random effect model)进行合并分析,并谨慎解释研究结果。如果存在高度异质性,建议不要直接进行 Meta 分析,而是根据试验特征如性别、年龄、病情严重程度、疾病分期、基线危险度、干预的强度和时间等进行亚组分析;或进行敏感性分析以查找异质性的可能来源,再进行亚组分析;或引入协变量进行 Meta 回归分析,以解释异质性的来源及其影响。对异质性的处理可以按图 18-4 的流程来考虑。

2. Meta 分析　Meta 分析就是对关于某一研究问题的多项独立研究的结果进行收集、合并及

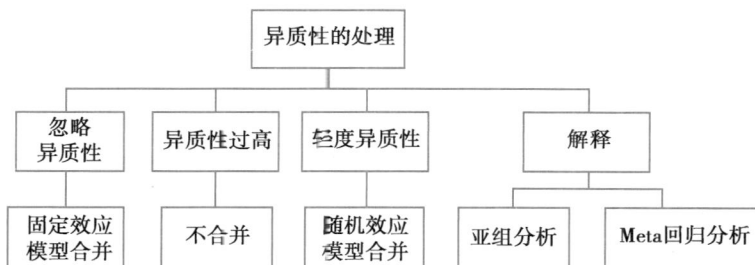

图 18-4　Meta 分析中异质性资料的处理方法

统计分析的一种方法,通过该方法获得能够代表这些研究结果的平均水平。我国曾将其翻译为后分析、荟萃分析、元分析、综合分析等。Meta分析是系统综述中使用的一种统计学的定量综合分析方法,是以某一问题的多项独立研究的结果为研究对象,运用适当的统计学方法对多个研究结果进行定量的综合分析,得出单一的、量化的综合结论。

Meta分析的效应合并就是对效应值进行加权平均,在计算时根据异质性检验的结果选用固定效应模型或随机效应模型对各研究结果的效应值进行加权合并。在数据合并之前,应根据资料的类型及评价目的选择效应量作为合并统计量。当为计数资料时常用比值比(OR)、相对危险度(RR)、危险度差(risk difference,RD)等来表示效应的大小;当为计量资料时用均数差(mean difference,MD)表示效应的大小。其中,当采用同样测量方法测量同一个指标时,使用加权均数差(weighted mean difference,WMD)来合并统计量;当对同一治疗效应采用不同的测量方法或单位(如采用不同的量表测定神经功能)时,可使用标准化的均数差(standardized mean difference,SMD)来合并统计量,见表18-4。具体统计分析可用Meta分析软件如RevMan进行统计分析,也可用常用的统计学软件如SPSS、SAS、Stata等,实际操作时选择相应统计学模块即可。

表18-4 Meta分析中的效应指标及统计模型选择

资料类型	合并统计效应指标	统计学模型	
		固定效应模型	随机效应模型
计数资料	比值比(OR)	Mantel-Haenszel(M-H)	DerSimonian-Laird(D-L)
		inverse variance(IV)	
		Peto	
		Fleiss	
	率比(RR)	Mantel-Haenszel(M-H)	DerSimonian-Laird(D-L)
		inverse variance(IV)	
	率差(RD)	Mantel-Haenszel(M-H)	DerSimonian-Laird(D-L)
		inverse variance(IV)	
计量资料	均数差(MD)	inverse variance(IV)	DerSimonian-Laird(D-L)
	标准化均数差(SMD)	inverse variance(IV)	DerSimonian-Laird(D-L)

(詹思延,2015)

Meta分析的目的就是将某一研究问题已经完成的研究结果更为客观、定量、有效地反映出来。但在Meta分析的过程中,除了获得多项研究的综合结果,还可达到以下目的:①提高统计效能,加强主要结论的说服力,尤其是对样本量较小的临床试验研究;②提高对效应值的估计精度;③评价文献中各研究结果的一致性,找出研究结果不一致性的原因,并试图解决或调和不同研究间的矛盾结论;④发现某些单个研究未阐明的问题;⑤探讨现有文献发表偏倚的程度;⑥提出新的研究问题,为进一步的研究指明方向。

进行Meta分析必须遵循以下几个重要假设或原则:①所要综合的原始研究所探索的研究问题必须相同,它们来自同一总体,结果相近;②合并结果时必须纳入所有有关的研究,不能只包括部分研究,以减少选择偏倚;③假设所有纳入的研究都没有偏倚,其结果的差异完全由抽样误差引起;④利用加权平均法对真实值进行定量的估计。只有保证前三条假设或原则的实现,才能控制偏倚,保证Meta分析结果的可靠性。

目前,系统综述常和 Meta 分析共同或交叉使用,其实二者不完全等同。首先,Meta 分析是系统综述的一个重要部分,系统综述在对资料进行定量综合时会用到 Meta 分析,但不是必要的部分。假如确定研究题目后,进行了全面文献检索,但没有发现有关研究,或发现的研究数目很少,或研究结果存在很大的差异,则可能不需进行 Meta 分析。

3. **敏感性分析和亚组分析**　敏感性分析(sensitivity analysis)是检查一定假设条件下所获结果的稳定性的方法,其目的是发现影响 Meta 分析研究结果的主要因素,解决不同研究结果的矛盾性,发现产生不同结论的原因。敏感性分析最常用的方法是分层分析,即按不同研究特征,如不同的统计方法(固定效应或随机效应模型)、研究方法学的质量高低、样本量大小、是否包括未发表的研究等,将各独立研究分为不同组后,按 Mantel-Haenszel 法进行合并分析,再比较各组及其与合并效应间有无显著性差异。

亚组分析(subgroup analysis)是指针对不同研究特征进行资料的分析,例如将研究对象根据年龄、性别、病情轻重、干预措施不同的剂量或疗程等进行比较,主要目的是探讨临床异质性的来源,即识别效应修饰因素或评价交互作用。通常,在方案制订阶段就应该确定做哪些亚组分析,对相应的变量信息进行原始研究的提取,而不是资料分析阶段的随意分组探索。

(七) 总结报告

一般先要对入选文献的基本情况加以描述(表 18-5),再使用直观森林图(forest plot)表示 Meta 分析的结果(图 18-5)。图中水平线代表每个研究的结果,线中间的方块代表研究结果的点估计值,方块的大小代表该研究在 Meta 分析中的权重,线宽代表研究结果的 RR 值 95%CI;垂直线代表"无效应线",如果一个研究水平线穿过垂直线,表明该研究结果的 95%CI 包含 1,说明研究的效应在比较的两组间差异无显著性;图中的菱形块则代表各个研究合并后的效应估计值,即采用固定效应模型或随机效应模型合并各研究结果后的值,该综合值也有 95%CI。图 18-5 展示了表 18-5 中 6 项有关幽门螺杆菌(HP)根除治疗对胃癌发生影响的 RCT 的 Meta 分析结果,合并效应值 RR=0.66(95%CI: 0.47~0.95)。

另外,可以参考国际上提出的系统综述和 Meta 分析优先报告的条目(Preferred Reporting Items for Systematic reviews and Meta-Analyses, PRISMA)进行总结报告。PRISMA 由 27 个条目清单(表 18-6)以及一个四阶段的流程图(图 18-6)组成,清单中包括的条目对透明报告系统综述非常重要。

三、系统综述中的偏倚

(一) 偏倚的来源与控制

系统综述作为文献的二次研究,如果在设计、实施、分析等环节出了问题,也会引入偏倚,影响最终结果和结论的真实性。同其他流行病学研究一样,系统综述的偏倚也可分为信息偏倚、选择偏倚和混杂偏倚。不同的是,系统综述的三种偏倚存在于两个层面,即原始研究固有存在的,以及系统综述制作过程中引入的新偏倚。

系统综述的信息主要源于原始研究的集合数据,变量的定义不合理或不明确、数据提取的方式不正确、原始信息不准确以及原始研究中有关信息缺失等,都会导致提取的数据不准确,从而引起最终整合结果的信息偏倚。要控制系统综述的信息偏倚,需要在定义变量和提取数据上下功夫,必要时应和原作者取得联系,核实可疑的信息或索取缺失的信息。

选择偏倚是系统综述中最重要的偏倚来源,原因是实际收集到的研究与研究总体之间存在差

表 18-5　6 项关于幽门螺杆菌根除治疗对胃癌后续发生影响的 RCT 基本特征

第一作者	发表年份	研究地点	样本量[接受HP根除治疗数]/例	平均年龄(范围)/岁	男性比例/%	基线时有癌前病变比例/%	HP根除治疗方案	根除率/%	随访时间/年	检测胃癌病例的方法	方法学	RR	95%CI
Correa	2000	美国	852(437)	51.1 (29~69)	46.1	100	次水杨酸铋 262mg, 阿莫西林 500mg, 甲硝唑 375mg, 每日 3 次, 连用 2 周	58.0	6	组织学检查	随机方案隐藏, 未盲	1.42	0.24~8.48
Zhou	2008	中国	552(276)	52.0 (35~75)	47.8	33.7	奥美拉唑 20mg, 阿莫西林 1g, 克拉霉素 500mg, 每日 2 次, 连用 1 周	55.6	10	组织学检查	随机方案隐藏, 双盲	0.29	0.06~1.36
Wong	2004	中国	1 630(817)	42.2 (35~65)	54.0	37.7	奥美拉唑 20mg, 复方阿莫西林 750mg, 甲硝唑 400mg, 每日 2 次, 连用 2 周	83.7	7.5	组织学检查 (或病理标本)	随机方案隐藏, 双盲	0.63	0.25~1.63
Saito	2005	日本	692(379)	未报告 (20~59)	未报告	未报告	兰索拉唑 30mg, 阿莫西林 1.5g, 克拉霉素 400mg, 每日 1 次, 连用 1 周	74.4	≥4	组织学检查	未说明	0.55	0.09~3.27
Ma	2012	中国	2 258(1 130)	46.8 (35~64)	50.0	64	奥美拉唑 20mg, 阿莫西林 1g, 每日 2 次, 连用 2 周	73.2	14.7	组织学检查, 临床、实验室或病理资料	随机方案隐藏, 双盲	0.65	0.43~1.00
Wong	2012	中国	513(255)	53.0 (35~64)	46.4	100	奥美拉唑 20mg, 阿莫西林 1g, 克拉霉素 500mg, 每日 2 次, 连用 1 周	63.5	5	组织学检查	随机方案隐藏, 双盲	3.04	0.32~28.99

Study or Subgroup	HP根除组 Events	Total	对照组 Events	Total	Weight	Risk Ratio M-H, Fixed, 95% CI
Correa 2000	3	437	2	415	2.7%	1.42 [0.24, 8.48]
Ma 2012	34	1 130	52	1 128	68.1%	0.65 [0.43, 1.00]
Saito 2005	2	379	3	313	4.3%	0.55 [0.09, 3.27]
Wong 2004	7	817	11	813	14.4%	0.63 [0.25, 1.63]
Wong 2012	3	255	1	258	1.3%	3.04 [0.32, 28.99]
Zhou 2008	2	276	7	276	9.2%	0.29 [0.06, 1.36]
Total (95% CI)		3 294		3 203	100.0%	0.66 [0.47, 0.94]
Total events	51		76			

Heterogeneity: Chi²=3.62, df=5（P=0.60）; I²=0%
Test for overall effect: Z=2.30（P=0.02）

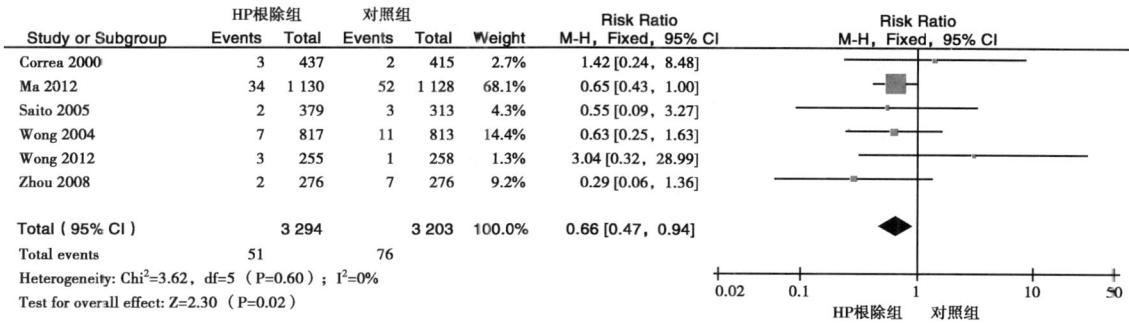

图 18-5 幽门螺杆菌根除治疗对胃癌发生影响的森林图

表 18-6 系统综述和 Meta 分析优先报告条目（PRISMA）

章节主题	条目	条目清单
标题		
标题	1	明确本研究为系统综述
摘要		
摘要	2	提供结构式摘要,根据具体情况应包括:背景;目的;资料来源;纳入研究的标准;研究对象和干预措施;质量评价和数据合成的方法;结果;局限性;结论和主要发现;系统综述的注册号
背景		
理论基础	3	基于现有研究描述该系统综述的理论基础
目的	4	明确陈述该系统综述的研究目的或待解决的问题
方法		
纳入标准	5	详细说明纳入和排除标准,以及在结果合并时纳入研究的分组情况
信息来源	6	详细说明获取文献的所有来源,包括所有数据库、注册平台、网站、机构、参考列表以及其他检索或咨询途径。明确说明每一项来源的检索或查询日期
检索策略	7	呈现所有数据库、注册平台和网站的完整检索策略,包括用到的过滤器和限制条件
研究选择	8	详细说明确定一项研究是否符合纳入标准的方法,包括每项检索记录由几人进行筛选、是否独立筛选。如使用自动化工具,应作详细说明
资料提取	9	详细说明数据提取的方法,包括几人提取数据,是否独立提取,以及从纳入研究的作者获取或确认数据的过程。如使用自动化工具,应作详细说明
资料项目	10a	列出并定义需要收集数据的所有结局指标。详细说明是否收集了每一项纳入研究中与各结局相关的所有信息(例如:所有效应量、随访时间点和分析结果);若没有,需说明如何决定收集结果的具体方法
	10b	列出并定义提取的其他所有变量(例如,参与者和干预措施的特征,资金来源)。须对任何缺失或不明信息所作假设进行描述
偏倚风险评价	11	详细说明评价纳入研究偏倚风险的方法,包括使用评价工具的细节、评价人数以及是否独立进行。如使用自动化工具,应作详细说明
效应指标	12	说明主要的综合结局指标,如 RR、MD
方法综合	13a	描述确定结果合并时纳入研究的过程。例如,列出每个研究的干预特征,并与原计划在各项数据合并时进行研究分组的情况(条目5)进行比较
	13b	描述准备数据呈现或合并的方法,例如,缺失合并效应量的处理或数据转换

续表

章节主题	条目	条目清单
	13c	描述对单个研究和综合结果使用的任何列表或可视化方法
	13d	描述结果综合使用的所有方法并说明其合理性。若进行 Meta 分析，则需描述检验统计异质性及其程度的模型或方法，以及所使用的程序包
	13e	描述用于探索可能造成研究结果间异质性原因的方法（如亚组分析、Meta 回归）
	13f	描述用于评价综合结果稳定性的任何敏感性分析
报告偏倚评价	14	描述评价因结果综合中缺失结果造成偏倚风险的方法（由报告偏倚引起）
可信度评价	15	描述评价某结局证据体的可信度（置信度）的方法
结果		
研究选择	16a	描述检索和研究筛选过程的结果，从检索记录数到纳入研究数，最好使用流程图呈现
	16b	引用可能符合纳入标准但被排除的研究，并说明排除原因
研究特征	17	引用每个被纳入的研究并报告其研究特征
研究偏倚风险	18	呈现每个被纳入研究的偏倚风险评价结果
单个研究的结果	19	呈现单个研究的所有结果：（a）每组的合并统计量（在适当的情况下），以及（b）效应量及其精确性（例如，置信度/可信区间），最好使用结构化表格或森林图
结果综合	20a	简要总结每项综合结果的特征及其所纳入研究的偏倚风险
	20b	呈现所有统计综合的结果。若进行了 Meta 分析，呈现每个合并估计值及其精确性（例如置信度/可信区间）和统计学异质性结果。若存在组间比较，请描述效应量的方向
	20c	呈现研究结果中所有可能导致异质性原因的调查结果
	20d	呈现所有用于评价综合结果稳定性的敏感性分析结果
报告偏倚	21	呈现每项综合由缺失结果（由报告偏倚引起）造成的偏倚风险
证据可信度	22	针对每个结局，呈现证据体的可信度（置信度）评价的结果
讨论		
讨论	23a	在其他证据背景下对结果进行简要解释
	23b	讨论纳入证据的任何局限性
	23c	讨论系统综述过程中的任何局限性
	23d	讨论结果对实践、政策和未来研究的影响
其他信息		
注册与计划书	24a	提供注册信息，包括注册名称和注册号，或声明未注册
	24b	提供计划书获取地址，或声明未准备计划书
	24c	描述或解释对注册或计划书中所提供信息的任何修改
支持	25	描述经济或非经济支持的来源，以及资助者或赞助商在评价中的作用
利益冲突	26	声明作者的任何利益冲突
数据、代码和其他材料的可用性	27	报告以下哪些内容可公开获取及相应途径：资料提取模板；从纳入研究中提取的资料；用于所有分析的数据、分析编码和其他材料

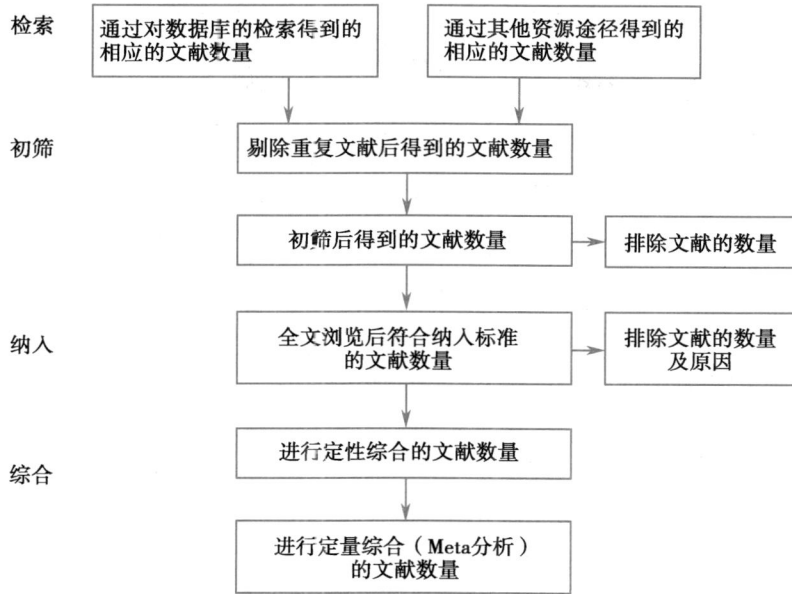

图 18-6　系统综述和 Meta 分析流程图

异。造成实际纳入的研究与研究总体存在差异的原因有多种,主要包括纳入和排除标准不当或不明确、文献检索策略和方法不当、发表偏倚(publication bias)、语言偏倚(language bias)、地区偏倚(geographical bias),以及根据结果人为地纳入或排除个别研究等。因此,在研究开始时,研究者必须根据研究目的制定明确的纳入和排除标准,并在筛选研究中严格执行,不应中途更改,尽可能杜绝依据研究结果排除或纳入研究的做法。此外,研究者应按照国际上认可的策略,制订系统严密的文献检索计划。

系统综述的混杂偏倚首先可能来自原始研究,即使是高质量的 RCT,在亚组分析时,不同组的原始研究在其他可能影响效应估计因素方面的不可比性,仍可能对两组合并效应的比较产生混杂作用。如果有足够的高质量研究,控制混杂的首选方法是尽可能地选用混杂作用较小的原始研究,如 RCT,或是充分有效地控制了主要混杂因子的观察性研究。

(二)常见偏倚

1. 发表偏倚　指具有统计学意义的研究结果较无统计学意义和无效的结果被报告和发表的可能性更大。对于无统计学意义的研究,研究者可能认为意义不大,不发表或推迟发表;杂志编辑则更有可能将这类论文退稿。因为存在发表偏倚,即使具备周密的检索策略和手段(如与研究者个人联系),也不可能完全地纳入所有相关研究。如果系统综述和 Meta 分析只是基于已经发表的研究结果,可能会夸大疗效,甚至得到一个虚假的疗效,从而导致临床个体治疗与卫生决策的失误。Egger通过追踪医学伦理委员会批准的研究方案在随后几年发表的情况,总结出:阳性结果的研究发表的可能性是阴性结果的研究的 3 倍(95%CI:2.3~3.9),并且发表偏倚在临床试验和观察性研究中均存在。此外,阳性结果发表的时间也比阴性结果发表的时间平均要早上 3~4 年。一个好的系统综述和 Meta 分析应包括所有与课题有关的可获得的资料,即包括已发表和未发表的研究。由于未发表的研究难以获得,实际操作中常常以发表的文献为主,但应尽最大可能收集未发表的研究。当然,也有学者认为,真正未发表的资料可能其设计不够严谨,资料质量比较差,可信性低,因而不宜将其结果合并;即使合并,对发表和未发表资料给予相同的权重亦似乎不妥。

2. 文献检索偏倚(location bias)　文献检索偏倚是指在文献检索中采用的检索策略或检索工具

不具有代表性,如仅检索中文数据库或仅收录英文的文章而出现的偏倚。不同语种对发表研究的倾向性不同,如德文杂志较英文杂志更倾向于发表阴性结果的研究等。其中将检索限定在某种语言引起的偏倚,称为语言偏倚。例如一项评价研究发现,在第一作者相同的情况下,随机化试验的结果为阳性时使用英文发表的占 63%,而用德文发表的仅占 35%,差异具有统计学意义($P<0.05$),Logistic 回归分析显示,阳性结果使用英文发表的 OR 值为 3.82(95%CI:1.33~11.35)。这样一来,如果 Meta 分析只是基于英文报告,就可能引入偏倚。再如,世界上几个主要的医学文献检索库,如 Medline、Embase,虽然包括了 3 000~4 000 种杂志,但绝大部分来自发达国家,来自发展中国家的仅占 2%,而发展中国家具有阳性结果的研究可能更容易发表在来自印度的 30 种使用英语的杂志中,从而引入偏倚,这种偏倚称为文献库偏倚(database bias)。

3. 引用偏倚(citation bias) 手工检索文献时,通过文章后面所列的参考文献可以进一步查找其他相关文章。但在 Meta 分析中这种途径可能带来引用偏倚,因为支持阳性结果的试验比不支持的试验可能更多地被作为参考文献加以引用。此外,杂志的知名度对文章的引用也会产生影响。例如,一项很有影响的降脂试验,最初计划包括评价其第一级预防和第二级预防的效果。第一级预防得到了有益的结果,因此相关研究于 1987 年发表在《新英格兰医学杂志》上。而同期完成的第二级预防评价,因效果不显著,直到 1993 年才发表于阅读量有限的《医学年报》(*Annals of Medicine*)上。前者在发表后的 3 年内被引用了 450 次,而后者只被提及 17 次。

4. 多次发表偏倚(multiple publication bias) 同一研究多次发表会从几方面引入偏倚。首先,阳性结果的研究更容易多次发表或作为会议报告,这就使得这些文章更容易被查到并被纳入 Meta 分析中。其次,Meta 分析中如果包括重复数据会人为地提高统计学精确性。多次发表偏倚在单一的研究中不是很明显,但在多中心的临床试验中确实存在,因为除了多中心合并的研究结果外,各个分中心也可能报告各自的研究结果。而对 Meta 分析人员来讲,很难区分两篇文章是一个研究的重复发表,还是来自两个不同的研究。

5. 权重偏倚(weighting bias) 是指在对各个研究结果进行整合时,由于使用不恰当的权重而引起的偏倚。产生权重偏倚的原因是不同的效应指标赋权的原则不同:使用率差时,事件发生率越低,赋予的权重越大;使用率比时刚好相反,事件发生率越低,赋予的权重越小。例如,一项有 6 个原始研究的 Meta 分析显示,使用率差时合并的结果为 –6.5%,$P<0.01$,但使用率比时合并的结果为 0.02,$P>0.05$。因此,当不同效应指标的合并结果相差很大时,应参考以样本量为权重的合并结果。

(三)偏倚的检查

Meta 分析是对既往已完成的研究结果进行分析,收集到的多是在期刊上公开发表的文章,因此不可避免会存在发表偏倚等,有必要对此开展检查。目前还开发了多种统计学方法,如 RevMan 软件中提供的漏斗图(funnel plot)分析,也可以计算失安全数(fail-safe number,N_{fs})来检查偏倚的程度。

1. 漏斗图 漏斗图是最常见的识别发表偏倚的方法。它是以研究的效应量估计值(如 RR、OR、RD 和死亡比或取其对数值等)作为横坐标,以效应量标准误作为纵坐标画出的散点图。漏斗图是基于效应量估计值的精度随着样本量的增加而增加的假设,其宽度随精度的增加而逐渐变窄,最后趋近于点状,其形状类似一个对称倒置的漏斗,故称为漏斗图。也就是说,样本量小的研究,数量多、精度低,分布在漏斗图的底部并呈左右对称排列;样本量大的研究,其精度高,分布在漏斗图的顶部,且向中间集中。利用漏斗图可以直接观察原始研究的效应量估计值是否与其样本含量有关。图 18-7 所示为漏斗图的两种假设情况。图(a)中所有研究围绕中心线对称排列,表明没有发表偏倚,图中空心散点代表结果无效的小样本研究,小样本研究估计的效应量变异较大,出现效应量

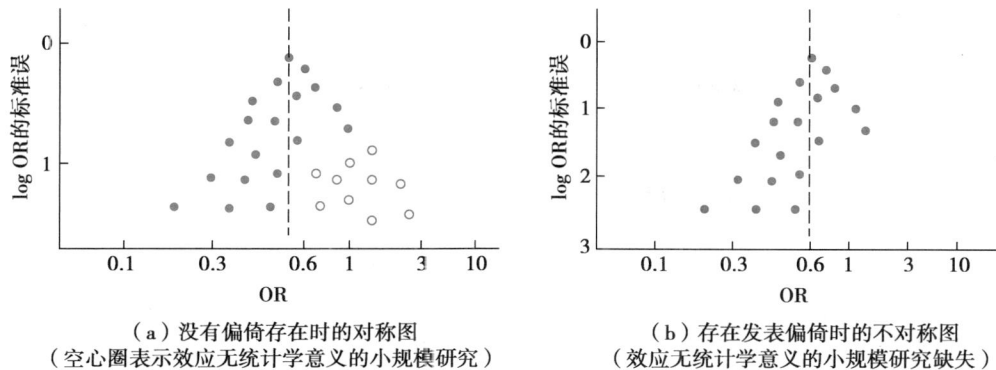

（a）没有偏倚存在时的对称图
（空心圈表示效应无统计学意义的小规模研究）

（b）存在发表偏倚时的不对称图
（效应无统计学意义的小规模研究缺失）

图 18-7 漏斗图示意图

极端值的机会多于大样本研究。图（b）呈不对称分布，表示存在发表偏倚，所缺失部分恰恰为结果无统计学意义的小样本研究。绘制漏斗图需要纳入较多的研究，原则上要求 5 个点以上才能进行。

需要指出的是，导致漏斗图图形不对称的原因较多，除了发表偏倚外，也可能因为纳入的试验总体质量较差、样本量较小、试验数较少（机遇的作用）或干预措施的变异性过大。因此，在解释图形不对称的原因时应综合考虑。此外，当纳入系统综述的试验数较少（如低于 10 个）时，进行漏斗图分析对结果的解释需慎重，这时的对称性判断不准确。

2. 失安全数 Meta 分析中还可以计算需多少阴性研究结果的报告才能使结论逆转，即利用失安全数来估计发表偏倚的程度。P 为 0.05 和 0.01 时的失安全数计算公式如下：

$$N_{fs0.05} = (\sum Z/1.64)^2 - S \qquad\qquad 式（18-1）$$

$$N_{fs0.01} = (\sum Z/2.33)^2 - S \qquad\qquad 式（18-2）$$

式中，S 为研究个数，Z 为各独立研究的 Z 值。失安全数越大，说明 Meta 分析的结果越稳定，发表偏倚对结果的影响越小，结论被推翻的可能性越小。

四、系统综述与 Meta 分析的进展

除了前述常规的系统综述和 Meta 分析之外，近年来还出现了其他一些文献综述和合成证据的方法，可以根据研究目的和潜在拥有的文献资料灵活选用。

1. 快速综述（rapid review） 快速综述是指对有关决策问题的现有证据进行的快速总结和评估。它采用的仍然是系统综述的整体思路和方法，但是会依据具体情况，简化甚至节省某些研究步骤和方法，以达到快速完成的目的。例如，只选用最主要的检索词进行文献检索，而不是使用所有可能相关的检索词；只检索主要的文献库；只提取与结果和质量有关的数据；只进行简单的质量评价和结果整合。值得注意的是，为了节约时间而简化步骤和方法可能会增加偏倚的风险。

2. 系统综述的综述（overview of systematic reviews） 一个系统综述总结的是关于同一问题的原始研究，因此回答的还是同一个问题。例如，一个关于噻嗪类利尿剂通过治疗高血压预防脑卒中效果的系统综述不会包括关于生活方式和其他抗高血压药物的研究。然而，决策者面对的却是一个病人或复杂的决策问题，而不是一个简单的研究问题，需要一个决策问题所有有关的干预措施的证据，系统综述的综述正是为了解决这样的问题提出的。其制作方法与系统综述类似，但只纳入现有的系统综述，而不是原始研究，其本质就是系统综述的综述。

3. 复合系统综述（multi-arm systematic review） 复合系统综述是针对更为宽泛的研究问题的有

关证据的综合，可以看成是一个包括多个独立的并列的系统综述的综述，其研究问题宽于一般系统综述，但窄于系统综述的综述。比如，一个关于青少年摄入蔬菜和水果的促进因素和阻碍因素的综述研究涉及多个子问题，不同的子问题需要不同的研究方法，因此，此类综述既需要包括临床试验，也涉及观察性研究，甚至定性研究。对每一类研究，都须使用独立的检索策略、纳入与排除标准、质量评价方法和数据提取表等，然后分别进行分析和评价，最后得出综合的结论。

4. 累积 Meta 分析（cumulative meta-analysis，CMA） 累积 Meta 分析是把有共同研究目的的研究结果看成一个动态的连续统一体，每当有新的研究完成后，即将新的研究结果及时纳入并重新进行一次 Meta 分析，然后再按一定的顺序排列累积的结果，并用森林图表示，以分析每次研究对综合结果的影响。CMA 不仅可以反映研究结果的动态变化趋势，还可显示出各个研究对综合结果的影响。CMA 是将各原始研究按照某个变量的变化依次引入 Meta 分析过程的一种独特显示方法，类似于序贯分析，但又有所不同，它不是新的统计分析方法。累积变量最常见的模式是按照年代顺序排列，此时结果会显示证据是如何随时间累积而变化的。当然，也可以按照其他变量（如样本量大小、研究质量等）进行排序，逐步引入 Meta 分析。

5. 单病例 Meta 分析（individual patient data meta-analysis，IPDMA） 单病例 Meta 分析是一种特殊类型的系统综述，它不是从已发表的研究中提取数据，而是直接从原始研究人员处获取纳入研究的每个受试者的原始研究数据，集中后重新分析，并在条件允许时合并进行 Meta 分析。IPDMA 可进行时间事件分析，是进行亚组分析唯一最切合实际的方法；还可通过与原始研究人员联系，详细核查和反复校正原始资料，确证随机和随访的质量，通过现有病例记录系统（诸如死亡登记）更新随访信息。

6. 网状 Meta 分析（network meta-analysis） 在临床实践中，会有一系列的药物可以治疗某种疾病，但 RCT 多是单一药物与安慰剂的对照，而评价药物之间效果差异的 RCT 没有进行或很少。在这种情况下，就需要将间接比较和直接比较的证据进行合并，即进行网状 Meta 分析。多种干预措施效果之间的证据关系可用一个网状图展示，此类 Meta 分析称为网状 Meta 分析。网状 Meta 分析首要的是构造一个等级模型，以处理抽样变异、治疗异质性及研究治疗比较间的不一致性，并提供模型的最大似然比，进而获得不同药物间在效果上的差异及效应大小排序，为指导临床的有效治疗提供依据。

（寇长贵）

思考题
1. 何谓循证医学？它的核心思想是什么？
2. 简述循证医学实践的基本步骤。
3. 简述循证公共卫生的定义及其实践的基本步骤。
4. 简述系统综述的主要步骤。
5. 简述森林图解读的要点。

第十九章
病毒性肝炎

Chapter 19　Viral Hepatitis

Viral hepatitis is a group of infectious diseases that primarily affect the liver, caused by various hepatitis viruses. It occurs worldwide and ranks as one of the most important lethal infectious diseases globally. It is in the front rank in the number of reported cases and deaths among category B infectious diseases in China, posing a significant public health issue both globally and domestically. Currently, there are five identified hepatitis viruses known as A, B, C, D, and E, each of which causes hepatitis A, B, C, D, and E, respectively. Patients with viral hepatitis serve as the main source of infection. Hepatitis A and E are infectious diseases mainly transmitted through the digestive tract. Hepatitis B, C, and D are non-digestive tract infectious diseases mainly transmitted through blood. Individuals lacking specific protective antibodies are generally susceptible. Since the 1980s, China has implemented a scientific prevention and control strategy, that is "putting emphasis on prevention, combining prevention with treatment". Over the last four decades, the HBV infection rate has significantly decreased in China, which is important to reach the goal of eliminating viral hepatitis as a major public health threat by 2030.

病毒性肝炎(viral hepatitis)是由多种肝炎病毒引起的,以肝脏损害为主的一组传染性疾病。病毒性肝炎呈世界范围流行,是全球重要的致死性传染病之一,居于我国乙类传染病报告发病数和死亡数前列,是世界和我国的重大公共卫生问题。

病毒性肝炎主要包括甲型肝炎、乙型肝炎、丙型肝炎、丁型肝炎和戊型肝炎(分别简称甲肝、乙肝、丙肝、丁肝和戊肝),分别由甲型肝炎病毒(hepatitis A virus, HAV)、乙型肝炎病毒(hepatitis B virus, HBV)、丙型肝炎病毒(hepatitis C virus, HCV)、丁型肝炎病毒(hepatitis D virus, HDV)和戊型肝炎病毒(hepatitis E virus, HEV)引起。病毒性肝炎病人为主要传染源,甲肝和戊肝属于消化道传播的传染病,乙肝、丙肝和丁肝主要经血液传播,属于非消化道传播的传染病。无特异性保护性抗体的人群普遍易感。

我国自 20 世纪 80 年代起实施"预防为主,防治结合"的科学防控策略,40 多年来,在推行预防接种、加强血液筛查、规范诊疗服务、加强监管和改水改厕等方面采取了有力措施,取得了显著成效,对实现 2030 年全球消除病毒性肝炎公共卫生危害的目标具有重要意义。

第一节　病原学和临床特征

一、病原学

(一)甲型肝炎病毒

HAV 属小 RNA 病毒科(*Picornaviridae*)嗜肝病毒属(*Hepatovirus*)。基因组为单正链线状 RNA,

长度约为 7.5kb。HAV 有 7 种基因型（Ⅰ～Ⅶ），但只有一种血清型。感染人的主要为Ⅰ、Ⅱ和Ⅲ型，分为 A、B 两种亚型，我国流行的主要为ⅠA 亚型。HAV 中和抗原表位主要氨基酸序列保守，甲肝疫苗对不同基因型 HAV 的感染均具有保护作用。

HAV 对理化因素抵抗力较强，耐热、耐酸碱、耐乙醚，在 pH 2～10 的环境中稳定，20% 乙醚不能将其灭活。贝类（如牡蛎、蛤蜊等）中的 HAV 在水中可存活数天至数月，4℃存放 24～48 小时仍可保持稳定，1.5mg/L 余氯 1 小时仍存活。60℃ 6 小时、100℃ 5 分钟、5%～8% 甲醛或 70% 乙醇可灭活 HAV，1∶4 000 的甲醛 72 小时可使其失去感染性而保留免疫原性。

（二）乙型肝炎病毒

HBV 属嗜肝 DNA 病毒科（*Hepadnaviridae*）正嗜肝 DNA 病毒属（*Orthohepadnavirus*）。基因组为不完全双链环状 DNA，全长约 3.2kb，有 4 个可读框（open reading frame，ORF），分别为 S、C、P 和 X 基因区，分别编码乙肝表面抗原（hepatitis B surface antigen，HBsAg）、乙肝核心抗原（hepatitis B core antigen，HBcAg）、乙肝 e 抗原（hepatitis B e antigen，HBeAg）、HBV DNA 聚合酶和乙肝 x 抗原（hepatitis B x antigen，HBxAg）等蛋白。

根据 HBV 全基因序列差异≥8% 和不同抗原表位的组合形式，可将 HBV 分别分为 9 种基因型（A～I）和 1 种未定基因型（J），以及 4 种血清型（adw、ayw、adr、ayr）。不同的血清型可属同一基因型，同一血清型可分布于不同的基因型。不同基因型的 HBV 在生物学特性、表型、致病性和病程等方面存在差异。乙肝疫苗对不同基因型和血清型的 HBV 感染均具有保护作用。

HBV 对理化因素抵抗力较强，对热、低温、干燥、紫外线及一般浓度的消毒剂如 70% 乙醇均能耐受。在宿主体外的生存力较强，自然条件下可停留在医疗器械、牙刷、剃须刀、奶瓶、玩具、餐具等物体表面 1 周而不失去感染性，在 37℃环境下可存活 7 天，在血清中 30～32℃可保存 6 个月，–20℃环境下可保存 15 年。65℃ 10 小时、100℃干热 1 小时、100℃煮沸 10 分钟、121℃ 20 分钟高压蒸汽可灭活 HBV，0.5% 过氧乙酸、5% 次氯酸钠和环氧乙烷常用于 HBV 的消毒。

（三）丙型肝炎病毒

HCV 属黄病毒科（*Flaviviridae*）丙型肝炎病毒属（*Hepacivirus*）。基因组为单正链 RNA，全长约 9.5kb。仅包含一个 ORF，用以编码 3 种结构蛋白，其中编码包膜蛋白 E1 和 E2 的基因具有高度变异性，这种变异引起的免疫逃逸现象是 HCV 能够在体内持续存在、感染易于慢性化的主要原因，也是 HCV 疫苗研发的一大障碍。

HCV 至少分为 7 种基因型（1～7），同一基因型分为不同亚型（如 1a、1b、1c、2a、2b、3c 等）。在我国 1b 和 2a 型较为常见。

HCV 对理化因素抵抗力不强，对乙醚、氯仿等有机溶剂敏感，100℃干热 5 分钟、60℃ 10 小时、121℃ 15～30 分钟高压蒸汽、2% 甲醛溶液或甲醛水溶液（福尔马林）55～80℃ 30～60 分钟可灭活 HCV。

（四）丁型肝炎病毒

HDV 属三角病毒科（*Kolmioviridae*）δ 病毒属（*Deltavirus*）。基因组为单负链环状 RNA，全长约 1.7kb，是当前已知动物病毒中最小的基因组。HDV 是一种缺陷病毒，其感染、复制依赖 HBV 提供 HBsAg 作为病毒包膜。

HDV 可分为 8 种基因型，在我国主要为 1 型和 2 型。

HDV 的抵抗力较 HBV 和 HCV 弱，对甲醛、氯仿等敏感。

（五）戊型肝炎病毒

感染人类的 HEV 属于戊型肝炎病毒科（*Hepeviridae*）正戊型肝炎病毒亚科帕斯拉戊型肝炎病毒

属(*Paslahepevirus*)。基因组为单正链线状 RNA,全长约 7.2kb,可分为 8 种基因型。人类主要感染 1~4 型,1 型和 2 型只感染人;3 型和 4 型可感染人和猪、鹿等多种动物。HEV 1~4 型属于同一种血清型,戊肝疫苗对 1~4 型 HEV 感染均有保护作用。

HEV 在碱性环境中较稳定,可存在于肝内和胆囊内的胆汁中,在生肉或没有完全熟的肉制品里仍可保持感染性。带病毒的猪肝 56℃加热 1 小时仍有感染性,100℃煮沸 5 分钟可灭活病毒。HEV 对高盐、氯化铯、氯仿等敏感,在 –70~8℃条件下或反复冻融易裂解,在液氮中可稳定保存。

二、临床特征

不同型别病毒性肝炎病人的临床表现较为相似,主要症状为全身乏力、食欲缺乏、厌油、黄疸,并可伴有发热、腹痛、恶心、呕吐等,按临床表现分为急性肝炎、慢性肝炎、重型肝炎、淤胆型肝炎、肝炎肝硬化和慢性无症状携带者,按感染的病毒不同主要分为甲型肝炎、乙型肝炎、丙型肝炎、丁型肝炎和戊型肝炎。诊断时需综合考虑流行病学史、临床表现和实验室检测结果。

(一)甲型肝炎

1. 临床分型和自然史 甲肝为自限性疾病,预后良好。HAV 感染包括显性感染和隐性感染,显性感染与隐性感染的比例约为 1:(3~10),感染后均可诱导机体产生持久的免疫力。显性感染主要表现为急性甲肝,包括急性黄疸型肝炎和急性无黄疸型肝炎两种。

HAV 经口进入体内后,引起短暂的病毒血症(病毒血症期);约一周后进入肝细胞内复制,经胆汁由粪便排出体外(粪便排出病毒期),此时期开始病人成为重要的传染源;随后病人出现急性肝炎的症状和体征(临床疾病期)。急性甲型肝炎的自然史和临床特征见图 19-1。

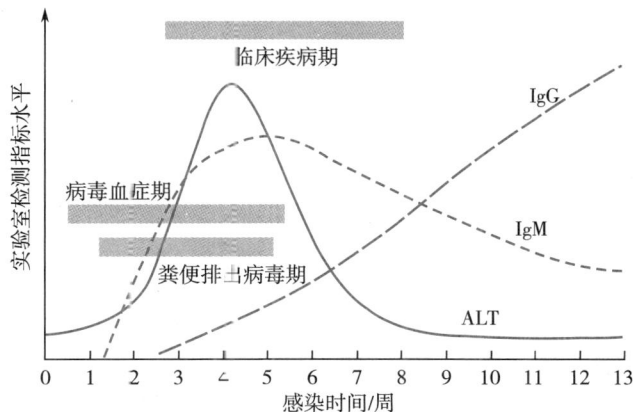

图 19-1 急性甲型肝炎的自然史和临床特征
ALT. 丙氨酸转氨酶。
(改编自 Matheny SC, 2012)

2. 实验室检测指标及意义

(1)抗 -HAV IgM:是急性感染的标志,是早期诊断甲型肝炎最简便可靠的血清学指标。抗 -HAV IgM 在感染早期即可出现,在血清中持续存在约 4~6 个月。

(2)抗 -HAV IgG:是保护性抗体,是既往感染或疫苗接种后产生免疫力的标志。

(3)HAV RNA:感染期病人的粪便中可检测到 HAV RNA,是具有排毒性的标志。

(二)乙型肝炎

1. 临床分型和自然史 乙肝临床分型多样,现以慢性乙肝和 HBV 携带为主,急性乙肝少见。

HBV 携带者分为 HBsAg 阳性且 HBV DNA 阴性的 HBsAg 携带者、HBsAg 和 HBV DNA 均阳性的慢性 HBV 携带者和 HBV DNA 阳性且 HBsAg 阴性的隐匿性 HBV 感染者。

HBV 感染的自然史主要取决于病毒和宿主的相互作用，其中感染 HBV 时的年龄是影响慢性化的主要因素之一。新生儿及 1 岁以下婴幼儿 HBV 感染慢性化风险为 90%，而成人 HBV 感染慢性化风险则低于 5%。一般将慢性 HBV 感染的自然史划分为 4 个阶段，即免疫耐受期、免疫清除期、非活动期和再活动期（图 19-2）。青少年和成年时期感染 HBV，多无免疫耐受期而直接进入免疫清除期。

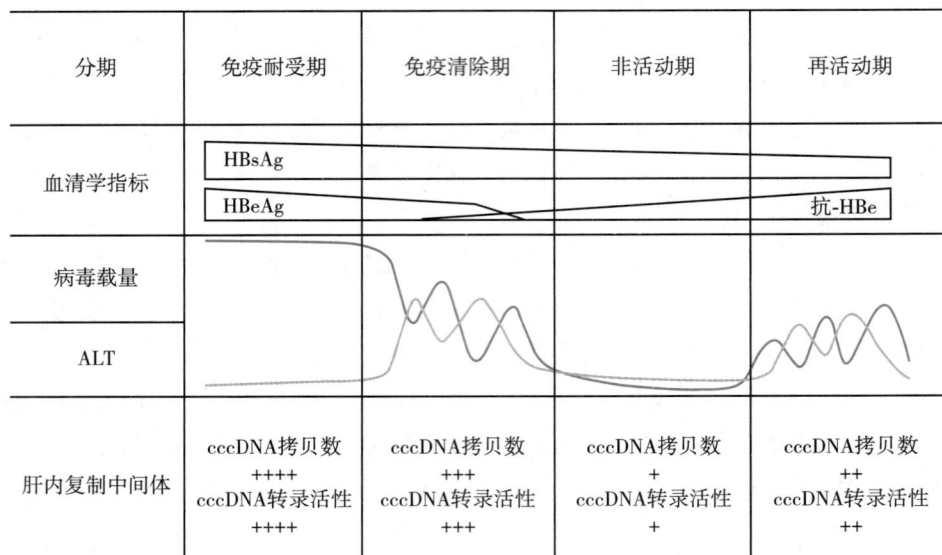

分期	免疫耐受期	免疫清除期	非活动期	再活动期
血清学指标	HBsAg HBeAg			抗-HBe
病毒载量 ALT				
肝内复制中间体	cccDNA拷贝数 ++++ cccDNA转录活性 ++++	cccDNA拷贝数 +++ cccDNA转录活性 +++	cccDNA拷贝数 + cccDNA转录活性 +	cccDNA拷贝数 ++ cccDNA转录活性 ++

图 19-2　慢性 HBV 感染的自然史、分期和临床特点
（改编自 Burns GS，2014）

2. 实验室检测指标及意义

（1）HBsAg：是现症感染的标志。

（2）抗-HBs：是 HBsAg 相应的抗体，为乙肝恢复期或接种乙肝疫苗后产生的保护性抗体，是机体获得免疫力的标志。

（3）HBeAg：是病毒复制活跃和传染性较强的标志，与 HBV DNA 具有良好的相关性。

（4）抗-HBe：是 HBeAg 相应的抗体，非保护性抗体，为病毒复制水平和传染性降低的标志。

（5）HBcAg：不易从血清中直接检出，可通过免疫组织化学方法检测肝组织中 HBcAg 的表达及分布，与 HBV DNA 呈正相关，是病毒复制和具有传染性的标志。

（6）抗-HBc：是 HBcAg 相应的抗体，非保护性抗体，分 IgM 和 IgG 两型。抗-HBc IgM 是感染后较早出现的抗体，是急性感染或慢性感染病情活动的标志。抗-HBc IgG 出现较迟，但长期存在甚至终身维持阳性，是慢性感染或既往感染的标志。

（7）HBV DNA：是病毒复制和具有传染性的直接标志。

上述指标的常见模式及其临床和流行病学意义见表 19-1。

（三）丙型肝炎

1. 临床分型和自然史　HCV 感染后可表现为急性肝炎、慢性肝炎或无症状携带者。大多数急性 HCV 感染者临床表现不明显，极易慢性化，55%～85% 的病人可转为慢性肝炎，其中 15%～30%

表 19-1　HBV 实验室检测指标的常见模式及意义

HBsAg	HBeAg	抗-HBs	抗-HBe	抗-HBc IgM[*]	抗-HBc IgG[*]	HBV DNA	意义
+	−	−	+/−	−	−	−	HBsAg 携带者，现症感染
+	+/−	−	+/−	−	−	+	慢性 HBV 携带者
−	−	+/−	+/−	−	+/−	+	隐匿性 HBV 感染者，病毒复制且具有传染性
+	+	−	−	+	−	+	俗称"大三阳"，传染性较强
+	−	−	+	−	+	−	俗称"小三阳"，传染性相对较弱
−	−	+/−	+/−	−	−	−	既往感染，已恢复
−	−	+	−	−	−	−	乙肝恢复期或接种乙肝疫苗后，产生保护性抗体

注：* 临床上检测抗-HBc，一般不区分 IgG 和 IgM。

在 20 年内出现肝硬化。

大多数 HCV 感染者在急性期和慢性感染早期症状隐匿，确切的自然史难以评估。HCV 进入体内后，首先引起病毒血症，病毒血症间断地出现于整个病程。第 1 周即可从血液或肝组织中检测出 HCV RNA，第 2 周开始能够检测出抗-HCV。

2. 实验室检测指标及意义

（1）HCV RNA：是病毒复制和具有传染性的直接标志。

（2）抗-HCV IgM 和抗-HCV IgG：抗-HCV 非保护性抗体，是 HCV 感染的标志。抗-HCV IgM 在发病后即可检测到，阳性提示现症 HCV 感染，一般持续 1～3 个月；抗-HCV IgG 阳性提示现症感染或既往感染，对于该抗体阳性者，应进一步检测 HCV RNA，以确定是否为现症感染。

（四）丁型肝炎

1. 临床分型和自然史　在各类病毒性肝炎中，丁肝的预后最差，更易转化为肝硬化等不良结局。丁肝的临床特征与乙肝基本相同，但病情比乙肝更为严重。HDV 感染表现为 HBV/HDV 同时感染（coinfection）和重叠感染（superinfection）两种类型。同时感染指从未感染过 HBV 的人同时发生 HBV 和 HDV 的感染，多呈自限性发病过程，表现为一般的急性肝炎临床表现；重叠感染指在慢性 HBV 感染的基础上再感染 HDV，常使病人肝脏产生明显病变，且易发展为慢性丁肝。

2. 实验室检测指标及意义

（1）HDV RNA：是病毒复制和具有传染性的直接标志。病人血清或肝组织中检出 HDV RNA 是诊断 HDV 感染的可靠方法。

（2）抗-HDV IgM 和抗-HDV IgG：抗-HDV 非保护性抗体。抗-HDV IgM 是现症感染的标志，在感染后 2 周出现，4～5 周达高峰，随之迅速下降，但在慢性感染期存在较大个体差异；抗-HDV IgG 高滴度提示 HDV 感染持续存在，低滴度提示感染静止或终止。

（五）戊型肝炎

1. 临床分型和自然史　HEV 感染通常表现为显性感染和隐性感染两类，隐性感染多见，显性感染主要表现为急性戊肝，在免疫功能正常的病人中通常不转为慢性，但在免疫抑制病人（如 HIV 感染者、器官移植病人等）中易慢性化。老年病人和慢性肝病病人感染 HEV 后，肝损伤严重，易进展为肝衰竭。

HEV 经消化道侵入血流,导致病毒血症,并在肝细胞内复制。从潜伏期末开始,HEV 开始在胆汁中出现,随粪便排出体外,并持续至起病后 1 周左右,此阶段传染性最强。

2. 实验室检测指标及意义

(1)HEV RNA:是病毒复制和具有传染性的直接标志。感染 HEV 后,约 3 周即可在血中检测到 HEV RNA,通过粪便排出 HEV 可长达约 4～6 周。

(2)抗 -HEV IgM 和抗 -HEV IgG:抗 -HEV IgM 在潜伏期末产生,是急性感染的标志,多数在 3 个月内转阴,但少数可持续 6 个月甚至 1 年。抗 -HEV IgG 是既往感染的标志。

(3)HEV 抗原:血清、粪便或尿液中可检出 HEV 抗原,其与 HEV RNA 检测结果有较好的互补性,可作为 HEV 现症感染的直接证据。

第二节　流行过程

一、甲型肝炎

(一)传染源

甲肝的传染源主要是急性甲肝病人和隐性感染者,HAV 主要通过粪便排出。甲肝潜伏期一般为 15～50 天,平均 30 天。

1. 急性甲肝病人　急性甲肝病人的传染性强,是重要的传染源。急性黄疸型肝炎病程可分为潜伏期、黄疸前期、黄疸期和恢复期。HAV 感染后 1～2 周病毒即可通过粪便排出体外。排毒高峰在潜伏期末和黄疸前期,此阶段传染性最强,大多数病例在黄疸出现 1～2 周后排毒基本停止。急性黄疸型病人在潜伏期末和黄疸前期难以被确诊和隔离,急性无黄疸型病人数量较多、症状不典型易被误诊,HAV 传播机会多,作为传染源的意义更大。

2. 隐性感染者　隐性感染者可通过粪便排出病毒,排毒量虽不及显性感染者,但感染后无明显的临床症状和体征,不易被发现和诊断,亦是重要的传染源。

(二)传播途径

甲肝的主要传播途径是消化道传播,易感人群会因摄入被 HAV 感染者粪便污染的食物或水而感染,也可能通过与感染者直接或间接接触感染。

1. 经食物传播　生吃受 HAV 污染的蔬菜水果(如莴苣、草莓)、凉拌食品(如沙拉)和海产品(如毛蚶、牡蛎等贝类)可引起甲肝暴发或散发。

2. 经水传播　饮用被 HAV 污染的水也会导致 HAV 感染,该情况通常发生在不发达、卫生条件欠佳的地区,在这些地区感染者随粪便排出的 HAV 会污染饮用水,造成甲肝的暴发或流行。经水传播是甲肝呈地方性流行的重要原因。

3. 其他途径　甲肝可通过 HAV 污染的手、食品、玩具等,直接或间接经口传播,多见于学校、托幼机构、工厂和部队等集体单位。极少数情况下,HAV 感染者在出现病毒血症时,可经血液传播。此外,男男性行为者由于不安全性行为,可能导致甲肝传播。

(三)人群易感性

抗 -HAV IgG 阴性者对 HAV 易感。接种甲肝疫苗和既往感染 HAV 都可获得抗 -HAV IgG 抗体,降低人群易感性。在大多数低收入地区,儿童易感且感染率高,感染后可获得持久免疫力,青少年和成人中基本无易感者;在大多数中等收入地区,存在大量的易感青少年和成人;在大多数高收入地区,存在高比例的成年易感者。食品生产经营从业人员、托幼机构工作人员、集体生活人员、灾区人群和前往高流行地区的旅行者等人群感染 HAV 的风险高,是重要的易感人群。

二、乙型肝炎

(一)传染源

乙肝的传染源主要是急性、慢性乙肝病人和 HBV 携带者,HBV 主要存在于血液、体液和分泌物中,传染性强弱与其中的 HBV DNA 含量成正比。乙肝的潜伏期一般为 45~180 天,平均 60~90 天。

1. 急性乙肝病人　急性乙肝病人在潜伏期末和急性期均具有传染性,可经血液、母婴等途径传播,是传染源之一。

2. 慢性乙肝病人和 HBV 携带者　慢性乙肝病人数量多于急性病人,病情隐匿、反复发作或迁延不愈,病毒长期存在于体内;HBV 携带者数量多、分布地区广、携带病毒时间长、活动不受限制。因此,二者作为传染源的意义更大。孕妇中的慢性乙肝病人和 HBV 携带者可将 HBV 传播给新生儿和婴儿,是重要的传染源。

(二)传播途径

乙肝的主要传播途径包括经血液传播、母婴传播和性传播。

1. 经血液传播　经血液传播主要存在以下 5 种途径:①输血和血制品传播:我国从 20 世纪80 年代开始实施对献血者筛查 HBsAg,2015 年开始对 HBsAg 阴性献血者进行 HBV DNA 检测,大大降低了由输血和血制品引起 HBV 感染的风险。②医源性传播:指在静脉注射、采血、针灸、手术、血液透析、器官移植、口腔治疗等过程中,使用被 HBV 污染且未消毒或消毒不彻底的医疗器械引起的 HBV 传播。随着一次性注射用品的普及应用,医源性传播已明显减少。③共用针头或针筒静脉注射吸毒一度成为 HBV 传播的重要途径。④文身、文眉、修眉、修足、扎耳孔、刮痧等易使 HBV 经破损的皮肤和黏膜传播。⑤日常用品如牙刷、指甲刀、修脚刀、剃须刀、玩具等若被 HBV 污染也可经破损的皮肤或黏膜传播 HBV,是造成乙肝家庭聚集性的原因之一。

2. 母婴传播　HBV 母婴传播指 HBV 从孕妇体内进入子代,并且在子代体内复制繁殖,造成子代发生慢性 HBV 感染。若孕妇的 HBV DNA 水平较高和/或 HBeAg 阳性,则出生后婴儿感染 HBV的风险高。母婴传播是导致乙肝家庭聚集性的原因之一。

HBV 母婴传播包括经胎盘传播、分娩时传播和哺乳传播。分娩时传播是 HBV 母婴传播最普遍的方式,分娩时,新生儿因破损的皮肤或黏膜接触到含有 HBV 的母体血液或阴道分泌物,造成 HBV传播。经胎盘传播和哺乳传播极少见。

3. 性传播　与 HBV 感染者发生无保护措施的性行为可引起 HBV 传播,有多个性伴侣者感染HBV 的风险更高。HBV 在夫妻间的性传播是导致乙肝家庭聚集性的主要原因之一。

HBV 不经呼吸道和消化道传播,因此,日常学习、工作或生活接触,如在同一教室学习、同一办公室工作、共用办公用品、握手、拥抱、同住一宿舍、同一餐厅用餐、共用厕所等无血液暴露的接触一般不会传播 HBV。

(三)人群易感性

抗 -HBs 阴性者均为易感人群,接种乙肝疫苗产生抗 -HBs 是降低人群易感性的最主要途径,接种乙肝疫苗后抗 -HBs 阳性表示获得免疫力。

HBV 感染高危人群是重要的易感人群,主要分为 4 类:①存在性传播风险的人群:HBV 感者的性伴侣、男男性行为者、多个性伴侣者；②存在职业暴露风险的人群：接触血液的医务工作者；③存在经皮肤和黏膜暴露风险的人群：静脉注射吸毒者、HBV 感染者的家庭成员、易发生外伤者、血液透析病人和器官移植病人；④其他人群：其他慢性肝病病人、HBV 高发区的居住者和旅行者、免疫功能低下者和 HIV 感染者。

三、丙型肝炎

（一）传染源

丙肝的主要传染源是急性、慢性丙肝病人和 HCV 携带者，潜伏期为 2 周至 6 个月，平均 40 天。感染后 1 周内即可在血液或肝组织中检测到 HCV RNA。急性丙肝虽然临床症状较轻，但极易慢性化。

（二）传播途径

丙肝的主要传播途径为经血液传播，其次为性传播，而母婴传播概率较低。

1. 经血液传播　HCV 主要经血液传播。我国自 1993 年开始对献血者筛查抗 -HCV，2015 年开始对抗 -HCV 阴性献血者筛查 HCV RNA，经输血和血制品传播已很少发生。现阶段主要存在以下 3 种途径：①静脉注射吸毒者共用注射器和不安全注射是目前新发感染最主要的传播方式；②共用剃须刀、共用牙刷、修足、文身和扎耳孔等也是 HCV 潜在的经血液传播方式；③使用非一次性注射器和针头、未经严格消毒的牙科器械或内镜、侵袭性操作和针刺等也是 HCV 潜在的经血液传播方式。

2. 性传播　与 HCV 感染者发生无保护措施的性行为可造成 HCV 传播。同时伴有其他性传播疾病，特别是感染 HIV 者，感染 HCV 的危险性更高。

3. 母婴传播　抗 -HCV 阳性孕妇可将 HCV 传播给新生儿，但危险性较低；若分娩时 HCV RNA 阳性，传播危险性增加。孕妇合并 HIV 感染、HCV RNA 载量高、接受羊膜腔穿刺术等，可能增加母婴传播风险。

（三）人群易感性

人群对 HCV 普遍易感，目前尚无特异性预防 HCV 感染的疫苗。HCV 易于变异，不断出现免疫逃逸突变株，因此，人感染 HCV 后所产生的免疫保护作用有限。HCV 感染高危人群是重要的易感人群，如注射吸毒者、男男性行为者以及 HIV 感染者。

四、丁型肝炎

（一）传染源

HDV 是一种依赖 HBV 生存和复制的病毒。丁肝的传染源为 HBV/HDV 同时感染者和重叠感染者，潜伏期为 4～20 周。发生同时感染的成人常呈自限性，表现为急性肝炎；而重叠感染者多发展为慢性感染，作为传染源的意义更大。

（二）传播途径

丁肝的主要传播途径为经血液传播和性传播，很少发生母婴传播。

1. 经血液传播　输入或经破损的皮肤和黏膜接触受 HDV 污染的血液和血制品等，可造成 HDV 的传播。

2. 性传播　与 HDV 感染者发生无保护措施的性行为，可导致 HDV 的传播。

3. 母婴传播　HDV 存在通过母婴传播的可能性，但十分罕见。

（三）人群易感性

HDV 需依赖 HBV 才可生存和复制，HDV 易感人群为抗 -HBs 阴性者和慢性 HBV 感染者。感染 HDV 后产生的抗 -HDV 非保护性抗体。接种乙肝疫苗是预防 HDV 感染的重要方法。

注射吸毒者、男男性行为者、血液透析病人和 HIV 感染者发生 HBV/HDV 同时感染和重叠感染的风险高，是重要的易感人群。

五、戊型肝炎

（一）传染源

戊肝的传染源为急性戊肝病人、隐性感染者和携带病毒的动物，HEV 主要通过粪便排出。戊肝的潜伏期为 2～10 周，平均 5～6 周。

1. 急性戊肝病人和隐性感染者　HEV 主要通过病人和隐性感染者的排泄物污染饮用水和食物传播。急性戊肝病人在潜伏期末和急性期初，粪便排毒量最大，传染性最强，是主要传染源。隐性感染者无临床症状，但可通过粪便排出 HEV，不易被察觉，亦是主要传染源。

2. 动物宿主　猪、鹿、兔、牛和羊等动物可能是 HEV 的自然宿主，可通过被 HEV 污染的动物内脏、肉制品等食品感染人，亦是戊肝的传染源。

（二）传播途径

戊肝的主要传播途径是消化道传播，经水传播造成流行多见，易感人群通过饮用被 HEV 污染的水而感染，多在雨季和洪水后出现戊肝暴发或流行。食用被 HEV 污染的食物，如未加工的贝类以及被感染动物未煮熟的肉、肝脏等，可引起散发或暴发。

HEV 可通过病人粪便污染外环境或日常生活用品而发生传播，少数情况下，也可经血液传播和母婴传播，但发生可能性很小。

（三）人群易感性

人群对 HEV 普遍易感，畜牧养殖者、疫区旅行者、餐饮业人员、集体生活者发生 HEV 感染的风险高，是重要易感人群。接种戊肝疫苗可预防 HEV 感染。

第三节　流行特征

一、甲型肝炎

甲肝是 HAV 感染导致的炎症性肝病。据 WHO 估计，全球每年新报告 HAV 感染约 150 万例，由于年轻人群中无症状感染者众多，漏报率高，因此实际感染数可能更高。2022 年我国共报告甲肝病例 1.04 万例，报告发病率为 0.74/10 万。

（一）地区分布

甲肝呈世界范围流行，但抗 -HAV 阳性率具有明显地区差异。总体而言，66% 的急性甲肝病例和 97% 的甲肝死亡病例发生在低收入和中低收入国家。按抗 -HAV 阳性率不同，可分为高度、中度和低度流行地区。在高度流行地区如非洲、拉丁美洲和东南亚部分地区，成人抗 -HAV 阳性率在 90% 以上。其中，东南亚地区甲肝病例数和甲肝相关死亡人数最多，甲肝相关死亡率最高；非洲地区甲肝发病率最高。在低度流行地区如北美、西欧等地区，成人抗 -HAV 阳性率低于 30%，其中欧洲地区甲肝发病率和甲肝相关死亡率最低。

我国各地区甲肝发病率存在差异,《2022 中国卫生健康统计年鉴》显示,2021 年青海省甲肝发病率最高,为 4.76/10 万,河南省最低,为 0.17/10 万。

HAV 的基因型和基因亚型具有一定的地理分布特点。基因Ⅰ型在世界范围内最为普遍,在南美、北美、欧洲、大部分亚洲和非洲地区主要流行株是ⅠA 亚型,而在中东、南非等地区主要流行株是ⅠB 亚型。我国以ⅠA 亚型流行为主。

（二）时间分布

甲肝全年均有发病,但有一定的季节性。温带地区甲肝发病高峰多在秋末冬初,而热带地区则在雨季。我国甲肝发病呈春季高发,但近年来流行高峰已逐年趋平。

我国甲肝发病率呈明显下降趋势。随着我国社会经济的快速发展、卫生条件的明显改善,以及儿童甲肝疫苗覆盖率的增加,甲肝发病率从 1992 年的 52.08/10 万降至 2006 年的 5.25/10 万,2014 年降至 1.92/10 万,2022 年进一步降至 0.74/10 万。

（三）人群分布

不同年龄人群的 HAV 感染率存在明显差异。多数低收入区为高度流行区,10 岁以下儿童的 HAV 感染率高于 90%,儿童通常在 5 岁以内暴露于 HAV,多为无症状感染,成人基本上无感染者。在低度流行区,发病年龄后移,成人发病比例高。

我国不同年龄人群抗 -HAV 阳性率不同,2014 年血清流行病学调查显示,2 岁以下、2～4 岁、5～9 岁、10～14 岁、15～19 岁、20～24 岁和 25～29 岁抗-HAV 阳性率分别为 43.5%、88.1%、76.6%、59.2%、48.6%、56.8% 和 67.7%。法定报告传染病数据显示,2022 年我国甲肝报告病例数最多的年龄段是 50～54 岁组,占总报告病例数的 13.97%,男性发病数多于女性,职业分布中以农民报告发病数最多,占总报告病例数的 43.94%。

HAV 感染有明显的家庭聚集现象,这与家庭成员摄入相同的食物和饮用水以及日常生活中密切接触有关。

二、乙型肝炎

乙肝是全球重大公共卫生问题。据《2024 年全球肝炎报告》(*Global Hepatitis Report 2024*),2022 年全球约有 2.54 亿乙肝病人,每年新发 HBV 感染者约 123 万人,新发感染率 16/10 万,每年导致约 110 万人死亡,病死率 14/10 万,如果不进行有效干预,预计到 2034 年,HBV 感染导致的死亡人数将继续上升至 114 万人的峰值。2022 年我国人群 HBsAg 阳性率约 5.60%,HBV 感染者人数达 7 974 万。

（一）地区分布

1. 世界不同地区乙肝流行现状　乙肝呈全球性分布,但不同地区乙肝患病率、HBV 感染总人数、每年新发 HBV 感染人数和每年因 HBV 死亡人数差异较大,见表 19-2。其中,非洲和西太平洋地区乙肝患病率最高,约为 5.0%～5.8%,欧洲和美洲地区最低,约为 0.5%～1.2%。

2. 我国不同地区乙肝流行现状　乙肝在全国范围均有发病,不同地区乙肝发病率存在差异。2021 年海南发病率最高,为 138.21/10 万,北京最低,为 7.85/10 万。我国孕妇 HBsAg 阳性率也存在明显地区差异:2020 年海南最高,约 11.99%,其次是西藏、江西、福建、广东和广西,最低的是天津和山西,均低于 2.00%。

3. 世界和我国不同地区 HBV 基因型分布　HBV 不同基因型的分布有明显的地区差异:非洲地区主要为 A、E 和 F 型,亚洲地区主要为 B 和 C 型,欧洲和北美洲地区主要为 A 型。我国主要为 B

表 19-2 2022 年全球 6 个区域乙型肝炎发病、患病和死亡情况

WHO 区域	乙肝患病率/%	HBV 感染总人数/万	每年新发 HBV 感染人数/万	每年因 HBV 死亡人数/万
非洲地区	5.8	6 470	77.1	27.2
美洲地区	0.5	500	0.8	2.0
东南亚地区	3.0	6 140	26.6	21.8
欧洲地区	1.2	1 060	1.8	3.2
东地中海地区	2.1	1 510	8.6	4.1
西太平洋地区	5.0	9 680	8.3	4.1

（改编自 WHO，2024）

和 C 型，北方城市以 C 型流行为主，由北方至南方，B 型感染率逐渐增高，A 和 D 型很少见。

（二）时间分布

乙肝发病无明显的季节性，全年均有病例报告，多呈散发或地方性流行。全球和我国 HBV 感染呈下降趋势。全球 HBV 感染人数从 2015 年的 2.57 亿下降至 2022 年的 2.54 亿。我国自 1992 年将乙肝疫苗纳入计划免疫管理后，HBV 感染人数从 1992 年的 1.20 亿减少至 2022 年的 7 974 万，HBsAg 阳性率从 1992 年的 9.75% 明显下降至 2022 年的 5.60%；5 岁以下儿童中 HBsAg 阳性率下降更为明显，从 1992 年的 9.67% 降至 2020 年的 0.3%；育龄期女性 HBsAg 阳性率从 1992 年的 8.18% 下降至 2020 年的 5.87%。

（三）人群分布

我国不同年龄人群 HBsAg 阳性率存在差异，2020 年全国第四次乙肝血清流行病学调查显示，1～4 岁儿童的 HBsAg 阳性率为 0.30%，5～14 岁青少年为 0.38%，15～29 岁人群为 2.62%。在性别分布上，我国各年龄组乙肝报告发病率和死亡率均为男性高于女性。

HBV 感染有明显的家庭聚集现象，可能与母婴传播、夫妻间性传播和被 HBV 污染的物品经破损的皮肤或黏膜传播等有关。

三、丙型肝炎

丙肝是全球重大公共卫生问题。据《2024 年全球肝炎报告》，2022 年全球约有 5 000 万丙肝病人，每年新发 HCV 感染者接近 100 万例，新发感染率约为 13/10 万，每年导致约 24.40 万人死亡，病死率约 3/10 万。2022 年我国约有 400 万 HCV 感染者，HCV 感染者数量位居全球第三。

（一）地区分布

丙肝呈全球性分布，但各地区丙肝患病率、HCV 感染总人数、每年新发 HCV 感染人数和因 HCV 死亡人数存在较大差异，见表 19-3。其中东地中海地区的患病率最高，约 1.8%，西太平洋、美洲和东南亚地区最低，约 0.4%～0.5%。

丙肝在我国范围均有发病，不同地区抗 -HCV 阳性率存在差异，2006 年全国血清流行病学调查显示，北方为 0.53%，南方为 0.29%。

（二）时间分布

丙肝发病无明显季节性，全年发病较平稳，以散发为主。全球 HCV 感染呈下降趋势，全球 HCV 感染人数从 2015 年的 7 100 万下降至 2022 年的 5 000 万。我国 2015—2021 年 HCV 报告发病数基本稳定，在 20 万～25 万之间。

表 19-3　2022 年全球 6 个区域丙型肝炎发病、患病和死亡情况

WHO 区域	丙肝患病率/%	HCV 感染总人数/万	每年新发 HCV 感染人数/万	每年因 HCV 死亡人数/万
非洲地区	0.7	780	17.2	3.5
美洲地区	0.5	530	17.6	3.8
东南亚地区	0.5	910	22.5	4.2
欧洲地区	0.9	860	12.6	2.1
东地中海地区	1.8	1 170	18.3	6.5
西太平洋地区	0.4	710	9.8	4.3

（改编自 WHO, 2024）

（三）人群分布

我国抗 -HCV 阳性率随年龄增长而上升，2006 年 1～4 岁人群阳性率为 0.09%，50～55 岁人群上升至 0.83%。在性别分布上，男性为 0.46%，女性为 0.40%。吸毒人群和血液透析病人抗 -HCV 阳性率高于一般人群。

四、丁型肝炎

HDV 常与 HBV 发生同时感染或重叠感染。据《2024 年全球肝炎报告》，2022 年全球 HBsAg 阳性人群中 HDV 感染者人数约 1 200 万，抗 -HDV 阳性率约 4.50%，一般人群中约为 0.16%。《2022 中国卫生健康统计年鉴》显示，2021 年我国丁肝发病率约 0.02/10 万。

（一）地区分布

丁肝呈全球性分布，不同地区的抗 -HDV 阳性率差异较大。HBsAg 阳性者中，非洲地区抗 -HDV 阳性率最高，约 5.97%，欧洲地区最低，约 3.00%；乙肝病人中，欧洲地区抗 -HDV 阳性率最高，约 19.48%，美洲地区最低，约 3.34%，见表 19-4。

表 19-4　1998—2019 年全球 6 个区域 HBsAg 阳性者和乙型肝炎病人的抗 -HDV 阳性率

WHO 区域	HBsAg 阳性者的抗 -HDV 阳性率/%	乙肝病人的抗 -HDV 阳性率/%
非洲地区	5.97	12.26
美洲地区	5.91	3.34
东南亚地区	3.20	4.00
欧洲地区	3.00	19.48
东地中海地区	3.54	17.36
西太平洋地区	4.09	8.07

（改编自 Stockdale AJ, 2020）

我国 HDV 感染率整体较低，不同地区差异较小。《2022 中国卫生健康统计年鉴》显示，2021 年青海的丁肝发病率最高，约 0.05/10 万，北京、吉林、黑龙江、江西、山东和甘肃的发病率最低，均低于 0.01/10 万。

HDV 不同基因型的地区分布也存在明显差异。其中 1 型在全世界范围分布，2 型和 4 型主要分布在亚洲地区，3 型主要分布在拉丁美洲地区（亚马孙河流域地区），5 型主要分布在西非地区，6～

8 型主要分布在中非地区。我国 HDV 主要基因型为 1 型和 2 型。

（二）时间分布

全球 HDV 感染率总体呈持续下降趋势。我国丁肝发病情况基本稳定，2016—2019 年报告发病率维持在 0.03/10 万，2020 年为 0.01/10 万，2021 年为 0.02/10 万。

（三）人群分布

与一般人群或无症状 HBsAg 阳性人群相比，在经血液传播风险较高的人群中，包括注射吸毒者、男同性恋者和其他有男男性行为者、血液透析病人和 HCV 抗体阳性或 HIV 抗体阳性者，抗 -HDV 阳性率明显更高。

五、戊型肝炎

戊肝是常见的急性散发性病毒性肝炎。全球每年发生约 2 000 万例 HEV 感染，其中有约 330 万例戊肝病例，7 万例与 HEV 感染相关的死亡病例。据 WHO 估计，2015 年 HEV 感染造成约 4.4 万人死亡，占病毒性肝炎死亡病例的 3.3%。我国属于戊肝高发国家，近年来戊肝发病人数已超过甲肝。《2022 中国卫生健康统计年鉴》显示，2021 年我国戊肝发病率为 1.85/10 万，病死率为 0.001/10 万。我国人口基数大，应重视 HEV 感染。

（一）地区分布

戊肝呈世界性分布，主要流行于南亚、东南亚、中亚、北非、东非和西非等地区。戊肝在我国范围均有发病，不同地区发病率存在一定差异。《2022 中国卫生健康统计年鉴》显示，2021 年浙江的戊肝发病率最高，为 3.85/10 万，西藏发病率最低，为 0.82/10 万。

HEV 不同基因型分布有明显的地区差异。HEV 可分为 8 种基因型，其中 1～4 型感染人。1 型和 2 型主要分布于卫生条件较差、经济欠发达的发展中国家，如亚洲、非洲和美洲的部分卫生条件差的地区，多由被粪便污染的水源引起暴发或流行；3 型主要分布在发达国家，4 型主要分布于亚洲地区，多为散发。随着我国公共卫生基础设施的明显改善，我国主要流行株逐渐从 1 型转变为 4 型。

（二）时间分布

戊肝发病有较明显的季节性，多发生在暴雨与洪水灾害后，雨季和夏季常是戊肝暴发的高发季节。我国 2011—2021 年戊肝发病高峰在 1—4 月，其中 3 月报告发病数最多。近年来我国戊肝报告发病率呈上升趋势，从 2004 年的 1.27/10 万上升至 2021 年的 1.85/10 万。

（三）人群分布

据 2011—2021 年法定传染病报告数据，我国戊肝发病总体上随年龄增长呈升高趋势，40 岁及以上人群戊肝发病率较高，其中 60～64 岁年龄段戊肝发病率最高。职业分布中以农民报告发病数最高，占戊肝总报告人数的 40% 以上。此外，在老年人、免疫功能低下人群、慢性肝病病人及孕妇中，戊肝发病率和病死率均更高。

第四节 预防策略与措施

一、策略

病毒性肝炎是全球重要公共卫生问题，造成了巨大的疾病负担。2010 年世界卫生大会（WHA）

呼吁各国开展健康促进行动,加强预防、诊断和治疗,加强流行病学监测,强化实验室检测能力,制定预防和控制病毒性肝炎的策略和措施。十余年来,全球消除病毒性肝炎工作已取得重大进展。

我国是病毒性肝炎疾病负担最重的国家之一。为控制病毒性肝炎流行,20世纪80年代开始针对病毒性肝炎采取"预防为主、防治结合"的策略,通过重点人群筛查、预防接种、医院感染防控、血液监管、母婴传播阻断、食品安全保障等措施,以及大力开展爱国卫生运动,努力改善城乡卫生环境和普及安全饮用水,积极推行规范化治疗和管理,显著降低了病毒性肝炎的发病率和疾病负担,为实现WHO提出的2030年消除病毒性肝炎公共卫生危害目标奠定了坚实基础。

（一）预防为主

1. 加强健康教育和健康促进　健康教育是最经济有效的疾病预防手段之一。针对一般人群,广泛宣传病毒性肝炎可防可治及国家医保政策等核心信息,普及防治知识,提高自我保护意识和能力;提高个人卫生水平,防止"病从口入";改变不良行为生活方式;减少对病毒性肝炎的恐惧和对病人的歧视。针对重点人群,要根据人群特点,以预防接种、减少高危行为和定期检测为宣传重点,减少新发感染。针对病人,要以早诊早治、科学规范治疗为宣传重点,提高治疗依从性和治疗效果,维持较高的生命质量和健康水平。

通过加强采供血机构、血液制品生产单位和医疗卫生行业管理,加强饮食行业和服务行业卫生监督,预防和控制病毒性肝炎的发生和传播,保障人民健康。

结合婚前保健、孕前孕期检查、青少年保健、性病防治、吸毒人群美沙酮维持治疗等医疗保健服务开展预防病毒性肝炎传播的健康咨询等,提高防治意识,减少或杜绝高危行为。

2. 加强人群免疫　免疫预防是控制传染病发生的重要策略。我国自1992年将乙肝疫苗纳入计划免疫管理,人群HBsAg携带率显著降低,乙肝防控取得了举世瞩目的成就。2008年,我国将甲肝疫苗纳入国家免疫规划,对适龄儿童进行常规接种,甲肝发病率显著下降,防控效果明显。2011年我国成功研制出全球首个戊肝疫苗并陆续在国内外应用,戊肝成为人类又一疫苗可预防疾病。

3. 改善卫生条件　改善人居环境状况,改善饮用水卫生条件,加强污水、污物和粪便无害化处置,加强食品卫生监督和管理等,都有助于从根本上杜绝消化道传播的病毒性肝炎的发生和传播。

（二）加强传染病监测

病毒性肝炎属于乙类传染病。应依照《传染病防治法》,做好病毒性肝炎报告。针对消化道传播的病毒性肝炎,应加强疫情监测和预警,积极应对甲肝和戊肝暴发,防止疾病在人群中传播蔓延。针对非消化道传播的病毒性肝炎,还可借助于艾滋病、性病和丙肝哨点监测,收集其流行因素、流行规律及与传播相关的高危行为信息等,为制定与完善病毒性肝炎预防控制措施及其效果评价提供科学依据。

（三）全球化控制

2016年,WHO提出到2030年消除病毒性肝炎公共卫生危害,并制定了明确的目标。近10年来,为实现这一目标,各国卫生部门采取了一系列行动计划,目前虽已取得阶段性成果,但仍面临巨大挑战。WHO的2022—2030年全球卫生部门战略建议各国在WHO及合作伙伴的行动支持下通力合作,采取共同且针对病毒性肝炎具体疾病的行动。

二、措施

（一）甲型和戊型肝炎的预防措施

甲肝和戊肝的传播途径主要为消化道传播,应采取以切断消化道传播和预防接种相结合的综合性预防措施。

1. 管理传染源 甲肝和戊肝病人是重要的传染源,应按照乙类传染病进行管理。由3型和4型HEV引起的戊肝可能存在动物宿主,亦是需要管理的传染源。

(1)诊断与报告:应依照甲肝和戊肝诊断标准及时对甲肝和戊肝病人或疑似病人进行诊断,并按要求在24小时内进行网络直报。疾病预防控制机构应主动收集、分析、调查、核实甲肝和戊肝疫情信息。

(2)治疗与随访:甲肝和戊肝病人以急性肝炎为主。急性肝炎通常具有自限性,多可完全康复。因此,治疗原则是以一般治疗和对症支持治疗为主,不需要抗病毒治疗,但需密切观察病情,定期随访。甲肝和戊肝病人治愈前不得从事直接为顾客服务的工作。

此外,针对危害大且经济价值不大的动物应进行控制、扑杀、无害化处理,对危害不大且有经济价值的动物宿主可予以隔离和治疗。

2. 切断传播途径

(1)疫源地消毒:急性甲肝病人居家或住院隔离治疗后,应尽早对其居住地和活动场所进行随时消毒和终末消毒,对其接触过的用品和呕吐物、排泄物等进行彻底消毒。

(2)预防性消毒:做好食品卫生、饮用水消毒、餐具消毒和粪便无害化处置等,防止"病从口入",预防甲肝和戊肝等消化道传播疾病的发生。

3. 保护易感人群

(1)人工自动免疫:疫苗接种是预防与控制甲肝和戊肝的有效手段。自2008年我国将甲肝疫苗纳入国家免疫规划,对适龄儿童常规进行疫苗接种以来,我国全人群甲肝发病率逐年下降,控制效果显著。目前有甲肝减毒活疫苗和甲肝灭活疫苗两种,易感人群均可接种甲肝疫苗。由我国自主研制的全球唯一的戊肝预防性疫苗——重组戊肝疫苗已于2011年获准上市,目前推荐对畜牧养殖者、疫区旅行者、餐饮业人群、集体生活者等高危人群,以及感染HEV后可能病情较重的慢性肝病病人、育龄期妇女和老年人等接种戊肝疫苗。

(2)人工被动免疫:人免疫球蛋白(human immunoglobulin)主要用于与甲肝病人接触的托幼儿童、学生以及成人的紧急预防,也可用于甲肝高流行地区旅行者的暴露前和暴露后预防。

(二)乙型、丙型和丁型肝炎的预防措施

乙肝、丙肝和丁肝系非消化道传播的病毒性肝炎,以经血液传播为主,可通过切断经血液传播途径来预防。乙肝和丁肝的主要预防措施是乙肝疫苗接种,同时加强乙肝的筛查、诊断和治疗,丙肝的主要预防措施是高危人群筛查、诊断和治疗。

1. 管理传染源 乙肝、丙肝和丁肝病人是重要的传染源,应按照乙类传染病进行管理。

(1)筛查:我国2024年《成人乙型肝炎病毒感染筛查、检测及管理专家建议》指出,成人(特别是2000年前出生的人群)应尽早进行HBV感染筛查,一生至少筛查1次;育龄期女性无论是否接种过乙肝疫苗和筛查过HBV感染,每次妊娠时,均应尽早筛查;所有高危人群不管年龄如何,均应筛查;对持续暴露于高危因素的易感人群,应定期筛查。筛查指标为HBsAg、抗-HBs和抗-HBc。我国《丙型肝炎防治指南(2022年版)》建议所有成人进行抗-HCV的筛查,持续存在HCV感染高危风险的人群需定期筛查抗-HCV,抗-HCV阳性者需进行HCV RNA检测。

(2)筛查后管理:人群经过筛查和检测后,根据不同的筛查和检测结果进行后续的管理是消除乙肝和丙肝危害的关键。我国2024年《成人乙型肝炎病毒感染筛查、检测及管理专家建议》指出,HBsAg阳性者应到相关的医疗机构进行疾病评估、诊断和治疗;对医疗机构就诊或社区筛查发现的乙肝病人,应督促其家庭成员进行 HBV 筛查;对 HBsAg、抗-HBs 和抗-HBc 均阴性者接种乙肝疫苗;对抗-HBc 和抗-HBs 双阳性或单项抗-HBc 阳性者作进一步评估。2021 年《中国丙型病毒性肝炎院内筛查管理流程(试行)》提出,促进医疗机构管理、临床、检验和感染控制等多学科、多部门联合,加强医疗机构对检出抗-HCV 阳性就诊者的咨询和转诊,促进慢性丙肝病人的诊断和抗病毒治疗。

（3）诊断与报告:应按照诊断标准及时对乙肝、丙肝和丁肝病人或疑似病人进行诊断,按要求在 24 小时内进行网络报告。

（4）治疗与随访:抗病毒治疗可抑制病毒复制,减轻病毒对病人自身的损伤,降低传染性。我国《慢性乙型肝炎防治指南(2022 年版)》建议放宽慢性乙肝抗病毒治疗适应证,同时建议 HBsAg 携带者、慢性乙肝病人、乙肝相关肝硬化和肝衰竭病人均应接受定期随访。《丙型肝炎防治指南(2022 年版)》指出,应动员病人"应治尽治",加强规范治疗,提高治疗覆盖率和治愈率;治疗中或治疗结束的病人,以及因某种原因未治疗、治疗失败或有进展期肝纤维化或肝硬化基础的病人,均应接受定期随访。

2. 切断传播途径

（1）预防和控制经血液传播:加强用血或血液制品的管理,通过检测 HBsAg、HBV DNA、抗-HCV 和 HCV RNA,严格筛选献血者;严格实施透析设备、肠镜、胃镜、手术器械、牙科器械等的消毒,严格规范注射、静脉输液、侵入性诊断治疗等医疗行为,推行自毁型注射器等安全注射器具的使用;加强文身、文眉、修脚等行业所用工具的卫生消毒管理;建议避免共用剃须刀和牙具等个人用品。

（2）阻断母婴传播:对育龄期和备孕妇女进行 HBV 和 HCV 感染筛查。如 HBsAg 阳性,需检测 HBV DNA,进行进一步诊断和治疗;如抗-HCV 阳性,则应检测 HCV RNA,如果 HCV RNA 阳性,应尽快治疗,治愈后再考虑妊娠。

妊娠期间首次诊断乙肝,其治疗适应证同普通乙肝病人,可使用核苷酸类似物进行抗病毒治疗。妊娠期间发现丙肝,可考虑继续妊娠,分娩并停止哺乳后再进行丙肝的抗病毒治疗。

对 HBsAg 阳性或 HCV RNA 阳性的孕妇,应避免羊膜腔穿刺,并尽量缩短分娩时间,保证胎盘的完整性,减少新生儿暴露于母血的机会。《中国乙型肝炎病毒母婴传播防治指南(2024 年版)》推荐,孕 24～28 周 HBV DNA≥$2×10^5$IU/ml 的孕妇,建议启动抗病毒治疗以阻断母婴传播,孕 28 周以后首诊发现 HBV DNA≥$2×10^5$IU/ml 的孕妇,建议立即启动抗病毒治疗以阻断母婴传播。HBsAg 阳性孕妇所生婴儿在接受人工自动免疫和人工被动免疫后,无论孕妇产后是否继续抗病毒治疗,均可以母乳喂养。

（3）预防和控制性传播:加强性健康教育,传播安全性行为知识,促进安全套使用。鼓励婚前或同居前进行 HBV 筛查,若配偶或性伴侣 HBsAg 阳性或不详,应及时接种乙肝疫苗。对男男性行为者和有多个性伴侣者等高危人群应加强管理,定期检测 HBsAg 和抗-HCV。

3. 保护易感人群　乙肝疫苗接种是预防 HBV 感染最有效的方法,乙型肝炎免疫球蛋白(hepatitis B immunoglobulin, HBIG)可与乙肝疫苗联合使用,用于母亲 HBsAg 阳性或不详的新生儿、意外暴露于 HBV 者的预防。目前尚无特异性预防 HCV 和 HDV 感染的疫苗,但对 HBV 有免疫力者也不再感染 HDV,因此接种乙肝疫苗可通过预防 HBV 感染而间接达到预防 HDV 感染的目的。

（1）人工自动免疫:乙肝疫苗接种是预防和控制 HBV 感染最有效的措施。目前,在全球范围内已有 115 个国家实行了出生时乙肝疫苗普遍接种,190 个国家将乙肝疫苗纳入免疫规划。自 1992

年我国将乙肝疫苗纳入计划免疫管理以来，通过以接种乙肝疫苗为主的综合性防控措施的实施，我国乙肝防控已取得了举世瞩目的成就。

乙肝疫苗的接种对象主要是新生儿，其次为 15 岁以下未接种人群和高危人群。乙肝疫苗全程需接种 3 剂，按照 0、1、6 个月程序，即接种第 1 剂疫苗后，在 1 个月和 6 个月时接种第 2 和第 3 剂疫苗。《慢性乙型肝炎防治指南（2022 年版）》指出，对于免疫功能低下人群，应增加疫苗的剂量或剂次；对 0、1、6 个月程序无应答（抗-HBs 阴性）者可再接种 1 剂 60μg 或 3 剂 20μg 乙肝疫苗，并于完成第 2 次接种程序后 1~2 个月时检测抗-HBs，如仍无应答，可再接种 1 剂 60μg 乙肝疫苗。

（2）人工自动免疫联合人工被动免疫：对于母亲 HBsAg 阳性或不详的新生儿，应按照以下方法处理。①在出生后 12 小时内尽早注射 HBIG，同时在不同部位接种乙肝疫苗，在 1 月龄和 6 月龄时分别接种第 2 和第 3 剂乙肝疫苗。②于全程接种后 1~2 个月时检测 HBsAg 和抗-HBs，若 HBsAg 和抗-HBs 均阴性，可按 0、1、6 个月程序再接种 3 剂乙肝疫苗，若 HBsAg 和/或 HBV DNA 阳性，为免疫失败，应定期监测。在出生时进行人工自动免疫和人工被动免疫，也可预防 HDV 从 HBV/HDV 同时感染或重叠感染的母亲传播给子女。对于低体重儿或早产儿，应在出生 12 小时内尽早接种第 1 剂乙肝疫苗，满 1 月龄后，再按 0、1、6 个月程序接种 3 剂乙肝疫苗；危重症新生儿，应在生命体征平稳后尽早接种第 1 剂乙肝疫苗。

对于意外暴露于 HBV 者，应按照以下方法处理：①立即在伤口周围轻轻挤压，排出伤口中的血液，生理盐水冲洗，然后用消毒液处理。②应立即检测 HBsAg 和 HBV DNA，3~6 个月后复查。③接种过乙肝疫苗且已知抗-HBs 阳性者，可不再注射 HBIG 或乙肝疫苗；未接种过乙肝疫苗，或接种过乙肝疫苗但抗-HBs 阴性或不详者，应立即注射 HBIG，同时在不同部位接种 1 剂乙肝疫苗，于 1 个月和 6 个月后分别接种第 2 剂和第 3 剂乙肝疫苗。

（冯永亮）

思考题

1. 试比较甲型肝炎和戊型肝炎的传染源、传播途径和人群易感性。
2. 试比较我国乙型肝炎和丙型肝炎的流行特征。
3. 我国推荐对哪些人群进行戊型肝炎疫苗接种？
4. 为什么接种乙型肝炎疫苗是预防 HDV 感染的重要方法？
5. 试述消化道传播和非消化道传播的病毒性肝炎的预防策略和措施。

Chapter 20　Tuberculosis

Tuberculosis has become a major public health problem globally. In 1993, the World Health Organization declared a global emergency of tuberculosis. Currently, tuberculosis still causes more than 1.5 million deaths per year worldwide, even though effective chemotherapy has been available for more than 60 years. China has the third highest tuberculosis burden in the world. Tuberculosis is one of the diseases mainly caused by *Mycobacterium tuberculosis* and pulmonary tuberculosis transmitted through droplets and aerosols. The vast majority of healthy people with latent tuberculosis infections do not develop into sickness. A small percentage will get sick if their immune systems are temporarily or permanently compromised (e.g., when people are infected with HIV). Treatment for tuberculosis involves several drugs and takes six to eight months. Many high-burden countries have implemented national tuberculosis control programs with the DOTS strategy, STOP-TB strategy, and END-TB strategy, respectively. After 40 years of efforts against tuberculosis, tuberculosis incidence begins to reverse globally. One of the major challenges to global tuberculosis control is the epidemics of drug-resistant tuberculosis.

结核病是全球重要的公共卫生问题。1993 年,WHO 宣布全球处于结核病紧急状态。尽管有效的结核病化疗药物问世已有半个多世纪,但目前全球每年仍有 150 多万人死于结核病。2022 年,在全球 30 个结核病高负担国家中,我国每年结核病新发患者数位居第三位。结核病主要由结核分枝杆菌所致,肺结核主要经飞沫传播,肺外结核病也可经消化道或者血行播散。大部分健康人在感染了结核分枝杆菌后呈潜伏感染,少数感染者发病,发生活动性肺结核等。机体在免疫功能低下(如 HIV 感染、患糖尿病或存在营养不良等)时容易发生结核病病变。结核病治疗采用数种药物联合化疗,疗程通常为 6~8 个月。许多结核病高负担国家先后实施了现代结核病控制策略、遏制结核病策略和终结结核病策略。经过 40 多年的努力,全球结核病发病率上升趋势已经出现逆转,但依旧面临耐药结核病等挑战。

第一节　概　述

结核病(tuberculosis,TB)是一种慢性传染病,以肺结核为主,约占结核病的 80% 以上,肺结核主要通过呼吸道传播。数千年来结核病严重危害着人类健康,迄今仍是全球重要的公共卫生问题。希波克拉底在公元前 4 世纪首次描述了结核病,把结核病称为"消耗病",这一名称直观地描述了结核病患者罹病后的消耗性症状和体征,几乎所有这类患者最后都死于结核病。1720 年,英国医师 Benjamin Marten 首次提出结核病可能是由肉眼看不到的小生物引起的,进而指出与结核病患者接触可能引起健康人患上此病。1882 年 3 月 24 日,德国科学家 Robert Koch 在关于结核病的病因学的报告中首次报告了结核分枝杆菌是结核病的病原菌,并可以从肺结核患者传播给健康人。1921 年 Calmette 和 Guerin 培育出减毒的牛型结核分枝杆菌——卡介苗,可用于特异性免疫预防。1944 年链霉素的问世启动了结核病的化学治疗。其后,伴随着异烟肼、利福平、吡嗪酰胺和乙胺丁醇等抗结核药物的临床应用,结核病的病死率得到了有效的控制,成为一种可治愈的传染病。结核病化疗方案也已从单一药物的长期治疗(2 年左右),发展到多种药物的联合治疗,并大幅度缩短了疗程,形成了标准化短程化疗(6~9 个月)。1995 年起,在 WHO 和全球遏制结核病联盟(Stop-TB Partnership)的倡导以及国际抗结核病与肺部疾病联盟等组织和各国政府的共同努力下,结核病高负担国家和地区全面实施了以直接面视下的短程化疗(directly observed treatment, short course;DOTS)为核心的现代结核病控制策略,2006 年起逐步实施遏制结核病策略(Stop-TB Strategy),取得了结核病控制的巨大成就。2012 年的 WHO 会议上,与会的卫生部部长们呼吁 WHO 在 2014 年确立 2015 年后的结核病防治策略和与之相适应的结核病控制目标。全球结核病项目组通过与各个国家、WHO 成员国和地区的官方机构及合作伙伴沟通,制定了终结结核病策略(END-TB Strategy)的基本框架。愿景是"一个没有结核病的世界;没有因结核病而死亡、忍受痛苦和折磨的患者"。目标是消除结核病的全球流行。目前,全球结核病控制正朝着终结结核病流行这个方向稳步迈进。

一、感染和发病

结核病的病原体为结核分枝杆菌(简称结核菌),属分枝杆菌,后者主要包括结核分枝杆菌(*M. tuberculosis*)、牛分枝杆菌(*M. bovis*)、非洲分枝杆菌(*M. africanum*)、田鼠分枝杆菌(*M. microti*)、卡内蒂分枝杆菌(*M. canetti*)、海豹分枝杆菌(*M. pinnipedii*)和山羊分枝杆菌(*M. caprae*)等。以结核分枝杆菌对人的感染率和致病率最高,约占90%,牛分枝杆菌较少(约占 5%),其他约占 5%。

结核分枝杆菌典型的形态为直或微弯曲的细长杆菌,革兰氏染色阳性,但不易着色,具有抗酸性,用齐-内(Ziehl-Neelsen)染色法抗酸性强,借此能与痰液等标本内的其他杆菌相区别。结核分枝杆菌为需氧菌,生长缓慢,增殖一代通常需要 16~24 小时,固体培养通常需 2~4 周,临床初次分离培养时常用改良罗氏培养基(固体法)或者肉汤培养基等(液体法)。

结核分枝杆菌侵入机体的门户主要是呼吸道。它可以通过血行或淋巴播散侵袭机体的所有脏器和组织,人体除了头发、指甲和牙齿外,其他器官都可以被结核分枝杆菌侵袭,而以肺脏最为常见。在各类结核病患者中,最多见的也是肺结核,约占结核病患者的 80% 以上。结核菌通过呼吸道进入肺泡进行繁殖,称为"原发感染"。原发感染的结核菌沿淋巴管进入血流中,再经血液循环到达各个脏器和组织,如肠、肾、骨、关节、淋巴等,此过程叫作"血行播散"。机体感染结核分枝杆菌后是否发病受到细菌毒力、侵入机体的菌量以及机体自身免疫力的影响。大部分感染者可能一生都不发病,此时,结核分枝杆菌蛰伏于体内,称为潜伏感染(latent infection)。只有约 5%~10% 的感染者会在一生中的某一阶段发展为活动性结核病,在发病患者中,有 60%~90% 发生在感染初期的 1~2 年内。处于潜伏感染的感染者没有结核病的临床表现,也不会传播结核病,其体内的结核分枝杆菌处于休眠静止状态;但当机体因各种原因出现免疫力下降时,处于休眠状态的结核分枝杆菌会重新滋生繁殖,引起发病,这一过程称为复燃(reactivation)或"内源性发病",大部分成人的发病为潜伏感染后的复燃。少部分感染者因感染的菌量大、毒力强或重复多次感染,在感染后很快发病,称为"外源性发病"。婴幼儿、HIV 感染者等各种免疫功能低下者容易发生活动性结核病。

结核分枝杆菌潜伏感染如同蓄水池,当一个国家或地区的结核病控制达到了一定的效果后,是否能够进一步根除或消灭结核病,取决于人群潜伏感染率的高低。只有识别人群中的潜伏感染者,尤其是免疫力低下的高危感染者如 HIV/TB 双重感染者，及时进行预防性治疗，消除潜在的传染源，才有可能从根本上控制结核病发病，达到在全球范围内消除结核病的最终目标。

二、结核病的诊治与管理

结核病的临床症状因其累及的器官和系统而异。临床最为常见、对人群传播意义最大的是肺结核。肺结核早期无自觉症状，可在健康检查时发现；活动性肺结核常见的症状有咳嗽、咳痰、胸痛、咯血、疲劳、食欲减退、消瘦、发热、盗汗和月经不调等。

肺结核的主要检查手段为病原学检查和/或胸部影像学检查。病原学检查包括痰涂片、痰培养和分子生物学检查。目前 WHO 推荐分子生物学检查作为结核病诊断的优先选择方法。《中国结核病防治规划实施工作指南》中规定肺结核病的诊断要点为：

1. 涂阳肺结核患者　凡符合以下三项之一者，为涂阳肺结核患者：

（1）初诊肺结核患者，直接痰涂片镜检 2 次痰菌阳性。

（2）1 次涂片阳性加 1 次痰培养阳性。

（3）虽一次涂片阳性，但经病案讨论会或主管专业医师确认，X 线胸片显示有活动性肺结核病变阴影。

2. 涂阴肺结核患者　主要诊断指征：

（1）初诊肺结核患者，直接痰涂片镜检 3 次痰菌阴性。

（2）X 线胸片显示与活动性肺结核病相符的病变。

肺结核病诊断的最直接证据是从患者的痰中培养分离出结核分枝杆菌。但鉴于结核病主要分布在较为贫困落后的地区，开展以细菌培养为依据的细菌学诊断存在诸多困难，而且结核分枝杆菌培养耗时长达 4~8 周，因此，目前在高负担国家和地区，结核病诊断仍以显微镜下的痰涂片诊断为主。但以分子生物学技术为基础的、准确、快速、安全、简便和成本效益合理的新型诊断方法已逐渐在一些资源相对充裕的国家应用。

对确诊的肺结核患者应当及时给予抗结核药物治疗，尤其对于痰涂片检查阳性的传染性肺结核患者，化疗可消除其传染性，从而控制结核分枝杆菌在人群中的传播。因此，化疗是控制结核病的最有效措施。

结核病化疗的原则是：早期、联合、适量、规律和全程用药。①早期：一旦诊断就应及时给予抗结核药物治疗。早期发现和治疗结核病，有利于药物渗透和分布，有助于聚集巨噬细胞吞噬结核分枝杆菌，从而促进炎症的吸收和组织的修复。②联合：采取几种抗结核药物配伍联用，可以利用不同药物的杀菌、抑菌作用，同时作用于细胞内、外的结核分枝杆菌，以提高药物的杀菌能力和防止耐药性的产生。目前结核病短程化疗采用的一线抗结核药物有：异烟肼（H）、利福平（R）、乙胺丁醇（E）、吡嗪酰胺（Z）和链霉素（S）。③适量：在治疗过程中，必须根据患者的体重，参照抗结核药物的用药剂量，给予适当的药量。药量不足，易导致结核分枝杆菌的适应，即耐药性；药量过大，则会引起药物不良反应。④规律：严格按照规定的抗结核治疗方案，包括药品种类、剂量、服药方法和服药时间等规律服用，不能随意更改化疗方案或间断服药。规律用药可维持相对稳定的血药浓度，以达到杀灭结核分枝杆菌的目的，并可避免诱发细菌的耐药性。⑤全程：有效的抗结核化疗方案包括强化期和继续化疗期，一般为 6~9 个月。一旦确定了化疗方案并开始治疗，卫生服务提供者就要采取有效的健康教育和经常性的督导等管理措施，以确保患者连续不间断地治疗，直至完成规定的疗程。

三、耐药结核病

在第一个抗结核药物诞生后不久就出现了耐药结核分枝杆菌。20 世纪 50 年代由国际防痨协会在 17 个国家开展的调查发现对链霉素和异烟肼的原发性耐药比例分别为 3.7% 和 3%，同时耐这两种药的百分比为 1%。60 年代利福平问世后，耐利福平的结核分枝杆菌也很快就出现了。随着抗结核化疗在全球的日益普及，由于化疗方案不合理或患者的治疗依从性差，结核分枝杆菌耐药问题日趋严重，成为结核病防治工作中的一个难题。

（一）概念

耐药结核病（drug-resistant tuberculosis）是指结核病患者感染的结核分枝杆菌对抗结核药物产生耐药性。耐药结核病尤其是耐多药结核病和广泛耐药结核病的出现使得结核病流行势态更为严峻。

耐多药结核病（multidrug-resistant tuberculosis，MDR-TB）是指结核患者感染的结核分枝杆菌在体外被证实至少对异烟肼、利福平耐药。异烟肼和利福平是一线抗结核药物中效力最强的两种药物，一旦结核分枝杆菌发生异烟肼和利福平耐药，常规化疗就很难发挥治疗作用。MDR-TB 治疗需要采用二线抗结核药物，包括氟喹诺酮类、丙硫异烟胺、氯法齐明、卡那霉素、硫酸卷曲霉素和阿米卡星等药物。MDR-TB 治疗成本高昂，给结核病患者和家庭造成沉重的经济负担。更为严重的是，一旦耐多药结核菌在人群中出现传播和流行，可能改变结核病流行谱，严重影响控制和消灭结核病的长远目标。

准广泛耐药结核病（pre-extensively drug-resistant TB，pre-XDR-TB）指结核分枝杆菌在耐多药的基础上对一种喹诺酮类药物耐药。广泛耐药结核病（extensively drug-resistant TB，XDR-TB）指患者感染的结核分枝杆菌除了对异烟肼和利福平耐药（即 MDR-TB）外，还对任何氟喹诺酮类药物以及 3 种二线注射药物（硫酸卷曲霉素、卡那霉素和阿米卡星）中的至少一种具有耐药性。在对 MDR-TB 的治疗中，如果二线抗结核药物使用或管理不当，结核分枝杆菌就有可能产生对二线药物的耐药性、由此形成准广泛或者广泛耐药。XDR-TB 流行是当前全球结核病控制面临的最严峻挑战之一。

（二）分类

耐药结核病分为原发性耐药和获得性耐药两类。原发性耐药（primary resistance）发生于从未接受过抗结核药物治疗的结核患者，其感染的结核菌株对一种或多种抗结核药物耐药，一般是由耐药结核菌传播引起的，又称初始耐药。获得性耐药（acquired resistance）指患者感染的结核菌株最初对抗结核药物敏感，但在治疗过程中发展为耐药，多数是治疗不规律所致。另外还有继发性耐药，指以往经过抗结核药物治疗者中出现的耐药，其中既有原发性耐药又有获得性耐药的患者。

结核病是一种贫困相关疾病，其流行地区多为贫穷落后的发展中国家和地区，对结核病治疗过程中耐药性的发生缺乏监测手段，对既往的结核病治疗也缺乏完整的记录。因此，目前在全球的耐药结核病监测中又将耐药结核病分为发生于新病例的耐药和发生于有既往治疗史病例的耐药两种类型。

1. 发生于新病例的耐药（drug resistance among new cases）　指感染耐药结核分枝杆菌的结核患者，在直接询问时否认有先前的抗结核治疗史或抗结核治疗不足 1 个月，在具有完善的结核病治疗记录的国家没有关于这些患者的治疗记录。

2. 发生于有既往治疗史病例的耐药（drug resistance among previously treated cases）　指感染耐药结核分枝杆菌的结核患者，在直接询问时承认既往有 1 个月或 1 个月以上的抗结核治疗史，在具有完善的结核病治疗记录的国家有关于这些患者的治疗记录。

合并耐药率(combined prevalence of drug resistance)指调查人群中不考虑既往治疗史时的耐药患病率。

（三）耐药结核病发生的机制和原因

耐药结核菌是由结核分枝杆菌基因突变而产生的。结核分枝杆菌的自发突变导致对不同药物的耐药，但各药物防止耐药菌出现的能力各不相同，且各药物间在耐药方面没有联系。因此，结核病短程化疗中采用两药和多药联合治疗，可以使耐某种药物的突变菌被化疗方案中的其他药物杀死，从而防止耐药的发展。

耐药性的发生与结核患者的治疗管理过程和患者本身诸多因素有关。从管理角度而言，有些国家的结核病控制规划中，缺乏政府对结核病控制的承诺，经费投入不足，又没有推行标准的短程化疗方案，药物供应的质量、数量和连续性得不到保证，使结核病控制工作不能有效地开展。在治疗过程中使用单种药物，药物浓度不够，以及对治疗失败病例没有妥善处理，使耐药结核病发生的危险性上升。就患者而言，其自身疾病特征和免疫状态，不遵守医嘱用药，不能坚持规律、适量、全程的治疗也是造成耐药的重要原因。

第二节 流行特征

一、流行概况

（一）全球结核病的流行概况

据 WHO 报告，2022 年，全球有新发结核患者 1 060 万例，结核病发病率约为 133/10 万。自 2000 年以来，结核病发病绝对数呈现缓慢下降趋势（平均每年下降 1.5%），累计下降 18%。2022 年全球因结核病死亡人数共有 130 万，其中约有 16.7 万人为 HIV 感染者，结核病（HIV 阴性者）死亡率约为 14/10 万。与 2015 年相比，全球结核病死亡人数下降了 19%，但在所有传染病中，仍位列全世界单个传染病所致死亡数的第二名。

自 20 世纪初以来，随着社会经济水平和医疗卫生服务的发展，结核病发病率在西方发达国家快速下降；20 世纪 50 年代结核病化疗问世后，结核病在发达国家的流行得到了有效控制。但是，80 年代后期，很多国家出现了结核病发病率回升趋势。据统计，1986—1999 年，42% 的发展中国家和 25% 的发达国家结核病疫情呈现上升趋势，其中美国 1985—1992 年肺结核患者数增加了 20%，荷兰 1987—1992 年增加了 19%。1993 年，WHO 在第 46 届世界卫生大会上发布了"全球结核病紧急状态宣言"，并呼吁"采取迅速行动与结核病危机进行斗争"。

结核病的流行情况在不同地区差异明显。WHO 估计，非洲地区结核病发病率高达 208/10 万，而结核病病例负担最大的国家则在亚洲的印度、印度尼西亚和中国。全球 30 个结核病高负担国家多为低、中收入国家；2022 年，大约 87% 的结核病新发病例发生在这 30 个国家（表 20-1）。值得注意的是，由于发展中国家结核病登记系统较为薄弱，所报告的结核病发病情况可能会低估结核病疫情。

在发达国家中，大部分感染人口是老年人，为既往感染，因此患者也多为老年人。但在发展中国家，感染人口以青壮年为多，发病也集中在生产能力最强的青壮年。在 2022 年报告的结核病患者中，15 岁以下儿童占 12%。结核病发病的男女性别比约为 1.7∶1。在 HIV 高感染地区，育龄妇女

表 20-1 2022 年 30 个结核病高负担国家结核病负担的估计

国家	人口数/(×10³)	发病数/(×10³)	死亡数/(×10³)
安哥拉	36 000	119	22.3
孟加拉国	171 000	379	42.17
巴西	215 000	105	11.2
中非	5 600	30	8.7
中国	1 426 000	748	30
刚果（布）	6 000	22	5.1
朝鲜	26 000	134	25.46
刚果（金）	99 000	314	39.1
埃塞俄比亚	123 000	156	22.7
加蓬	2 400	12	3.4
印度	1 417 000	2 820	342
印度尼西亚	276 000	1 060	140.7
肯尼亚	54 000	128	25.9
莱索托	2 300	15	3.8
利比里亚	5 300	16	4.58
蒙古	3 400	15	0.431
莫桑比克	33 000	119	9.6
缅甸	54 000	257	49.9
纳米比亚	2 600	12	2.5
尼日利亚	219 000	479	98
巴基斯坦	236 000	608	48.5
巴布亚新几内亚	10 000	44	5.05
菲律宾	116 000	737	39.8
塞拉利昂	8 600	25	3.28
南非	60 000	280	54
泰国	72 000	111	14.1
乌干达	47 000	94	4.7
坦桑尼亚	65 000	128	18.1
越南	98 000	172	13.6
赞比亚	20 000	59	5.3

（WHO，2023）

结核病病例构成比高于 HIV 低感染地区，且病例的平均年龄低于 HIV 低感染地区。

结核病在贫困落后的国家和地区的流行尤其严重。在高收入的发达国家，社会经济水平较低的移民人群结核病患病率较高。生活居住条件和卫生条件低劣的难民营、监狱和无家可归者的栖居地也是结核病的高发地。在中低收入国家，贫困人口是结核病的主要高发人群，加之这一人群的医疗服务可及性较差、医疗负担重，其患病后的预后较差，严重影响了贫穷落后地区的结核病控制效果。结核病已成为因贫致病、因病返贫的重要原因,损害了人群健康和社会经济发展,影响了社会和卫生服务公平性。

结核病的另一个高发人群是 HIV 感染者。随着全球 HIV 感染及艾滋病患者的日益增多,由 HIV 感染引起的结核病患病与死亡的人数也日益增多。2022 年 1 060 万新发患者中,大约有 6.3% 为 HIV 感染者(表 20-2),HIV 感染合并结核病的患者中将近三分之一的患者会死于结核病。

表 20-2 全球结核病与 HIV 感染并发情况

类别	1990 年	2000 年	2010 年	2022 年
患病				
结核患者数/万	753.7	1 022.2	1 200.0	1 060.0
HIV 阳性者中的结核患者数/万	31.5	141.0	110.0	67.1
HIV 感染合并结核病者占结核患者总数百分比/%	4.2	13.8	13	6.3
死亡				
结核病死亡人数/万	253.0	350.9	140.0	130.0
HIV 阳性者中结核患者死亡数/万	11.6	50.0	35.0	16.7
HIV 感染合并结核病死亡占总结核患者数百分比/%	4.6	14.2	24.1	12.8

(改编自:原寿基,1998;WHO,2010,2023)

全球结核病控制面临的重要挑战之一是耐药结核病流行。据 WHO 2023 年估计,全球在 2022 年新发生 41 万例耐多药/利福平耐药结核(MDR/RR-TB)患者。虽然近些年 MDR 发生率略有降低,但由于患者基数的增加,全球每年新发 MDR/RR-TB 病例数仍居高不下。这些患者中至少 86% 分布在 30 个 MDR/RR-TB 高负担国家,其中 8 个为非洲国家。MDR/RR-TB 病例负担最重的 3 个国家依次为印度(27%)、菲律宾(7.5%)、俄罗斯(7.5%)。在全球所有报告的新发结核患者中,MDR/RR-TB 平均约占 3.3%;在有既往抗结核治疗史的患者中,这一比例可达 17%(表 20-3)。MDR/RR-TB 疫情在不同国家和地区差异很大,既往治疗的患者中 50% 以上的 MDR/RR-TB 分布于东欧和中亚国家;在新发患者中,MDR/RR-TB 比例在白俄罗斯、俄罗斯、哈萨克斯坦、乌克兰和摩尔多瓦等地区最高。此外,耐药结核病中最为严重的 XDR-TB 病例报告也在日趋增多。2018 年,全球共报告 1.3 万例 XDR-TB 病例,分布在 131 个国家和地区,其中 88% 的病例来自欧洲和东南亚地区。在 MDR/RR-TB 病例中,出现 XDR-TB 的比例高达 6.2%,而这部分病例的治疗成功率仅 39%。

(二)我国结核病的流行概况

我国结核潜伏感染人数庞大,据模型推断全国 5 岁及以上人群结核潜伏感染率为 18.1%(95% CI:13.7%~22.4%),估算我国感染人数为 2.3 亿左右。中国是世界上仅次于印度和印度尼西亚的结核病高负担国家。据 WHO 统计,2023 年我国新发结核病患者 75 万例,估计发病率为 52/10 万;因结核病死亡人数(HIV 阳性者除外)约为 2.8 万,死亡率(HIV 阳性者除外)为 2.0/10 万,结核病死亡位居传染病死亡第二位。

新中国成立初期,我国大城市的结核病患病率约为 3 500/10 万,农村约为 1 500/10 万,结核病死亡率高达 200/10 万,为居民主要死因之一。"十痨九死",结核病因其高病死率而令人们谈"痨"色变。20 世纪 50—60 年代,随着人们生活和健康水平的提高,通过卡介苗免疫接种和有效的抗结核

表 20-3　2022 年 30 个 MDR/RR-TB 高负担国家和全球估计的 MDR/RR-TB 负担

国家/全球	新患者中的 MDR/RR-TB 比例/%	有既往治疗史患者中的 MDR/RR-TB 比例/%	2022 年估计的 MDR/RR-TB 例数/($\times 10^3$)
安哥拉	4	16	6.1
阿塞拜疆	12	21	1.2
孟加拉国	1.1	5.5	4.9
白俄罗斯	40	62	1.3
中国	3	20	30
朝鲜	2.4	13	5.2
刚果（金）	1.6	19	6.3
印度	2.5	13	110
印度尼西亚	2.2	25	31
哈萨克斯坦	34	51	5.9
吉尔吉斯斯坦	26	55	3
蒙古	7.2	8.2	1.1
莫桑比克	2.9	14	4.3
缅甸	4.1	19	13
尼泊尔	4	6.3	2.9
尼日利亚	2.1	14	12
巴基斯坦	2.3	4.6	15
巴布亚新几内亚	3.6	22	2.3
秘鲁	4.9	9.5	2.8
菲律宾	2.5	23	31
摩尔多瓦	28	57	0.9
俄罗斯	37	68	31
索马里	4.6	86	2.1
南非	2.9	10	11
塔吉克斯坦	28	33	2.2
乌克兰	29	43	12
乌兹别克斯坦	16	31	5.8
越南	4.5	15	9.2
赞比亚	2.2	10	1.9
津巴布韦	1.7	20	0.82
全球	3.3	17	410

（WHO，2023）

化疗，结核病的患病率和死亡率分别降至 2 000/10 万和 40/10 万。近 30 年来，在政府的承诺和支持下，我国的结核病控制取得了显著成效，结核病发病率和患病率都呈下降趋势（表 20-4）。由于我国人口基数大，实际发生的结核病病例数虽有一定下降，但结核病病例负担仍位居全球第三。

表20-4 2009—2017年全国结核病发病率及死亡率

年份	发病率/(1/10万)[#]					死亡率/(1/10万)[*]	
	仅培养阳性	未痰检	涂阳肺结核	菌阴性肺结核	总体	HIV阴性人群	HIV阳性人群
2009	0.08	10.3	36.17	34.53	81.09		
2011	0.14	6.46	29.82	34.68	71.09	0.26	
2013	0.18	5.88	22.67	38.07	66.8	3.0	0.05
2015	0.21	5.94	17.94	39.34	63.42	2.6	0.19
2017	0.37	5.36	16.79	38.02	60.53	2.6	0.13

注:[#] 数据来自文献:刘家起,姜婧,王亮,等. 2008-2017年全国肺结核发病的时空分布特征分析. 现代预防医学, 2020, 47(19): 3461-3464.

[*] 数据来自WHO。

全国结核病流行病学调查发现,结核病的地区分布呈现为西部最高,中部地区高低交错过渡,东部最低。广西、四川、贵州、云南、西藏、重庆、新疆和青海省(自治区、直辖市)的大部分地区患病率较高。农村的患病率高于城镇;与2000年相比,2010年城镇人口活动性肺结核患病率略有下降,农村患病率有所升高。从年龄性别分布来看,63.8%的结核病患者年龄在15～54岁之间,处于最具生产能力的年龄段。结核病患病率呈随年龄增长而上升的趋势,在75～79岁达到峰值。各年龄组患病率均为男性高于女性,男女性别比约为2∶1,但在34岁以下组中差异不明显,35岁及以上人群中性别差异逐渐增大。男性在40岁以后患病率持续升高,以75～79岁年龄组为最高;女性患病率变化趋势与男性相似,自45岁开始患病率缓慢上升,到70～74岁组达到峰值。

我国结核病控制面临的一个严峻考验是MDR-TB流行。从病例负担角度而言,我国的MDR-TB病例负担位居全球30个MDR-TB高负担国家的第二位。2018年全国结核病耐药监测数据显示,新涂阳肺结核患者和复治涂阳患者的RR-TB率分别为5.08%、23.31%,MDR-TB率分别为3.52%、18.01%,XDR-TB率分别为0.12%、0.87%,其中RR-TB率和MDR-TB率较基线调查数据(2007—2008年)有所降低。WHO报道称,2022年我国新发MDR/RR-TB患者约3万例,发病率为2.1/10万。MDR-TB分布以农村为主,青壮年患者比例较高,耐药结核病的性别分布相似。

综上所述,我国的结核病流行特点为:高感染率、高患病率和高耐药率。我国的耐药结核病流行尚未得到有效控制,结核病控制任务仍然十分艰巨。

二、流行过程及其影响因素

(一)流行过程

1. 传染源 病原学阳性的肺结核患者是结核病的主要传染源。儿童肺结核以原发为主,大部分为涂片阴性,传染性小。传染性大小主要取决于患者的排菌数量。据估计,一个未经治疗的涂阳肺结核患者,每年平均可能感染10～15人。

活动性肺结核患者的排菌状态并非固定的。原来未排菌的患者,当结核病灶恶化进展、破坏肺组织,穿破支气管与外界相通后,就可处于排菌状态。因此,应当连续地进行痰涂片检查,以免漏掉间歇性排菌患者。有空洞形成的患者,其痰中含有大量的结核菌,是重要的传染源。化学药物治疗直接作用于结核菌,2～3周后痰菌量明显减少,痰菌开始阴转,并且患者的咳嗽症状迅速消失,排菌状态显著改变。这说明化疗开始后排菌患者的传染性迅速下降或消失,不再造成新的传播。化疗不仅可以治愈患者(即减少传染源的数量),而且能缩短其传染期。

结核病牛作为人类结核的传染源,主要是经牛奶传播。自从巴氏消毒法被广泛应用以来,经牛奶传播的病例已较少见,加上中国人很少饮用生牛奶,牛作为传染源的流行病学意义不大。

已经发现 30 余种非结核分枝杆菌,尤其是堪萨斯分枝杆菌、鸟分枝杆菌和胞内分枝杆菌可能致病,在热带地区人群感染率较高,称为非结核分枝杆菌感染。这些分枝杆菌一般存在于土壤和水体中。

2. 传播途径 经空气传播是结核病的主要传播途径。95% 以上的结核菌的原发感染灶是在肺部,而且通过称为"微滴核"的飞沫传播。肺结核患者在谈话和咳嗽时从呼吸道排出含有结核菌的飞沫,大飞沫迅速落下,小飞沫与空气接触后水分急剧蒸发而形成飞沫核(微滴核),直径小于 $5\mu m$ 的含菌微滴核可进入易感者肺泡而造成感染。微滴核弥散距离的远近与传染性有关。换言之,距离传染源越近,受感染的可能性就越大。微滴核的量与传染源呼出气体速度有关,1 次咳嗽可使具有传染性的微滴核增加到 3 500 个,而 1 次喷嚏可排放高达 100 万个微滴核。加强室内通风可有效减少微滴核,紫外线直接照射也能迅速杀灭微滴核中的结核分枝杆菌。

患者排出的飞沫下落干燥后附着于尘土上,再随风形成飘浮于空气中的带菌尘埃,人们吸入后也可能造成感染。虽然含有结核菌的大尘埃颗粒或直径 $5\mu m$ 以上的微滴核一般不会造成感染,但动物实验发现,菌尘气溶胶可以造成豚鼠感染,因此,仍需注意结核菌通过再生气溶胶传播的可能性。

结核菌经食物进入消化道,很容易被大量胃酸杀死,一般不会造成感染。当结核菌大量或少量反复进入消化道时,可在肠壁淋巴滤泡形成病灶,造成感染。食物载体主要是牛奶,因未经充分加热引起感染。这种情况在我国较少见。

3. 易感人群 人群对结核分枝杆菌普遍易感,人群中易感者的比例是结核病流行的重要影响因素。易感者在接触传染源后是否感染与接触时间长短和暴露程度有关。接触时间越长、传染源的传染性越强、与传染源接触越密切,则获得感染的可能性越大。拥挤、通风不良的居住环境可以增加易感者与传染源接触的密切程度和暴露危险性。易感者的年龄也可影响其感染的危险性,一般认为易感者发生感染的危险性随年龄增长而增加。在非 HIV 高感染地区,成年男性感染结核分枝杆菌的危险性高于女性,可能与男性有更多的机会接触传染源有关。免疫功能紊乱或缺陷(如 HIV 感染)、营养不良、接触硅尘、患糖尿病、重度吸烟和过度劳累等,均能增加对结核菌的易感性。与肺结核患者接触的医务人员为结核病的高发人群,其发病属于医院感染。

(二)影响流行过程的因素

1. 自然因素 季节影响不明显,但冬春季略多;在潮湿环境下容易感染;通风不良等有利于结核菌传播。

2. 社会因素 生活水平、居住条件、人口流动和卫生服务等因素对结核病的流行有着重要影响。贫困是结核病发生的一个重要危险因素。贫困常常伴随着营养不良、居住条件差、劳动强度大等,同时,贫困人群的医疗服务可及性和公平性都处于较低水平,不能及时获得结核病诊断和治疗,造成了结核病在贫困人群中的肆虐流行。

(三)全球结核病流行的原因

1. HIV 和艾滋病的蔓延和流行 HIV 和结核的合并感染是一种致命的结合,促进了艾滋病和结核病的进行性发展。HIV 削弱了机体的免疫系统,使感染者更容易感染结核分枝杆菌,更容易发生结核病内源性复燃,也更容易发展为活动性结核病;而结核病的发生发展又造成了全球约

15%～30% 的艾滋病患者死亡。在非洲,HIV 感染已成为过去 30 年间导致结核病发病率上升的最主要原因。与大多数患者不同,伴有免疫抑制的 HIV 感染者,由于其在感染后 2～3 个月内即可发生活动性结核病,因此容易发生诊断延误和不规范治疗,最终导致 HIV 和结核分枝杆菌合并感染者中耐多药结核病高发,且容易在 HIV 感染者中发生耐药结核分枝杆菌的传播。WHO 关于全球艾滋病和结核病并发情况的报告表明,HIV 的感染流行是全球结核病控制遇到的最严重的挑战。

2. 发展中国家人口的迅速增长和加速流动 发展中国家的人口发展很快,人口的城市化流动和国际流动使结核病的传播范围扩大,流动人口构成中以青壮年为主,他们是结核病发病和死亡的高发人群,且其中相当部分为贫困人口。据估计,目前约有 2 000 万人因战争、自然灾害、经济崩溃等原因流离失所,更有约 4 000 万人因贫困和城市化流动而居无定所。传染性结核病患者生活在难民营、贫民窟等居住条件拥挤、卫生状况恶劣的地方,成为结核病传播的重要传染源。因此,流动人口中新发生的肺结核患者数将会大幅度上升,从而加重结核病控制工作的负担。

3. 耐多药结核病的产生 不完善的结核病控制过程是导致 MDR-TB 发生的主要原因。而感染耐多药结核分枝杆菌的患者如果不能获得及时有效的治疗,则可向其他易感者直接传播 MDR-TB。20 世纪 90 年代初期,纽约市发生了多起 MDR-TB 暴发,而这些暴发源自同一个菌株(W 株)在患者中的连续传播,该菌株耐 7～9 种抗结核药物,大量患者最后死于 MDR-TB,还有许多医务人员成为这一高度耐药菌株的潜伏感染者。结核病是一种贫困性疾病,如果没有面向贫困患者的结核病控制策略,或没有实施规范的 DOTS 策略,则许多肺结核患者会因为贫困等原因在接受短时间的治疗后,因症状缓解或消失,自认为已经痊愈而中止治疗。实际上这类患者体内的结核菌并未被全部杀灭,待体内药物浓度降低时,处于休眠状态的结核菌逐渐产生对药物的适应性,并且又开始滋生繁殖。患者病情再度恶化,不得不再次求医诊治,在接受短暂的治疗后又中止治疗,从而导致耐多药菌株的出现。这类未彻底治愈的患者仍具有很强的传染性,传播的多为耐多药菌株。

第三节 预防策略与措施

结核病是一种可治愈、可预防的疾病,我们需要正视当前全球结核病流行的严重状态,积极采取行动,在全球范围内有效控制结核病。

一、策略及其演变

为了有效地控制结核病流行,WHO 要求各国政府制定和推行国家结核病控制规划(National Tuberculosis Control Program, NTP)。全球结核病防控策略先后经历了基本 DOTS 策略、遏制结核病策略(Stop-TB Strategy)和终结结核病策略(End-TB Strategy)的演变。

DOTS 策略的基本要素包括 5 个方面:

1. 加强政府承诺 控制结核病是各国政府的责任,政府应将结核病列为重点防治疾病,加强对结核病控制工作的领导和支持,要提供足够的人力和经费,以满足开展现代结核病控制策略的需要。

2. 将痰涂片检查作为发现肺结核患者的主要手段 主要是对有咳嗽、咳痰 2 周以上的肺结核可疑症状者进行痰涂片检查。该方法简便易行,一旦发现抗酸杆菌就可以确诊传染性肺结核病。

3. 医护人员直接面视下的短程化疗 对涂片阳性的传染性肺结核患者应由国家提供免费抗结核药物,并实施在医护人员直接面视下的短程化疗。

4. 定期不间断地提供高质量的抗结核药物　国家对于抗结核药物实行有效的管理和供应,以保证患者的需要。

5. 登记报告系统　国家应建立和健全肺结核患者的登记报告制度和评价监控系统,及时地反馈信息,指导和改进工作。

DOTS 策略的推行和实施,大幅度提高了患者的治愈率和发现率,同时可以防止耐药菌株的产生。我国从 1992 年开始在 13 个省(自治区)实施现代结核病控制策略(DOTS 策略)项目,到 2000 年,该项目共诊断了 180 万活动性肺结核患者,为 130 万涂阳肺结核患者提供了免费治疗,治愈率达到 85% 以上,被 WHO 评价为"全世界最成功地实施 DOTS 策略的项目之一"。2001 年起,在第三个结核病控制十年规划的指导下,我国全面推行现代结核病控制策略。至 2005 年,我国的结核病发现率已达到 WHO 要求的 70% 的目标,DOTS 策略覆盖率已达 100%,患者治愈率也在 85% 以上。

然而,DOTS 策略的制定主要基于 20 世纪 90 年代结核病的流行特征,在当前全球结核病疫情变化和耐药结核病流行日趋严重的情况下,DOTS 策略表现出较大的局限性,如强调传染性严重的涂阳肺结核患者是发现、治疗与管理的主要对象,只提供如痰涂片检查这样的最基本的服务等。因此,WHO 和全球遏制结核病联盟于 2006 年倡导将 DOTS 策略向遏制结核病策略(Stop-TB Strategy)转化,宗旨是在提高 DOTS 质量的基础上全面加大结核病控制工作的力度和深度。

2014 年 5 月 19 日,第 67 届世界卫生大会采纳了 WHO 的"2015 年之后肺结核预防、治疗和控制的全球战略和目标",这项战略称为"终结结核病策略"(END-TB Strategy)。该策略的目标是与 2015 年相比,2035 年结核病死亡率下降 95%、发病率下降 90%,并且不再由结核病造成家庭灾难性支出。"终结结核病策略"可以概括为四个原则和三个支柱。

四个原则:①政府负责管理和问责,同时进行监测和评价;②与民间社会组织和社区建立强大的联盟;③保护和促进人权、伦理和公平;④全球协力,在国家层面调整应用战略和目标。

三个支柱:整合以患者为中心的关怀和预防措施;更大胆的政策和支持系统;加强研究和创新。

2024 年 11 月 28 日,国家九部门联合印发《全国结核病防治规划(2024—2030 年)》,提出坚持预防为主、防治结合、因地制宜、突出重点的原则,不断优化防治策略措施,持续提升防治水平。总体目标是全国结核病发病率持续降低,死亡率始终保持在较低水平,结核病患者经济负担逐步降低,为终结结核病流行奠定坚实基础。该规划从患者及早发现、规范治疗管理、预防性干预、公众健康素养提高 4 个方面明确了系列具体量化指标。

二、措施

(一)针对传染源的措施

1. 患者发现　病原学阳性的肺结核患者是结核病的主要传染源。及时发现、规范隔离和治愈肺结核患者,是防止结核病传播和预防耐药结核病产生的有效措施。

(1)患者发现的途径:结核患者的发现方式主要包括因症就诊和主动筛查。因症就诊主要是指医疗卫生机构对就诊的肺结核可疑症状者进行结核病相关检查,对发现的肺结核或疑似肺结核患者开展结核病防治知识的宣传教育,使其了解及时诊治的重要性,并转诊到结核病定点医疗机构。主动筛查是指疾病预防控制机构组织结核病定点医疗机构和基层医疗卫生机构对辖区内病原学阳性肺结核患者的密切接触者、HIV 感染者和艾滋病患者等发病高危人群以及寄宿制学校学生、监管场所被监管人员、集中居住的农民工、厂矿企业的矿工和疫情高发区域的特定人群等开展结核病筛查。此外,开展健康体检的各级各类医疗卫生机构在健康体检过程中发现的肺结核或疑似肺结核患者,应及时转诊至结核病定点医疗机构进行诊治。

（2）患者发现的方法:通过问诊、体格检查、影像学检查和实验室检查等方法诊断结核病。对就诊患者,要详细询问其是否有咳嗽、咳痰、咯血、胸痛、发热、乏力、食欲减退和盗汗等症状,症状出现和持续的时间,既往抗结核治疗史和诊疗经过,并进行相关的体格检查。对 15 岁及以上的所有就诊患者进行胸部影像学检查(X 线胸片)。对 0~14 岁儿童有肺结核可疑症状者,要先进行结核菌素试验、γ 干扰素释放试验及相关的结核病实验室检查,对于结核菌素试验强阳性和/或病原学阳性者,以及需要与其他肺部疾病进行鉴别诊断者,要拍摄 X 线胸片。结核分枝杆菌的病原学检查包括涂片、培养和分子生物学检测。收集有肺结核可疑症状者的 3 份痰标本(即时痰、夜间痰和晨痰)进行病原学检查,目前优先推荐使用分子生物学方法对结核病进行诊断。分子生物学检测要选择 3 份痰标本中 1 份性状较好的痰标本进行检查。

2. **患者治疗**　有效的抗结核药物和规范的督导化疗能使 90% 的患者获得治愈。积极发现和治愈传染性患者是目前阻断结核病传播、预防耐药结核病发生的最有效的方法。《传染病防治法》规定,县级以上地方人民政府疾病预防控制部门指定的医疗机构对肺结核患者进行治疗,对具有传染性的肺结核患者进行耐药检查和规范隔离治疗。

（1）结核病督导化疗的形成和发展:在化疗问世前,60% 以上的传染性结核患者在 5 年内死亡(1 年内死亡占其中的 40%),约 20% 的患者自愈,另外约 20% 的患者成为慢性传染源。化疗问世后,在没有督导的情况下,实际治疗成功率只有 40%~65%,病死率下降到约 10%,另外约 30%~40% 的患者成为慢性传染源。这意味着比自然转归情况下,有更多的慢性传染源存在。而有督导的化疗可治愈 85% 以上的传染源,只剩下约低于 5% 的患者成为慢性传染源,因而可加速结核病疫情下降。

为了保证患者不间断地服用抗结核药物,英国从 1970 年研究短程疗法。许多研究证实:只有在较短时期(6~9 个月)内,医师督促患者服下每剂抗结核药物,才能达到满意的治疗效果。因此,不住院患者的化疗应当在医务人员督导下进行,短程方案能够在很大程度上保证督导的顺利完成。

（2）短程督导化疗的实施方法:实施短程督导化疗,要求患者在服用每剂药物时,必须在医务人员的直接面视下进行(送药到手,看药入口),因而必须简化治疗方法,缩短治疗期限,减少服药次数。目前的治疗有每日或隔日服药 1 次的全程间歇化疗方法。

对涂阳新发结核病病例的治疗方案由持续 2 个月的强化期和持续 4 个月的继续期组成。强化期治疗药物通常包含可以迅速杀灭结核分枝杆菌的异烟肼(H)、利福平(R)、乙胺丁醇(E)、吡嗪酰胺(Z)和链霉素(S)。大多数涂阳肺结核患者在 2 个月内痰菌可以转阴。继续期药物可以清除残余的结核分枝杆菌,并防止恶化与复发。

近年来,新型抗结核病药物与新的药物组合治疗方案不断推陈出新,改善了耐多药及广泛耐药结核病的治疗效果并缩短了疗程。同时,新药物的上市为耐药结核病的治疗提供了新的选择,目前列入 WHO 推荐的新药包括贝达喹啉、利奈唑胺等。目前我国的 DOTS 策略对肺结核患者制订了统一的标准化疗方案,详见相关专业书籍。

（3）药物预防性治疗:预防性治疗是感染后发病前的治疗,90% 以上的新发肺结核患者来自潜伏感染者,预防性治疗可以预防感染的内源性复燃和既往结核病的复发,防止感染发展到临床疾病或出现严重并发症。要在全世界范围内控制和消灭结核病,必须有效控制潜伏感染。因此,如何控制人群结核病潜伏感染、预防结核病发病,已成为结核病控制领域的重要议题之一。

预防性治疗主要针对结核病发病风险高的新近感染者。目前 WHO 推荐的预防性治疗方案主要采用异烟肼治疗或与其他药物联用,方案视对象年龄和有无 HIV 感染等而定。对 HIV 阳性的成人和青少年,WHO 建议不论其是否具有咳嗽、发热、体重降低、盗汗症状,都应该进行预防性治疗。无论是否感染 HIV,均推荐如下预防性治疗方案:每日 1 次异烟肼 6 个月或 9 个月方案,或每周 1 次异烟肼加利福喷丁 3 个月方案,或每日 1 次异烟肼加利福平 3 个月方案;每日 1 次异烟肼加利福喷丁 1 个月方案,或每日 1 次利福平 4 个月方案。MDR-TB 的预防性治疗需要不同的方案,可使用一种氟喹诺酮类或者其他二线药物,一般为 6 个月左氧氟沙星每日治疗。

我国结核病防治技术规范建议各地区针对当地实际情况选择预防性治疗的对象,主要包括以下几类人群:与病原学阳性肺结核患者密切接触的 5 岁以下儿童结核潜伏感染者;HIV 感染者及艾滋病患者中的结核潜伏感染者,或感染检测未检出阳性而临床医师认为确有必要进行治疗的个体;与活动性肺结核患者密切接触的学生等新近潜伏感染者;其他人群包括需使用肿瘤坏死因子治疗、长期应用透析治疗、准备接受器官移植或骨髓移植者、硅沉着病患者以及长期应用糖皮质激素或其他免疫抑制剂的结核潜伏感染者。推荐的检查方法有结核菌素皮肤试验或 γ 干扰素释放试验。推荐的方案主要包括 6～9 个月单用异烟肼方案、3 个月的异烟肼加利福喷丁联合间歇方案、3 个月的异烟肼加利福平联合方案以及 4 个月的单用利福平方案。

(二)针对传播途径的措施

对传染性肺结核患者应该加强结核病防治知识宣传教育,教育患者咳嗽、喷嚏或大笑时用手帕掩捂口鼻,与健康人谈话时应戴口罩。要加强室内通风,良好的通风是减少空气中结核分枝杆菌的最有效措施之一。室内每小时与户外通风 6 次可减少 99% 的微滴核。紫外线照射具有高效杀灭空气微滴核中细菌的作用。太阳光是最便宜的紫外线来源,所以患者居室应有较大的窗户。要防止院内感染,医务人员或家属等在与患者面对面接触时应戴口罩。只有紧贴口鼻的滤菌口罩才可以滤去 1～5μm 的传染性微滴核,一般口罩的保护作用并不完全。

对于传染期结核病,特别是 MDR-TB 甚至 XDR-TB 患者,建议进行规范隔离治疗,防止结核病特别是耐药结核病在人群中的传播和流行。

(三)针对易感人群的措施

1. 加强宣传教育,提高民众自我保护意识 健康教育是结核病控制措施中最为经济有效的方法。特别要在结核病感染和发病的高危人群中开展健康教育,提高人群的健康水平和免疫水平,普及结核病相关健康知识,及时识别肺结核患者,避免接触传染源,在医院内要强化院内感染控制措施,提高人群的自我保护、预防结核病的意识。

2. 预防接种 卡介苗(Bacille Calmette-Guerin, BCG)是法国巴斯德研究所医学家 Calmette(卡氏)和兽医学家 Guerin(介氏)于 1907—1920 年间以牛型结核分枝杆菌经 230 代以上传代后培育出来的结核病疫苗。1921 年首次以口服法接种于新生儿,获得良好免疫效果。1928 年该株细菌被卡、介二氏命名为卡介苗(BCG),以其制备的活疫苗称卡介苗,习惯上仍用 BCG。1929 年瑞典医师 Mantoux 提出皮内法接种,沿用至今。

卡介苗的接种对象为新生儿和婴儿,由于结核不存在母传被动免疫,因此,应尽早(一般为出生后 24 小时内)对新生儿进行接种,最迟在 1 岁以内。卡介苗接种后 2～3 个月结核菌素试验阳性率可达 90% 以上,一般可维持 5～10 年。

尽管卡介苗是全球使用最广泛的疫苗之一,但大样本非随机化研究(病例对照和队列研究)提示卡介苗仅能够保护婴幼儿免于结核病的严重类型(如粟粒性肺结核和结核性脑膜炎),但不能预防结核菌感染,而且也不能预防成人继发性结核。我国由于结核感染率高,BCG 可以降低儿童中严重类型肺结核的发病率,因此,BCG 接种仍是我国结核病控制措施之一,在较长时间内仍应坚持对新生儿接种 BCG。最近,丹麦一项基于人群的回顾性队列研究结果显示,卡介苗虽然对成人肺结核有一定的保护效应,但其效果随着时间推移而下降。

目前,世界各国都在致力于研究新的结核病疫苗,但是,新疫苗的诞生还需假以时日。近期内,卡介苗免疫计划仍将是发展中国家免疫规划的重要部分,因此,有必要最大可能地发挥卡介苗免疫的效益,从而更好地保护儿童,使其免于罹患严重类型的结核病。

(王伟炳)

思考题
1. 耐药结核病流行的主要因素有哪些?
2. DOTS 策略和 END-TB 策略的基本要素是什么?

第二十一章
性传播疾病

Chapter 21　Sexually Transmitted Diseases

Sexually transmitted infections (STIs) are infections that are spread primarily through person-to-person sexual contact. Most STIs are asymptomatic. When an STI causes symptoms, it is referred to as a sexually transmitted disease (STD). The high rate of complications aggravates the burden of STDs, and their spread has had a negative impact on human development. Acquired immunodeficiency syndrome (AIDS), caused by HIV infection, as one of the major STDs, has spread rapidly all over the world. Sharing needles for injectable drugs, unprotected sex, unscreened blood transfusions, blood products from high-risk individuals, and HIV-positive mothers can spread HIV.

性传播感染(sexually transmitted infections, STIs)是指主要通过人与人之间的性接触而传播的感染。大多数 STIs 呈现无症状感染,有临床症状的 STIs 称为性传播疾病(sexually transmitted diseases, STDs)。获得性免疫缺陷综合征(acquired immunodeficiency syndrome, AIDS;简称艾滋病)是一种重要的 STDs,由人类免疫缺陷病毒(HIV)引起,在全球广泛蔓延;不安全的性行为、注射吸毒时共用针具、输入受污染的血液或血液制品、母婴传播是 AIDS 的主要传播途径。长期以来,STDs 一直是重要的公共卫生问题,其防制工作受到广泛重视。

第一节　概　述

性传播疾病是一组流行广泛、传播迅速的疾病。WHO 对 STDs 的定义为:以性行为接触或类似性行为接触为主要传播途径的、可引起泌尿生殖器官及附属淋巴系统病变的一类疾病,也可导致全身主要器官的病变。STDs 不仅会引起异常分泌物出现、生殖器溃疡等急性症状,还会引发盆腔炎、附睾炎等并发症,对成人造成长期健康影响(如不孕、神经损害和宫颈癌),同时危及胎儿和新生儿(如造成死胎和先天性梅毒)。由此产生的社会经济负担沉重,构成全球性的社会与公共卫生挑战。

由于许多性传播疾病感染后没有明显的临床症状,容易造成治疗延误并产生严重的并发症,加之无症状感染者还是一种容易被忽视的传染源,导致 STDs 更广泛的传播和流行,对社会造成危害。因此,WHO 在 2003 年发布的《性传播感染管理准则》中推荐以性传播感染(STIs)代替 STDs。STIs 包括有临床症状的疾病和无症状感染。然而,由于无症状感染难以识别,有症状感染管理仍然是最经济有效的 STIs 基础管理模式;以病例报告、哨点监测、专题调查为依托的 STDs 病例发现是目前估计 STIs 流行状态的主要资料来源,因此本章仍沿用 STDs 这一名称。

一、病原学

目前较常见的 STDs 及其病原体如表 21-1 所示。

表 21-1　常见性传播疾病及其病原体

病原体	主要相关疾病	临床表现
细菌性感染		
淋病奈瑟菌 *Neisseria gonorrhoeae*	淋病	尿道炎、附睾炎、睾丸炎、不育；宫颈炎、子宫内膜炎、输卵管炎、盆腔炎症性疾病、不孕；直肠炎、咽炎；新生儿结膜炎、角膜瘢痕等
沙眼衣原体 *Chlamydia trachomatis*	衣原体感染	尿道炎、附睾炎、睾丸炎、不育；宫颈炎、子宫内膜炎、输卵管炎、盆腔炎症性疾病、不孕；直肠炎、咽炎、莱特尔综合征；新生儿结膜炎等
沙眼衣原体（L1～L3） *Chlamydia trachomatis*（strains L1-L3）	性病性淋巴肉芽肿	溃疡；腹股沟肿胀；直肠炎
梅毒螺旋体 *Treponema pallidum*	梅毒	一期溃疡（硬下疳）伴局部淋巴结肿大、二期梅毒疹、扁平湿疣以及骨、心血管和神经系统损害；妊娠失败（流产、死胎）、早产；先天性梅毒
杜克雷嗜血杆菌 *Haemophilus ducreyi*	软下疳	疼痛性生殖器溃疡等
克雷伯菌属（肉芽肿荚膜杆菌） *Klebsiella*（*Calymmatobacterium granulomatis*）	腹股沟肉芽肿（杜诺凡病）	腹股沟及肛门生殖器部位的结节性肿胀和溃疡性损害
生殖支原体 *Mycoplasma genitalium*	—	非淋球菌性尿道炎、细菌性阴道病等
解脲支原体 *Ureaplasma urealyticum*	—	非淋球菌性尿道炎、细菌性阴道病等
病毒性感染		
人类免疫缺陷病毒 human immunodeficiency virus	获得性免疫缺陷综合征（艾滋病）	艾滋病相关疾病表现
单纯疱疹病毒 2 型 herpes simplex virus type 2	生殖器疱疹	肛门生殖器水疱性损害和溃疡；新生儿疱疹（往往是致死性的）
单纯疱疹病毒 1 型（较少见） herpes simplex virus type 1		
人乳头瘤病毒 human papillomavirus	生殖器疣	阴茎和肛门疣；外阴、肛门和宫颈疣，宫颈癌，外阴癌；肛门癌；新生儿喉部乳头状瘤
乙型肝炎病毒 hepatitis B virus	病毒性肝炎	急慢性肝炎、肝硬化、肝癌等
巨细胞病毒 cytomegalovirus	巨细胞病毒感染	亚临床或非特异性发热、弥漫性淋巴结肿大、肝病等
传染性软疣病毒 molluscum contagiosum virus	传染性软疣	生殖器或泛发的脐状坚硬的皮肤结节
卡波西肉瘤相关疱疹病毒（人类疱疹病毒 8 型） Kaposi sarcoma associated herpes virus（human herpes virus type 8）	卡波西肉瘤	在免疫抑制者中出现的侵蚀性肿瘤

续表

病原体	主要相关疾病	临床表现
真菌感染		
白念珠菌 *Candida albicans*	念珠菌病	阴茎龟头浅部感染;外阴阴道炎
寄生虫侵袭		
阴道毛滴虫 *Trichomonas vaginalis*	滴虫病	非淋球菌性尿道炎;阴道病、早产、低出生体重儿
阴虱 *Phthirus pubis*	阴虱病	—
疥螨 *Sarcoptes scabiei*	疥疮	—

（改编自 WHO,2007）

目前证实有超过 30 种病原体可通过性接触传播,包括细菌、病毒、原虫、真菌、寄生虫。最常见的 STDs 病原体有 8 种,它们是梅毒螺旋体、淋病奈瑟菌、沙眼衣原体、阴道毛滴虫、乙型肝炎病毒、单纯疱疹病毒、人类免疫缺陷病毒和人乳头瘤病毒。

我国 2013 年 1 月 1 日起正式实施的《性病防治管理办法》对 STDs 范围做了调整,调整之后的 STDs 包括《传染病防治法》规定的乙类传染病中的梅毒和淋病,我国重点防治的生殖道沙眼衣原体感染、尖锐湿疣、生殖器疱疹,以及原卫生部根据疾病的危害程度和流行情况等因素确定需要管理的其他性病等。HIV 感染在传播途径等方面与其他 STDs 相比具有特殊性,是重大传染性疾病,因此我国对 AIDS 开展专病监测,并建立了相对独立的防治体系,AIDS 防治管理工作依照《艾滋病防治条例》的有关规定执行。本章第四节将单独介绍 HIV 感染/AIDS。

二、流行概况

（一）流行趋势

由于以病例报告为主的被动监测系统所得的数据漏报严重,加之 STDs 本身存在大量的无症状感染,以及社会舆论压力对 STDs 患者所造成的心理畏惧,这些都使得 STDs 的确切流行情况难以掌握。但根据各国监测统计数据,仍然可以发现 STDs 在全球尤其是发展中国家流行态势严峻。

性病在新中国成立前流行猖獗,以梅毒和淋病为主。新中国成立后,党和政府十分重视性病的防治工作,采取了一系列措施,性病发病率迅速下降,1964 年我国正式宣布基本消灭了性病。20 世纪 70 年代末,STDs 在我国又死灰复燃。1977 年再次报告新发性病病例,之后 STDs 疫情连年上升,发病人数日益增多,流行地区不断扩大,疫情从沿海向内陆、城市向农村、社会向家庭蔓延。

2005—2021 年,我国梅毒报告病例数快速上升,淋病报告病例数呈下降趋势;2005 年梅毒和淋病的报告发病率分别为 9.72/10 万和 13.87/10 万,2021 年分别为 34.05/10 万和 9.07/10 万。STDs 报告病例数的变化可能受多方面因素的影响。一方面各地加强 STDs 的预防控制和干预工作可能有效地减少了新发病例,另一方面部分地区 STDs 疫情漏报也可能影响报告病例数的准确性。此外,疾病诊断标准的变化、检测力度和诊断能力等因素也影响不同阶段 STDs 报告疫情的变化。WHO 估计,由于存在严重的漏查和漏报,全球报告的 STDs 病例数仅为实际发病人数的 20%～25%。我国 STDs 的漏报情况可能更为严重,STDs 流行形势依然十分严峻。此外,一些新发 STDs 如宋氏志贺菌感染、脑膜炎奈瑟菌感染、埃博拉病毒感染和寨卡病毒感染等的出现和流行也为我国 STDs 的防控带来新的挑战。

（二）地区分布

STDs 在世界不同地区分布差异较大，对发展中国家的影响较发达国家更为明显，已居许多发展中国家成人就医原因的前 5 位。我国报告 STDs 的地区分布特点为：沿海省市高于内陆地区，经济发达地区高于经济落后地区，城市高于农村。由于大量人口在农村和城市间流动，我国农村主要 STDs 的病例报告数也呈上升趋势。全国 STDs 发病率较高的地区为珠江三角洲地区、长江三角洲地区、京津地区和东北三省。在考虑 STDs 地区分布差异时，不能忽略各地区在 STDs 发现、登记和报告方面的系统完整性和监测能力的差别。在一定时间段内，登记报告系统相对完善地区的 STDs 报告发病率会高于病例发现能力低的地区。我国内陆、边远地区 STDs 报告率受监测系统功能的影响较大，如青海、西藏、内蒙古等地区 STDs 的实际流行情况仍很严重。

（三）人群分布

1. 年龄　STDs 好发于性活跃人群。我国 STDs 以 20～39 岁年龄组人群的发病率较高。此外，20 岁以下的年轻群体和 65 岁以上老年人也逐渐成为 STDs 的高发群体。

2. 性别　大多数 STDs 的发病率都是男性高于女性。全国监测资料显示，男性 STDs 报告数和发病率均高于女性，但女性报告病例数的增长幅度高于男性，性别比逐渐缩小。女性病例报告数的增长可能与女性主动就诊人数的增加、诊断水平的提高和女性实际发病数不断增加有关。

第二节　流行过程

一、传染源

无论有无症状，只要体内有 STDs 病原体生长繁殖并能通过直接性接触或间接性接触感染他人者都是 STDs 的传染源。社会因素和个体因素综合作用导致大量 STDs 感染者不能被及时发现、诊断和治疗，成为传播 STDs 的最重要的传染源。

STDs 的传染源和高危人群包括：

1. 多性伴者　多性伴者是 STDs 的重要传染源。多性伴的 STDs 患者可通过性伴向普通人群传播 STDs，影响传播速度的关键因素是短时间内与其发生不安全性接触的人数和经常发生商业性行为的人在社会中所占的比例。频繁发生不安全性行为是多性伴者传播 STDs 的重要危险行为。

部分地区男男性行为者（men who have sex with men，MSM）的 STDs 感染率急剧上升，成为 STDs 重要的传染源。HIV 感染、乙型肝炎、淋病、梅毒等多种 STDs 可通过男男性行为传播。多性伴的双性性行为者也是 STDs 的高危人群。

2. 特殊人群　STDs 患者的性伴与配偶是 STDs 的高危人群。静脉注射吸毒人群也是 HIV 感染/AIDS、梅毒及肝炎等 STDs 不可忽视的高危人群。

3. 其他　有些 STDs 如 AIDS、乙型肝炎、丙型肝炎等可通过血液传播，感染者的血液中含有病原体，输入这样的血液或血制品可使人发生相应的 STDs。多次接受输血和血制品者风险更大。由于涉及患者的隐私，关于 STDs 传染来源的调查往往较难开展，大部分 STDs 患者的感染来源不详。

二、传播途径

（一）性行为传播

性行为的直接接触（包括异性、同性），如阴道性交、肛交和口交，是 STDs 的主要传播途径。此外，接吻、触摸等行为也可传播某些 STDs，初发部位常在唇、舌或扁桃体。性行为中被感染的机会可随着与已感染 STDs 者的无保护性行为频次的增加而增加。

（二）非性行为的直接接触传播

当皮肤有破损时，通过直接接触患者的病变部位或其含有病原体的分泌物，如血液、精液、生殖道分泌液等，也可导致感染。

（三）医源性传播和血源感染

STDs 的医源性传播可由医疗操作过程中防护不严格或患者用过的器械、注射器等销毁不及时或消毒不严格所致，也可因输血或使用血液制品而发生。除了医源性传播外，吸毒（共用针具）、非正规途径采供血等血源感染也是 STDs 的重要传播途径。

（四）母婴传播

梅毒、AIDS、乙型肝炎等多种 STDs 的病原体可经胎盘、产道、哺乳等途径由母亲传给胎儿或新生儿。据报道，全球 90% 以上婴儿和儿童的 HIV 感染是通过母婴传播的。STDs 的母婴传播严重威胁母婴健康，影响 STDs 的预防和控制效果。

（五）日常生活接触传播

感染者的衣物、被褥、毛巾、浴盆、用具、便器等可被病原体污染，可能传播除 HIV 感染/AIDS 之外的其他多种 STDs。我国近年儿童 STDs 发病率呈上升趋势，提示应注意日常接触传播对儿童 STDs 的影响。

三、人群易感性

人群对 STDs 普遍易感，几乎没有年龄、性别的差异。人群对大多数 STDs 的病原体无先天性免疫力，对一些病原体也无稳固的后天获得性免疫力，可以反复感染 STDs，也可迁延不愈、反复发作、多重感染。感染其他种类的 STDs 可大大增加机体感染 HIV 的危险性。

四、影响流行过程的因素

（一）生物学因素

STDs 的病原体种类繁多，所导致的疾病表现也各异。首先，许多 STDs 存在无症状感染或感染后临床表现不典型，从而造成这部分人群的漏诊、漏治，增大了流行的范围。其次，人群因对 STDs 病原体缺乏特异性免疫力而普遍易感，可发生重复感染、反复发作、间歇性排菌甚至多重感染。最后，至今尚无针对大多数 STDs 的有效的人工免疫方法，而化学预防如微生物杀灭剂等的使用又尚未普及。这些都是造成 STDs 在全球绵延不断、发病率居高不下、流行严重的主要生物学基础。

（二）社会因素

一方面，随着经济快速发展和城市化进程加速，人口流动性显著增强，性活跃人群的高度集中与频繁迁徙为 STDs 的传播、扩散提供了条件。另一方面，健康教育的不足也加剧了 STDs 的传播风险。联合国艾滋病规划署 2007 年报告指出，全球至少有一半青少年从未在学校接受过任何关于 STDs 的教育。加强健康教育，特别是提升青少年的 STDs 防治知识，对阻止疾病的传播至关重要。

在我国一些卫生资源分配不均衡的地区,STDs 相关知识普及还有待加强。在这些地区,STDs 相关知识的匮乏为经无保护的商业性行为传播 STDs 提供了条件,无保护的商业性行为甚至已成为部分地区老年男性 STDs 传播的重要途径。

此外,由于社会舆论和心理压力,许多 STDs 患者不愿就医,或选择非正规渠道治疗,导致病情迁延不愈,增加了耐药性问题,进一步增加了疾病的扩散风险。同时,无论同性或异性性行为,短期内与多个性伴发生性行为都会显著提高感染 STDs 的风险。而吸毒和贩毒问题也是 STDs 传播另一个不可忽视的社会因素。

第三节　预防策略与措施

一、策略

STDs 是重要的公共卫生问题,从宏观、战略性、全局性的角度来讲还关乎人类整体发展。2022年第 75 届世界卫生大会发布了《HIV、病毒性肝炎和性传播感染 2022—2030 年全球卫生部门战略》。该战略基于《2016—2021 年全球卫生部门性传播感染战略》取得的成就和吸取的经验教训,旨在 2030 年前终结 AIDS、乙型和丙型病毒性肝炎及 STIs 的流行,为全球、区域和国家层面的行动提供指导框架。其核心内容包括:

1. 提供高质量、循证、以人为本的服务　利用科学研究和基本服务方面的创新,加速获取和利用针对 HIV 感染、病毒性肝炎和 STIs 的一系列高质量基本服务和其他相关卫生服务,以满足各类群体的需求。

2. 优化协作关系　促进卫生部门、社会公益组织、研究机构等的协调合作,以实现影响最大化。

3. 数据驱动决策　收集、分析和使用关键数据,并按性别、年龄和其他相关人口特征进行分类,以监测和评价进展情况,指导行动、创新和研发,并提高数据透明度,实行问责制。

4. 提升社区和社会组织参与度　鼓励社区和社会组织,尤其是关键和受影响人群的积极参与,支持他们增强自身能力,在宣传、服务提供和决策过程中发挥关键作用,确保服务切实符合需求,同时有效应对污名化和歧视问题。

5. 促进创新　多部门协作制定和实施国家、区域和全球研究与创新策略和措施,优先发展新技术,以在防治 HIV、病毒性肝炎和 STIs 方面取得进展。

二、措施

和其他传染病一样,STDs 的预防控制包括针对传染源、传播途径、易感人群和影响因素的多种措施以及 STDs 的监测。

（一）针对传染源的措施

1. 积极治疗患者　积极发现患者、管理患者、治疗患者,是管理传染源、减少携带状态的有效措施。

2. 规范化诊疗　对 STDs 患者要给予规范的治疗,密切随访观察,掌握病情演变情况,提供医学、心理咨询,采取综合措施防止 STDs 扩散。同时要建立良好的医患关系,鼓励患者采取积极的生活态度。近年来,STDs(尤其是淋病)的抗微生物药物耐药性迅速增加,可用治疗方案减少。因此,规范化的诊疗对于减少传染源尤为重要。

（二）针对传播途径的措施

1. 改变不安全性行为，预防和控制经性接触传播 STDs 通过健康教育和健康促进活动如同伴教育、流动宣传和电话咨询等，传播安全性行为知识，减少性伴数，促进安全套的使用，可以有效控制 HIV 感染和其他 STDs 的传播和流行。

2. 切断医源性感染、经血液传播和日常生活接触传播 严格保证血液及血制品安全；供血者及血源需符合健康要求；采血、输血及血液、血制品储存均应进行严格检验。严格消毒医疗器械，防止医院内感染的发生。注意做好浴池、旅店、游泳池、理发店等公共场所的消毒工作。

3. 防止母婴传播 梅毒、乙型肝炎、HIV 阳性母亲在妊娠、分娩或哺乳期间可向胎儿/婴儿传播病原体，目前强调规范化使用药物或疫苗来预防 STDs 的母婴传播。

（三）针对易感人群的措施

健康教育是控制 STDs 最经济有效的方法。持续正确使用安全套可以有效预防包括 HIV 感染在内的性传播感染。应着重对青少年开展早期性教育，普及性健康知识，提升公众的预防和自我保护意识。乙肝疫苗和人乳头瘤病毒疫苗是在预防 STDs 方面取得的重大突破。到 2023 年底，已有 140 个国家将人乳头瘤病毒疫苗纳入常规免疫规划，其中大多数是高收入和中等收入国家。

（四）监测

我国已经建立了由"大疫情网"（全国范围内开展的梅毒和淋病病例报告）、"监测点"（全国百余个县区开展的梅毒、淋病、生殖道沙眼衣原体感染、尖锐湿疣和生殖器疱疹病例报告、性病危险行为监测和患病率调查）和"监测哨点"（结合艾滋病哨点监测在重点人群中开展的梅毒感染率监测）组成的性病综合监测系统，及时掌握性病的流行状况、流行趋势及相关因素等，为制定防治策略、评估防治效果提供依据。

第四节 艾滋病

一、概述

艾滋病是由 HIV 感染引起的以 T 细胞免疫功能缺陷为主的一种免疫缺陷病。HIV 本身并不直接致病，当受感染者的免疫系统被 HIV 破坏后，受感染者出现多种临床症状和疾病而死亡。

1981 年在美国 MSM 中发现首例 AIDS 患者。1983 年，法国巴斯德研究所 Montagnier 从一 MSM 体内分离到一株新的逆转录病毒，命名为淋巴结病相关病毒（lymphadenopathy associated virus，LAV）。1984 年，美国国立癌症研究所 Gallo 从一名 AIDS 患者的活体组织中分离到逆转录病毒，命名为嗜人 T 淋巴细胞Ⅲ型病毒（human T-cell lymphotropic virus type 3，HTLV-Ⅲ）。同年美国加州大学 Levy 等也宣告从患者的末梢血中分离到这种病毒，称之为 AIDS 相关病毒（AIDS related virus，ARV）。1986 年国际微生物学会联合会及国际病毒分类学委员会将这些病毒统一命名为 HIV。

（一）病原学

HIV 是一种能在人的血液中生存并以 CD4$^+$T 淋巴细胞为主要攻击目标的病毒；它属于逆转录病毒科、慢病毒属，是 RNA 病毒。迄今为止，全球流行的 HIV 根据血清学反应和病毒核酸序列测定可分为 HIV-1 和 HIV-2 两型。根据编码包膜蛋白的 env 基因和编码壳蛋白的 gag 基因序列的同源性，又可将 HIV-1 进一步分为 M、O、N 三组。M 组内又可分为 A～J 10 个亚型。HIV-2 至少有 A～F

6个亚型。

HIV-1 和 HIV-2 都起源于非洲,但二者核苷酸序列同源性仅为 45%,它们在全球的分布和流行特征也不相同,目前广泛流行于全球的是 HIV-1 的 M 组病毒,O、N 组只在非洲局部地区流行。我国以 HIV-1 型 M 组中的 B、B'、B/C、C、E 和 CRF01_AE、CRF07_BC、CRF08_BC 亚型流行为主,近年来 CRF55_01B 亚型也呈扩大流行态势。HIV-2 型过去仅在非洲局部地区流行,但目前在西欧、美国、南美、印度及其他一些亚洲国家包括我国个别地区也被检测到。HIV 分型在研究 AIDS 的流行、分布、诊断、临床治疗、药物筛选和疫苗研制等方面具有重要意义。

(二)疾病自然史

从初始感染 HIV 到终末期是一个较为漫长、复杂的过程,在病程的不同阶段,与 HIV 相关的临床表现也是多种多样的。根据感染后的临床表现,HIV 感染的全过程可分三个阶段,即急性期、无症状感染期和 AIDS 期。

1. 急性期 通常发生在 HIV 感染后的 6 个月内。部分感染者在急性期出现 HIV 病毒血症和免疫系统急性损伤症状,以发热最为常见(见于 80% 的患者),可伴有咽痛、腹泻、皮疹、关节疼痛、淋巴结肿大及神经系统症状。大多数感染者症状轻微,持续 1～3 周后自行缓解。

此期血液中可检测到 HIV RNA 和 P24 抗原,HIV 抗体在 2～3 周内逐渐由阴转阳,伴随 $CD4^+T$ 淋巴细胞计数一过性减少、$CD4^+/CD8^+T$ 淋巴细胞比值倒置及 T 细胞异常免疫激活。部分感染者可有轻度白细胞和血小板计数减少、肝功能异常。

2. 无症状感染期 紧随急性期或无明显急性期症状直接进入。此期持续时间一般为 4～8 年,受病毒数量和型别、感染途径、机体免疫状况、营养及生活习惯等因素影响。此期 HIV 在感染者体内不断复制,免疫系统逐渐受损,$CD4^+T$ 淋巴细胞计数逐渐下降,$CD4^+/CD8^+T$ 淋巴细胞比值倒置,可出现淋巴结肿大等表现。临床上需结合流行病学史以实现尽早检测和诊断。

3. AIDS 期 为感染 HIV 后的疾病终末阶段。患者 $CD4^+T$ 淋巴细胞计数快速减少,多 $<200/\mu l$。此期主要表现为 AIDS 相关症状、体征及多种机会性感染和肿瘤。

(三)危害

AIDS 是一种在全球肆虐的特殊 STDs,病死率高,至今仍是全球公共卫生领域的重大挑战。AIDS 的危害主要表现在以下几个方面。

1. 影响人口质量和人口结构 在 AIDS 疫情严峻的撒哈拉以南非洲,受 HIV 侵袭的主要是 20～49 岁人群,该年龄段人群不但是物质再生产的主力军,同时也是人口再生产的主要承担者,HIV 的流行会影响这些人的生育能力,改变人口金字塔,加速人口老龄化。过去几十年内,撒哈拉以南非洲地区的平均预期寿命稳步增长,而 HIV 的流行将使其预期寿命增速放缓。因此,AIDS 流行将深刻影响人口结构。

2. 加剧贫穷和不平等 AIDS 的流行直接影响经济发展,据世界银行估计,HIV 高感染率国家人均收入每年因 HIV 感染/AIDS 减少 1%。AIDS 对贫困人群的影响远大于对其他人群的影响。

3. 危害家庭 AIDS 使家庭中青壮年劳动力丧失生产能力,而高昂的医疗费用使家庭更趋穷困。大量研究反映了受 AIDS 危害最大的是妇女和儿童。社会歧视加重了家庭成员的心理负担,易引发家庭不和甚至破裂。

4. 偏见和歧视 对 AIDS 患者的偏见和歧视阻碍了疾病的防控进程,尤其是针对妇女的歧视,导致其不敢或不愿就医,因对 HIV 的恐惧而回避在医院分娩,进而造成了更多孕产妇死亡。

5. 卫生服务压力 HIV 的流行加剧了发展中国家卫生资源的短缺,涉及诊断、治疗、医院床位、医务人员等诸多方面。

6. 社会经济和政治影响　防治 HIV 感染/AIDS 的高昂费用加重了国家财政负担,同时也影响社会稳定,阻碍经济发展,削弱安全体系。

二、流行概况

(一)全球流行概况

1. 流行趋势　HIV 感染/AIDS 仍然是重大的全球公共卫生问题,在全球所有国家持续传播。据联合国艾滋病规划署估计,截至 2022 年底,全球现存活 HIV 感染/AIDS 患者 3 900 万例,当年新发 HIV 感染者 130 万例。

2. 地区分布　复杂多样的社会结构及经济动态导致 HIV 感染在地理上的分布不均。联合国艾滋病规划署数据表明,非洲地区依然是 HIV 感染者最多的地区,其次是亚太地区。

3. 人群分布　2023 年全球新报告的 HIV 感染病例中,女性占 44%。在发展中国家,性别歧视、受教育程度低及生殖健康知识缺乏、贫困、暴力等因素,增加了少女和年轻女性的 HIV 感染风险。

(二)我国流行概况

1. 流行趋势　血清流行病学证明 HIV 于 1982 年传入我国,1989 年发现 HIV 在吸毒人群中流行,此后 HIV 感染/AIDS 在我国的传播呈快速增长趋势。报告的现存活感染者和患者数量仍在增加。异性性行为和同性性行为传播的 HIV 感染占比逐步上升,而经吸毒传播的 HIV 感染占比逐步下降。

2. 地区分布　2005—2017 年间,我国 HIV 新报告感染数总体呈上升趋势,地域分布呈西高东低、南高北低态势,部分地区呈现高低波动,高发区域主要分布在西南地区和新疆,且疫情有由南向北、自西向东扩散的趋势。2022 年 HIV 感染疫情评估结果显示,云南和新疆等省份近年来的 HIV 报告感染数稳中有降,传播风险有所遏制,但西南地区部分省份和华南地区部分省份仍存在较高传播风险。

3. 人群分布　国家哨点监测结果显示,HIV 感染率在一般人群中较低;而在 MSM 中的 HIV 感染风险显著高于其他群体,部分地区 50 岁以上的 MSM 中 HIV 感染率高达 19.3%。

三、预防策略与措施

联合国于 2021 年 6 月 8 日发表了"到 2030 年终结 AIDS 流行的政治宣言",承诺实现"三个95%"目标,即 95% 的 HIV 感染者确诊,95% 的确诊者获得抗病毒治疗(antiretroviral therapy,ART),以及 95% 的接受治疗者体内病毒得到抑制,最终实现到 2030 年终结 AIDS 流行的目标。截至 2023年底,有超过 3 070 万名 HIV 感染者接受抗逆转录病毒治疗,新发 HIV 感染和死亡率下降,很多国家在消除母婴传播方面取得明显效果,HIV 应对措施已嵌入更广泛的卫生政策和发展计划。

(一)针对传染源

HIV 感染/AIDS 防治的关键策略是及时检测和治疗。我国近年来采取了多种措施扩大 HIV 检测,包括提供免费的自愿咨询和检测(voluntary counseling and testing,VCT)、医务人员主动提供 HIV 检测咨询(provider-initiated HIV testing and counseling,PITC)、公安和司法部门对被监管人员实施全员检测等。然而,HIV 感染晚发现比例并未显著下降,未被诊断和治疗的感染者仍对我国公共卫生构成重大挑战。HIV 自我检测(自检)是提高 HIV 检测率的关键措施之一,是非医学专业的个人或团体在私密环境中,单独或与其他人一起采集样本(口腔黏膜渗出液或血液),进行 HIV 检测并读取结果的一种方便快捷的检测方式。WHO 鼓励在 HIV 检测服务中实施 HIV 自检。

尽管目前尚无治愈方法,但自 2003 年我国开展免费抗病毒治疗以来,抗逆转录病毒药物显著延长了 HIV 感染者寿命,提高了其生活质量,降低了病毒载量和传播风险。高效抗逆转录病毒治疗(highly active antiretroviral therapy,HAART)是最有效的控制方法,可将 AIDS 从不可治愈的疾病转变为可控的慢性传染病。然而,随着患者生存期延长,非 HIV 相关疾病和老龄化问题成为后 HAART 时代的挑战。

（二）针对传播途径

通过健康教育和健康促进活动,传播安全性行为知识,促进安全套的使用,可以有效控制 HIV 传播。结合惩治贩毒、强制戒毒和教育措施,减少吸毒人数;采用美沙酮替代(减少静脉注射)和清洁针具交换(减少共用针具),降低吸毒危害,控制 HIV 经静脉吸毒传播。针对母婴传播,可持续向 HIV 感染的孕产妇和婴儿提供抗逆转录病毒药物;对 HIV 感染产妇所分娩婴儿采取非母乳喂养,并在幼儿一岁半时进行检测,评估阻断效果。

（三）针对易感人群

加强宣传教育,尤其重视在青少年中开展 HIV 健康教育,强化学校的 HIV 感染/AIDS 防控工作。近年来,高等院校等学校面临 HIV 感染/AIDS 防控的新挑战,一些地区学生 HIV 感染疫情上升较快,传播途径以男男性行为传播为主。因此,学校需要进一步扩大预防 HIV 感染/AIDS 教育的覆盖面,注重效果和针对性,加强自愿咨询检测宣传和行为干预服务,切实保障学生身体健康。

此外,自愿性男性包皮环切术、HIV 暴露前与暴露后药物预防都是有效的预防措施。HIV 暴露前预防(pre-exposure prophylaxis,PrEP)是 HIV 综合预防方案的关键组成部分。PrEP 是指 HIV 阴性人群通过使用抗逆转录病毒药物来预防 HIV 感染的生物学预防方法。PrEP 已经被证明可以降低高危人群感染 HIV 的风险。2020 年,我国发布了《中国 HIV 暴露前预防用药专家共识》。随着新型药物的获批及相关数据的更新,2023 年中国性病艾滋病防治协会艾滋病药物预防与阻断专业委员会对第 1 版共识进行了修订更新,该共识为 PrEP 的实施提供了规范化的指导意见。

针对 HIV 暴露后传播的生物医学干预措施同样是 HIV 感染/AIDS 综合干预策略的重要组成部分。HIV 暴露后预防(post-exposure prophylaxis,PEP)是指尚未感染 HIV 的人员,在暴露于高感染风险后,如与 HIV 感染者或感染状态不明者发生体液交换行为,及早(不超过 72 小时)服用特定的抗病毒药物,降低 HIV 感染风险的方法。由于伦理学等原因,国际上尚缺乏有关 PEP 效果的随机对照研究,但澳大利亚、英国、美国等已开展多项观察性研究,证实 PEP 具有良好的预防效果。暴露后预防为处于 HIV 高暴露风险的人群提供了紧急阻断的机会,有助于减少 HIV 感染和传播,目前已经在全球广泛推广应用。

（四）监测工作

我国的 AIDS 监测系统主要包括 HIV 感染/AIDS 病例报告系统、HIV 感染/AIDS 哨点监测系统(含行为学监测)和耐药监测系统。

HIV 感染/AIDS 病例报告系统是用于监测、管理和分析 HIV 感染/AIDS 流行病学数据的关键工具。该系统通过规范病例登记、数据收集与管理,实现对 HIV 感染/AIDS 疫情的实时监测和动态评估。系统整合了病例基本信息、传播途径、随访治疗情况等多维度数据,支持对疫情发展趋势的精确分析,为流行病学研究、政策制定及公共卫生干预提供了科学依据。同时,系统具备多部门协同功能和严格的数据安全措施,确保信息共享的有效性与隐私保护的合规性,从而提升 HIV 感染/AIDS 防控的综合效率与数据管理水平。

HIV 感染/AIDS 哨点监测是指在固定地点、固定时间内连续收集特定人群中 HIV 感染流行状况及相关信息,以获得该地区人群 HIV 感染/AIDS 流行趋势,为 HIV 感染/AIDS 预防与控制及其效果评估等提供依据的一种快速、简便、经济的流行病学监测方法。

HIV 耐药监测系统是用于跟踪和分析 HIV 病毒耐药性变化的公共卫生工具。通过收集 HIV 感染者/AIDS 患者的基因型检测结果和抗病毒治疗信息,系统能够监测耐药株发生、发展和传播流行趋势,帮助评估当前治疗方案的有效性。该系统能够识别耐药风险较高的群体,并为公共卫生部门提供精准的干预治疗建议。此外,系统还支持对传播性耐药情况的追踪,为优化抗病毒治疗策略和提高治疗效果提供科学依据。

（戴江红）

思考题

1. 控制性传播疾病的流行,未来面临的机遇与挑战是什么?

2. 需要采取何种策略和措施才能实现全球预防控制 AIDS 战略目标?

3. 为什么说抗逆转录病毒药物在预防 HIV 传播方面具有巨大潜力?

第二十二章
感染性腹泻

Chapter 22　Infectious Diarrhea

Infectious diarrhea is a group of human diseases caused by the pathogens of bacterial, viral, and parasitic organisms, with diarrhea as the typical clinical manifestation. Infectious diarrhea is spread through contaminated food or drinking water, or from person-to-person due to poor hygiene. Food is the major cause of diarrhea when it is prepared or stored in unhygienic conditions. Water can contaminate food during irrigation. Globally, there are nearly 1.7 billion cases of infectious diarrhea every year. Infectious diarrhea is the second leading cause of death in children under five years old, but it is both preventable and treatable. Key measures to prevent infectious diarrhea include access to safe drinking water, use of improved sanitation, hand washing with soap, exclusive breastfeeding for the first six months of life, good personal and food hygiene, health education about how infections spread, and rotavirus vaccination. Death could be avoided through the use of an oral rehydration salt (ORS) solution or an intravenous drip; otherwise, severe dehydration could occur if body fluids and electrolytes are not replenished.

感染性腹泻(infectious diarrhea)是指由病原微生物及其产物或寄生虫引起的、以腹泻为主要临床特征的一组肠道传染病;腹泻是指每日排便 3 次或 3 次以上,且排便量和粪便性状异常,出现稀便、水样便、黏液便、脓血便或血便等。根据基层卫生机构的实际情况和治疗的需要,将腹泻划分为三类:凡急性起病,病程在 2 周以内者,称为急性腹泻;超过 2 周但未超过 2 个月时,称为迁延性腹泻;反复发作,持续时间 2 个月以上,甚至迁延数月或数年时,称为慢性腹泻。

感染性腹泻在世界范围内流行广泛,尤其在发展中国家,是当今全球性重要公共卫生问题之一,受到 WHO 和各国政府的高度重视。感染性腹泻的危害主要表现在全人群易感、波及范围广、发病率高、治疗不及时或不合理可致死亡。我国感染性腹泻发病率较高,据估计,我国居民感染性腹泻年发病为 0.7 次 / 人,5 岁以下儿童年发病率为 1.9 次 / 人,对人们的健康和生命造成巨大危害。感染性腹泻对社会和经济也产生很大影响。例如,霍乱是国际检疫传染病之一,也是《传染病防治法》规定管理的甲类传染病,一旦发生霍乱流行,除对病人进行及时治疗和隔离外,还须对易感人群和疫区采取一系列卫生和检疫措施,对当地的社会、经济、交通、旅游、贸易,以及人们的生产和生活都将产生不利的影响。感染性腹泻的病原体复杂多样,近年来腹泻病原体的耐药性产生和传递,为感染性腹泻的预防控制和治疗带来巨大挑战。因此,WHO 将感染性腹泻作为全球重大公共卫生问题之一,我国也将其列入重大疾病预防控制规划。

第一节　病原学

一、病原体的种类

感染性腹泻的病原体主要有三大类:细菌、病毒、寄生虫。细菌是最早被确认的感染性腹泻病原体,如霍乱弧菌、痢疾杆菌等;细菌也是感染性腹泻病原体中最大的一个家族,而且最为常见。20世纪70年代,随着电镜和免疫电镜技术的发展,人类致泻性病毒逐渐被发现和引起重视,如轮状病毒、肠腺病毒等。引起感染性腹泻的人体寄生虫主要是原虫,如溶组织内阿米巴、蓝氏贾第鞭毛虫、隐孢子虫等,约有几十种。感染性腹泻病原体种类繁多,广泛存在于环境中,所引起的人类腹泻也多种多样,主要的病原体及其引起的疾病见表22-1。在一些特殊状态下,例如免疫缺陷时,人体也可以感染某些真菌并发生腹泻。

表 22-1　感染性腹泻的主要病原体

种类	主要病原体	所致疾病
细菌	**弧菌属**	
	O_1 群和 O_{139} 群霍乱弧菌	霍乱
	其他致泻性弧菌(如非 O_1 和非 O_{139} 群霍乱弧菌、副溶血性弧菌、拟态弧菌、河弧菌、霍利斯弧菌、弗尼斯弧菌等)	弧菌性肠炎
	志贺菌属	
	痢疾志贺菌、福氏志贺菌、鲍氏志贺菌、宋氏志贺菌	细菌性痢疾
	沙门菌属	
	鼠伤寒沙门菌、肠炎沙门菌、猪霍乱沙门菌等	沙门菌肠炎
	埃希菌属	
	肠产毒性大肠埃希菌(ETEC)	旅行者腹泻、婴幼儿腹泻
	肠侵袭性大肠埃希菌(EIEC)	痢疾样腹泻
	肠致病性大肠埃希菌(EPEC)	婴儿腹泻
	肠出血性大肠埃希菌(EHEC)	出血性肠炎
	肠集聚性大肠埃希菌(EAEC)	儿童腹泻
	弯曲菌属	
	空肠弯曲菌、结肠弯曲菌等	弯曲菌肠炎
	葡萄球菌属	
	金黄色葡萄球菌等	急性胃肠炎、假膜性肠炎
	厌氧梭菌属	
	产气荚膜梭菌、艰难梭菌等	腹泻、假膜性肠炎等
	耶尔森菌属	
	小肠结肠炎耶尔森菌等	小肠结肠炎
	芽胞杆菌属	
	蜡样芽胞杆菌等	急性胃肠炎
	其他菌属	
	变形杆菌、亲水气单胞菌、类志贺毗邻单胞菌等	感染性腹泻
病毒	轮状病毒、杯状病毒(诺如病毒和札幌病毒)、星状病毒、肠腺病毒、冠状病毒等	急性胃肠炎
寄生虫	溶组织内阿米巴原虫	阿米巴痢疾
	隐孢子虫、蓝氏贾第鞭毛虫、类圆线虫、结肠小袋纤毛虫等	感染性腹泻

虽然自然环境和生产、生活方式不同的地区引起感染性腹泻的主要病原体有所不同，但在发展中国家，大肠埃希菌及轮状病毒是最常见的病原体。

二、主要病原体

（一）霍乱弧菌

霍乱弧菌（Vibrio cholerae）是弧菌属中的一个种，应用血清学方法可分为 200 多个血清群，其中 O_1 群和 O_{139} 群霍乱弧菌是霍乱的病原菌，其他群统称为非 O_1/非 O_{139} 群霍乱弧菌，为一般感染性腹泻的病原菌。其中，携带霍乱毒素（cholera toxin, CT）基因、能够产生霍乱毒素的菌株，能引起大范围的流行。霍乱弧菌中同时存在大量的无 CT 基因的非产毒株，一般不引起腹泻，但某些菌株偶可引发感染，极少数情况下可能引起局部暴发。O_1 群霍乱弧菌根据生物学特性，可以分为古典生物型（classical biotype）和埃尔托生物型（El Tor biotype）；两种生物型均可分为稻叶型（Inaba）、小川型（Ogawa）和彦岛型（Hikojima）三个血清型。我国研究建立的噬菌体-生物分型方法可以将 O_1 群埃尔托生物型霍乱弧菌区分为 32 个噬菌体型和 12 个（a~l）生物型。其中 1~6 噬菌体型且为 a~f 生物型的菌株称为流行株，具有引起霍乱流行或大流行的能力，其他称为非流行株。流行株按霍乱病原菌对待，非流行株按一般感染性腹泻病原菌对待。现在发现，流行株和非流行株在基因组上差异较大，且流行株几乎均为产毒株，非流行株几乎均为非产毒株。1992 年 10 月在印度东南部又发现了一个引起霍乱流行的新血清群菌株（O_{139} 群），它引起的霍乱在临床表现及传播方式上与典型霍乱完全相同，但不能被 O_1 群霍乱弧菌诊断血清所凝集，也不与当时已有的 O_2~O_{138} 群霍乱弧菌体 O 抗血清发生凝集，是一种新的霍乱弧菌血清群，因而命名为 O_{139} 群霍乱弧菌。O_{139} 群霍乱弧菌中也具有产毒株和非产毒株。

霍乱弧菌的形态呈弧形或逗点状，Robert Koch（1884 年）首次分离到霍乱弧菌后称其为"逗点弧菌"。霍乱弧菌呈革兰氏染色阴性，培养要求不高，属兼性厌氧菌，繁殖的温度范围较广（16~44℃，最适温度为 37℃），在 pH 为 6.0~9.2 环境条件下均可繁殖，适宜 pH 为 7.2~7.4。由于在高 pH（碱性）条件下其他细菌不易生长，而霍乱弧菌生长较好，所以常用碱性蛋白胨水（pH 8.4~8.6）作为分离霍乱弧菌前的增菌培养基。霍乱病原菌的主要致病因子是霍乱毒素，此外，菌毛、鞭毛和其他因子也起一定作用。

（二）志贺菌

志贺菌属（Shigellae）细菌（简称志贺菌）也称痢疾杆菌（dysentery bacteria），是感染性腹泻最常见的病原体之一，所引起的疾病称为细菌性痢疾。志贺菌为无芽胞、无荚膜、无鞭毛、有菌毛的革兰氏阴性菌，有 O 和 K 两种抗原，其中 O 抗原是分类的依据，分为群特异性抗原和型特异性抗原，借此可将志贺菌分为 4 个群 47 个血清型。志贺菌分为：A 群，痢疾志贺菌（S. dysenteriae），含 12 个血清型；B 群，福氏志贺菌（S. flexneri），有 16 个血清型（亚型）；C 群，鲍氏志贺菌（S. boydii），有 18 个血清型；D 群，宋氏志贺菌（S. sonnei），有 1 个血清型。志贺菌的主要致病因子是侵袭力、内毒素和外毒素。感染志贺菌后对同型细菌具有一定免疫力，但免疫期较短。

（三）沙门菌

沙门菌属（Salmonella）细菌（简称沙门菌）是一大群寄生于人类和动物肠道中、生化反应和抗原构造相似的革兰氏阴性杆菌，具有诊断意义的抗原有 O、H、K 三类，其中至少有 67 种 O 抗原和 2 000 个以上的血清型，但目前从病人中分离的沙门菌血清型仅为其中的少数。O 抗原为耐热性菌体抗原，由多糖-磷脂复合物组成；H 抗原为不耐热抗原，系鞭毛中的蛋白质；K 抗原为存在于荚膜和被膜中的多糖抗原，可分为 Vi 抗原和 M 抗原。在沙门菌中，除伤寒沙门菌（S. typhi）和副伤寒沙门菌（*S. paratyphi*）分别引起伤寒和副伤寒（全身系统性疾病），引起腹泻的比例较低外，其他沙门菌常会引起感染性腹泻，其中鼠伤寒沙门菌（*S. typhimurium*）最常见。我国目前已发现至少 37 个 O 群、285 个血清型的沙门菌。

（四）埃希菌

埃希菌属（*Escherichia*）包括 7 个种，其中大肠埃希菌（*E. coli*）作为埃希菌属的模式种（type species）最为重要。大肠埃希菌一般不致病，是人类和动物肠道中的正常菌群，其在婴儿出生后数小时即进入肠道，并终身相伴，每克大肠内容物中约含 10^6 个大肠埃希菌细胞。大肠埃希菌主要有菌体抗原（O）、鞭毛抗原（H）和荚膜抗原（K）三种血清分型抗原，其中 O 抗原超过 170 种，H 抗原超过 56 种，K 抗原超过 100 种。大肠埃希菌的血清分型是按 O：K：H 形式排列，如 $O_{111}：K_{58}：H_2$。常见的致泻大肠埃希菌有：①肠产毒性大肠埃希菌（enterotoxigenic *E. coli*，ETEC），能分泌耐热肠毒素（stable toxin，ST）、不耐热肠毒素（labile toxin，LT），具有与致病相关的菌毛，是婴幼儿和旅行者腹泻的重要病原菌，可产生霍乱样腹泻。②肠侵袭性大肠埃希菌（enteroinvasive *E. coli*，EIEC），较少见，在毒力和致病机制上与志贺菌一致，可致细菌性痢疾样腹泻。③肠致病性大肠埃希菌（enteropathogenic *E. coli*，EPEC），具有质粒编码的成束菌毛（bundle-forming pilus，BFP）、噬菌体编码的志贺样毒素（shiga-like toxin，SLT）和染色体编码的 *eae* 基因，具有与肠侵袭性大肠埃希菌机制不同的侵袭上皮细胞的能力。④肠出血性大肠埃希菌（enterohemorrhagic *E. coli*，EHEC），能引起人出血性结肠炎、溶血性尿毒症综合征等，以大肠埃希菌 $O_{157}：H_7$ 血清型菌株为主。⑤肠集聚性大肠埃希菌（enteroaggregative *E. coli*，EAEC），可在黏附于肠黏膜时呈聚集状，释放耐热、不耐热肠毒素和 Vero 毒素，是儿童持续性腹泻的重要病原。近年来还不断有其他大肠埃希菌可以引起肠道感染的报道。

（五）弯曲菌

弯曲菌属（*Campylobacter*）是一类呈逗点状或 S 形的革兰氏阴性菌，广泛分布于动物界，1977 年被证实能引起人类感染性腹泻，主要包括空肠弯曲菌（*C. jejuni*）和结肠弯曲菌（*C. coli*）。空肠弯曲菌可以产生一种与大肠埃希菌不耐热肠毒素和霍乱弧菌霍乱毒素相类似的不耐热肠毒素，主要引起婴幼儿急性肠炎，可造成暴发、流行或集体食物中毒。其在国内许多地区的感染率仅次于志贺菌和致泻性大肠埃希菌。

（六）轮状病毒

人类轮状病毒（human rotavirus，HRV）为呼肠孤病毒科一个属，1973 年被发现。目前已知轮状病毒可分为 7 个组（A～G），其中 A～C 组轮状病毒能引起人类和动物腹泻。A 组轮状病毒最为常见，是引起婴幼儿急性胃肠炎的主要病原体，也称婴儿腹泻轮状病毒，在发展中国家是导致婴幼儿死亡的主要死因之一。据 WHO 估计，全世界每年有 1.3 亿婴幼儿患轮状病毒腹泻，造成 87 万人死亡。B 组轮状病毒在我国成人腹泻暴发或流行中被发现，因此也称成人轮状病毒（adult diarrhea rotavirus，ADRV）。C 组引起的腹泻仅有个别报道。

（七）诺如病毒

诺如病毒（norovirus，NV）又称诺沃克病毒（Norwalk virus，NV），是人类杯状病毒科（human *Calicivirus*，HuCV）中诺如病毒属的原型代表株。它是一组形态相似、抗原性略有不同的病毒颗粒。诺如病毒最早是从 1968 年在美国诺沃克市暴发的一次急性腹泻的病人粪便中分离出的病原。2002 年 8 月第八届国际病毒命名委员会批准其名称为诺如病毒，它与在日本发现的札幌病毒合称为人类杯状病毒。诺如病毒感染性腹泻在全世界范围内均有流行，全年均可发生感染，感染对象主要是成人和学龄儿童，寒冷季节呈现高发。美国每年所有的非细菌性腹泻暴发中，60%～90% 是由诺如病毒引起的。荷兰、英国、日本、澳大利亚等发达国家也都有类似结果。1995 年,中国报道了首例诺如病毒感染,之后全国各地先后发生多起诺如病毒感染性腹泻暴发疫情。2022 年我国突发公共卫生事件报告系统共报告 407 起诺如病毒暴发疫情,比 2021 年诺如病毒暴发疫情数(352 起)有所增加,主要集中在 2022 年 9—11 月。我国 90% 的病毒性感染性腹泻暴发是诺如病毒引起的。

第二节　流行过程

一、传染源

（一）病人

腹泻病人和亚临床病人是感染性腹泻的重要传染源。病人的排泄物含有大量病原体,且排放量较大、次数频繁、污染范围广。病人作为传染源的意义还与病期、个人卫生习惯、职业等因素有关。因此,注意病人的隔离、治疗和卫生处理在感染性腹泻防制中具有重要意义。

（二）病原携带者

常见的有潜伏期携带者、恢复期携带者、慢性携带者和健康携带者。其中,痢疾等病人因治疗不彻底容易发展为慢性病原携带者。虽然病原携带者排出病原体的量较少、频率较低,但由于病原携带者的活动未受任何限制,慢性携带者可长期(数月甚至多年)带菌、排菌,因此,其作为传染源的流行病学意义不容忽视。

（三）受感染的动物

动物传染源包括患病和/或受感染的动物(包括家畜、家禽及一些野生动物)。常见的动物传染源的感染性腹泻有弯曲菌肠炎、沙门菌肠炎、耶尔森菌肠炎及某些细菌性食物中毒等。

二、传播途径

感染性腹泻主要是通过粪 - 口方式传播。由于传播因素的复杂性,传播途径呈现多样化。主要传播途径包括经水、食物、间接接触及苍蝇等,且单一或交错地进行。

（一）经水传播

水在感染性腹泻病原体传播方面十分重要,主要是由于:①水体极易受到传染源污染,如生活污水、市场和养殖场污水直接排放,洗涤病人衣物,倾倒吐泻物等;②一些腹泻病原体在水体中存活的时间较长,一次污染可以使水体在较长时间内具有感染力;③污染的水体很容易使水冲洗的生冷食品受到污染,如瓜果、海产品、蔬菜等;④一般在流行地区和流行季节,人们多有饮食生冷的习惯。

经水传播很容易造成感染性腹泻的暴发或大范围流行,如 1991 年霍乱侵入南美洲,由于水体受到广泛污染,流行的前 4 个月仅在 2 200 万人口的秘鲁就发生数十万病例。再如我国广西某地一个小镇由于大雨后水源被污染,发生成人轮状病毒腹泻暴发,一个多月发病 5 183 例。因此,加强水源管理、搞好饮水卫生是控制感染性腹泻的重要措施。

（二）经食物传播

经污染的食物传播是感染性腹泻的重要传播途径。经食物传播引起的感染性腹泻暴发,常见的有沙门菌肠炎、痢疾等。据报道,美国由食物传播引起的暴发中,66% 是由细菌所致;近年来,沙门菌引起的食物性感染性腹泻暴发有增加的趋势。我国关于经食物传播引起的感染性腹泻暴发时有报道,如食用污染的冷饮引起细菌性痢疾、沙门菌肠炎等暴发。

（三）经间接接触传播

经间接接触传播通常引起感染性腹泻散发，被污染的手是传播的重要因素，尤其是卫生状况较差的儿童。在人口密度大、卫生设施简陋、卫生制度不健全的地区或集体单位，感染性腹泻的发病率较高。

（四）经媒介生物传播

由于苍蝇的习性，在流行季节可造成食物或食具的污染而引起感染性腹泻发生。由苍蝇传播的感染性腹泻一般也呈散发。此外，蟑螂等也可引起感染性腹泻传播。

三、人群易感性

人群对感染性腹泻病原体普遍易感，感染后可获得一定程度的特异性免疫力；但对于不同的病原体，人体获得的免疫力的持续时间不同，一般较短，几个月到数年。另外，病原体毒力、菌量、机体状态等与发病易感性有一定关系，如感染古典型霍乱弧菌后一般表现为显性重型病例，而埃尔托生物型霍乱弧菌感染则多为隐性感染和轻型病例。

对于某种特定的感染性腹泻地方性疫区而言，人群的易感水平随年龄的增长而有所下降，这可能是感染性腹泻地方性疫区婴幼儿感染性腹泻高发的原因之一。新病原体的流行可以证明这一点，如 1992 年印度和孟加拉国发生新型霍乱弧菌——O_{139} 群霍乱弧菌引起的霍乱流行，最初发病率在各年龄段之间没有明显差异，而既往已流行多年的埃尔托生物型霍乱则是在儿童中的发病率较高。

四、流行影响因素

1. 自然因素　感染性腹泻的流行受自然因素的影响，如气温较高利于病原体的存活和繁殖，使感染性腹泻容易发生，并容易造成流行，尤其是经食物传播的感染性腹泻，更与气温的高低密切相关。再如，降雨容易导致水源污染，造成较大范围的感染性腹泻流行。

2. 社会因素　社会因素对感染性腹泻流行的影响非常大。我国部分地区的感染性腹泻监测表明，饮生水、食用未加热的隔餐饭菜、饮用水被粪便污染和食品卫生差是影响发病强度的主要因素；其他影响因素包括家庭卫生、文化程度、经济收入、母亲个人卫生（饭前便后是否洗手）、儿童个人卫生、人工和混合喂养等，这些都对感染性腹泻的发生和流行具有一定影响。

3. 病原体特征　近年来，人们逐渐认识到病原体特征是影响感染性腹泻流行的重要因素之一，如霍乱、细菌性痢疾、沙门菌肠炎等常常表现为暴发或流行，而其他细菌性肠炎或寄生虫肠炎常表现为散发或局部流行。再者，新病原体的出现，如 $O_{157}：H_7$ 大肠埃希菌、$O_{104}：H_4$ 大肠埃希菌、O_{139} 霍乱弧菌、轮状病毒等。而且受环境的变化、人类活动空间的加大、物质流动的加快、抗生素的大量使用等因素的影响，病原体变异也对感染性腹泻的流行具有一定影响，如病原体抗原变异、耐药性增加、毒力改变等。

第三节　流行特征

一、地区分布

感染性腹泻在全世界分布广泛，全球每年约有 17 亿例腹泻病例发生，发展中国家比发达国家流行更为严重。在发达国家，儿童感染性腹泻平均每人每年 1～2 次；在发展中国家，儿童平均每人每年6~7次。发展中国家常为水型和食物型暴发或流行,而发达国家以食物型暴发和旅游者散发多见。我国非常重视感染性腹泻的研究和防治工作,取得了历史性成就,如新中国成立后不久即消除了曾经给中国人民带来巨大灾难的古典生物型霍乱的流行,还成功地控制了痢疾等重要感染性腹泻的大流行。但由于社会经济、文化、卫生习惯和医疗水平等方面的原因,感染性腹泻在我国的危害迄今依然比较严重。2022年我国共报告感染性腹泻995 618例(包括霍乱、细菌性和阿米巴性痢疾、其他感染性腹泻)。近年我国每年报告的感染性腹泻发病人数位居法定报告传染病发病人数的第三或第四位。

二、时间分布

感染性腹泻全年都可发生,但具有明显的季节高峰。细菌性腹泻的发病高峰一般在夏秋季节,如霍乱、细菌性痢疾、沙门菌肠炎等;而轮状病毒腹泻主要发生在寒冷季节,以秋冬季节发病较多。但发病高峰季节也常随地区和病原体的不同而有一定变化。

三、人群分布

感染性腹泻以婴幼儿和青壮年发病率较高,随着年龄的增长,发病率有所下降。腹泻病原体不同,其高发年龄也有明显差异。2024年WHO估计,5岁以下儿童每年约44万人死于腹泻,腹泻是5岁以下儿童的主要死因。对于新病原体引起的感染性腹泻,则各年龄组发病差异不大。不同经济、文化、卫生状况、职业背景的人群之间感染性腹泻的发病率有明显的差异,原因可能与感染机会、机体免疫状态、行为特点、卫生条件等因素有关。近年来旅游者中的感染性腹泻也越来越受到重视。

四、流行强度

感染性腹泻可以呈现为散发、暴发或流行,甚至大流行。一般经水和食物传播的感染性腹泻以暴发和流行为主,尤其是霍乱、痢疾、沙门菌感染、致泻性弧菌感染、致泻性大肠埃希菌感染等。在感染性腹泻流行季节和流行地区可以表现为暴发或流行,而在非流行季节和地区常表现为散发。卫生状况较差、人口密度较高的地区和人群容易发生暴发和流行。

第四节　预防策略与措施

一、策略

1978年WHO制定并在全球开始实施腹泻病控制(control of diarrheal diseases,CDD)规划。该规划的核心是要求世界各国有计划地落实:①感染性腹泻家庭治疗三原则;以口服补液盐(oral rehydration salt,ORS)为核心的口服补液疗法(oral rehydration therapy,ORT)治疗和ORS生产及供应,以降低感染性腹泻死亡率;②通过普及7项预防措施(如母乳喂养、合理添加辅食、喝开水及使用清洁水、洗手、使用厕所和正确处理粪便等)以降低感染性腹泻发病率。目前WHO倡导的关键预防策略包括7个方面:获得安全饮用水,使用经过改良的卫生设施,用肥皂洗手,出生后前6个月纯母乳喂养,良好的个人卫生习惯及食品卫生,有关感染如何传播的健康教育,接种轮状病毒疫苗。

2017年,WHO发布了《消除霍乱:到2030年的全球路线图》,要求将霍乱死亡减少90%;并继续通过以下方式对各国提供支持:加强公共卫生监测、病例管理和预防措施,提供基本医疗用品,协同合作伙伴实地部署,以及支持风险沟通和社区参与。

二、措施

我国主要采取以切断传播途径为主导的综合性措施,同时加强群体预防和个体预防相结合、医学预防和社会预防相结合的策略。

(一)对传染源的措施

传染源的早期发现与管理是感染性腹泻防制的重点之一,为此要开展以下几项工作:

1. 设立防治门诊　各级医院和乡卫生院应在感染性腹泻流行季节(或常年)设立腹泻病门诊。由于感染性腹泻的病原体种类繁多、发病形式各异,应用现代分子生物学技术研制新的实验室诊断方法是实现感染性腹泻快速、准确诊断的关键,尤其是对于新发现的病原体要迅速形成方便、快速的诊断方法并予以普及。核酸检测技术、快速简便的检测方法等的研发和应用,提高了腹泻病例的病原学诊断率,并且多病原体同时筛查的诊断方法正在普及。

2. 完善监测报告体系　我国《传染病防治法》将不同病原引起的感染性腹泻分别列为甲、乙、丙三类进行分级管理,执行基于临床的感染性腹泻报告制度,以便及时发现病例异常增多或疾病暴发。同时,在流行季节前或流行时,应加强对相关食品(尤其是水产品)和生活相关水体等的病原体监测。

3. 开展疫情处置　疾控系统需迅速调查处置暴发疫情或新病原引发的感染,食品安全部门负责食品安全监督调查,医疗机构开展病例的隔离救治。同时,卫生行政部门应向社会通报疫情,动员社会力量参与防控。对感染者采取“五早一就”策略,即早发现、早诊断、早报告、早隔离、早治疗和就地卫生处理。

(二)切断传播途径

主要采取以下三项措施:

1. “三管一灭”　管理水源、粪便、饮食和消灭苍蝇是我国多年提倡的感染性腹泻预防措施,尤其是实施“改水改厕”,实践证明是有效的,可大大降低感染性腹泻的发病率。

2. 个人卫生　主要是对饭前便后用肥皂洗手的宣传和个人卫生意识的提高。

3. 改善饮食卫生　主要是提倡喝安全饮用水和使用清洁水,提高婴儿母乳喂养率。同时强化食品加工行业和餐饮行业的食品安全管理和保障。

(三)保护易感人群

1. 疫苗预防　疫苗预防是保护易感人群的有效手段。目前 WHO 推荐使用的腹泻病疫苗包括轮状病毒疫苗、新型口服重组 B 亚单位/灭活菌体霍乱疫苗(rBS/WC)、伤寒疫苗等。对于感染性腹泻,研制高效、多价疫苗是当务之急。

2. 药物预防　原则上不提倡使用药物预防,但在流行特别严重的地区或突发紧急情况下的某些特殊人群中,为控制流行态势,可考虑对病例密切接触者或某些职业人员等小范围内采取预防性服用抗生素的措施。

(四)其他防制措施

开展广泛的卫生宣传教育,建立科学、规范、高效、实用的健康教育体系,普及卫生防病知识,动员全社会参与和提高个体自我保护能力也是感染性腹泻防制的重要措施。同时切实做好环境卫生整治和饮食卫生的管理,落实感染性腹泻防制规划。以霍乱为例,近 20 年来亚洲、非洲等的发展中国家每年都报告数万、数十万例病例,但欧洲、北美等发达国家每年仅有几例、几十例,最多上百例,我国也因为社会经济的发展以及防控措施的持续加强,近些年报告数明显下降,每年数十例。因此,感染性腹泻是可以防制的,卫生条件改善是基础,增强大众保健意识和能力是关键。

第五节 主要感染性腹泻

我国《传染病防治法》规定霍乱为甲类传染病,痢疾为乙类传染病,其他感染性腹泻列为丙类传染病,下面分别进行简要论述。

一、霍乱

(一)流行概况

霍乱(cholera)是由霍乱弧菌(O_1群和O_{139}群)引起的急性肠道传染病,主要临床表现是腹泻(水样便)、呕吐,如不及时治疗,病人可死于低血容量性休克、代谢性酸中毒及肾衰竭等。霍乱至今已发生7次世界大流行,已通过病原学明确第6次大流行是由O_1群古典生物型霍乱弧菌产毒株引起的。1961年开始,由O_1群埃尔托生物型霍乱弧菌引起霍乱第7次世界大流行,50年来已波及世界五大洲的150个国家和地区,以亚洲、非洲、拉丁美洲流行较为严重,至今仍未停息。1990年以后,霍乱流行出现了许多新的问题。首先是1991年拉丁美洲发生了20世纪首次霍乱大流行,不到一年时间报告病例数就接近40万;其次是多年来人们一直认为只有O_1群霍乱弧菌可以引起霍乱,将其他非O_1群霍乱弧菌仅作为一般腹泻病原菌对待,但1992年从印度和孟加拉国开始的由新型霍乱弧菌——O_{139}群霍乱弧菌引起的典型霍乱流行来势凶猛,仅1992年底到1993年前几个月即造成数十万人发病、数千人死亡,而且有扩大蔓延趋势。2023年,45个国家向WHO报告了535 321例霍乱病例和4 007例死亡病例。与2022年相比,2023年报告的霍乱病例数增加了13%,死亡人数增加了71%。

从1820年第一次霍乱世界大流行以来的每次世界大流行,我国都会受到波及。1961年以来我国霍乱疫情时有发生,1993年首次发生了O_{139}霍乱的局部暴发,2000年之后我国霍乱发病数总体呈下降趋势,2014年以来年度报告发病数均不超过50例,2022年仍维持在低发病水平(31例)。总体而言,目前我国霍乱处于低发期,但时有聚集性感染事件,对霍乱防制必须认真对待。

(二)诊断标准

1. **诊断要点** 霍乱的最短潜伏期为3~6小时,最长为5~7天,一般为12~72小时,国际检疫规定的最长潜伏期为5天。霍乱诊断依据如下:

(1)流行病学:①生活在霍乱流行区,或5天内到过霍乱流行区,或发病前5天内有饮用生水或进食海(水)产品或其他不洁食物和饮料等饮食史。②与霍乱病人或带菌者有密切接触史或共同暴露史。

(2)临床表现:①轻型病例:无腹痛、腹泻,可伴有呕吐,常无发热和里急后重表现。少数病例可出现低热(多见于儿童)、腹部隐痛或饱胀感,个别病例有阵发性绞痛。②中、重型病例:腹泻次数频繁或剧烈,粪便性状为水样便,伴有呕吐,迅速出现脱水或严重脱水、循环衰竭等休克表现及肌肉痉挛(特别是腓肠肌)。③中毒型病例:为一较罕见型(干性霍乱),在霍乱流行期出现,表现为无泻吐或泻吐较轻、无脱水或仅有轻度脱水,但有严重中毒性循环衰竭。

(3)实验室检测:①粪便、呕吐物或肛拭子细菌培养分离到O_1群和/或O_{139}群霍乱弧菌。②在腹泻病人日常生活用品或家居环境中检出O_1群和/或O_{139}群霍乱弧菌。③粪便、呕吐物或肛拭子标本霍乱毒素基因 PCR 检测阳性。④粪便、呕吐物或肛拭子标本霍乱快速辅助检测试验阳性。

2. **诊断标准**　依据病人的流行病学、临床表现及实验室检测结果进行综合判断。

（1）带菌者：无霍乱临床表现，但符合实验室检测"①"。

（2）疑似病例：流行病学"②"加临床表现"①"，或临床表现"①"加实验室检测"③"，或临床表现"①"加实验室检测"④"，或临床表现"③"加实验室检测"③"，或临床表现"③"加实验室检测"④"，或临床表现"②"。

（3）临床诊断病例：具有临床表现"①～③"中的任何一项，且具备实验室检测"②"；或在一起确认的霍乱暴发疫情中，暴露人群中具备临床表现"①～③"中的任何一项。

（4）确诊病例：具备临床表现"①～③"中的任何一项，且具备实验室检测中的"①"；或在疫源检索中，粪便培养检出 O_1 群和/或 O_{139} 群霍乱弧菌前后各 5 天内有腹泻症状者。

（三）防制要点

1. 对病人（包括亚临床病人和带菌者）采取"五早一就"，对首例病人要诊断准确，并进行认真的流行病学调查。

2. 环境做到"三管一灭"，尤其应做好水源的管理和消毒，这是预防霍乱的重要措施；提高个体卫生水平和防护能力（饭前便后洗手、不饮生水等）。

3. 对疫点的处理要坚持"早、小、严、实"的原则，即时间要早，范围要小，措施要严，落在实处。如果疫区面积较大、流行形势严峻，可以依照有关法律法规采取应急措施。

4. 对轻、中度脱水病人可使用 ORS 治疗，对重度脱水病人需静脉补液。重症病人在治疗过程中，可加用敏感的抗生素，以减少腹泻量、缩短腹泻持续时间，并降低病后带菌率。鼓励继续进食。

二、细菌性和阿米巴性痢疾

（一）流行概况

痢疾（dysentery）是由志贺菌和溶组织内阿米巴引起的肠道传染病，其主要临床表现是发热、腹痛、里急后重和黏液脓血便。痢疾在世界范围内引起的发病率和死亡率居感染性腹泻的首位，其中主要是细菌性痢疾。发展中国家发病率较高，如阿根廷为 990.6/10 万，印度为 972/10 万；发达国家相对较低，如美国为 6/10 万～12/10 万，德国为 2.7/10 万，法国为 0.3/10 万。2010 年以来我国的痢疾发病率呈逐年降低趋势。2022 年全国报告发病率为 2.52/10 万。细菌性痢疾的发病率一般位居我国乙类传染病的第三位。细菌性痢疾高发的原因可能是：痢疾感染后免疫力不持久、型间无交叉免疫；菌型多，菌株易变迁，菌株耐药性增加；卫生状况不良等。细菌性痢疾在不同国家和地区、不同人群中的菌群分布差别很大，如美国等发达国家以 D 群志贺菌为主，我国仍以 B 群志贺菌为主，部分地区 D 群志贺菌占较大比例，但有 A 群占比升高的趋势。志贺菌耐药性问题目前较为突出，对多种抗生素同时耐药的志贺菌的分离比例逐年升高，已成为临床治疗和疾病防制的重要课题。

（二）诊断标准

1. **细菌性痢疾**　潜伏期一般是 1～3 天，病例可分为疑似病例和确诊病例，在诊断方法上可分为临床诊断和实验室确诊。

（1）疑似病例：腹泻，有脓血便、黏液便、水样便或稀便，或伴有里急后重症状，尚未确定其他原因引起的腹泻者。

（2）临床诊断病例：病人有不洁饮食和/或与菌痢病人接触史，有菌痢的临床表现，且粪便常规检查白细胞或脓细胞≥15/HPF（高倍镜视野，400 倍），可见红细胞和吞噬细胞，并排除其他原因引起的腹泻。

（3）确诊病例：临床诊断病例，且粪便培养志贺菌阳性。

2. 阿米巴痢疾

（1）疑似病例：起病稍缓，腹泻，大便带血或黏液便、腥臭，难以确定其他原因引起的腹泻者。

（2）临床诊断病例：有进食不洁食物史，有阿米巴痢疾的临床表现，粪便涂片检查可见大量红细胞、少量白细胞、夏科-莱登结晶；或抗阿米巴治疗有效。

（3）确诊病例：有进食不洁食物史、阿米巴痢疾的临床表现，粪便涂片检查可见溶组织内阿米巴滋养体和/或包囊。

（三）防制要点

对病人采取"五早一就"，隔离期限视粪检志贺菌结果而定。对传播途径落实"三管一灭"，尤其要注重饮食管理和监督、监测。提高个体卫生防护水平（特别是饭前便后洗手，不喝生水，不吃生冷和腐败食物等）。阿米巴痢疾有动物宿主如猪、犬、猴等，对人也有一定的传播作用。

三、其他感染性腹泻

（一）流行概况

根据《传染病防治法》（2025年修订）和《感染性腹泻诊断标准》（WS 271—2007）的规定，其他感染性腹泻是指除霍乱、痢疾、伤寒、副伤寒以外的感染性腹泻，为我国丙类传染病，如沙门菌肠炎、大肠埃希菌肠炎、弧菌肠炎、空肠弯曲菌肠炎、小肠结肠耶尔森菌肠炎、轮状病毒肠炎、蓝氏贾第鞭毛虫肠炎等。此类疾病虽在病原学、流行病学、发病机制等方面各有不同的特点，但主要临床表现均可为腹痛、腹泻，并可伴有发热、恶心、呕吐等，其处理原则也基本相似。其腹泻类型可分为炎症型腹泻和分泌型腹泻。

炎症型腹泻（inflammatory diarrhea）指病原体侵袭肠上皮细胞，引起炎症而导致腹泻。通常伴有发热，粪便多为黏液或脓血便，镜检有较多的红细胞和白细胞，如肠侵袭性大肠埃希菌肠炎、弯曲菌肠炎等。

分泌型腹泻（secretory diarrhea）指病原体刺激肠上皮细胞，引起肠液分泌增多和/或吸收障碍而导致的腹泻。病人多不伴有发热，粪便多为稀水便。镜检红细胞和白细胞不多，如肠产毒性大肠埃希菌肠炎、轮状病毒肠炎等。

近年来，由病毒和寄生虫引起的感染性腹泻有发病上升的趋势。例如，2004年11月至2005年1月日本报告236起集体感染性胃肠炎疫情，发病7 821人，其中诺如病毒感染5 371人，死亡12人。我国2006年11月至2007年初发生多起诺如病毒感染引起的腹泻暴发，较大的暴发有上百人发病。美国2005年一个水上乐园引起感染性腹泻暴发，一周内发病2 000余人，游乐场被迫关闭，病原检测结果显示可能为隐孢子虫感染。

（二）诊断标准

1. 诊断原则　由于引起腹泻的病因复杂，本组疾病的诊断必须依据流行病学资料、临床表现和实验室检查进行综合判断。

2. 诊断依据

（1）流行病学资料：本组疾病一年四季均可发生，夏秋季多见。有不洁饮食（水）史和/或腹泻病人、腹泻动物、带菌动物接触史，或有不发达地区旅游史。如为食物源性，则常为集体发病及有共进可疑食物史。某些沙门菌（如鼠伤寒沙门菌等）、致泻性大肠埃希菌、A组轮状病毒和柯萨奇病毒等感染在医院婴儿室可引起暴发。

（2）临床表现：①腹泻，大便每日≥3次，粪便的性状异常，可为稀便、水样便，也可为黏液便、脓便及血便，可伴有恶心、呕吐、食欲缺乏、发热、腹痛及全身不适等；病情严重者因大量丢矢水分而出现脱水、电解质紊乱，甚至休克。②已除外霍乱、痢疾、伤寒、副伤寒。

（3）实验室检查：①粪便常规检查可为稀便、水样便、黏液便、血便或脓血便，镜检可有多量红细胞、白细胞，也可有少量或无细胞。②粪便病原学检查可检出霍乱、痢疾、伤寒、副伤寒以外的病原生物，如致泻性大肠埃希菌、沙门菌、轮状病毒或蓝氏贾第鞭毛虫等；或检出特异性抗原、核酸或从血清中检出特异性抗体。

3. 诊断标准

（1）临床诊断病例：具备腹泻的临床表现，实验室检查粪便有性状改变（常为黏液便、脓血便或血便、稀便、水样便），镜检可有红细胞、白细胞；且有流行病学资料作参考。

（2）确诊病例：符合临床诊断和病原学检查阳性。

（三）防制要点

在预防方面应采取以切断传播途径为主导的综合措施，同时加强传染源管理。在疫情控制方面主要是立即隔离治疗病人，尽快查明病原和传染来源，采取迅速阻断疫情发展的措施。

（杨海燕）

思考题

1. 感染性腹泻在发达国家和发展中国家的流行情况有何不同，为什么？
2. 全球感染性腹泻流行的新趋势是怎样的？
3. 根据经济、社会和环境情况，如何制定不同地区的感染性腹泻预防控制策略？
4. 感染性腹泻预防控制的基本手段有哪些？
5. 目前用于感染性腹泻的疫苗有哪些？

第二十三章
流行性感冒

Chapter 23　Influenza

Influenza is an acute respiratory communicable disease caused by influenza viruses. Typically, influenza is transmitted through the air by coughs or sneezes, creating aerosols containing the virus. The average incubation period of influenza ranges from 1 to 3 days. The communicable period is from 1 day prior to the onset of symptoms to 5-7 days after the illness onset. Influenza appears at any time of the year but has seasonal variation when outbreaks and epidemics occur. Three influenza pandemics occurred in the 20th century and killed tens of millions of people, with each of these pandemics being caused by the appearance of a new strain of the virus in humans. Often, these new strains appear when an existing flu virus spreads to humans from other animal species or when an existing human strain picks up new genes from a virus that usually infects birds or pigs. For prevention, the effective method is the influenza vaccine, which can be used in high-risk groups one or two months before the regular epidemic season. The objective of treatment is mainly to reduce fatality.

流行性感冒（influenza，以下简称流感）是一种由流感病毒引起的常见急性呼吸道传染病，主要通过飞沫传播，也可通过人与人之间的接触或与被污染物品的接触传播。潜伏期较短，全年均可发病，但暴发或流行具有一定的季节性，温带地区一般在冬春季为流行高峰，热带和亚热带地区常年均可流行。临床上发病较急，表现为发热或寒战、咳嗽、咽痛、流涕或鼻塞、肌痛或全身痛、头痛、乏力等，部分病人（更常见于儿童）可出现呕吐和腹泻。

20世纪发生过3次流感大流行，分别是在1918年、1957年和1968年。1918年的流感大流行造成全球大约4 000万～5 000万人死亡，这次罕见的大流行被认为是人类历史上最致命的事件之一。1957年和1968年流感大流行的死亡估计数分别为200万和100万。最近的一次是2009年的甲型H1N1流感大流行，是一次较为温和的流感大流行，全球报告实验室确诊死亡病例超过1.8万人。某些动物流感病毒偶尔跨越种属屏障引起人类感染，对公共卫生安全造成威胁，流感病毒的跨物种传播正日益引起关注。

流感的每年季节性流行和不定期的世界范围内大流行在全球造成了严重的疾病负担。流感是第一个实行全球监测的传染病，中国是全球流感监测的重要哨点，目前以国家流感中心为核心的全国流感监测网络规模显著扩大，监测内容不断完善，监测范围不断扩大，监测质量迅速提升，为流感监测提供了可靠的数据保障。

第一节　病原学

一、流感病毒的结构和分类

（一）流感病毒的基本结构

流感病毒在分类上属正黏病毒科（*Orthomyxoviridae*），是多形性有包膜病毒，多为球形，直径80～

120nm。其病毒颗粒结构由外至内分为三层，最外层有两种表面抗原，即血凝素（hemagglutinin，HA）抗原和神经氨酸酶（neuraminidase，NA）抗原。HA 能使病毒颗粒吸附于敏感细胞的表面受体从而造成感染；NA 则能去除细胞膜表面糖蛋白末端的唾液酸，使病毒颗粒从感染细胞表面释放下来，导致病毒感染扩散。HA 和 NA 均通过跨膜区与中间层的类脂膜相连。中间层为类脂膜与内层基质蛋白1（matrix protein 1，M1）共同形成的球形蛋白壳，具有维持病毒外形及保护核衣壳的作用。最内层为核衣壳，由病毒基因组与核蛋白（nucleoprotein，NP）组成。病毒基因组由分子量不等的 7 个或 8 个节段的单股负链 RNA 组成，每个节段编码 1～2 种蛋白。8 个节段单链 RNA 的特定组成，以及流感病毒 RNA 在复制过程中不具有校正功能，决定了其易于发生变异，HA 和 NA 均易发生变异；并且不同毒株之间也易于发生基因重配。NP 和 M1 是决定流感病毒型别的主要型特异性抗原。

（二）流感病毒的分类

根据流感病毒 NP 和 M1 抗原特异性及其基因特性的不同，分为甲（A）、乙（B）、丙（C）、丁（D）四型。甲型和乙型流感病毒有 8 个 RNA 节段，丙型和丁型流感病毒有 7 个 RNA 节段。甲型流感病毒的抗原变异性最强，可引起季节性流行和世界性大流行；乙型流感病毒的抗原变异性较弱，可引起中、小型流行或局部暴发；丙型流感病毒的抗原性比较稳定，多引起婴幼儿和成人散发病例；丁型流感病毒主要感染猪、牛等，尚未发现感染人。

根据甲型流感病毒 HA 和 NA 抗原性不同，可将其分为若干亚型，HA 有 18 个亚型（H1～H18），NA 有 11 个亚型（N1～N11）。1930 年 WHO 规范了流感分类与命名方法，甲型流感病毒的命名规则如下：型别 / 宿主 / 分离地点 / 毒株编号 / 分离年代（HA 和 NA 亚型）。宿主若为人则省略不写，其他宿主必须注明。如马甲型流感病毒的全称为 A/equine/Miami/1/63（H3N8），1997 年我国香港分离的人感染禽流感毒株命名为 A/Hong Kong/156/97（H5N1）。乙型、丙型和丁型流感病毒由于没有 HA 和 NA 亚型划分，故在"分离年代"后无须注明亚型。

二、抗原变异

流感病毒可引起季节性流行和流感大流行，主要是其 HA 和 NA 的抗原性容易发生变异所致，其中甲型流感病毒的抗原变异最容易发生，它同流感大流行密切相关。乙型病毒的抗原变异速度较甲型慢，丙型病毒抗原相对稳定。流感病毒抗原变异幅度的大小直接影响流行规模。

（一）变异种类

1. 抗原漂移　抗原漂移（antigenic drift）是指流感病毒亚型内部经常发生的小幅度的变异，属于量变。这种漂移是不定向的，HA 和 NA 的抗原漂移独立进行，漂移的结果常引起流感的季节性流行。

2. 抗原转换　抗原转换（antigenic shift）是指流感病毒抗原变异幅度大，形成新的亚型，即新毒株的 HA 和 / 或 NA 与前次流行株不同，属于质变。如 H1N1 转换成 H2N2，转换的结果常引起流感大流行。

（二）变异机制

目前认为抗原漂移的主要原因是病毒抗原基因突变，导致流感的季节性流行。而抗原转换的机制主要是不同病毒表面抗原发生基因重配，形成新的亚型，从而导致流感大流行。

1. 基因突变（gene mutation）　流感病毒在其传播过程中自然发生的突变，称为自然突变（natural mutation）。

2. 基因重配（gene reassortment）　两种不同亚型的人流感病毒之间或人流感病毒与动物流感病毒之间基因片段的重配。如 20 世纪 3 次流感大流行的病毒基因（1918 年 H1N1、1957 年 H2N2、

1968 年 H3N2)均完全或部分来源于非人类的宿主。

三、致病力

（一）抵抗力

流感病毒对热敏感，通常 56℃ 30 分钟、100℃ 1 分钟即可将其灭活；在 0～4℃ 下可存活数周，在 −70℃ 下可存活数年，冷冻干燥后可长期保存。干燥、日光、紫外线及通风等都不利于其存活。对乙醚、乙醇、甲醛、丙酮、氯仿等均敏感。不耐酸，最适 pH 为 7.0～8.0，在 pH 为 5.0 以下或 9.0 以上病毒感染力很快被破坏。抗生素对流感病毒无效。

（二）致病性

甲型流感病毒不仅可以感染人类，还可感染多种动物，特别是禽类以及猪、马、牛、犬、海豹、水貂和鲸等。人感染后常出现发热、呼吸道感染等症状，可并发肺炎和心肌炎等。婴幼儿、老年人、慢性病患者、孕妇等感染后较易发展为重症，甚至导致死亡，孕妇还易发生流产。乙型流感病毒主要感染人，丙型流感病毒可感染人和猪，但致病性较弱，丁型流感病毒主要感染猪、牛等。

四、免疫力

（一）体液免疫

人感染流感病毒后可产生 3 种抗体：血凝素抗体、神经氨酸酶抗体和核蛋白抗体。其中血凝素抗体是主要的保护性抗体，它能结合并覆盖病毒的受体结合位点，从而使流感病毒降低或失去进入细胞的能力，因此能中和病毒。人感染病毒后 4～7 天在呼吸道分泌物和血清中即可检出血凝素抗体，若无再次抗原刺激，抗体维持时间很短。若经同一亚型的不同变异株反复多次感染（隐性或显性感染），则抗体滴度逐步升高并可维持多年。血凝素抗体具有株特异性，随着抗原漂移，其保护性减弱。神经氨酸酶抗体不能中和病毒感染，但能抑制病毒从感染细胞表面释放、再感染其他细胞，减少病毒的增殖和扩散。核蛋白抗体为型特异性抗体，没有保护作用。

（二）细胞免疫

感染流感病毒后 2～3 周，外周血出现细胞毒性 T 细胞（CTL）介导的细胞毒作用，在 6 个月后恢复正常，该细胞能识别 HA、NA 和 NP 抗原。另外，辅助 T 细胞受病毒抗原的诱导，产生亚型特异性和型特异性的细胞群，对抗体的产生及 CTL 介导的免疫应答都有重要作用。

（三）局部免疫

流感病人在发病后 4～7 天，呼吸道分泌物中出现特异性分泌型免疫球蛋白 A（IgA）中和抗体，2 周后达高峰，持续大约 3 个月，其主要作用是在局部形成第一道防线，对预防流感有重要意义。

第二节　流行过程

一、传染源

（一）病人和隐性感染者

流感病人是主要的传染源。多数既往健康的成人感染流感病毒后，出现症状前 1 天至病后 5～7 天可排出流感病毒，具有传染性。但少数病人尤其是婴幼儿和免疫力低下人群，传染期可维持更长时间。轻症病人和隐性感染者作为传染源的作用也不容忽视。

（二）动物传染源

某些动物流感病毒偶尔跨越种属屏障引起人类感染，主要是猪流感病毒和禽流感病毒；人与动物的直接或者间接接触是其主要的感染来源。如 1997 年我国香港人禽流感 H5N1 疫情被证实与当地同期禽间高致病性禽流感 H5N1 疫情暴发有关，接触病死禽和访问活禽市场是多数人禽流感 H5N1 病例的感染来源。

二、传播途径

主要经飞沫传播，流感病毒由传染源通过咳嗽、喷嚏、谈话排出的呼吸道分泌物散布于空气中，飞沫可落至周围人群的口腔、鼻腔或眼部而引起感染，其传染性可保持 30 分钟；也可通过接触被污染的物品后触摸口腔、鼻腔或眼而引起感染。

三、人群易感性

人对流感病毒普遍易感，男女之间易感性没有差别。各型流感病毒之间无交叉免疫，不同亚型间仅有部分交叉免疫。新生儿因免疫功能尚未健全，加之母体通过胎盘传给新生儿的抗体较少，因此新生儿的易感性高，感染后症状重，病死率高。老年人由于经历过各种亚型病毒的多次攻击，可能存在不同亚型间部分交叉免疫，但患有慢性病的老年人感染后往往病情较重，甚至死亡。

四、影响流行过程的因素

（一）自然因素

1. 温度和湿度　在低温高湿的条件下排入外界的病毒存活时间延长，人感染流感病毒的机会增加；同时，寒冷刺激会引起人的上呼吸道黏膜的抵抗力下降，因而有利于流感的流行。

2. 自然灾害　在洪灾、地震等自然灾害发生时，灾民的生活条件恶化，抵抗力下降，也易导致流感的流行。

3. 动物性因素　野鸟、候鸟的迁徙增加了禽流感疫情传入的风险。

（二）社会因素

人口密度与居住环境等社会因素影响流感的流行特征。人口密度大、居住拥挤，增加了人与人之间接触的机会，使流感的传播易于实现。我国大多数流感暴发发生于学校；当病毒抗原转换，新的亚型出现时，大流行的第一波往往也发生在城市。此外，人口流动、国际贸易和旅游业的发展也使流感病毒在全球范围传播成为可能。

第三节　流行特征

一、流行概况

（一）全球流行概况

流感的流行史在公元前 412 年古希腊就有记载，目前流感每年会导致全球约 10 亿人感染、发病。当一种新的流感病毒出现时，由于人群普遍缺乏免疫力，就可能会导致周期性流感大流行的发生。最早的世界性大流行发生于 1580 年；20 世纪发生了 1918 年、1957 年和 1968 年共 3 次世界性大流行；进入 21 世纪后，2009 年发生了甲型 H1N1 流感大流行。1957 年的大流行毒株的 HA、NA

以及 PB1 基因来自禽流感病毒,1968 年的大流行毒株的 NA 以及 PB1 基因也来自禽流感病毒,2009 年的大流行毒株是人、禽和猪流感病毒三源重配而来。流感大流行给全球人类健康带来巨大威胁,造成了严重的社会恐慌。

（二）我国流行概况

1953—1999 年,我国发生大、中、小规模的 H1N1、H2N2、H3N2 等亚型的流感流行十余次,2009 年后又出现了甲型 H1N1 流感流行。综合我国流感流行情况,具有以下几个特点:

1. 流感流行发生与否主要取决于病毒变异程度和人群的相应免疫状态。

2. 新亚型出现后,人群普遍易感,波及范围广,但各年龄组发病率不同。

3. 我国甲型流感的年度周期性随纬度增加而增强,呈多样化的空间模式和季节性特征;乙型流感在我国大部分地区则呈单一的冬季高发趋势。

二、流行分布

（一）时间分布

1. 季节性 不同纬度地区,流感的季节性流行特征不同。在温带地区,流感大多呈现明显的冬春季流行高峰;而在热带或亚热带地区,流感流行的季节性并不明显,全年均有流感病毒的循环,一年内通常会在秋冬季和夏季出现两次流行高峰。流感大流行期间,高峰期可发生改变。

2. 周期性 由于甲型和乙型流感病毒抗原变异和人类对流感免疫的不持久,流感流行呈现一定的周期性,这种周期性流行与病毒变异及人群免疫水平有关,丙型流感周期性不明显。

3. 长期变异 流感的长期变异主要表现在流感病毒的抗原转换,其结果常导致世界性大流行。

（二）人群分布

流感的人群分布特征主要受人群免疫力水平及接触机会这两个因素的影响,流感发病率在男女之间没有差异。各年龄组人群均可发病,其中儿童感染率最高,但老年人、婴幼儿、慢性病患者、孕妇等高危人群的流感并发症发生率、住院率和病死率最高。

（三）地区分布

流感在世界各地均可发生,但各地之间的发病率可存在较大差异。这种地区分布的差异与病毒抗原的变异、人群密集程度、交往频度、传染源数量、人群免疫状况及防控措施等有关。一般是先城市后农村,先平原后山区,沿交通线路发展。

（四）超额死亡率

流感的超额死亡率即流感流行高峰期的观察死亡率与非流行期死亡率基线之差。研究中多采用数学模型的方法建立死亡率基线,比较流行期死亡率与非流行期死亡率基线之差,以流感的超额死亡率来估计其流行所导致的疾病负担。大流行期间,流感的诊断通常是基于临床表现的临床诊断而不是实验室确诊,因此难以直接计算其疾病负担。研究流感超额死亡率有助于了解流感流行的严重程度、时间变化规律及其在不同人群和地区的流行特征,从而指导流感疫苗的应用。

第四节 预防策略与措施

流感是一个全球公共卫生问题,目前尚缺乏有效控制流行的方法,一旦出现新的亚型,各国都难幸免。WHO 积极引导各国完善流感大流行的准备和应对,主要措施包括以下几个方面,重点为疫情监测和疫苗的使用。

一、全球应对流感大流行的准备

流感大流行是不可预知但又是反复出现的事件,可对人类健康和全球经济造成严重影响。历次流感大流行的特征显示,一旦大流行相关毒株在一个地区出现,会迅速造成国家和洲际间的广泛传播。大流行的蔓延速度之快可能使得特定的疫情防控措施无的放矢,进而导致基础设施、服务提供、商业以及政府等所有部门瘫痪。因此在大流行之前,各国均应做好充分准备。

为积极应对流感大流行,WHO于1999年首次发布了《流感大流行准备和应对计划》,希望通过引导各国事先制订流感大流行准备计划,从而有效地应对突如其来的流感疫情,减少流感对人类造成的损失。随后又分别修改发布了《WHO全球流感准备计划——大流行前期和大流行期WHO的角色和国家措施的建议》《全社会参与的流感大流行准备——WHO对非卫生部门流感大流行准备和应对指南》等一系列的流感大流行应对和准备指导文件,详细阐述了流感大流行阶段划分、在不同阶段WHO拟采取的行动和建议各国考虑采纳的行动以及全社会参与方法的原理和应用等。现在较多的国家已有流感大流行应对计划,我国也于2005年制定了《卫生部应对流感大流行准备计划与应急预案》。

全球甲型H1N1流感进入流感大流行后期时,WHO于2011年通过了关于大流行性流感的防范框架,其中涵盖的14个要点包括:WHO协调大流行性流感的防范和应对;大流行风险评估和风险应对;提供大流行性流感防范候选疫苗株病毒;提供诊断试剂和检测包;提供确定疫苗效力的参考试剂;实验室和流感监测能力建设;管制能力建设;抗病毒药物储备;大流行性流感防范疫苗储备;在大流行间期提供疫苗供发展中国家使用;提供大流行性流感疫苗;对流感疫苗和抗病毒药物分层定价;技术转让;可持续和创新性筹资机制。

二、疫情监测

流感监测的目的是:①掌握疫情动态、流行规律,及早发现疫情;②掌握流感病毒的分布和变异情况;③掌握人群免疫水平变化情况;④评价疫苗效果;⑤为流感流行趋势的预测、预警和制定防制措施提供科学依据;⑥不断筛选新的疫苗代表株。

WHO于1952年成立了全球流感监测网络(GISN),后于2011年更名为全球流感监测和应对系统(GISRS),负责全年流感监测,评估大流行性流感的风险并协助采取防范措施。截至2024年7月,该系统包括来自129个WHO成员国的152个国家流感中心,7个WHO流感研究和参比合作中心(WHO CC),12个WHO H5参考实验室,以及4个WHO基本监管中心实验室。1957年我国成立了国家流感中心(CNIC),开始在全国范围内开展流感监测和防制指导工作。1981年CNIC加入WHO全球流感监测网络,2011年成为WHO任命的全球第5家、也是发展中国家首家流感研究和参比合作中心。

(一)监测内容

1. **流行病学监测**　包括门急诊流感样病例哨点监测和流感暴发疫情监测。前者主要通过长期连续地监测门诊、急诊就诊的流感样病例数及占哨点医院就诊总人数百分比的动态变化,并综合流感病毒实验室检测和分离情况,分析判断流感活动状况和流行趋势。后者是指对一个地区或单位短时间出现异常增多的流感样病例,应将其作为疑似流感暴发疫情报告并进行流行病学调查和采样、检测。

2. **病原学监测**　目前病原学监测除病毒培养、分离、鉴定等常规方法外,以病毒核酸检测和基因测序为主的分子生物学方法对监测流感病毒的变异及其起源分析有着重要作用。发现新型毒株或异常毒株时，还应收集病人和密切接触者的血清进行血清学检测。

（二）监测的注意事项

1. 注意研究样本　由于流感在不同时间和地区并非均匀发生，其流行强度差异较大，因此，当对从不同地区不同研究样本得来的资料进行综合分析时应特别注意，差异较大时应分别描述，研究单位宜小不宜大。

2. 临床病例的确诊　流感监测主要是针对流感样病例进行的监测，在此基础上进一步进行实验室的病毒分离分型监测。在流感研究中，首先需确认所发现的急性呼吸道疾病是否由流感病毒引起。由于流感与普通感冒在临床上难以区分，因此，对流感的监测以及对流感流行的判定均须注意要有明确的病原学检测依据。

三、流感疫苗接种

流感疫苗接种是降低流感季节性流行和流感大流行疾病负担所必需的公共卫生干预措施。每年在流感流行季节之前对易发生并发症的高危人群进行免疫接种是减少流感危害，即预防流感及其严重并发症、减轻流感疾病负担的最有效方法。而由于病毒不断变异，特别是大流行期间往往难以及时获得流行毒株疫苗，2006 年 WHO 与流感疫苗及免疫接种领域主要利益攸关方代表合作通过了全球流感疫苗行动计划，旨在缓解季节性流感疫苗和大流行时期疫苗的临时短缺情况，以加强全球大流行的防范和应对。

（一）疫苗种类

全球已上市的流感疫苗分为流感病毒灭活疫苗、流感病毒减毒活疫苗和流感病毒重组疫苗。按照疫苗所含组分，分为三价和四价流感疫苗；根据生产工艺，又可分为基于鸡胚培养、基于细胞培养和重组流感疫苗。我国现已批准上市的流感疫苗有三价灭活流感疫苗（IIV3）、四价灭活流感疫苗（IIV4）和三价减毒活流感疫苗（LAIV3），其中 IIV3 和 IIV4 包括裂解疫苗和亚单位疫苗，LAIV3 为减毒疫苗。流感疫苗在我国属于非免疫规划类疫苗，居民自愿接种。

（二）疫苗使用

流感疫苗能对与疫苗株抗原相似毒株引起的感染、发病起到有效保护作用，是减少流感病患和死亡的最重要措施之一。由于每年流行的毒株都有变异，所以疫苗的成分也要随之改变从而与流行株匹配，才能更有效地提高疫苗保护效果。全球流感监测和应对系统在整个年度时刻监测着流感的流行趋势，持续收集流感病毒的抗原和基因组等生物学信息。根据监测的结果，WHO 将会预测下一年冬季最有可能暴发流行的流感病毒株并告知疫苗生产商，后者随即开始着手准备生产相应的流感疫苗。WHO 于每年 2 月和 9 月召开技术会议，分别预测北半球和南半球冬季的流感流行株并将其作为疫苗生产用毒株。在流感流行高峰前 1～2 个月接种流感疫苗能更有效发挥疫苗的保护作用。疫苗株与流行株之间的抗原性差异、抗原成分、疫苗接种率的高低、流行强度的大小、疫苗接种与流行的间隔时间等都是影响疫苗接种效果的主要因素。一般情况下各国会参考 WHO 对全球流感疫情趋势估计及疫苗代表毒株的推荐意见，制定当年本国的流感疫苗预防接种技术指导意见，对疫苗类型、抗原组分及适用年龄组、建议优先接种人群以及禁忌证等进行说明和限定。

四、药物预防

临床上用于抗流感病毒的药物主要有三类：一类是烷胺类药物，即 M2 离子通道阻滞剂，包括金刚烷胺和金刚乙胺。该类药物仅作用于甲型流感病毒,对乙型流感病毒无效。从目前全球流感的监测情况看,甲型流感病毒对烷胺类药物已存在普遍耐药,因此建议不再使用烷胺类阻滞剂治疗和预防流感。第二类是 NA 抑制剂,该药物可选择性地抑制神经氨酸酶活性,阻止子代病毒颗粒在宿主细胞的复制和释放,从而有效地预防流感和缓解症状。目前应用于临床的神经氨酸酶抑制剂主要包括短效的奥司他韦(oseltamivir)、扎那米韦(zanamivir)、帕拉米韦(peramivir)及长效的拉尼那米韦(laninamivir),其中帕拉米韦和拉尼那米韦主要在日本应用。另外一类药物是内切酶抑制剂,其作用机制与神经氨酸酶抑制剂不同。内切酶抑制剂会干扰病毒 RNA 转录并阻止甲型和乙型流感病毒的复制。目前只有一种获批的帽依赖性核酸内切酶抑制剂玛巴洛沙韦(baloxavir marboxil),该类药物对于甲型和乙型流感病毒均有效。实际应用中应根据流感病毒的耐药性监测结果具体选择。流感的预防药物仍有待研究,在目前条件下,不宜滥用。

第五节 人感染高致病性禽流感

禽流感(avian influenza)是禽流行性感冒病毒感染的简称,主要发生在鸡、鸭、鹅、鸽等禽类动物中,是由甲型流感病毒引起的禽类呼吸道感染的传染病。禽流感病毒可分为高致病性和低致病性两大类,其中高致病性禽流感是由 H5 和 H7 亚型某些毒株引起的疾病。高致病性禽流感因其在禽类中传播快、危害大、病死率高,被世界动物卫生组织列为 A 类动物疫病,我国将其列为一类动物疫病。高致病性禽流感病毒已突破种属屏障,引起少数人类感染,称为人感染高致病性禽流感(human highly pathogenic avian influenza),简称"人禽流感"(human avian influenza)。

一、流行概况

1997 年,在中国香港 3 个农场发生家禽 H5N1 流感,并导致 18 人感染发病、6 人死亡,首次证实高致病性禽流感可以危及人类生命。2003 年 2 月,H5N1 病毒开始在部分东南亚国家禽类中广泛循环,数月内迅速波及 8 个国家。

自 2003 年 1 月至 2024 年 9 月 27 日,报告给 WHO 的人感染 H5N1 禽流感病例为 904 例,死亡464 例。已有中国、越南、泰国、柬埔寨、印度、印度尼西亚、尼泊尔、阿塞拜疆、吉布提、埃及、土耳其、伊拉克、老挝、缅甸、尼日利亚、巴基斯坦、孟加拉国、英国、西班牙、美国、加拿大、澳大利亚、智利和厄瓜多尔等 24 个国家报告了人感染 H5N1 禽流感病例。原卫生部追溯诊断的结果证明,中国内地目前已知最早的经实验室确诊的人禽流感病例发生在 2003 年。截至 2024 年 9 月 27 日,中国确诊人感染 H5N1 禽流感病例达 56 例,其中死亡 32 例。

2013 年 3 月 31 日,我国报告了世界上首例人感染 H7N9 禽流感病毒病例,该事件也标志着H7N9 亚型第一次在人类、家禽或其他动物中发现。随后我国持续出现人感染 H7N9 禽流感病例,截至 2018 年 9 月 5 日,全国已累计报告人感染 H7N9 禽流感 1 567 例,死亡 615 例。此外,人感染H5N6 禽流感等确诊病例也有报告。

二、流行过程

1. 传染源 人禽流感的传染源多为患禽流感或携带禽流感病毒的鸡、鸭、鹅等家禽。H5N1 病毒不断进化,其宿主范围也相应不断扩大,可感染虎、家猫等哺乳动物,2024 年美国报道 H5N1 禽流感病毒感染奶牛,并通过与奶牛的接触导致人的感染。水禽可排出病毒但表现为隐性感染,在维持传播方面的作用不容忽视。目前仅出现有限的人际传播。

2. **传播途径**　禽流感病毒主要通过密切接触受感染禽类、人禽流感病人及其分泌物、排泄物等，以及直接接触病毒毒株而感染。

3. **易感人群**　一般认为任何年龄人群均具有易感性。

三、预防策略与措施

1. 控制传染源

（1）加强禽类疾病的监测：一旦发现禽流感疫情，农业农村部门应立即按有关规定进行处理。严格执行封锁、隔离、消毒，以及对所有病死禽、被扑杀禽及其禽类产品按有关规定进行无害化处理等综合防制措施。养殖和处理疫情的所有相关人员做好防护工作。同时应加强对禽类的控制，尽量减少和避免野禽与家禽、饲料和水源的接触，防止野禽进入禽场、禽舍和饲料贮存间内；避免家禽散养、混养等。

（2）医疗机构发现人禽流感病例时，应当根据病情采取必要的治疗和控制传播措施。

（3）加强检测标本和实验室禽流感病毒毒株的管理，严格执行操作规范，防止医院感染和实验室感染及扩散。

2. **阻断传播途径**　对禽类养殖场、市售禽类摊档、屠宰场进行彻底消毒，对死禽及禽类废弃物应销毁或深埋。针对可能的人际传播途径，应对病人所在场所进行彻底消毒，以及避免和病人在无保护状态下密切接触。

3. **保护易感者**　针对易感者的预防措施主要是免疫预防（疫苗接种）、药物预防和个人防护。

（1）疫苗接种：目前尚无可用于人的商品化甲型流感（H5）疫苗。减毒活疫苗、冷适应性鼻内疫苗亦正在开发中。

（2）药物预防：对于病死禽的密切接触者和人禽流感病例的密切接触者，可以使用抗病毒预防药物进行预防性治疗。同时应保证抗病毒药物储备，以便治疗疑似病例和确诊病例。

（3）个人防护：应全面避免直接接触家禽以及有家禽的农场或活物市场，避免接触受到家禽粪便或分泌物污染的物品。不要进食未煮熟的鸡蛋或家禽产品，保持良好的卫生习惯，以减少暴露风险。面临职业性接触风险者，应使用个人防护装备。

（关　鹏）

思考题

1. 如何理解全社会参与在流感大流行防控中的重要性？
2. 谈一谈流感疫苗的正确使用对流感大流行控制的作用。
3. 结合 2009 年 H1N1 流感在中国的流行概况，谈一谈你对流感大流行防控的认识。

第二十四章
地方病

Chapter 24　Endemic Diseases

Endemic diseases are a class of diseases that are constantly present in people living in a particular place without imported cases from external sources. Epidemiology of endemic diseases investigates the distribution and causes of endemic diseases, formulates the strategy and measures to prevent and control the diseases, and evaluates the effectiveness of interventions. The current situation in China is characterized by the presence of five prevalent endemic diseases. This chapter focuses on the earth chemistry-related endemic diseases, providing detailed insights into their distribution across China and emphasizing prevention and control measures such as surveillance and intervention.

地方病（endemic disease）是呈地方性分布的一类疾病，全球分布广，以经济欠发达的国家和地区较为严重。我国曾是地方病流行较为严重的国家。地方病流行病学主要研究地方病的分布及其病因和影响因素，并针对其制定有效的防制策略和措施。最终目的是控制乃至消除地方病的发生和流行。

第一节　概　述

地方病的概念国际上有多种，如：地方病是指局限在某些地方发生的疾病；一种疾病在某一地区经常发生而不需自外地输入新病例，称为地方病；在某一个特定地区或人群恒定或不断发生的疾病或传染性疾病等。目前，适合我国的地方病定义是：由于自然因素或社会因素的影响，在某一地区的人群中发生，不需自外地输入，并呈地方性流行特点的疾病。

一、地方病的判断依据及分类

判断一种疾病是否属于地方病的依据请参见第二章第三节。根据病因，地方病可分为如下四类：

1. 地球化学性地方病　是地壳化学结构、水文地质、火山爆发等原因使土壤、地表或地下水中某些元素缺乏或过多引起的疾病，如碘缺乏病、饮水型地方性氟中毒等。

2. 自然疫源性地方病　是指某些地区的自然界存在某疾病病原体或病原体储存宿主，在自然条件下该病在野生动物或禽畜间流行，人们因生产、生活与患病动物或携带病原体的媒介昆虫等接触而感染发病，如血吸虫病、鼠疫、布鲁氏菌病等。

3. 与特定生产生活方式有关的地方病　是某地区居民特有的由不健康生产方式和生活习惯所致的疾病，如燃煤污染型地方性氟中毒、砷中毒等。

4. 病因未明地方病　如克山病、大骨节病、趴子病。

二、我国几种主要的地方病

针对地方病对我国居民健康的危害程度，国家曾纳入重点防治管理的地方病有 8 种，分别是碘缺乏病、地方性氟中毒、地方性砷中毒、大骨节病、克山病、血吸虫病、鼠疫和布鲁氏菌病。自 1998 年起，血吸虫病、鼠疫和布鲁氏菌病已不再属于重点地方病防治管理范围（表 24-1）。

表 24-1 全国 5 种主要地方病病区范围及病例数 [a]

病名	1994 年度			2014 年度			2021 年度		
	流行县数	受威胁人口数/万人	现患病例数/人	流行县数	受威胁人口数/万人	现患病例数/人	流行县数	受威胁人口数/万人	现患病例数/人
碘缺乏病	2 046	83 627.19（病区县人口数）	15 922 578（地方性甲状腺肿） 185 439（地方性克汀病）	2 795	131 964.5（工作县人口数 [b]）	4 576 131（地方性甲状腺肿） 89 705（地方性克汀病）	2 818	136 997.8（工作县人口数）	33 019（地方性甲状腺肿） 12 763（地方性克汀病）
地方性氟中毒									
饮水型	1 086	7 630.43	27 167 165（氟斑牙） 1 247 057（氟骨症）	1 055	6 188.7	18 160 901（氟斑牙） 1 272 720（氟骨症）	1 042	6 592.5	234 608（氟斑牙） 57 966（氟骨症）
燃煤污染型	201	3 161.48	18 169 946（氟斑牙） 1 460 879（氟骨症）	173	3 265.0	14 537 187（氟斑牙） 1 881 942（氟骨症）	171	3 341.3	43 064（氟斑牙） 153 965（氟骨症）
地方性砷中毒									
饮水型	11	15.70	3 461	47	45.9	15 155	120	156.8	4 361
燃煤污染型	4	3.31	2 240	12	89	18 628	12	216.1	3 586
克山病	327	5 463.13	52 822	327	6 189.2	37 970	330	5 616.1	4 091
大骨节病	334	3 705.12	1 051 235	378	3 771.5	611 187	379	3 250.8	171 212

注：[a] 数据来源于 1995 年度全国地方病防治工作年报表（卫生部地方病防治司）、《2015 中国卫生统计年鉴》（国家卫生和计划生育委员会）和《2022 中国卫生健康统计年鉴》（只公布Ⅱ度地方性甲状腺肿数据，国家卫生健康委员会）。
[b] 由于碘缺乏病监测范围广，因此用工作县。

第二节 碘缺乏病

碘是人体必需的一种微量元素,当机体摄入不足时,会出现一系列的障碍。早期,人们对碘缺乏造成影响的认识基本限于地方性甲状腺肿和地方性克汀病。1983 年,Basil Hetzel 教授提出了碘缺乏病(iodine deficiency disorder, IDD)的概念,被广泛接受并使用。目前将 IDD 定义为由自然环境碘缺乏造成机体碘营养不良所表现的一组疾病和危害的总称,包括地方性甲状腺肿、地方性克汀病、地方性亚临床克汀病以及碘缺乏导致的流产、早产、死产、先天性畸形等。地方性甲状腺肿是碘缺乏病最明显的表现形式,而地方性克汀病是碘缺乏病最严重的表现形式。

甲状腺贮存的碘量约为 5~10mg,仅可供 2~3 个月内合成甲状腺激素之用。而人体只有这一个贮存碘的器官,短期内摄入大量的碘,既不会被利用,也不会被过量贮存,只能由尿排出。因此,在缺碘的地区需长期持续补充碘,终止补碘半年后,IDD 即可再度流行。

一、病因学

(一)IDD 的病因

已经明确为碘缺乏。碘主要来自食物和水。当外环境中缺碘时,人体摄入量不足导致缺碘。

(二)碘营养状况的评估方法

评估人群碘营养状况的指标包括尿碘浓度、血清甲状腺球蛋白水平、血清促甲状腺激素水平和甲状腺容积。尿碘浓度是反映近期(数天)饮食碘摄入量的敏感指标,血清甲状腺球蛋白可反映数周至数月的碘摄入情况,甲状腺容积则反映长期碘营养状况。然而,碘营养状况评估方法并非适用于所有亚组人群,评估时需根据不同人群的特征选择合适的方法。

(三)碘缺乏病的影响因素

多种因素对 IDD 的发生、发展有影响。

1. **致甲状腺肿物质** 指能作用于甲状腺,阻断甲状腺激素的合成或者增加肾脏对碘化物的排出而引起甲状腺肿的物质。通常,摄入致甲状腺肿物质的剂量远不能达到诱发甲状腺肿的水平,只有在碘相对缺乏的情况下,其作用才发挥出来。致甲状腺肿物质通常来自食物、饮水和药物三个方面。食物如胡萝卜、甘蓝、大豆粉、洋葱、大蒜等。饮水主要是水中的含硫有机物、污染水的微生物和水中的化学元素如钙、氟、锂等。药物有硫脲化合物、甲巯咪唑、过硫酸盐、氨鲁米特、钴等。

2. **营养因素** 主要包括蛋白质,维生素 A、C、B_1、B_2、B_{12} 和微量元素锌、硒等,这些营养物质不足时,可加重 IDD 的流行。

3. **环境污染物** 铅、汞、铀、铬、锰、氟、铁、铜、镁、锌等都能影响甲状腺的形态和功能。

4. **遗传因素** 多基因遗传可能对地方性克汀病的发生起一定作用,在流行区内,地方性克汀病经常出现家庭聚集现象。但遗传因素与致甲状腺肿物质、营养因素一样,只起辅助作用。

二、流行特征

(一)地区分布

IDD 是世界上分布最广、受威胁人口最多的一种地方病,其分布与环境中碘含量密切相关。碘化物天然存在于土壤和海水中。在许多地区,表层土壤中的碘已经耗尽。海水中的碘在挥发到大气中后又会回到土壤中,然而,在非沿海地区,这种循环是不完全的,因此植物性食物和饮用水中的碘都被耗尽。从历史上看,内陆地区(中亚和非洲、中欧和东欧、美国中部)、山区(阿尔卑斯山、安第斯山脉、阿特拉斯山脉、喜马拉雅山)和洪水频繁地区(东南亚)的人群中都曾有过 IDD 流行。截至 2019 年,全球碘摄入不足的国家有 23 个。

我国曾是世界上 IDD 分布广泛、病情严重的国家之一。据 1990 年统计,我国大陆的 30 个省、自治区和直辖市都有 IDD 的流行,仅上海市除外。且发病内陆地区多于沿海地区,乡村多于城市。

(二)时间分布

新中国成立初期,全国地方性甲状腺肿患者人数达 2 000 万人;1959—1983 年,地方性甲状腺肿患病率为 8.3%～12.9%,1983 年地方性克汀病患病率为 0.66%;经过在病区实行食盐加碘、投服碘油等综合防制措施,到 1988 年,地方性甲状腺肿的患病率约为 2%,除新疆、西藏外,其他省(自治区、直辖市)的碘缺乏病已得到控制;1994 年我国开始实行《食盐加碘消除碘缺乏危害管理条例》,至 1995 年全国基本普及了加碘盐,并于 1995 年开始了所有省份的碘缺乏病监测工作,从 2016 年起逐步实现了县级监测全覆盖。监测结果显示:8～10 岁儿童甲状腺肿大率逐年下降,从 1995 年的 20.4%、1997 年的 10.9%,到 2005 年的 4.0%,达到了"儿童甲状腺肿患病率低于 5.0%"的消除标准,到 2019 年已下降至 1.5%。2010 年后没有发现新发地方性克汀病。截至 2020 年,全国 95% 以上区县达到了碘缺乏病消除标准。

(三)人群分布

IDD 的高危人群是 0～2 岁婴幼儿、儿童、孕妇及哺乳期妇女。胎儿、新生儿及婴儿期严重的碘缺乏可导致地方性克汀病。地方性克汀病患者分布不均,且呈现家族多发性和村寨聚集性。任何年龄均可能发生地方性甲状腺肿,但一般在青春期开始发病,随着年龄的增长患病率增加,中年以后下降。重病区发病年龄提前。10 岁之前地方性甲状腺肿发病无性别差别,从青春期开始呈女性多于男性。病情越严重的地区,地方性甲状腺肿的男女患病率差别越小。

三、疾病防制

(一)监测

为及时了解人群的碘营养状况,积极推进因地制宜、分类指导和科学补碘的防控策略,国家卫生和计划生育委员会根据需要颁布并更新了全国碘缺乏病监测方案。

1. 目的 以县级区划为单位观察重点人群尿碘、盐碘水平以及甲状腺肿大率等情况,及时掌握县级人群碘营养状况及病情的消长趋势,为适时采取针对性防制措施和科学调整干预策略提供依据。

2. 监测人群 在监测点居住半年以上常住人口中的 8～10 岁儿童、孕妇和新生儿。

3. 抽样方法 每个监测县按东、西、南、北、中划分为 5 个抽样片区,在每个片区各随机抽取 1 个乡镇/街道(至少包括 1 个街道),每个乡镇/街道各抽取 1 所小学,每所小学抽取 8～10 岁非寄宿学生 40 人(不足 40 人时可在邻近的学校补齐)。每个监测县在所抽取的 5 个乡中,每个乡抽取 20 名孕妇(人数不足时可在邻近乡镇补齐)。

4. 监测内容

(1)基本情况:监测县、乡的人口特征,上一年度经济收入情况等信息。

(2)必测项目:①8～10 岁儿童尿碘、盐碘含量,对抽到的学生的尿样和学生家中食用盐样中的碘含量进行检测;②8～10 岁儿童甲状腺肿大情况,对抽到的 8～10 岁儿童采用 B 超法测量甲状腺容积,计算甲状腺肿大率;③孕妇尿碘、盐碘含量及孕妇补碘情况,对抽到的孕妇尿样及其家中食用盐碘含量进行检测,同时通过问卷调查了解孕妇补碘情况;④地方性克汀病搜索,搜索条件是以县级为单位,历史上曾有地方性克汀病流行,本年度孕妇或 8～10 岁儿童尿碘中位数低于 $100\mu g/L$

即可启动。孕妇或 8～10 岁儿童尿碘中位数在 100μg/L 以上后,终止高危地区地方性克汀病搜索。在搜索县查阅县级医院、乡(镇、街道办事处)卫生院的门诊日志、住院病历,搜索疑似病例;在搜索乡(镇、街道办事处)、村(居委会)开展疑似病例线索调查。由各省(自治区、直辖市)专家诊断组进行病例确诊后,将本地区开展搜索的范围和发现的线索以及疑似、确诊地方性克汀病患者数及有关情况录入数据库。如该县(市、区、旗)次年还是高危地区县,则不实施地方性克汀病搜索,如第 3 年仍是高危地区县,则需再次开展地方性克汀病搜索工作。

(3)选择项目:收集新生儿甲状腺功能减退(简称甲减)病例的促甲状腺激素(TSH)筛查结果;收集甲减筛查复检的新生儿的甲状腺功能和抗体检测结果;收集孕妇甲状腺功能和抗体检测结果。

(二)预防

1. 碘盐　向缺碘人群提供碘补充剂的最实用和最具成本效益的方法是使用加碘盐。碘盐的含碘量应根据每人每天碘需要量、病区缺碘程度、每人每天食盐摄入量以及当地致甲状腺肿物质危害程度等因素而定。一般认为每人每天摄入 100～200μg 碘即可预防地方性甲状腺肿的发生。2011 年卫生部颁布的食用盐中碘含量的平均水平(以碘离子计)为 20～30mg/kg。

2. 碘油　碘油是用植物油与碘化氢加成反应而制得的有机碘化物,也称碘化油。通常用于难以推广碘盐的边远地区,作为碘盐干预的辅助措施,应用的对象主要是育龄妇女、孕妇、哺乳期妇女及 0～2 岁婴幼儿等特殊人群。

3. 其他措施　包括碘化饮用水、碘化食品和调味品等,提倡合理营养,改善饮食结构等。

(三)碘预防的副作用

碘摄入量与甲状腺疾病呈现 U 字形的关系,即碘摄入量过低或过高都会导致甲状腺疾病。2001 年,WHO 提出依据学龄儿童尿碘评价碘营养状态的流行病学标准。根据这个标准,首次提出人类适量碘摄入、超足量碘摄入和过量碘摄入的定义和剂量范围:尿碘中位数 100～199μg/L 为适量碘摄入;200～299μg/L 为超足量碘摄入;≥300μg/L 为过量碘摄入。2018 年联合国儿童基金会将儿童碘适量的尿碘中位数扩大至 100～299μg/L。碘预防的副作用主要表现为甲状腺功能亢进症、碘致甲状腺肿、自身免疫性甲状腺疾病、碘中毒、碘油丸油脂酸败中毒等。

第三节　其他几种主要地方病

一、地方性氟中毒

地方性氟中毒(endemic fluorosis)简称地氟病,是在特定自然环境中,人体通过饮水、空气、食物、茶等介质摄入过量氟而导致的全身慢性中毒病变。主要临床表现为氟斑牙(dental fluorosis)和氟骨症(skeletal fluorosis)。根据氟的来源不同,分为饮水型、燃煤污染型和饮茶型。饮水型是因地下水、地表水含氟量过高,饮用后人体摄入过高的氟化物引起的。燃煤污染型系由病区居民在室内长期使用无烟道的土炉灶燃烧高氟煤,释放大量氟化物使空气、食物被污染而摄入过量氟导致的慢性氟中毒。饮茶型是由于长期大量饮用砖茶水或砖茶饮料,导致体内摄入过量氟而引起的慢性氟中毒,因为茶叶有很强的富集氟的能力,砖茶通常是由老茶叶发酵压制而成的,含氟量极高。

(一)主要流行特征

饮水型氟中毒遍及五大洲 50 多个国家,其中印度和中国流行最为严重。我国除上海市和海南省外,其他各省(自治区、直辖市)均有病区分布。目前燃煤污染型氟中毒的重病区主要集中在我国的云南、贵州、四川3省交界的山区和重庆东部、湘西、鄂西的山区。饮茶型氟中毒分布在有饮砖茶习惯的少数民族居住的地区,包括四川、西藏、青海、甘肃、新疆、内蒙古、宁夏等地。

该病由于主要影响骨骼,而且需长时间作用,因此其发生与季节、年份无明显相关性。婴幼儿发生的氟斑牙较轻,主要表现为白垩样改变。恒牙氟斑牙发生在7～8岁以前一直生活在高氟环境的儿童。氟斑牙的发生无明显的性别、种族差异。氟骨症主要发生在成年,16岁以后特别是30岁以后明显增加。通常男女无明显差别,但一些地区女性多于男性,特别是重症患者多为女性,可能与生育、哺乳有关。在四川饮茶型氟中毒病区男性多于女性,与男性饮茶量较大有关。

(二)防制

饮水型氟中毒防制,需采取改换低氟水源或利用理化方法除氟等措施;燃煤型氟中毒的防制,需改炉改灶,改变主要食物干燥方式等;饮茶型氟中毒防制的根本措施是饮用低氟砖茶,在砖茶氟含量达不到卫生标准时,应采取综合防制措施。

1. 监测

(1)病因及影响因素监测:对饮水型氟中毒可进行生活饮用水氟含量监测;燃煤型氟中毒主要监测炉灶使用及相关生活行为情况,包括改良炉灶合格率和正确使用率,以及与食用燃煤熏烤干燥过的玉米和辣椒相关的健康生活行为正确率;对饮茶型可监测砖茶饮用情况和饮用水氟含量。

(2)病情监测:①监测氟斑牙病情[8～12岁儿童氟斑牙患病(检出)率]及尿氟监测;②氟骨症病情[成人临床氟骨症与X线氟骨症患病(检出)率]及尿氟监测(人群尿氟水平)。

2. 预防

(1)饮水型氟中毒的预防:降低饮用水氟含量,使之符合饮用水卫生标准是根本、有效的预防措施。其一是改换水源,改用低氟水源,包括深层地下水、低氟地面水或天然降水;其二是饮用水除氟,在一些无低氟水源的病区,应开展饮用水除氟。

(2)燃煤污染型氟中毒的预防:该型氟中毒预防的总原则是坚持以改良炉灶、改善住宅建筑条件为主要措施,以降低空气和食物氟污染;同时开展健康教育干预,减少总摄氟量等综合防制措施。

(3)饮茶型氟中毒的预防:①研制、生产、销售含氟量符合国家标准的低氟砖茶;②茶叶降氟,主要采用物理方法降氟,茶叶颗粒越小越有利于茶氟的浸出,第一泡中茶氟浸出率高达65%以上,因此,可将砖茶捣碎,用热水洗茶一次再熬煮;③开展健康教育,改变饮茶习惯。

二、地方性砷中毒

地方性砷中毒(endemic arsenicosis)简称地砷病,是居住在特定地理条件下的居民,通过饮水、空气、食物等介质摄入过量的无机砷化合物,引起以皮肤色素脱失和/或过度沉着、掌跖角化甚至癌变为特征的全身性慢性中毒。

(一)主要流行特征

全球许多国家都有地砷病的流行,主要分布在美洲和亚洲。我国新疆等15个省(自治区、直辖市)有地砷病病区或高砷区的存在。其中贵州为燃煤污染型病区,主要是由敞灶燃烧高砷煤引起的。陕西既有燃煤污染型病区,又有饮水型病区。其余为饮水型病区或高砷区,呈条带状、块片状、灶状和点状分布。该病通常没有多发季节和多发年,但由于冬季燃煤较多且居民在室内时间长,因此燃煤污染型砷中毒在冬季多发。

任何年龄摄入过多的砷均可患病。调查显示,饮水型病区砷中毒患者最小年龄为3岁,最大年龄为88岁。由于砷中毒潜伏期相对长,随着年龄的增长,机体内砷的蓄积量和累积性损害增加,所以该病的检出率随着年龄的增加而上升。多数为男性患病高于女性；无民族和职业差异，但呈明显的家庭聚集性。

（二）防制

地方性砷中毒预防的核心内容与饮水型和燃煤污染型氟中毒类似，不同的是相关的诊断、病区确定与划分标准、去砷的具体方法及监测高砷煤矿的管理等。此处不再赘述，具体参见地方性砷中毒监测方案及相关地方病学书籍。

三、克山病

克山病（Keshan disease）是一种原因尚未清楚的地方性心肌病。基本病理改变是心肌实质细胞的变性、坏死和继发性纤维化，心脏呈肌源性扩张，心腔扩大，室壁趋向变薄。主要临床表现为心功能不全和心律失常。本病于1935年首先在黑龙江省克山县被报道，因此而得名。根据心功能状态和发病过程，克山病分为急型、亚急型、慢型和潜在型四种。目前病因尚不清楚，一方面是地球化学说，认为是微量元素（硒）、氨基酸、维生素缺乏或失衡等引起的早期心肌损伤；另一方面是生物病因学说，包括自然疫源性虫媒学说、肠道病毒传染学说和真菌毒素中毒学说。

（一）主要流行特征

1. 地区分布　我国病区从东北至西南形成一条较宽阔的地带。病区多为大山脉两侧半山区或丘陵地带。地貌多为侵蚀区，地表水土流失严重，致使硒等元素贫乏。日本和朝鲜北部山区也有过类似本病的报告。

2. 时间分布　呈年度多发和季节性特点。

（1）年度多发：急型、亚急型克山病发病波动大，有高发年（可呈暴发）、平发年和低发年。1959—1990年间，我国北方出现过3次急型、亚急型克山病高发。自20世纪90年代以来，全国监测点每年仅检出少数亚急型患者，且绝大部分发生在四川和云南。

（2）季节性发病：北方严寒地区急型克山病多发生在冬季，从10月至次年2月，尤其集中在12月至次年1月，称为"冬季型"，病区流传着"头场雪、三九天、过小年"为克山病发病的"三关"的说法。西南地区则在炎热的夏季多发，集中在6—9月，7—8月为发病高峰，称"夏季型"。介于东北与西南地区之间的陕西、山西、山东等地为12月至次年4月、5月高发，以2—4月为高峰，称"冬春型"。

3. 人群分布　育龄妇女和儿童为高发人群。我国东北、西北重病区急型克山病多见于育龄妇女，西南地区的亚急型克山病几乎全部发生于儿童，尤以2～7岁儿童为主。北方急型克山病育龄妇女的发病人数比同龄男性多1～2倍以上，甚至可达4～7倍。有家庭多发现象，尤其是生活条件差、多子女、贫困及"外来户"家庭。

（二）防制

1. 监测　运用哨点监测，每年一次收集、汇总、分析、评价克山病的病情和动态变化趋势，以及发病相关因素的资料。从2009年开始，以"病例搜索"结合"重点调查"的思路，探索适用于克山病监测的经济高效方法。监测主要内容有：克山病患病情况、克山病发病情况、现有病例的病情转归；克山病发病相关因素的变化；监测点人群及环境硒水平。2019年，在"地方病防治专项三年攻坚行动"的支持下，实现了克山病乡级病区全覆盖的监测。

2. 预防

（1）硒预防

1）硒片：亚硒酸钠片每片含硒1mg，口服剂量5岁以下0.5mg/次，5～10岁1.0mg/次，10岁以上 2.0mg/次,每周 1 次。从克山病高发季节前 1～2 个月开始服药,至高发季节过后停止服药。

2)硒盐:每吨食盐加 15g 亚硒酸钠制成,作为食用盐供病区居民常年食用。在 GB 14880—2012《食品安全国家标准 食品营养强化剂使用标准》中提出"我国居民膳食指南中提倡减少食用的食品不宜作为强化的载体"这一基本原则,不允许在食盐中强化其他营养成分,因此使用硒盐预防克山病这种手段已经不再使用。

3)硒粮:在主要粮食作物的抽穗期,按每亩 0.6～1.0g 亚硒酸钠喷施亚硒酸钠水溶液,提高粮食的硒含量。

4)高硒食品:天然食品中以海产类食物含硒量最高,陆生动物次之。家畜肾脏含硒量较高。

(2)膳食预防

1)大豆及其制品:将大豆粉按 10% 比例混入玉米粉中,或者每人每日摄入一块 275g 豆腐。

2)平衡膳食:力求合理膳食,特别是改善婴儿喂养。

(3)综合性预防:主要包括:①保护水源,保证水质,不喝生水;②改善居住条件,做到防寒、防烟、防潮、防暑;③搞好室内外卫生,修好畜圈、厕所,管好粪便,并与常年积肥结合起来;④注意保管粮食以防发霉、污染;⑤消除发病诱因,控制感染,防止过度疲劳、精神刺激、暴饮暴食。

四、大骨节病

大骨节病(Kashin-Beck disease)是一种儿童和少年发生的地方性、变形性骨关节病。其原发病变主要是骺软骨和关节软骨的多发对称性变性、坏死及继发性退行性骨关节病。临床表现为四肢关节疼痛、增粗、变形、活动受限、肌肉萎缩,重者出现短指(趾)、短肢甚至矮小畸形。该病最初(1849 年)由俄国的界标师尤林斯基报道,其后,俄国军医卡辛(Kashin)与贝克(Beck)夫妇在病区进行了详细的调查研究,从 1906 年起 Kashin-Beck disease 成为大骨节病的国际通用英文名称。其病因尚不十分清楚,集中在粮食真菌毒素中毒学说、饮用水有机物中毒学说和地球化学学说三个方面。该病曾一度严重影响我国病区居民健康水平和生活质量,经过多年落实换粮、补硒、异地育人、集中办学和搬迁等综合防制措施,2015 年监测结果显示,全国总体病情已基本达到控制水平,部分病区疾病已经消除。2019—2020 年全国无新发儿童病例检出,说明全国病情达到消除标准,但仍需监测和预防。

2000—2018 年,大骨节病监测采用动态监测方式。每次监测随机抽取一定比例的病区村用以估计全国病情;2019 年起,实现病区村全覆盖监测,监测内容主要包括:①儿童 X 线和临床病情动态;②防制措施落实情况。

(王 帆)

思考题

1. 简述地方病的定义及分类。
2. 地方病的判断依据有哪些?
3. 为什么在碘缺乏地区要长期补碘?
4. 如何监测地方性氟中毒?
5. 克山病的一级预防措施有哪些?

推荐阅读

［1］ 李立明,王建华.流行病学:第一卷.3版.北京:人民卫生出版社,2015.

［2］ 谭红专.现代流行病学.3版.北京:人民卫生出版社,2019.

［3］ 沈洪兵.肿瘤分子流行病学.北京:人民卫生出版社,2014.

［4］ 詹思延.系统综述与Meta分析.北京:人民卫生出版社,2019.

［5］ 施特劳斯,理查森,格拉齐乌,等.循证医学实践和教学.詹思延,译.北京:北京大学医学出版社,2006.

［6］ 王力红,朱士俊.医院感染学.2版.北京:人民卫生出版社,2024.

［7］ 汪诚信.有害生物治理.北京:化学工业出版社,2005.

［8］ 张流波,徐燕.现代消毒学进展:第二卷.北京:人民卫生出版社,2017.

［9］ 孙殿军.地方病学.2版.北京:人民卫生出版社,2023.

［10］ CELENTANO D D, SZKLO M, FARAG Y. Gordis epidemiology. 7th ed. Amsterdam: Elsevier, 2024.

［11］ ROTHMAN K J, HUYBRECHTS K F, MURRAY E J. Epidemiology: an introduction. 3rd ed. Oxford: Oxford University Press, 2024.

［12］ LASH T L, VANDERWEELE T J, HANEUSE S, et al. Modern epidemiology. 4th ed. Philadelphia: Wolters Kluwer (LWW), 2021.

［13］ AHRENS W, PIGEOT I. Handbook of epidemiology. 2nd ed. Berlin: Springer, 2014.

［14］ DETELS R, KARIM Q A, BAUM F, et al. Oxford textbook of global public health. 7th ed. Oxford: OUP Oxford, 2021.

［15］ World Health Organization. Screening programmes: a short guide. Increase effectiveness, maximize benefits and minimize harm. (2020-2-6)[2024-11-23]. https://www.who.int/europe/publications/i/item/9789289054782.

［16］ NELSON K E, WILLIAMS C. Infectious disease epidemiology: theory and practice. 3rd ed. Burlington: Jones & Bartlett Learning, 2020.

［17］ HEYMANN D L. Control of communicable diseases manual. 21st ed. Washington: American Public Health Association, 2022.

［18］ ORENSTEIN W A, OFFIT P A, EDWARDS K M, et al. Plotkin's vaccines. 8th ed. Amsterdam: Elsevier, 2023.

［19］ NOLAN M B, WEGNER M V, REMINGTON P L. Chronic disease epidemiology, prevention, and control. 5th ed. Washington: American Public Health Association, 2023.

［20］ GOMEZ-VERJAN J C, RIVERO-SEGURA N A. Principles of genetics and molecular epidemiology. Amsterdam: Elsevier, 2022.

中英文名词对照索引

Meta 分析　meta-analysis　134, 246

A

艾滋病　acquired immunodeficiency syndrome, AIDS　297
安全性分析集　safety analysis set, SAS　96
安全性评价　safety assessment　115
安慰剂　placebo　91
安慰剂效应　placebo effect　91

B

保护率　protective rate, PR　96
暴发　outbreak　17
暴露　exposure　47
暴露生物标志　exposure biomarker　236
被动监测　passive surveillance　146
被动免疫　passive immunization　168
比值比　odds ratio, OR　66
比值或比数　odds　71
必要病因　necessary cause　126
标化比例死亡比　standardized proportional mortality ratio, SPMR　56
标化发病(死亡)比　standardized morbidity/mortality ratio, SMR　56
丙型肝炎病毒　hepatitis C virus, HCV　265
并联试验　parallel test　112
病程偏倚　length bias　114
病毒性肝炎　viral hepatitis　265
病例报告　case report　31
病例对照研究　case-control study　62
病例系列分析　case series analysis　31
病媒生物　vector　181
病死率　case fatality rate　14
病因　cause of disease　117
病因分值　etiologic fraction, EF　58
病因链　chain of causation　122

病因模型　causal model　120
病因网　web of causation　123
病原体　pathogen　156
病原携带者　carrier　159
伯克森偏倚　Berkson's bias　79
不合格　ineligibility　94
不良反应　adverse reaction, AR　171
不良事件　adverse event, AE　171
不能预知的结局　unpredictable outcome　90
不依从　noncompliance　94

C

长期趋势　secular trend　26
常规监测报告　routine surveillance report　147
超额危险度　excess risk　57
持续同源传播　continuous common source transmission　226
充分病因　sufficient cause　125
充分病因-组分病因模型　sufficient-component causal model　125
虫媒传播　vector-borne transmission　161
重叠感染　superinfection　269
抽样调查　sampling survey　33
出生队列分析　birth cohort analysis　18
初级卫生保健　primary health care, PHC　144
传播力　transmissibility　163
传播途径　route of transmission　160
传染病　infectious disease; communicable disease　154
传染过程　infection process　156
传染力　infectivity　156
传染期　communicable period　160
传染源　source of infection　158
串联试验　serial test　112
垂直传播　vertical transmission　160
粗死亡率　crude death rate　14

10